脊柱内镜手术学

Endoscopic Procedures on the Spine

主　编　（韩）金真成

　　　　（韩）李准镐

　　　　（韩）安　瑢

主　审　周　跃　戎利民　梁　德

主　译　江晓兵　李振宙　楚　磊　黄昇飞

北方联合出版传媒（集团）股份有限公司

辽宁科学技术出版社

©2024，辽宁科学技术出版社。
著作权合同登记号：第06-2023-232号。

图书在版编目（CIP）数据

脊柱内镜手术学 /（韩）金真成,（韩）李准镐,（韩）
安瑢主编；江晓兵等主译. -- 沈阳：辽宁科学技术出
版社，2024. 10. -- ISBN 978-7-5591-3689-3

Ⅰ. R681.5

中国国家版本馆CIP数据核字第2024K9Q083号

出版发行：辽宁科学技术出版社
　　　　　（地址：沈阳市和平区十一纬路25号　邮编：110003）
印 刷 者：辽宁新华印务有限公司
经 销 者：各地新华书店
幅面尺寸：210mm×285mm
印　　张：22
插　　页：4
字　　数：500千字
出版时间：2024 年 10 月第 1 版
印刷时间：2024 年 10 月第 1 次印刷
责任编辑：吴兰兰
封面设计：顾　娜
版式设计：袁　舒
责任校对：闻　洋

书　　号：ISBN 978-7-5591-3689-3
定　　价：328.00 元

编辑电话：024-23284363
邮购热线：024-23284502
邮箱：2145249267@qq.com

审译者名单

主 审 周　跃　陆军军医大学第二附属医院　　　戎利民　中山大学附属第三医院
　　　　梁　德　广州中医药大学第一附属医院

主 译 江晓兵　广州医科大学附属第二医院　　　李振宙　解放军总医院第四医学中心
　　　　楚　磊　重庆医科大学第二附属医院　　　黄异飞　新疆维吾尔自治区中医医院

副主译 冯皓宇　山西白求恩医院　　　　　　　段丽群　中国科学技术大学附属第一医院
　　　　卫建民　西安国际医学中心医院　　　　任　辉　广州医科大学附属第二医院
　　　　马才英　甘肃省第三人民医院　　　　　关天雨　广东省阳江市中医医院

译 者（按照姓氏拼音排序）

艾孜孜江·买买塔吾拉　新疆自治区喀什　　　方康权　广西自治区钦州市中医医院
　　　　　　　地区第一人民医院　　　　方志超　杭州市富阳中医骨伤医院
蔡　佳　成都市第七人民医院　　　　　　房佐忠　湖南省郴州市第一人民医院
蔡木火　广东省江门市蓬江区中西医结合　　葛志林　广州中医药大学第二临床医学院
　　　　医院　　　　　　　　　　　　何博文　广州中医药大学第一临床医学院
蔡卓延　广州中医药大学第一附属医院白　　何方生　新疆自治区石河子市人民医院
　　　　云医院　　　　　　　　　　　何嘉辉　广州医科大学附属中医医院
常　磊　广东省韶关市中医院　　　　　　胡日鹤　广东省清远市中医院
陈桂锋　上海交通大学医学院附属第九人　　黄锦菁　广东省普宁市中医医院
　　　　民医院　　　　　　　　　　　蒋　亮　广东省阳江市中医医院
陈弘林　广州中医药大学第一临床医学院　　李　安　广州医科大学附属中医医院
陈建军　云南省中医医院　　　　　　　　李　亮　广西壮族自治区第二人民医院
陈江平　湖南省浏阳市中医医院　　　　　李得彬　四川省攀枝花市第二人民医院
陈金栋　广东省清远市人民医院　　　　　李计东　河北省井陉县医院
陈新涌　广东省中山市中医院　　　　　　李仁波　大连市第三人民医院
陈修元　常德市第一中医医院　　　　　　李新春　海南省中医院
陈雪松　云南省安宁市第一人民医院　　　梁梓扬　深圳市中医院
崔健超　广州中医药大学第一附属医院　　林宏衡　广州中医药大学第三附属医院
杜　恒　西安交通大学第一附属医院　　　林少豪　东莞康华医院

林顺鑫　广东省揭西县第二人民医院　　吴　钒　武汉科技大学附属第二医院

刘　昊　广州中医药大学第一临床医学院　　吴智华　广州中医药大学第一临床医学院

刘桂华　广东省惠州市中心人民医院　　伍子贤　广州中医药大学第一临床医学院

龙海光　广西自治区玉林市红十字会医院　　谢　斌　广州医科大学附属第二医院

马　超　江苏省徐州市中心医院　　杨策凯　广州中医药大学第一临床医学院

莫　凌　广州中医药大学第三附属医院　　易生辉　湖南省岳阳市中医医院

潘　锰　广州市正骨医院　　易燕斌　广东省河源市人民医院

庞　渊　新疆自治区乌鲁木齐市中医医院　　尹绍猛　山东省日照市康复医院

秦丰伟　广州市中西医结合医院　　余　翔　广州中医药大学第一附属医院

尚　奇　广州医科大学附属第二医院　　余富勇　贵州省黔西南州中医医院

沈耿杨　广州医科大学附属第二医院　　余佩沅　广东省惠州市中医医院

帅海荣　安徽省宿松县中医院　　张　鹏　广州中医药大学第二临床医学院

宋泽峰　大连理工大学　　张嘉锐　广州中医药大学

孙克宁　宁夏医科大学总医院　　张朗仪　广东省翁源县人民医院

汤　凯　广州中医药大学第一附属医院　　张文胜　广州中医药大学第三附属医院

唐晶晶　广州中医药大学第一附属医院　　张志达　广州医科大学附属中医医院

唐军伟　武汉科技大学附属天佑医院　　招文华　广州医科大学附属第二医院

王　猛　内蒙古自治区鄂尔多斯市中医医院　　赵永胜　新疆自治区昌吉州中医医院

王晓文　广州市番禺区中医院　　郑剑平　广东省惠州市第一人民医院

王许可　河南省洛阳正骨医院　　周云龙　四川省乐山市人民医院

翁　汭　广州中医药大学第三附属医院　　朱广晔　苏州市中医医院

推荐序言 1

金真成（Jin-Sung Kim）教授是韩国天主教大学首尔圣玛丽医院的一名神经外科医生，专业擅长微创脊柱手术、导航引导脊柱手术、内镜脊柱手术。他是世界知名的微创脊柱手术和导航引导脊柱手术的先驱和领导者，曾在2018—2019年担任SMISS（微创脊柱外科学会）国际主任和SMISS亚太分会联合主席。

这本《脊柱内镜手术学》是2020年在金真成教授倡议下，由Springer公司出版的第一本脊柱内镜领域的教科书。在微创脊柱外科学迅速发展及其技术大范围普及的今天，一本能够详尽介绍脊柱内镜技术的历史沿革、当下发展，以及各脊柱部位的内镜技巧理论，并且具有一定权威性的专著，对广大脊柱外科医生来讲尤为重要。本书正是在这样的时代背景下应运而生的，为全世界的脊柱外科医生提供了系统认识和学习脊柱内镜相关知识的良好机会。近年来随着脊柱内镜在国内各级医院的开展，将这本 *Endoscopic Procedures on the Spine* 专著译成中文，呈现给国内的脊柱外科医生及研究生来共同学习探讨，是非常有必要的，这也是一次向金真成教授等世界级大师深入学习脊柱内镜知识的良机。

本书首先从脊柱内镜学的历史发展和当前应用开篇，介绍了当下各式各样的内镜器械和工具，接着分别从颈椎、胸椎、腰椎内镜手术学细致地阐释了全脊柱内镜的手术入路及解剖、手术方式及技巧等理论和要点，并且通过丰富的典型案例对理论要点进行详细的说明。此外，还讨论了当下该技术在临床中的争议，并提出了对未来研究热点和方向的展望。本书还专门分章节介绍了椎管狭窄和慢性腰痛的内镜处理方式，包括镜下减压和融合等。

广州医科大学附属第二医院脊柱外科江晓兵教授团队专业从事脊柱微创手术，他们通过反复探讨、推敲，对翻译稿件进行了多次修改和完善，并邀请国内各大三甲医院从事脊柱微创的专家对本书进行了全程严格的审核与把关。历时一年多倾注心血的翻译、校审及编排，相信这本《脊柱内镜手术学》中文版的出版，能够为广大国内脊柱外科医生及研究生带来更加全面、系统、科学的理论指导，帮助他们更好地提升对脊柱内镜手术学的认识和理解，并激发他们思想及灵感的碰撞，也为未来脊柱内镜手术学的发展奠定坚实的基础和注入强劲的动力。

2024年5月

V

推荐序言 2

  1975 年，Hiiikata 教授发表了内镜下椎间盘切除术的第一篇报告，展示了经皮方法治疗脊柱疾病的潜力。在 20 世纪 80 年代和 90 年代，经皮内镜下腰椎间盘切除术在日本、德国和韩国迅速得到普及，并引入了许多技术创新。21 世纪，脊柱内镜技术逐渐应用于其他脊柱疾病，如椎管狭窄、脊柱肿瘤和脊柱感染。脊柱内镜技术使得治疗过程的侵入性更小、住院时间更短、术后康复更快。然而，陡峭的学习曲线和对经验的要求，限制了脊柱内镜技术的推广。

  本书由 3 位韩国著名的脊柱外科医生金真成（Jim-SungKim）教授、李准镐（Jun Ho Lee）教授和安瑢（Yong Ahn）教授编写，旨在向全球同行推广脊柱内镜技术。本书全面且系统地描述了脊柱内镜技术的细节，详细介绍了脊柱内镜技术在颈椎、胸椎、腰椎、骶椎治疗中的适应证、手术方法以及最新手术技术进展。还描述了脊柱内镜技术在多种复杂情况下的应用，如椎管狭窄、椎间孔狭窄和脊柱滑脱等。书中使用真实术中照片和手绘插图，将复杂的手术过程诠释得简单易懂，实用性极强。因此，本书可以成为脊柱外科医生开展脊柱内镜手术的重要参考用书。

  本书的译者团队是国内较早一批开展该技术的团队，目前已能够为各种不同类型的脊柱椎管压迫患者实施经皮内镜手术。在翻译过程中，译者系统梳理了文中知识框架，致力于保持作者的原意和风格，同时保证良好的翻译质量。希望本书能够成为脊柱外科医生和初学者的宝贵资源，为推广脊柱内镜手术并促进该领域的不断发展做出贡献。

2024 年 5 月

推荐序言 3

近年来脊柱内镜技术在脊柱外科领域取得了重大进展，它以水或空气为介质，通过微小切口，利用内镜系统和精密器械，在直视下对脊柱病变部位进行精准治疗。与传统开放手术相比，脊柱内镜技术具有创伤小、恢复快、并发症少、效果好等优点。它适用于各种类型的脊柱疾病，如椎间盘突出、椎管狭窄、椎管内肿物等。随着技术不断发展和完善，脊柱内镜技术已经成为当今脊柱外科微创手术的主流方法之一。

本书由国际知名脊柱内镜专家编写，全面系统地介绍了脊柱内镜技术的历史沿革、应用解剖、内镜系统和器械、影像学、手术方法、临床应用等内容。在手术方法中，对颈椎、胸椎、腰椎、骶椎的不同手术入路技术要点均做了详细介绍，其中包括经皮椎间孔入路、经皮椎板间入路、单侧双通道入路、经骶骨硬膜外入路等。同时，还对各类手术并发症的处理、优势与不足进行了总结。本书配有大量彩色图片和视频，形象生动地展示了各种手术步骤和技巧、镜下解剖结构，便于读者学习和理解。这是一本集理论与实践于一体的优秀教科书，不仅对于初学者和进阶者有极大指导意义，对于资深专家也有重要参考价值。

本书译者均为临床脊柱外科医生或研究相关领域的技术骨干，在翻译过程中尽可能地保持了原文的精确和流畅，保证了良好的翻译质量，同时也参考了国内外相关文献和资料，对一些专业术语和概念进行了解释和注释，以便于读者理解。

希望这本书能够对国内脊柱外科医生和学者有所启发和帮助，同时促进国内外脊柱内镜技术的交流和合作。

2024 年 5 月

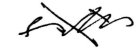

原书序言 1

微创脊柱外科（Minimally Invasive Spine Surgery, MISS）可能是脊柱外科医生，尤其是年轻外科医生最喜欢的亚专科之一。因为在理论上，它意味着可以在对周围组织造成最小损害的同时最大效率地处理主要病变。这项技术的主要核心理念是脊柱外科手术的最终目标——在保留包括脊柱运动在内的生理功能和维持正常脊柱结构的状态下实现所谓的"手术成功"，这也是每一位外科医生所梦寐以求的。

在 MISS 手术中，内镜手术占据了相当大的比例，并且仍在不断扩大。自 20 世纪 80 年代（内镜技术早期阶段）以来，内镜技术及其相关设备持续不断发展。然而，到了 21 世纪初，内镜手术尤其是经椎间孔技术，开始逐渐显露出其局限性，包括切除游离较远的椎间盘组织、椎管狭窄，以及在颈、胸椎节段方面缺乏适用性。尽管目前已经制定了克服这些限制的措施，但这些措施大多需要经验丰富的医生操作，而且容易徒劳无功。

内镜技术的发展得益于高科技和创新科学。近年来，我们引进了一些新的内镜手术，作为突破局限性的对策和探索硬膜外间隙的一种方式，如经椎板间入路的"PSLD"（Percutaneous Stenoscopic Lumbar Decompression，经皮内镜下腰椎管狭窄减压术）和"SELD"（Trans-sacral Epiduroscopic Lumbar Decompression，经骶管裂孔硬膜外内镜下激光减压术）等代表性术式。实际上，在不久的将来，将没有脊柱疾病尤其是退行性疾病会超出内镜手术所能处理的范围。

脊柱外科的内镜技术对外科医生来说是一项艰巨的挑战，因为它有着陡峭的学习曲线和需要大量的实战经验。正是许多世界知名的内镜手术医生和科学家们的贡献和努力成就了这本书。我相信编辑们通过这本无价之宝般的图书中展示的技术可以获得无上的荣光，且让打算挑战内镜手术的外科医生通过这本书可以鸟瞰内镜手术，找出战胜困难的最佳方法。

在此为金真成（Jin-Sung Kim）教授、李准镐（Jun Ho Lee）教授和安瑢（Yong Ahn）教授为这项复杂的任务所做的付出和贡献献上衷心的祝福与祝贺。

Chun-Kun
Park Good Doctor Teun Teun Hospital Anyang
South Korea
2017 年 7 月 31 日

原书序言 2

脊柱外科技术的发展是一个动态的目标，这个目标遵循希波克拉底原则：首先，对患者无害。

作为外科医生，我们有义务在使患者面临的风险尽可能低、临床和技术成功率尽可能高的前提下实现手术目标（例如椎间融合、减压等）。

然而，早期的脊柱手术认为手术目标是最重要的，很少有人注意到由此产生的解剖附带损伤。这导致了许多手术失败、不良结果、并发症和再手术等不良结果。同时，也造成了一些脊柱手术的负面舆论。时至今日，我们作为外科医生仍面临着这个问题。

改进的诊断技术提高了我们对脊柱病理学以及脊柱形态学和功能解剖学的认识。

诸如植入物、器械、"可视化"工具（手术显微镜、手术内镜）或计算机辅助导航等技术的不断发展推动了外科技术的发展，使其不仅重视手术的目标，而且将如何实现它并使其被接受作为重大的科学挑战。

在这种背景下，微创脊柱外科（MISS）技术应运而生，它用更小和更微创的手术方法来达到与"传统"方法相同的手术和临床目标。

内镜手术是 MISS 中侵入性最小的技术，本书用 30 多个章节描述了脊柱内镜技术的绝对"前沿"，适用于各种脊柱病理性疾病。

MISS 技术中的全球创新者、关键意见领袖和潮流引领者都在本书中分享了他们的经验和愿景，这本书应该成为年轻一代脊柱外科医生的必修课本和灵感来源。

尽管有充分的热情和富有远见的想法，我们仍须谨记，书中的许多技术是"创新的"，它们需要经过充分的教学和学习，并且有自己的"学习曲线"。在使用此类技术时，对结果和并发症的科学研究、充分的培训和严谨的使用应该始终指导我们的日常实践。

我坚信，如果这些新技术能经受住时间的考验并成为常见的标准手术技术，"微创脊柱手术"一词将随着时间的推移而消失。

Michael Mayer

Schön Klinik München Harlaching, FIFA Medical Center of Excellence

Academic Teaching Hospital Paracelsus Medical University Salzburg

München, Germany

Eurospine—The Spine Society of Europe

Uster, Switzerland

German Spine Society

München, Germany

前言

自 20 世纪 80 年代中期至 90 年代引入经皮内镜下腰椎间盘切除术以来，各国外科医生为内镜器械系统做出了许多坚持不懈的努力，使患者获得了比以前更好的临床效果。

近年来，内镜脊柱手术的相关研究证据铺天盖地。尽管其中大多数都不是高水平证据，但以前需要开放术式的脊柱手术现在已经可以通过内镜手术安全地进行，且不影响手术的疗效。正如您所了解到的，与开放脊柱手术相比，内镜脊柱手术为患者提供了相当或更低的损伤、较短的住院时间以及更早恢复日常活动的机会。作为本书的主编，我希望所有脊柱外科医生无论处于职业生涯的哪个阶段，都要了解微创脊柱外科（MISS）手术并学习各种内镜脊柱手术的技术，以便为患者提供更好的诊疗。

本书的目的是为那些热衷于欣赏和学习内镜脊柱手术技术的脊柱外科医生提供便利。本书描述了当前的脊柱内镜适应证、基本和先进的内镜技术，以及该领域的专家对未来的看法。本书还提供了有关新兴的内镜脊柱手术技术（例如双通道内镜手术和内镜下减压治疗椎管狭窄）开展过程中所需的一些"金玉良言"。

我由衷地感谢所有国际和国内作者为本书的出版所付出的宝贵精力、大量的时间和心血。希望这本书能成为脊柱内镜手术快速发展史中的里程碑和重要参考。

Jin–Sung Kim
Seoul, South Korea

目录

第1章 脊柱内镜：历史回顾和应用现状

C. Birkenmaier

1.1 术语

"内镜"一词意味着使用一种包含影像传输和光源的细长、管状同轴手术器械，其通常也具备灌注及工作通道。这种器械通过一个小切口和组织扩张的方式置入术野。影像由位于光学系统后端的传感器生成并传输到显示器上。不同于在天然体腔内进行的内镜手术，脊柱手术的空间非常有限，它需要通过不断灌洗以维持视野、控制出血，在使用射频或激光时冷却组织，并冲出组织碎片。

这些特征将"真"内镜手术（或 Ruetten 所称的"全内镜"）和显微内镜辅助下的管道手术区分开。显微内镜辅助下的管道手术是通过放置一个小的牵开器或工作管道在"干性"环境中进行的，并在摄像机的影像下使用标准的显微外科器械。后一种技术的例子可以是史托斯公司的"Destandau"系统或其最近开发的"Easy-Go"系统。

亚洲文献中常用的"全内镜"的另一个同义词是"工作通道内镜"，这是为了强调新式同轴内镜在杆式透镜系统、光源通道、灌注通道之上有一个器械通道。

在内镜背景下常用的技术描述是"经皮"或"微创"。然而，这些术语并不是真正有意义的，因为所有的手术（除了表皮手术）按道理都是经皮的，而且不存在被普遍认同的"微创"定义。倘若精确而恰当地使用"内镜"一词，就不需要额外的修饰词来解释手术入路性质和使用的手术内镜类型。

另一个概念性的问题是倾向于在外科技术的名称中隐含而非明确指出一种特定的解剖学入路。一个很好的例子就是"经皮内镜下腰椎间盘切除术"的缩写 PELD。PELD 通常意味着采用传统的经椎间孔入路。然而，许多可以通过"经椎间孔入路"PELD 术治疗的病变同样可以甚至更好地利用经椎板间隙或经椎板骨（钻孔）入路的方法来治疗。

这种术语上的不精确性由于"椎间盘切除术"一词的滥用而变得更加复杂，而"椎间盘切除术"现在已经不是脊柱外科医生所做的显微镜下或内镜下手术了。可能唯一能真正实现椎间盘几乎全切的手术技术是 ALIF 或全腰椎间盘置换术（TDR）。在脊柱内镜手术中，脱出物、椎间盘碎片或椎间盘突出是在直视下取出的，我们使用的缩写和术语应该反映出这一点。

同样地，术语"椎间孔成形术"或"纤维环成形术"并不能准确地描述手术过程，在描述和命名手术过程时，我们都应该力求做到尽可能精确和解剖上的正确。

1.2 普通内镜和关节镜的简史

长期以来，研究人员、医生和其他学者都渴望从内部观察人体及其腔室。"内镜"这个词来源于两个希腊词根：ἔνδον（éndon）= 从内侧，σκοπεῖν（skopein）= 来观察。

至于现代医学的应用，19 世纪早期的 Philipp Bozzini 是内镜的先驱，他首先发明了一种通过蜡烛照明的设备用以检查耳朵、尿道和直肠。1853 年，法国医生 Desormeaux 研发了一种更先进的设备，用于极为类似的场景，"内镜"一词首次出现在 1855 年的法兰西科学院学报中。Desormeaux 也花了大量精力宣传这项技术，因此被称为"内镜之父"。

但这些早期的内镜需要借助电灯泡（Edison，1879）、更先进的杆式镜头系统（Hopkins，1960），以及 CCD 相机（Boyle 和 Smith，1970）的发明，才能真正具备今天我们所熟知的功能。

然而，在 CCD 相机被引入医学之前，日本的高木健二（Kenji Tagaki）和渡边正树（Masaki Watanabe）开发了一套有史以来最好的"关节镜"。它最初用于兽医学，但第二次世界大战后越来越多地为人类服务，并在 19 世纪 50 年代进行了人类史上的第一次膝关节镜检查。Watanabe、Takeda 和 Ikeuchi 根据他们对 300 例患者的检查经验，在 1957 年发表了第一份关节镜图集。渡边被称为"关节镜之父"并不是偶然的，而且由于脊柱内镜是由关节镜衍生而来的，他很可能也被视为"脊柱内镜之父"。

1.3 脊柱内镜的发展

最初，临床常见腰椎疾病中的椎间盘突出是这些新的"经皮"方法的目标。然而，这些治疗腰椎间盘突出症的方法，就直观上而言，是"盲操"的过程，因为 Kambin 和 Hijikata 在 19 世纪 70 年代的早期工作中都没有使用内镜。在接下来的创新时期，APLD（自动化经皮腰椎间盘切除术）成为"in"的手术方式，该技术也获得了专利。没有视觉控制的突出缺点很快就被认识到了。因此，仅仅在腰椎间盘内的第一张光学图像发表几年后，Kambin 和 Schreiber 等开创了我们现在称为"椎间盘造影"的术式。这种将靛蓝胭脂红注射入椎间盘的透视 – 造影注射仍然是提高内镜视野下的手术目标解剖学辨认度和准确性的最有价值的步骤之一。

随着研究焦点从 APLD 转移到激光减压术，人们对以减小椎间盘体积为目的的"盲操"经皮穿刺术的热情仍在继续，而对完全视觉控制的、具有进一步技术精度的、能精确定位手术目标的外科技术的需求同样与日俱增，这推动了从关节镜到脊柱内镜的演变。从这个意义上说，一篇特别有趣的早期论文是关于 Mayer 等对 6 例包容型椎间盘突出的患者使用内镜引导下激光的报道。他们将此新技术称为 PELD（经皮内镜下椎间盘切除术），这是目前主要用于内镜手术技术的首字母缩写。2001 年，Knight 发表了内镜引导下椎间孔神经根减压术的经验，并用"椎间孔成形术"一词命名他的技术。

相对于原始经椎间孔入路，脊柱内镜发展的一个重要步骤是由 Kambin 和 Zhou 提出的"安全三角"的解剖学定义（也称为"Kambin 三角"），它以下行的出口神经根为前上界，上行的关节突为后界，运动节段下位椎体的上终板外侧缘为下界。

这种进入椎间盘安全区域、将髓核用靛蓝胭脂红染色，具备改进的内镜和操作工具的方式，开启了全球对脊柱内镜关注的第一阶段——当时被称为"经皮关节镜椎间盘手术"。

有关安全三角解剖结构和上关节突前部成形工具的应用使更大的内镜和套管得以使用，这使手术减压更加高效。

最初，使用的是类似于膝关节镜的双侧双通道入路。当 Schreiber 首次使用有角度的光学系统时，使用这些早期的椎间盘内手术方式（"All Inside"和"Inside-Out"策略）使后环区域的可见性得到了显著改善。Kambin 等发表了他们对 59 例患者使用双孔技术进行手术和对 116 例患者使用更现代的单侧单孔技术进行手术的经验。

Yeung 在改进他的 YESS 系统可用的设备方面做了重大工作，从中衍生出几种当前的内镜系统，并在一个大型的（尽管无对照）个人系列研究中发表，其中包括椎间盘突出和侧隐窝狭窄的后外侧经椎间孔内镜减压。

在上述开创性工作的基础上，一种更独特的到达脊柱病灶的方法成为可能，与此同时，磁共振成像（MRI）诊断在发达国家变得更加容易获得。主要的椎间盘内入路（"In-Out"技术）已被大多数外科医生抛弃，椎间盘突出、游离、脱出已成为可视化控制手术的指征。

2005 年，Schubert 和 Hoogland 发表了他们对腰椎间盘突出症通过椎间孔内镜进行手术的大型系列研究结果（对 611 例患者中的 558 例患者进行了 2 年随访，无对照）。在同一时期，最初的经椎间孔入路的多样性得到了发展，通过去除骨质以扩大椎间孔区通道使进入椎管时的方向更加多样化。这些发展反过来要求对脊柱内镜治疗的病理进行更具体的解剖学和入路方向的分类，而 Lee 等的论文在这一过程中具有开创性意义。该小组还发表了关于处理孔外椎间盘突出的技术细节。Ruetten 等通过描述极外侧经椎间孔入路，以及通过增加椎板间腰椎入路（类似于传统的腰椎管显微手术入路），扩展了实际可用的腰椎内镜入路的范围。

虽然早期尝试了非可视化（仅通过透视控制）经皮颈椎手术（激光、机械减压），但由于缺乏合适的内镜系统，颈椎内镜落后于腰椎内镜的发展。在世纪之交，只有具有良好光学性能、照明功能和合理工作通道的较小口径与较短同轴内镜系统才使得颈椎内镜变得可行。在此之前，Fontanella 已经开始使用一个 4.6mm 的工作套管，通过该套管，他可以使用刚性或柔性内镜进行可视化，并使用显微外科器械。他发表了自己的个人系列报道，共有 171 例患者以这种方式接受了前路和后路颈椎间盘手术。

这要归功于首尔 Wooridul 脊柱医院的外科医生，发表了第一个关于通过前路和使用工作通道内镜的经皮内镜下颈椎间盘切除术（PECD）的系列报道。Ruetten 等于 2007 年发表了颈椎后路椎板间入路（类似于显微外科 Frykholm 手术）。

在脊柱内镜技术出现的早期，Leu 等就开创了内镜下腰椎体间融合技术。在那些早期的病例中，所需的稳定性是通过经椎弓根螺钉外固定获得的，这很可能是该种手术方式后来又被放弃的主要原因。2004 年，Gastambide 开始采用经椎间孔内镜放置特殊设计的钛金属融合器，无须额外固定，但报道有相当的并发症发生率。

1.4　目前可从对照研究中获得的证据

在过去的 10 年里，已经出现了一些高质量的对照研究和随机对照研究，将颈椎和腰椎病变的内镜手术与标准的显微外科手术进行了比较。这些研究大多数都已在 2013 年的一篇综述文章中进行了分析和讨论。

在这些对照研究中治疗的病理类型有：
- 伴有神经根病的原发性颈椎间盘突出症（后路内镜下椎间孔切开术与 ACDF）。
- 原发性腰椎间盘突出症（经椎间孔或椎板间入路内镜切除与显微外科手术切除）。
- 复发性腰椎间盘突出症（经椎间孔或椎板间入路内镜翻修手术与显微外科翻修手术）。
- 复发性腰椎间盘突出症（经椎间孔入路内镜翻修手术与显微外科翻修手术）。
- 伴有神经根病的颈椎间盘突出症（前路内镜减压术

与 ACDF）。
- 腰椎侧隐窝狭窄（椎板间入路内镜减压与显微外科减压）。
- 腰椎中央管狭窄（双侧椎板间入路内镜减压与双侧显微外科减压）。

这些研究中的大多数报道了 2 年的内镜治疗随访结果，其与标准显微外科手术结局基本相同，并且内镜组的严重并发症更少。即使在一些由该领域的专家进行手术的随机对照研究中，内镜手术仍表现出较高的再手术率趋势。内镜手术的其他短期受益包括出血量少、手术时间短、住院时间短 / 返岗快，以及术后疼痛少。

至今为止，这些研究还没有报道与显微外科手术相比的长期结果（例如，关于发展为融合或邻近节段退变）。

1.5　脊柱内镜的临床应用现状

在腰椎，腰椎间盘突出、复发性腰椎间盘突出和腰椎间盘脱出通常采用经椎间孔或椎板间内镜技术处理。椎间孔狭窄和关节突囊肿常采用脊柱内镜治疗。同时也有越来越多的文献表明，通过内镜可以很好地完成腰椎中央管狭窄的减压。

相较而言，现在更倾向于在内镜下进行腰椎和骶髂部内侧支与背侧支消融，而不是传统的透视引导下技术。

在颈椎，内镜下经前方椎间盘入路和经后方椎板间入路治疗颈椎间盘突出症和椎间孔狭窄的技术均已成熟。最近的一篇病例报道讲述了最初由 Choi 描述的经椎体显微外科手术入路的进一步发展。这些作者将内镜穿过磨钻打出的隧道，直接用内镜摘除脱出的椎间盘。与腰椎相比，目前还没有关于通过内镜治疗合并脊髓软化的椎管狭窄以及后纵韧带钙化引起狭窄的文献发表。

已常规应用于腰椎和颈椎的内镜方法和技术，在胸椎上还远没有成熟及标准化。此外，这些技术与显微外科手术以及长期用于治疗骨折、感染和脊柱侧凸手术前路松解的视频辅助手术技术之间也存在交叉。因此，该领域的内镜相关出版物大多是病例系列报道。有症状的椎间盘突出症和狭窄在颈椎和腰椎是常见的，而在胸椎仍然相对罕见，这种情

3

况很可能近期不会改变。

除了上述的手术方式和技术，还有一些已报道的经鼻和经口内镜手术入路至上颈椎和颅颈交界区的经验。同样，这些是典型的个案报道或小型病例系列，涉及从肿瘤到感染、退变、炎症的各种病理范畴。总体而言，这些技术代表了经典脊柱内镜和耳鼻咽喉内镜之间的演变。

就手术器械而言，可变角度高速磨钻、神经剥离子和咬骨钳扩大了内镜视野内可触及的实际工作空间。稍大的内镜系统和更宽的工作通道使治疗腰椎中央管狭窄更高效，耗时更少。

在组织消融和组织灼烧方面，侧向激光在某些国家保持着强大的地位，在这些国家，计费和报销系统可以覆盖这些系统的大部分花费。或者，用于止血的射频刀头通常也能够皱缩、灼烧和消融软组织，但不能汽化骨骼。

由于诸多因素，尽管付出了一切努力，但内镜下腰椎间融合术到目前为止还不能作为开放或微创小切口手术的替代方案。即使是双侧经椎间孔入路内镜手术方式也同样受制于手术工具、椎间融合器和植骨材料的大小。椎间融合器接触面积小、融合器撑开作用有限、难以完全清理髓核及充分的终板处理，这些都导致了较小的椎间隙高度重建、较大的融合器下沉概率和 / 或不充分的融合。由于目前在腰椎融合术中重建腰椎前凸受到了很大的关注，内镜下经椎间孔融合术正面临着一场艰难的战役。

1.6　展望

脊柱内镜手术的最大局限性之一（按道理是对所有内镜技术而言的）是当前仍无法提供真正的三维（3D）视觉，因此无法准确地判断术野的景深。

这可能被一些外科医生视为一个更大的问题，也可能是人脑"在二维（2D）图像中进行 3D 导航"的能力在不同的人之间有很大的差异。另一个因素显然是在住院医师期间和所处团队之中所接受的培训类型：在成为脊柱专家前，一个在使用手术显微镜环境里"成长"的专业医生，与另一个常规对膝关节、肩关节和其他关节进行关节镜探查术的外科医生相比，内镜图像的 2D 空间感更难攻克。

然而，在未来几年内，这一技术限制应该会越来越多地被先进的立体超高清摄像机和相适应的光学设备的发展所克服。这将从椎管内提供真实的 3D 图像，同时保留内镜的一个关键优势，即外科医生的眼睛可以紧邻病灶，避免了显微镜使用时因术区深而窄，导致视角受限的突出问题。这可能代表着在消除最后一个技术障碍后，脊柱内镜被更广泛接受，而不仅仅在几十年来一直处于领先地位的国家之内。

腰椎管狭窄和腰椎间盘突出的内镜治疗可能会进一步发展。毕竟，症状性腰椎管狭窄和腰椎间盘突出共同构成了需要治疗的腰椎退行性疾病的很大一部分，在许多工业化国家，需要为这些疾病进行手术治疗的患者群体正在逐渐老龄化，并伴随更多的并发症与肥胖。随着更快的手术进程、更短的住院时间，其中许多手术可以选择在患者有意识的镇静下进行，同时肥胖对内镜技术来说并不是障碍，因而当下可能成为显微外科和内镜手术流行的历史转折点。

参考文献

[1] Figdor PP. Philipp Bozzini. Tuttlingen: Endo-Press; 2002.

[2] Desormeaux MAS. De l'endoscope, instrument propre à éclairer certaines cavités intérieures de l'économie. In: Sciences Ad, Scientifique Cndlr, editor. Comptes rendus hebdomadaires des séances de l'Académie des sciences. Paris: publiés avec le concours du Centre national de la recherche scientifique par MM. les secrétaires perpétuels; 1855.

[3] Watanabe M, Ikeuchi H, Takeda S. Atlas of arthroscopy. Tokyo: Igaku Shoin; 1957.

[4] Hijikata S, Yamagishi M, Nakayama T. Percutaneous discectomy: a new treatment method for lumbar disk herniation. J Toden Hosp. 1975;5:5–13.

[5] Onik G, Helms CA, Ginsberg L, Hoaglund FT, Morris J. Percutaneous lumbar diskectomy using a new aspiration probe: porcine and cadaver model. Radiology. 1985;155:251–252. https://doi.org/10.1148/radiology.155.1.3975407.

[6] Forst R, Hausmann B. Nucleoscopy—a new examination technique. Arch Orthop Trauma Surg. 1983;101:219–221.

[7] Kambin P, Nixon JE, Chait A, Schaffer JL. Annular protrusion: pathophysiology and roentgenographic appearance. Spine (Phila Pa 1976). 1988;13:671–675.

[8] Schreiber A, Suezawa Y, Leu H. Does percutaneous nucleotomy with discoscopy replace conventional discectomy? Eight years of experience and results in treatment of herniated lumbar disc. Clin Orthop Relat Res. 1989;238:35–42.

[9] Ascher PW. Status quo and new horizons of laser therapy in

neurosurgery. Lasers Surg Med. 1985;5:499–506.

[10] Mayer HM, Brock M, Berlien HP, Weber B. Percutaneous endoscopic laser discectomy (PELD). A new surgical technique for non-sequestrated lumbar discs. Acta Neurochir Suppl (Wien). 1992;54:53–58.

[11] Knight MT, Goswami A, Patko JT, Buxton N. Endoscopic foraminoplasty: a prospective study on 250 consecutive patients with independent evaluation. J Clin Laser Med Surg. 2001;19:73–81.

[12] Kambin P, Zhou L. History and current status of percutaneous arthroscopic disc surgery. Spine (Phila Pa 1976). 1996;21:57S–61S.

[13] Kambin P, O'Brien E, Zhou L, Schaffer JL. Arthroscopic microdiscectomy and selective fragmentectomy. Clin Orthop Relat Res. 1998;347:150–167.

[14] Yeung AT. Minimally invasive disc surgery with the Yeung endoscopic spine system (YESS). Surg Technol Int. 1999;8:267–277.

[15] Yeung AT, Tsou PM. Posterolateral endoscopic excision for lumbar disc herniation: surgical technique, outcome, and complications in 307 consecutive cases. Spine (Phila Pa 1976). 2002;27:722–731.

[16] Schubert M, Hoogland T. Endoscopic transforaminal nucleotomy with foraminoplasty for lumbar disk herniation. Oper Orthop Traumatol. 2005;17:641–661.

[17] Choi G, Lee SH, Lokhande P, Kong BJ, Shim CS, Jung B, Kim JS. Percutaneous endoscopic approach for highly migrated intracanal disc herniations by foraminoplastic technique using rigid working channel endoscope. Spine (Phila Pa 1976). 2008;33:E508–E515. https://doi.org/10.1097/BRS.0b013e31817bfa1a.

[18] Lee S, Kim SK, Lee SH, Kim WJ, Choi WC, Choi G, Shin SW. Percutaneous endoscopic lumbar discectomy for migrated disc herniation: classification of disc migration and surgical approaches. Eur Spine J. 2007;16:431–437. https://doi.org/10.1007/s00586-006-0219-4.

[19] Choi G, Lee SH, Bhanot A, Raiturker PP, Chae YS. Percutaneous endoscopic discectomy for extraforaminal lumbar disc herniations: extraforaminal targeted fragmentectomy technique using working channel endoscope. Spine (Phila Pa 1976). 2007;32:E93–E99. https://doi.org/10.1097/01. brs.0000252093.31632.54.

[20] Ruetten S, Komp M, Godolias G. An extreme lateral access for the surgery of lumbar disc herniations inside the spinal canal using the full-endoscopic uniportal transforaminal approach-technique and prospective results of 463 patients. Spine (Phila Pa 1976). 2005;30:2570–2578.

[21] Ruetten S, Komp M, Godolias G. A new full-endoscopic technique for the interlaminar operation of lumbar disc herniations using 6-mm endoscopes: prospective 2-year results of 331 patients. Minim Invasive Neurosurg. 2006;49:80–87. https://doi.org/10. 1055/s-2006-932172.

[22] Fontanella A. Endoscopic microsurgery in herniated cervical discs. Neurol Res. 1999;21:31–38.

[23] Ahn Y, Lee SH, Shin SW. Percutaneous endoscopic cervical discectomy: clinical outcome and radiographic changes. Photomed Laser Surg. 2005;23:362–368. https://doi.org/10.1089/pho.2005.23.362.

[24] Frykholm R. Deformities of dural pouches and strictures of dural sheaths in the cervical region producing nerve-root compression; a contribution to the etiology and operative treatment of brachial neuralgia. J Neurosurg. 1947;4:403–413. https://doi.org/10.3171/jns.1947.4.5.0403.

[25] Ruetten S, Komp M, Merk H, Godolias G. A new full-endoscopic technique for cervical posterior foraminotomy in the treatment of lateral disc herniations using 6.9-mm endoscopes: prospective 2-year results of 87 patients. Minim Invasive Neurosurg. 2007;50:219–226. https://doi.org/10.1055/s-2007-985860.

[26] Leu HJ, Schreiber A, Calvosa G. From percutaneous nucleotomy to interbody fusion with discoscopy. Experience since 1979 and actual possibilities. [Italian]. Minerva Ortopedica e Traumatologica. 1990;41(9):453–460.

[27] Leu HF, Hauser RK, Schreiber A. Lumbar percutaneous endoscopic interbody fusion. Clin Orthop Relat Res. 1997;337:58–63.

[28] Jacquot F, Gastambide D. Percutaneous endoscopic transforaminal lumbar interbody fusion: is it worth it? Int Orthop. 2013;37:1507–1510. https://doi. org/10.1007/s00264-013-1905-6.

[29] Birkenmaier C, Komp M, Leu HF, Wegener B, Ruetten S. The current state of endoscopic disc surgery: review of controlled studies comparing full-endoscopic procedures for disc herniations to standard procedures. Pain Physician. 2013;16:335–344.

[30] Ruetten S, Komp M, Merk H, Godolias G. Full-endoscopic interlaminar and transforaminal lumbar discectomy versus conventional microsurgical technique:a prospective, randomized, controlled study. Spine (Phila Pa 1976). 2008;33:931–939. https://doi. org/10.1097/BRS.0b013e31816c8af7.

[31] Ruetten S, Komp M, Merk H, Godolias G. Full-endoscopic cervical posterior foraminotomy for the operation of lateral disc herniations using 5.9-mm endoscopes: a prospective, randomized, controlled study. Spine (Phila Pa 1976). 2008;33:940–948. https://doi.org/10.1097/BRS.0b013e31816c8b67.

[32] Ruetten S, Komp M, Merk H, Godolias G. Recurrent lumbar disc herniation after conventional discectomy: a prospective, randomized study comparing full-endoscopic interlaminar and transforaminal versus microsurgical revision. J Spinal Disord Tech. 2009;22:122–129. https://doi.org/10.1097/BSD.0b013e318175ddb4.

[33] Lee DY, Shim CS, Ahn Y, Choi YG, Kim HJ, Lee SH. Comparison of percutaneous endoscopic lumbar discectomy and open lumbar microdiscectomy for recurrent disc herniation. J Korean Neurosurg Soc. 2009;46:515–521. https://doi.org/10.3340/jkns.2009.46.6.515.

[34] Ruetten S, Komp M, Merk H, Godolias G. Full-endoscopic anterior decompression versus conventional anterior decompression and fusion in cervical disc herniations. Int Orthop. 2009;33:1677–1682. https://doi.org/10.1007/s00264-008-0684-y.

[35] Ruetten S, Komp M, Merk H, Godolias G. Surgical treatment for lumbar lateral recess stenosis with the full-endoscopic interlaminar approach versus conventional microsurgical technique: a prospective, randomized, controlled study. J Neurosurg Spine. 2009;10:476–485. https://doi.org/10.3171/2008.7.17634.

[36] Komp M, Hahn P, Oezdemir S, Giannakopoulos A, Heikenfeld R, Kasch R, Merk H, Godolias G, Ruetten S. Bilateral spinal decompression of lumbar central stenosis with the full-endoscopic interlaminar versus microsurgical laminotomy technique: a prospective, randomized, controlled study. Pain Physician.

2015;18:61–70.

[37] Choi G, Lee SH, Bhanot A, Chae YS, Jung B, Lee S. Modified transcorporeal anterior cervical microforaminotomy for cervical radiculopathy: a technical note and early results. Eur Spine J. 2007;16:1387–1393. https://doi.org/10.1007/s00586-006-0286-6.

[38] Choi G, Arbatti NJ, Modi HN, Prada N, Kim JS, Kim HJ, Myung SH, Lee SH. Transcorporeal tunnel approach for unilateral cervical radiculopathy: a 2-year follow-up review and results. Minim Invasive Neurosurg. 2010;53:127–131. https://doi.org/10.105 5/s-0030-1249681.

[39] Deng ZL, Chu L, Chen L, Yang JS. Anterior transcorporeal approach of percutaneous endoscopic cervical discectomy for disc herniation at the C4-C5 levels: a technical note. Spine J. 2016;16:659–666. https:// doi. org/10.1016/j.spinee.2016.01.187.

第 2 章　目前市场上可用设备详情

Dirk Goethel

2.1　器械的发展基础

一台手术想要做到精准主要依赖于主刀医生个人技术与医疗设备功能的相互结合。为达到质量、安全、可重复性等方面的超高标准，应尽量减少手术实施过程中主观因素所造成的影响，并在医疗设备中实现最佳功能及人体工程学设计的整合。开发并实施标准的手术流程不仅是医疗行为质量得以保证的基础之一，也为医疗设备、手术器械的研发提供了平台。每种新开发的设备必须在质量、安全、可重复性上达标。对于新开发的器械不仅要达到这些要求，而且至少要在某些方面进一步改进，这是新的手术技术成功推广及发展至新标准的基本要求。

2.2　从显微镜到内镜

穿过解剖结构到达脊柱手术部位，需要建立可视、稳定、长 10~25cm 的手术通道。光学成像技术可提高手术区域可视化图像的质量，有助于在重要解剖结构周围实施精细操作，对于在小通道下实施微创技术是非常必要的。在手术实施的过程中，微创技术的发展与可视化相关技术的进步密切相关。显微镜可显著帮助术者获得放大及立体的深部术野，但是手术区域以外的图像生成及大多数双手的器械操作必须在有限的显微镜视野下进行（图 2.1）。

因此，手术通道最小化的局限性，使得通过把内镜固定在手术通道上，从而在手术区域中生成影像资料的想法应运而生（图 2.2）。内镜手术器械的使用与显微镜手术基本相同。术中常常需要两种器械同时应用，例如术中出血需要同时使用吸引器。在一定条件下，使用内镜可以改善术中视野，但无

法减小手术通道的直径。与显微镜相比，内镜尽管没有三维（3D）视野，但是其镜头与解剖结构的距离更近。19 世纪初，在其他外科领域，比如泌尿外科（膀胱镜）在手术入路的微创化且术中能够同时使用器械操作推动了全内镜技术的发展（图 2.3）。在 20 世纪 90 年代初，首次将内镜系统应用于腰椎间盘切除术（图 2.4）。

与显微外科及显微镜技术不同，全内镜技术是在内镜直视下，通过工作通道将手术器械相继置入。镜头安装在内镜的远端（通常为 25°），可获得充分的局部视野，通过旋转内镜可获得更广阔的视野。在手术操作区域持续灌注生理盐水可获得最佳的视

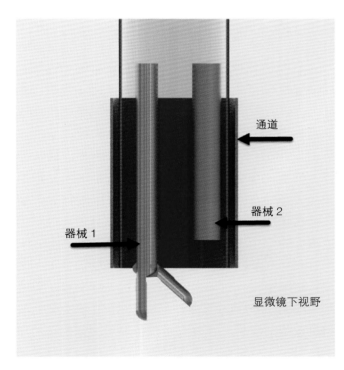

图 2.1　显微镜技术

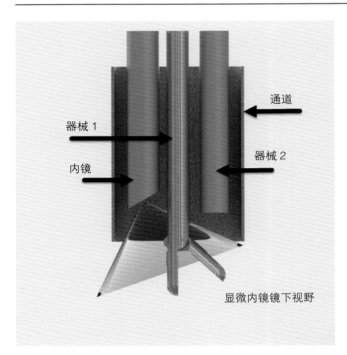

图 2.2 显微内镜技术（内镜辅助）

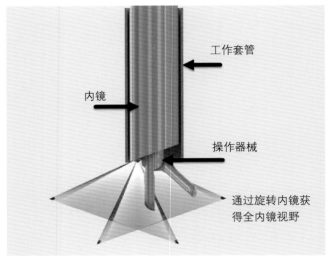

图 2.3 全内镜技术

野。脊柱减压手术中，应用全内镜可以显著减小手术通道的直径（7~10mm）。不同的手术技术需要使用不同的手术器械，才能获得相同的功能、安全性及有效性，而这需要在各种情况下进行综合训练。

2.3 内镜成像

　　全内镜成像质量是由影像生成系统（内镜、内镜摄像头、显示屏）和光源传输系统（光源、光纤、内镜）所决定的。由于系统的串联结构，成像质量往往是由系统中"最弱的"环节所决定的。目前应用的内镜摄像头系统能够记录并传输从高清（分辨率 1024 像素 ×728 像素）到 4K（分辨率 3840 像素 ×2160 像素）的影像。而目前只有带硬性棒状镜成像系统的内镜可以传输高分辨率的影像（图 2.5）。

　　在具有柔性或者半柔性图像引导的内镜中，图像传输的最大分辨率由图像引导的光纤数量（通常是 30 000~50 000）所决定，因此无法获得类似光学相机成像的质量。脊柱内镜设备发展的首要目的在于提供最大分辨率的图像，这对手术的安全及成功具有显著意义。LED 发光器常被用作内镜的光源，

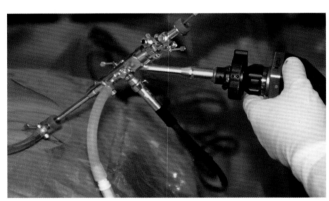

图 2.4 YESS 内镜

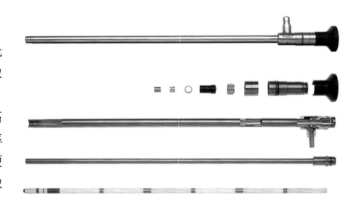

图 2.5 精确的内镜组成部件

光源通过具有柔性的玻璃光纤传送到内镜的远端。图 2.6 展示的是内镜的工作平台，包括射频装置、显示器及成像设备（内镜摄像头、光源、显示器、文件管理系统）。全内镜技术的标准化以及临床有效

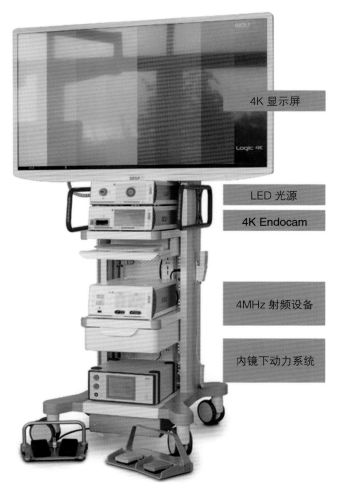

4K 显示屏

LED 光源

4K Endocam

4MHz 射频设备

内镜下动力系统

图 2.6　脊柱手术内镜的工作平台

系统组件最小化的原则，有 3 种不同的系统适用于所有胸椎和腰椎手术（图 2.7~ 图 2.9）。

原则上，末端斜角的工作套管适用于所有入路及适应证，工作套管末端其他形状设计形式用于特定的适应证或者根据术者偏好而设计。

脊柱手术使用的套管是为经椎间孔入路和椎间孔外入路而设计的。它包括不同直径、不同长度的工作套管和导丝。入路通道的扩张既可以在导丝引导下一步完成（图 2.10a），也可以通过逐级扩张分步完成（图 2.10b）。在椎板间入路，扩张管道不需要导丝的引导，直接通过切口穿至黄韧带的表面。

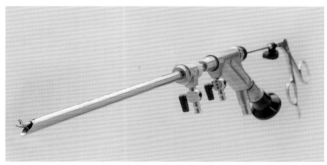

图 2.7　应用于经椎间孔入路、椎间孔外入路的全内镜手术系统，适合用于腰椎间盘突出和侧隐窝狭窄

2.4　内镜与入路系统

2.4.1　应用于胸腰椎的内镜和工作套管

将侧方、后外侧经椎间孔入路，椎间孔外入路和椎板间入路操作标准化的同时，根据适应证也制定了全内镜手术中操作器械的尺寸、型号。高效的骨质磨除特别要求使用直径在 4mm 以上的磨钻。解剖结构是影响手术入路的重要因素。表 2.1 展示了内镜及工作管道选择的基本原则。

总之，基于人体工程学设计的要求、通用性及

应用是其设备需求的重要里程碑。与此同时，功能、人体工程学设计、普遍高效的应用也是需要优先考虑的问题。

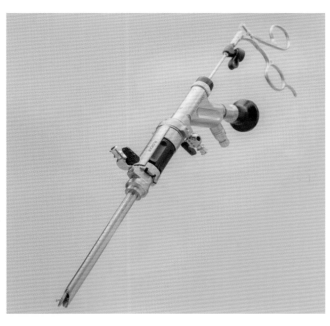

图 2.8　应用于椎板间入路的全内镜手术系统，适合用于腰椎间盘突出和侧隐窝狭窄

表 2.1　手术入路及适应证对内镜尺寸要求汇总表

适应证	椎间盘突出和侧隐窝狭窄			中央管狭窄
手术入路	经椎间孔 / 椎间孔外入路	经椎间孔 / 椎间孔外后外侧入路	椎板间入路	
手术工具要求				
工作通道长度	> 180mm	> 160mm	> 120mm	> 120mm
工作套管最大直径	8mm	8mm	8mm	10mm
工作通道的内径	> 4mm	> 4mm	> 4mm	> 5.5mm

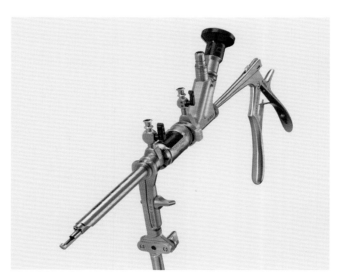

图 2.9　应用于椎板间入路的全内镜手术系统，适合用于腰椎间盘突出和中央管狭窄

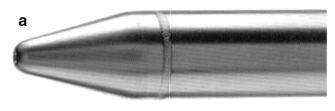

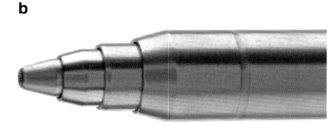

图 2.10　可选择的扩张管道。一步扩张到位（a）或者逐级扩张（b）

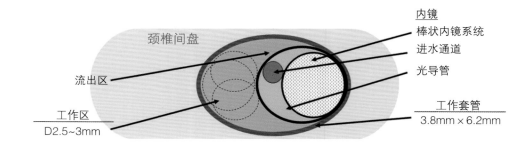

图 2.11　基于解剖学特点、技术需求设计的应用于颈椎前入路手术的全内镜系统展示

2.4.2　应用于颈椎的内镜和工作套管

在多个研究中已经证实前路手术和后路手术均在临床上有效。然而，这两个术式对内镜及工作套管系统的要求截然不同，这是由解剖结构及入路中的技术操作细节所决定的。前路手术是经椎间盘入路。为了尽可能无损伤地将工作管道选择在椎间盘的后半部，管道的尺寸受到颈椎间盘高度限制（约

4mm）。另一方面，设备必须充分保证手术操作需求，如射频消融、止血、手动或者电动的软组织和骨组织切除。因此，使用的工作套管直径设定为2.5mm（图2.11）。颈椎手术的风险大且需要非常准确地使用内镜设备，因此高质量的镜下成像显得更加重要。这种情况下，只有通过棒状内镜才能够完成。图2.12展示的是能够满足颈椎前路手术要求的内镜设备概念图。

关于传统椎间孔成形 Keyhole 技术中软组织出血问题已被广泛报道,所以颈椎后路的内镜系统(图2.13)需要在穿过颈椎后方软组织时尽量减少创伤。同时,基于颈椎解剖结构特殊性,需尽可能达到精准的骨质磨除。表2.2汇总了颈椎内镜在设计上的要求。

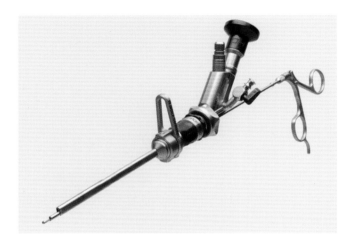

图2.12　应用于颈椎前路手术的全内镜手术系统

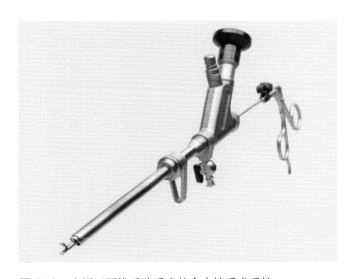

图2.13　应用于颈椎后路手术的全内镜手术系统

2.5　液体管理

脊柱全内镜手术中使用液体灌注只是为了手术视野的清晰,而不是像关节镜手术那样还起到扩张腔隙的作用。因此,液体灌注必须是一个开放的系统,确保液体能够持续流进、流出。在临床实践中如果关闭液体的流出通道或者流入液体量大于流出液体量,则会导致术区压力增高。这种情况下,患者局部增高的压力等同于压力泵所设定的压力或者储液袋与患者之间高度差产生的压力(图2.14)。

表2.3展示的是关闭液体流出通道情况下液体与术区不同高度差对应产生的压力值。

如果使用灌注系统,但内镜的尺寸不对,灌注液会导致椎管内压力非常高,并对神经结构产生压迫而出现相应的症状。研究证实,腰椎手术时灌注

表2.2　颈椎全内镜应用对于内镜及工作套管设计参数需求汇总表

入路	前路	后路
内镜操作系统		
工作套管长度	> 110mm	> 80mm
工作套管最大外径	< 4mm	< 7mm
工作通道内径	> 2.5mm	> 3mm

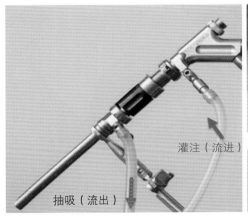

灌注(流进)

抽吸(流出)

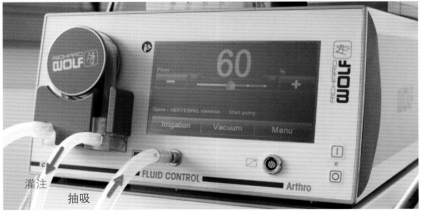

灌注

抽吸

图2.14　水流灌注泵

液在椎管内扩散会导致颈椎管压力增大。如果椎管内压力达到约70mmHg，患者会出现头痛、颈痛。如果灌注液流出不畅，那么液体术区高度差<100cm时，局部的压力也可达到临界值（表2.3）。而另一方面，灌注泵静水压越高，所产生的水流流速越高。这确保了出血和软组织碎屑能够持续移除，从而获得清晰的镜下视野。因此，灌注液的高流速可缩短手术时间。而高流速与椎管内最低压之间的矛盾可以通过对内镜的进出水通道和工作套管的尺寸进行设计，或使用特殊的灌注系统来解决。必须保证出水通道不会因组织和骨碎屑而阻塞，且液体总流出量大于流入量，或者当出水口堵塞时，灌注泵将马上停止工作。图2.15显示了市场上流进、流出的标准尺寸。

如果灌注系统的尺寸正确，内镜和工作套管可以防止椎管内的临界压力增加。

灌注系统现在提供特定的脊柱模式，可以保证任何时间椎管内水压低于临界值。这些泵并不像关节镜中使用的泵是进行压力调节的，而是进行流速控制的（图2.14）。通过智能软件自动识别使用的内镜工作套管从而调节流速，以避免引起椎管内压力增高。

表2.3 在静水压灌注中，出水口关闭时术中椎管内压力由水柱的高度所决定

患者与储液袋的高度差	出水口关闭，术区局部水压
50cm	36.8mmHg
100cm	**73.6mmHg**
150cm	110.3mmHg

2.6 射频消融手术设备

止血功能对于一个完整的手术系统不可或缺，对手术安全也起着至关重要的作用。在很多情况下全内镜下切除软组织和骨组织时，必须做到充分的消融。

射频刀头与内镜的工作通道之间成25°，从而获得更大的镜下视野，为了在视野的任何地方都可以通过射频进行消融，双极射频与电极之间呈铰链式连接（图2.16）。

射频工作频率对周围组织温度有着重要影响。射频在应用中的波段范围为300kHz~4MHz。但使用射频时不同波段产生的电流通过生物标本产生的改变明显不同。当电流在低频波段（300kHz）时，组织升温明显高于高频波段（4MHz）。这种物理现象的基础，一方面是生物组织的电阻随着射频频率增高而降低，另一方面是欧姆定律和焦耳定律所阐述的电流与热量产生之间的关系。例如在4MHz时，离射频尖端2.5mm的神经组织温度升高仅为300kHz的一半（图2.17）。全内镜手术常常需要在神经周围电凝及消融，在低频波段（300kHz）使用射频出现神经组织灼伤的风险明显大于高频波段（4MHz）。

2.7 手持器械

为了完成全内镜下的诸多操作，比如分离、抓

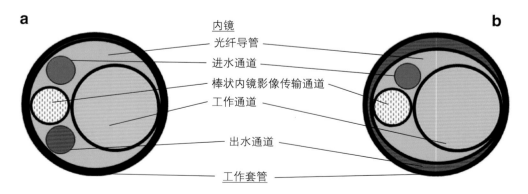

内镜
光纤导管
进水通道
棒状内镜影像传输通道
工作通道
出水通道
工作套管

图2.15 显示的是目前在市场上使用的内镜系统中进、出水系统尺寸的标准版本。a.进出水通道在内镜中独立分开。b.通过灌注通道进水，扩大的出水通道在椭圆形镜头与工作套管之间

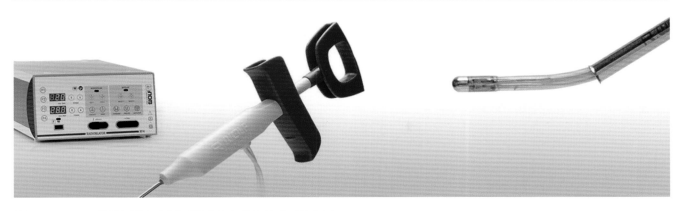

图 2.16　4MHz 的射频设备和用于消融止血的铰链式双极电极

图 2.17　生物组织受热取决于组织与电极之间的距离及射频使用的电磁功率

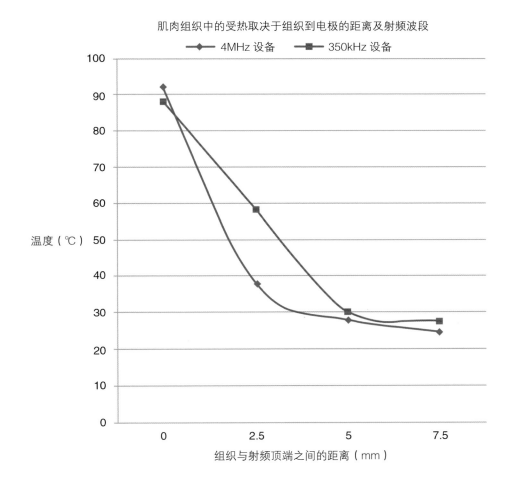

咬、打孔，必须使用为全内镜专门设计的手持器械。这些工具可以让术者完成各种必需的操作，在内镜的视野内自由活动。在不同入路的全内镜手术中，使用专门设计的器械才能获得与显微镜手术一样高效的操作。这既需要术者掌握理论方法，也需要进行操作培训。

设计不同大小、不同角度的操作器械同样非常重要。图 2.18~图 2.21 展示的是不同型号的手持工具，以及各自的功能。

由于操作器械尺寸很小，这些精细的手持工具在咬合关节的连接处稳定性有限。为了防止这些工具在操作过程中因过度载荷出现零件断裂、脱落，有必要为其设计过度载荷防护机制，以防止它们在操作过程中出现零件断裂、脱落。

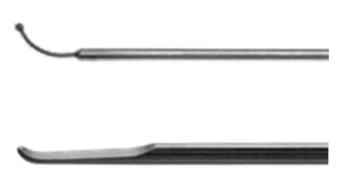

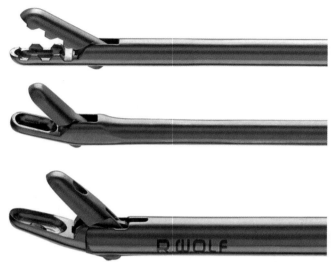

图 2.18 直的与带角度的剥离子，用于探查、分离、推拉（例如：游离组织）

图 2.20 直的、带角度的、灵活伸缩的抓钳、咬钳，用于抓咬、移除组织

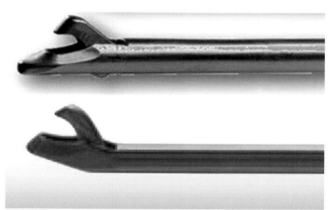

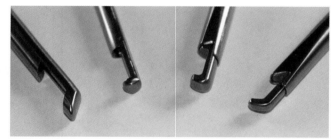

图 2.19 直的与带角度的篮钳，用于切除韧带结构（例如：黄韧带、后纵韧带）

图 2.21 不同规格的咬骨钳用于咬除骨和韧带组织

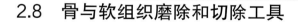

2.8 骨与软组织磨除和切除工具

内镜手术的入路通道的建立及术中对神经根减压均需要使用有效的工具来切除骨和软组织。除了旋转、切割工具，诸如激光、超声等技术也可以用于骨组织的切除。然而，目前已经证实，动力系统旋切工具使用最为普遍和高效。有些旋切工具非常锋利，因此必须在镜下安全范围内精准使用。对于某些操作（如椎间孔成形），单独在 X 线透视引导下进行也是有效可行的，尽管这样会增加患者及术者的 X 线辐射。

2.8.1 椎间孔成形的手动磨钻和环锯

术者可以在全内镜操作中在 X 线透视引导下使用不同类型的磨钻和环锯。全内镜下应用时，磨钻的外径虽受限于工作通道的直径（图 2.22），但 4mm 直径的工作通道就可以实现高效的骨切除。

图 2.23 展示的是可在 X 线透视引导下徒手操作完成椎间孔成形的不同类型的磨钻。它们可以在导丝引导、工作套管和保护套管（侧面挡开神经结构）保护下进行。根据需要，磨钻可以对小关节前方或外侧的骨质进行切除。环锯（中空锯）的优点在于可以整块取出骨头而不是将骨头磨碎，但同时它们也有很强的破坏性。因此当它们靠近神经结构或 X 线透视引导下进入椎管时必须相当谨慎地使用。

2.8.2 切除骨与软组织的动力工具

全内镜下使用动力磨钻进行骨切除最为高效。当选用 4mm 磨头，转速达到 10 000r/min 时，可以获

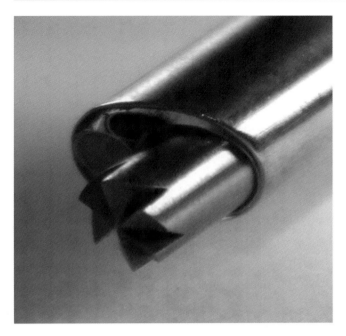

图 2.22　全内镜下应用手动磨钻

得与显微手术相似的切除效率。采用过顶技术（over-the-top）进行中央椎管减压时选用直径 5mm 的磨头，可以在与显微镜手术相当的时间内完成广泛的骨切除。使用关节镜的刨削系统具有明显优势，因为它可以在切除骨与软组织的同时将其吸走（图 2.24）。

旋切工具必须通过特殊的设计以避免不慎将神经组织绞入其中。图 2.25 展示的是带有不同直径保护套管（2.5~5mm）的不同类型的磨头。

远端磨头连接关节通过特殊的设计，使得可调角度磨钻使用时在不需要移动内镜的情况下也能够获得较大的工作半径（图 2.26）。术者可以通过按压手柄上的杠杆装置从而选择磨钻磨头的角度。

旋切工具可以非常高效地选择性切除软组织（如髓核或韧带）。组织切除后可以直接通过工具的内腔吸走（图 2.27）。

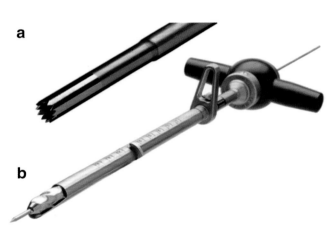

图 2.23　X 线透视引导下使用手动磨钻。a. 前方切割型环锯。b. 导丝和具有侧面保护套的工作套管引导下的筒形磨钻（前端钝，侧面切割）

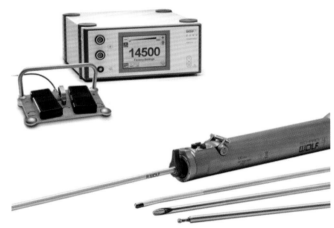

图 2.24　关节镜动力系统

图 2.25　动力磨钻。a. 带侧方软组织保护套的椭圆形磨钻。b. 带侧方、前端软组织保护套的椭圆形磨钻。c. 圆形磨钻。d. 金刚头磨钻

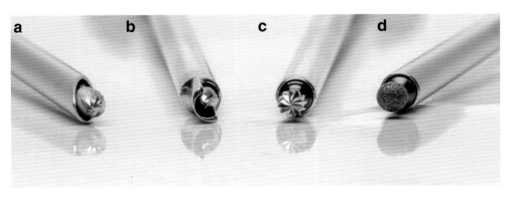

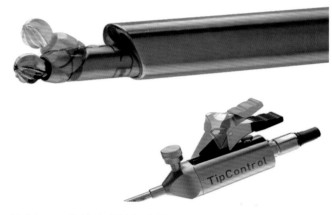

图 2.26　可调角度的旋切磨钻

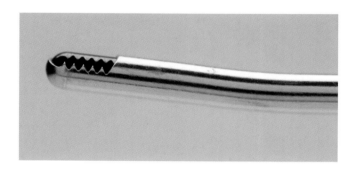

图 2.27　髓核切除器

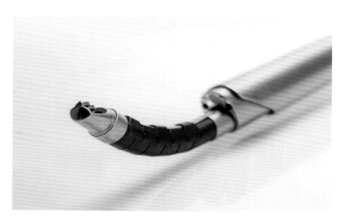

图 2.28　可调角度的髓核切除器

值得注意的是，为了避免不良损伤，这些工具都不能直接在神经结构上使用。髓核的切除可以通过在椎间盘纤维环上开一个小口进入盘内进行操作，因此使用可调角度的切除工具进行髓核切除非常有效（图 2.28）。

2.9　结论与展望

随着技术的进步和适应证的变化，过去 10 年全内镜手术系统的类型和应用范围也在不断发展。一方面，为了提高新手术技术的效率和安全性，开发了多种专门在内镜下使用的设备。另一方面，手术流程的标准化也减少了术中使用设备的种类，从而增加了成本效益。本文所展示的设备是手术标准化流程所需设备的范例。而其他设备（如激光）、技术的使用则取决于术者的主观判断。对于大多数有明确适应证的微创手术，文中描述的设备为术者提供了功能强大的手术系统。这些专门设计的工具，需要使用者掌握使用方法并进行操作训练。随着全内镜技术的进步，全内镜手术的适应证将会进一步拓宽。技术的进步将会推动这些创新工具的发展。

参考文献

[1] Nitze M. Lehrbuch der Kystoskopie - Ihre Technik und klinische Bedeutung. Berlin: Springer; 2012.

[2] Richard Wolf GmbH. YESS Product Brochure. s.l.:s.n. 1999.

[3] Fontanella A. Endoscopic microsurgery in herniated cervical discs. Neurol Res. 1999;21:31–38.

[4] Mayer H, Brock M. Percutaneous endoscopic discectomy:surgical technique and preliminary results compared to microsurgical discectomy. J Neurosurg. 1993;78:216–225.

[5] Yeung A. Minimally invasive surgery with the Yeung endoscopic spine system (YESS). Surg Tech Int. 2000;8:267–277.

[6] Ruetten S, Komp M, Merk H, Godolias G. Full-endoscopic cervical posterior foraminotomy for the operation of lateral disk herniations using 5.9-mm endoscopes: a prospective, randomized, controlled study. Spine. 2008;33:940–948.

[7] Ruetten S, Komp M, Merk H, Godolias G. Full-endoscopic interlaminar and transforaminal lumbar diskectomy versus conventional microsurgical technique:a prospective, randomized, controlled study. Spine. 2008;33:931–939.

[8] Ruetten S, Komp M, Merk H, Godolias G. Full-endoscopic anterior decompression versus conventional anterior decompression and fusion in cervical disk herniations. Int Orthop. 2008;33:1677.

[9] Richard Wolf GmbH. Components of rigid lens endoscopes. s.l.:s.n. 2005.

[10] Richard Wolf GmbH. Endoscopic spine work unit. s.l.:s.n. 2017.

[11] Richard Wolf GmbH. Several product pictures. s.l.:s.n. 2017.

[12] Ruetten S, Komp M, Godolias G. An extreme lateral access for the surgery of lumbar disk herniations inside the spinal canal using the full-endoscopic uniportal transforaminal approach: technique and

prospective results of 463 patients. Spine. 2005;30:2570–2578.

[13] Ruetten S, Komp M, Godolias G. Full-endoscopic interlaminar operation of lumbar disk herniations using new endoscopes and instruments. Orthop Praxis. 2005;10:527–532.

[14] Yeung AT, Yeung CA. Advances in endoscopic disc and spine surgery: the foraminal approach. Surg Tech Int. 2003;11:253–261.

[15] Yeung A, Yeung CA. Advances in endoscopic disc and spine surgery: foraminal approach. Surg Technol Int. 2003;11:255–263.

[16] Komp M, Hahn P, Oezdemir S, Giannakopoulos A, Heikenfeld R, Kasch R, Merk H, Godolias G, Ruetten S. Bilateral decompression of lumbar central stenosis using the full-endoscopic interlaminar technique compared with microsurgical technique: a prospective, randomized, controlled study. Pain Physician. 2015;18:61–70.

[17] Ruetten S. Equipment for full-endoscopic spinal surgery. In: Manual of spine surgery. Heidelberg/New York/Dordrecht/London: Springer; 2012. p. 303–308.

[18] Ruetten S, Komp M, Merk H, Godolias G. Recurrent lumbar disk herniation following conventional diskectomy:a prospective, randomized study comparing full-endoscopic interlaminar and transforaminal versus microsurgical revision. J Spinal Disord Tech. 2009;22:122–129.

[19] Ruetten S, Komp M, Merk H, Godolias G. Surgical treatment for lumbar lateral recess stenosis with the full-endoscopic interlaminar approach versus conventional microsurgical technique: a prospective,randomized, controlled study. J Neurosurg Spine. 2009;10:476–485.

[20] Ahn Y, Lee SH, Chung SE, Park HS, Shin SW. Percutaneous endoscopic cervical discectomy for discogenic cervical headache due to soft disc herniation. Neuroradiology. 2005;47:924–930.

[21] Joh J, Choi G, Kong BJ, Park HS, Lee SH, Chang SH. Comparative study of neck pain in relation to increase of cervical epidural pressure during percutaneous endoscopic lumbar discectomy. Spine. 2009;34:2033–2038.

[22] Ellman International Inc. The clinical significance of 4.0 MHz. s.l.:s.n. 2009.

[23] Kramme R. Medizintechnik. Heidelberg: Springer; 2007.

[24] Hoffmann B. Investigation of influences of several application parameters during radiofrequency denervation of facet and SI joint. s.l.:s.n. 2017.

[25] Schubert M, Hoogland T. Endoscopic transforaminal nucleotomy with foraminoplasty for lumbar disk herniation. Oper Orthop Traumatol. 2005;17:641–661.

第一部分

颈椎内镜

第3章 解剖学特点

Jun Ho Lee

3.1 概述

近年来，微创手术技术越来越多地应用于各种颈椎疾患的治疗。在精准、微创的内镜光学和视频设备提供的高质量手术视图的帮助下，我们能够处理所有颈椎节段，达到与以往开放手术相同的手术效果的目标。

尽管颈椎内镜被认为是一种安全的手术，但手术本身就是一把双刃剑；虽说谨慎精准建立内镜手术通道是最重要的步骤，但在穿刺针置入或手术过程中仍可能发生严重的并发症，严重者将造成致命的血管、神经或内脏损伤。

基于对颈部重要器官解剖位置的深入了解，并且通过陡峭的学习曲线及严格的操作流程可以有效地规避这些并发症。外科医生应懂得从颈部体表就可辨识这些重要的结构，并能准确定位内镜手术工具的操作部位，同时也能够及时处理任何突发意外情况。在这一章中，作者详细描述解剖学特点，这些解剖学基础被认为是学习掌握颈椎内镜术前重要的理论准备。

3.2 颈椎腹侧肌筋膜

颈前外侧肌肉包括颈阔肌、胸锁乳突肌、舌骨上肌、喉带肌、斜角肌、颈长肌、头长肌（图3.1）。

图3.1 颈前外侧肌肉的起源和走向

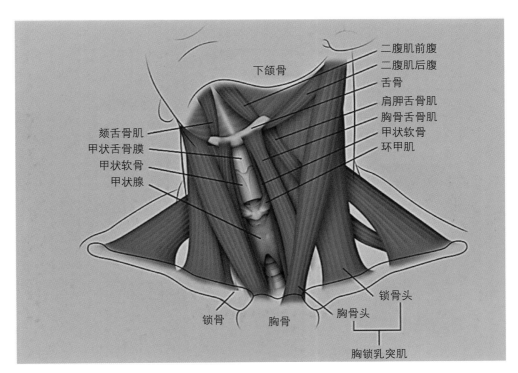

二腹肌前腹
二腹肌后腹
舌骨
肩胛舌骨肌
胸骨舌骨肌
甲状软骨
环甲肌

下颌骨

颏舌骨肌
甲状舌骨膜
甲状软骨
甲状腺

锁骨头
胸骨头
锁骨　胸骨
胸锁乳突肌

颈阔肌是位于皮下组织下的一层薄薄的肌肉；它跨越三角肌到上胸筋膜层，穿过锁骨，并斜向上和向内进入下颌骨。

胸锁乳突肌（SCM）起源于胸骨和锁骨内侧并连接到乳突和枕骨颈上线的后半部分，附着在舌骨上的舌骨上肌包括二腹肌、茎突舌骨肌、下颌舌骨肌和颏舌骨肌。

喉带肌包括胸骨舌骨肌、胸骨甲状肌、甲状舌骨肌和肩胛舌骨肌。它们覆盖喉、甲状腺和气管。

前肌包括颅长肌、头长肌、头前直肌和外侧直肌。

颈长肌是一种末端呈锥形的宽肌，从 C1 延伸到 T3，随后延伸至 C3~C6 的反斜突的前结节（图 3.2）。

头长肌起源于 C3~C6 横突的前结节，并附着于枕骨基底部的下表面。

侧方肌包括斜角肌和肩胛肌（图 3.2）。

前斜角肌起源于 C3~C6 横突的前结节并移行进入第 1 肋骨。中斜角肌起源于 C2~C7 横突后结节并进入第 1 肋骨。锁骨下动脉和臂丛的下部位于前斜角肌和中斜角肌交界处。后斜角肌起源于 C4~C6 横突的后结节并进入第 2 肋骨。

肩胛提肌是另一个由颈外侧肌组成的肌群，起源于寰椎外侧块及以下的 3 个颈椎横突，并移行进入肩胛骨内侧缘的颅骨角。

颈前筋膜层覆盖该区域的肌肉和脏器，形成单独的间隔层，便于内镜手术操作（图 3.3）。颈筋膜由两大层组成：浅层和深层。

颈浅筋膜是一层连续的皮下脂肪组织，从头部、颈部延伸至胸部和肩部。它包绕了颈阔肌、颈外静脉及皮感觉神经，并形成颈阔肌表层和颈阔肌深层。

颈筋膜包括颈浅筋膜、颈中筋膜和颈深筋膜。颈深筋膜的浅层是一层连续的纤维组织，起源于椎棘突和颈部韧带，完全环绕颈部。它包裹着后三角上的斜方肌，然后发出分支环绕 SCM。在下颌三角中，它包绕颌下腺和腮腺。

颈深筋膜的中层包绕着肩带肌和肩胛舌骨肌，并向外侧延伸至肩胛骨。中层较深的位置是内脏鞘，它包绕着甲状腺、喉、气管、咽和食管。内脏鞘（或气管前筋膜）在两侧与颈深筋膜最深层（椎前筋膜）交汇，形成由喉、气管、甲状旁腺、咽和食管组成的完整部分。由于这种间隙的形成，在经皮入路进行颈椎内镜手术时，仅需要撤出工作通道即可实现气管 – 食管安全、充分的复位。

颈筋膜最深的一层是椎前筋膜，它覆盖斜角肌、颈长肌和前纵韧带。它起源于颈椎和颈部韧带，向后延伸到颈后的肌肉上，然后穿过中线进入这些相同的结构上。

3.3　颈椎腹侧神经血管结构

颈椎的神经血管结构包括脊髓、神经根、颈动脉、椎动脉、喉神经、交感神经链和硬膜外血管

图 3.2　颈外侧肌的起源、走行及颈神经根的相对位置

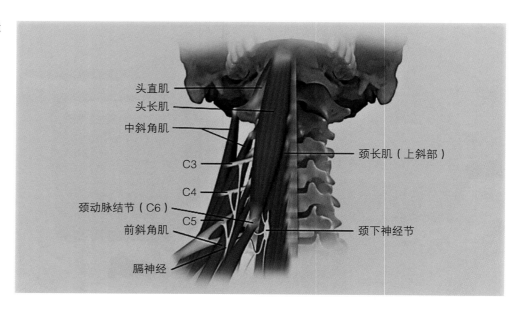

头直肌

头长肌

中斜角肌

C3

C4

颈动脉结节（C6）

C5

前斜角肌

膈神经

颈长肌（上斜部）

颈下神经节

图 3.3 颈前筋膜层。由这些筋膜层形成的间隔包含了颈椎腹侧的不同肌肉层和脏器层

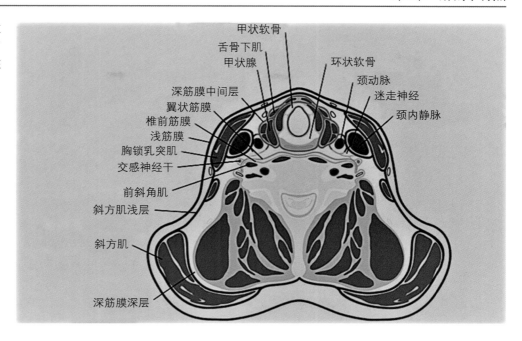

图 3.4 颈椎腹侧神经血管结构

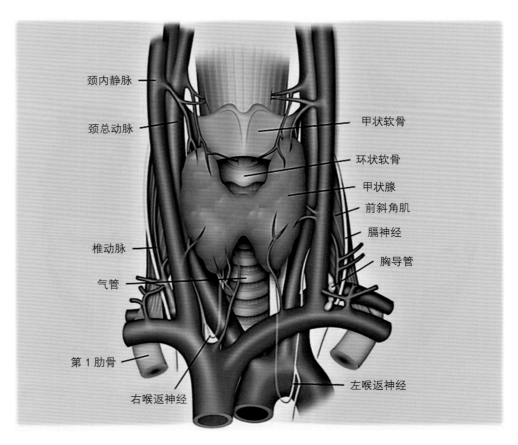

（图 3.4）。

颈神经根由腹侧神经根和背侧神经根结合而成，向前至冠状面成 45° 角，向下至轴向面成 10° 角。神经根从椎管直接向外侧进入椎间孔，与相应的颈

椎间盘相邻，并越过相应的椎弓根。脊神经分为背侧支和腹侧支。灰色支连接颈交感神经节和腹侧支（图 3.5）。

C1~C4 的前支形成颈神经丛，C5~T1 形成臂神

图 3.5 颈神经根从脊髓腹背根合并形成至其出口，并分为背侧支、腹侧支

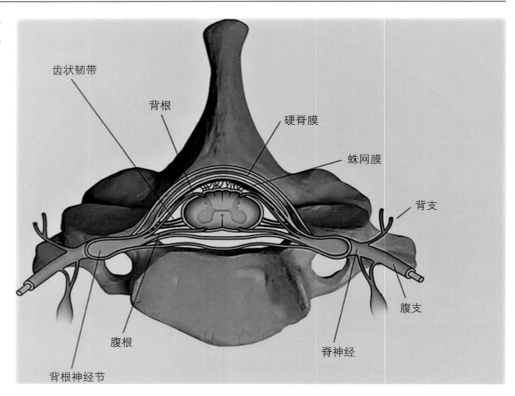

齿状韧带
背根
硬脊膜
蛛网膜
背支
腹支
脊神经
背根神经节
腹根

经丛。支配神经环后半部和硬膜腹侧的窦椎神经与背根神经节相连。

椎动脉位于钩椎关节外侧，与位于椎体前 1/3 处的神经根相邻。起源于锁骨下动脉，多数病例在 C6 处进入横突孔。颈动脉在 C3~C4 处较靠近 SCM 内缘的内侧，在 C6~C7 处较靠近外侧。这使经皮内镜手术拥有一个充足的安全操作空间。

颈动脉鞘由颈内动脉、颈总动脉、颈内静脉和迷走神经组成。颈祥位于颈动脉鞘表面和颈交感神经干的背侧。

胸导管从腹侧延伸至颈动脉鞘后的锁骨下动脉，止于左颈内静脉和锁骨下静脉的交界处。膈神经位于前斜角肌的腹侧表面。

喉上神经（SLN）是迷走神经下神经节的一个分支，与甲状腺上动脉伴行。当它向下进入甲状舌骨肌筋膜时，即可到达颈长肌的筋膜内侧。外科医生可以在手术中 C3~C4 平面的中部、气管前筋膜的位置找到这条 SLN。SLN 分为两支：外部分支（运动）和内部分支（感觉）。

前者支配环甲肌，负责发出高音；后者支配杓间肌，起到防止误吸的作用。通常喉黏膜也受对侧锁骨神经的双重支配。它从颈外动脉发出进入甲状腺上动脉处。

喉下神经（ILN）是迷走神经的一个分支。在右侧，喉返神经（RLN）环绕锁骨下动脉，通过背侧到达气管和食管的一旁。确定其位置的最佳参考是髂下动脉。当它从锁骨下动脉进入右气管食管沟时很脆弱，因为它大部分时间没有沟的保护。在左侧，RLN 向主动脉弓下移动。左淋巴结由于受气管食管沟的保护，走行长且多，因此比右淋巴结不易受损伤。

颈交感神经系统由 3 个神经节和其间的索组成。同位躯干位于横突的腹侧，并嵌在颈动脉鞘的背侧。颈上神经节位于 C2~C3，颈中段神经节位于 C6~C7，下神经节位于 C7 横突与第 1 肋骨颈之间。

3.4　颈椎背侧的肌肉、筋膜

最浅表的肌肉是斜方肌，它起源于枕骨外侧隆突、中项线和关节突。斜方肌向下进入肩胛骨、肩峰和锁骨的外侧。

斜方肌下方的中间肌包括头脾肌和颈脾肌，它们起源于下颈椎和上胸椎的棘突，并进入上颈椎横突和乳突。

深层是骶棘肌群和横棘肌群。骶棘肌（竖脊肌）

由一组从腰骶椎到颈部的肌肉组成。这些肌肉包括侧面的髂肋肌；颈长肌和头长肌；还有颈棘肌、头半棘肌，以及颈半棘肌。另一组深部肌肉是横背肌群，由半棘肌、多裂肌和旋转肌组成。

半棘肌是脊柱竖肌横脊系统的一部分。它们起源于下颈棘和上颈棘的横突，进入 C2~C5 棘突。在半棘肌的下面是多裂肌和旋转肌。多裂肌也是横棘系统的一部分，起源于横突，从 C4 向下至骶骨，并移行进入颈椎至 C2 棘突。它们覆盖于颈椎椎板，并被半棘肌所覆盖。旋转肌只穿过脊椎的一个节段，从横突延伸到正上方的椎体棘突。大多数后肌参与产生颈部和头部的伸展功能，而一些产生旋转和屈曲功能（图 3.6）。

3.5 颈后浅表神经

颈神经根的后初级支皮支在 C2 棘突下方与每个棘突相邻。最大的是枕大神经。枕小神经在枕大神经的外侧，位于耳后区域。

背根神经节位于椎体和上关节突之间。脊神经分为背侧腹侧前初级支（图 3.6）。

颈神经后初级支将运动纤维传送到深部肌肉，感觉纤维传送到小关节、深部肌肉和软组织。在小关节的前部，背侧支沿上关节突背侧绕行分支，分出背侧支的内侧支和外侧支，这是小关节突的另一

个分支。外侧分支穿过横突到达头最长肌的前方。内侧支沿头半棘肌与关节囊之间的间隔向背侧延伸。然后，这个内侧分支穿过多裂肌的外侧缘。内侧支经过多裂肌外侧缘后，分为浅支和深支。深支进入多腓肌和半棘颈肌之间的空间。浅支位于头半肌和颈半肌之间，并作为皮支（图 3.6）。

如前所述，C1~C4 的前支形成颈丛，C5~T1 的前支形成臂丛。

3.6 椎间关节

椎间关节由关节突、关节囊和关节间韧带组成。80%~90% 的关节表面被软骨覆盖。上颈椎的覆盖面比下颈椎的覆盖面宽。上颈椎关节突面宽度为 10~12mm，下颈椎关节突面宽度为 16~18mm。这提示小关节对节段解剖的保护作用在上颈椎更为显著。

上关节面的方向由后正中侧（C3、C4 水平）向后外侧（C6、C7 水平）变化。而在 C3~C5 平面，上关节面呈圆形至椭圆形改变，在 C7、T1 水平逐渐横向延展。

3.7 颈椎前路经皮内镜手术的解剖学特点

Lee 等曾报道过经皮颈椎入路的"安全区"是由两种距离确定的：术者的指尖侧与对侧消化道的

图 3.6 颈椎背侧肌肉及颈神经根背侧支的神经支配

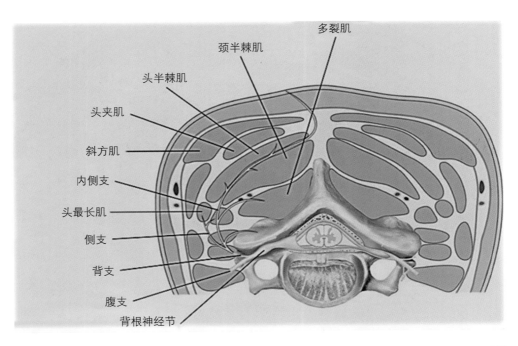

图 3.7 "安全区"的定义（*C*），术者的指尖侧与对侧消化道的距离（*A*）和颈动脉一侧的距离（*B*）之和。此外，在经皮入路到颈椎时，减少手指到椎体腹侧表面的距离（FD）（< 5mm）是至关重要的

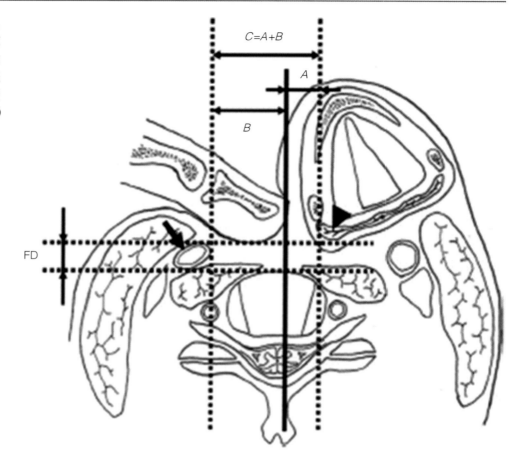

距离（*A*）和颈动脉一侧的距离（*B*）。C3~C4 至 C6~C7 各节段的椎间盘进行计算机断层扫描（CT），并在同一节段通过手动推开气道的方法进行椎间盘造影术。他们还通过模拟经安全区向椎间盘置入穿刺针的方法来确定可能发生危险的器官组织（图 3.7）。

他们的研究显示，在 C3~C4 节段，测量的安全区为（18.9 ± 6.6）mm。甲状腺上动脉（STA）位于 C3~C4 安全区，占 86.7%。在 C4~C5 节段，安全区为（23.5 ± 6.5）mm。甲状腺右叶（TG）和 STA 位于安全区的比例分别为 26.7% 和 30%。C5~C6 节段，安全区为（33.7 ± 6）mm。TG 分布在 C5~C6 的安全区，占 76.7%。C6~C7 节段，安全区为（29.2 ± 4.5）mm。TG 在接近平面上的比例为 90%。研究结果表明，远端安全区（C5~C6，C6~C7）较近端安全区（C3~C4，C4~C5）宽。最安全的进针点应在气管的推点和颈动脉搏动点之间。此外，穿刺针应朝向椎间盘的中心，并且将针距椎体腹侧表面的距离（FD）减小到 5mm 以内，这对于降低经皮入路至颈椎的咽食管结构损

伤的风险至关重要。

在进行颈椎间盘穿刺时，应注意颈动脉、胸锁乳突肌内外侧和气管、食管内侧。两侧的气管前筋膜与椎前筋膜融合，形成一个由喉、气管、甲状腺/甲状旁腺和咽食管组成的腔室。当移动到内侧时，这些组织结构一起移动，扩大了初始穿刺的安全区空间。颈动脉的方向几乎是垂直的，斜行进入胸锁乳突肌。颈动脉在 C3~C4 节段距离胸锁乳突肌的内缘较近，在 C6~C7 节段则较远，偏外侧的术中穿刺增加了颈动脉损伤的风险，而偏内侧的穿刺则增加了下咽和食管损伤的风险。最安全的穿刺进针点是在气道和颈动脉搏动点之间。

参考文献

[1] Chang UK, Lee MC, Kim DH. Anterior approach to the midcervical spine. In: Kim DH, Henn JS, Vaccaro AR, Dickman CA, editors. Surgical anatomy and techniques to the spine. Philadelphia, PA: Saunders Elsevier; 2006. p. 45–56.

[2] An HS. Anatomy and the cervical spine. In: An HS, Simpson JM,

editors. Surgery of the cervical spine. Baltimore, MD: Williams & Wilkins; 1994. p. 1–40.

[3] Monfared A, Kim D, Jaikumar S, et al. Microsurgical anatomy of the superior and recurrent laryngeal nerves. Neurosurgery. 2001;49:925–932.

[4] Lang J. Skeletal system of the cervical spine. In:Lang J, editor. Clinical anatomy of the cervical spine. New York: Thieme; 1993. p. 51–78.

[5] Chang UK, Lee MC, Kim DH. Posterior approach to the midcervical spine. In: Kim DH, Henn JS, Vaccaro AR, Dickman CA, editors. Surgical anatomy and techniques to the spine. Philadelphia, PA: Saunders Elsevier; 2006. p. 57–64.

[6] Rauschning W. Anatomy and pathology of the cervical spine. In: Frymoyer JW, editor. The adult spine. New York: Raven Press; 1991. p. 907–929.

[7] Zhang J, Tsuzuki N, Hirabayashi H, et al. Surgical anatomy of the nerves and muscles in the posterior cervical spine. Spine. 2003;28:1379–1384.

[8] Janfaza P, Fabian RL. The back and posterior region of the neck. In: Janfaza P, Nadol JB, Galla J, et al., editors. Surgical anatomy of the head and neck. Philadelphia, PA: Lippincott Williams & Wilkins; 2001. p. 715–745.

[9] Yoganandan N, Knowles SA, Mainman DJ, Pintar FA. Anatomic study of the morphology of human cervical facet joint. Spine. 2003;28:2317–2323.

[10] Pal GP, Routal RV, Saggu SK. The orientation of the articular facet of the zygapophyseal joints at the cervical and upper thoracic region. J Anat. 2001;198:431–441.

[11] Lee SH, Kim KT, Jeong BO, et al. The safety zone of percutaneous cervical approach: a dynamic computed tomographic study. Spine. 2007;32:E569–E574.

第 4 章　颈椎内镜手术

Yong Ahn

4.1　概述

经皮内镜技术是颈椎、胸椎和腰椎手术中一种典型的微创手术技术。自从 Kambin 和 Hijikata 首次介绍后外侧经皮腰椎间盘切除术以来，经椎间孔内镜下腰椎间盘切除术（PELD）在手术入路、光学设计和手术器械方面都得到了改进。经椎间孔内镜下腰椎间盘切除术的有效性已在随机试验、Meta 分析和系统综述中得到证实。同时，对于颈椎间盘疾病，经皮内镜下颈椎间盘切除术（PECD）已经推广应用于适宜病例。颈椎前路椎间盘切除椎间融合术（ACDF）因其安全有效以及令人满意的融合率，被视为颈椎间盘突出或颈神经根病的金标准手术。然而，文献报道需考虑入路相关并发症，如吞咽困难、血肿、喉返神经损伤和食管损伤。内植物相关的并发症，包括椎间隙高度的丢失和假性关节形成经常被报道。邻近节段退变被认为是融合手术的一个不利因素。颈椎内镜微创手术技术的发展，使脊柱外科医生在手术时减少了与开放手术入路相关的并发症和广泛的组织损伤。目前有两种到达目标椎间盘的入路：腹侧和背侧。腹侧入路更广泛地应用于颈椎间盘突出症。当出现中央或旁中央型颈椎间盘突出症时，病变主要位于脊髓内侧至脊髓侧缘，只有腹侧入路是安全有效的。因此，腹侧 PECD 比背侧 PECD 在颈椎间盘疾病中应用更广泛。

本章主要描述的是使用内镜工作通道通过腹侧内镜下颈椎间盘切除治疗颈椎间盘突出症的当前最前沿技术。

4.2　历史背景

最初，在少数病例中进行的透视引导下经皮颈椎间盘减压术是 PECD 的原型。Tajima 等报道了第 1 例经皮颈椎间盘切除术。此后，类似的治疗软性颈椎间盘突出症的技术也发展起来，包括经皮颈椎间盘髓核切除术、经皮颈椎间盘髓核化学溶解术、经皮激光颈椎间盘汽化减压术和内镜下颈椎间盘手动激光切除术。

随着内镜技术的发展，经腹侧入路的 PECD 变得更加实用和高效。手术器械和侧射激光技术的同步发展为腹侧入路 PECD 提供了协同增益的效应。然而，关于腹侧入路 PECD 的科学证据仍然不足。评估腹侧入路 PECD 相关性和有效性的随机对照试验仍然缺乏，需要高质量的队列研究或具有足够样本量的随机试验来证明该术式与 ACDF 相比的有效性。

4.3　适应证

腹侧入路 PECD 的临床适应证一般如下：①具有神经功能损伤的神经根型颈椎病（感觉异常、反射异常、肌力减退）；②软性颈椎间盘突出压迫引起的颈源性头痛或盘源性轴性疼痛；③在全身麻醉下高危的脊髓疾病；④保守治疗至少 6 周后无效的。影像学指标如下：①计算机断层扫描（CT）和 / 或磁共振成像（MRI）显示的软性颈椎间盘突出；②动力位片（屈伸位）显示无明确的节段不稳定；③无明显的严重骨赘增生或椎间隙变窄。禁忌证如下：①硬性或钙化型椎间盘突出；②伴有游离脱出物；③后纵韧带骨化或颈椎管狭窄；④严重的颈椎病伴有椎间隙狭窄；⑤脊髓型颈椎病或严重神经功能缺陷；⑥颈椎滑脱或节段性不稳定；⑦其他病理状态，如骨折、肿瘤，或感染活动期。

4.4　优点

腹侧入路 PECD 的主要优点如下：第一，经皮颈前路可以直接进入病变椎间盘，避免了开放颈前路所引起的并发症。换言之，该术式可以避免开放手术所带来的组织创伤，同时能够更快到达目标椎间盘。第二，在内镜直视下进行选择性椎间盘切除术可以对椎间盘病变任何区域进行确切的减压。第三，最低程度的组织创伤可以保护节段稳定性，同时避免硬膜外瘢痕组织的形成。第四，手术可以根据需要在局部麻醉或全部麻醉下进行。第五，可以避免不必要的植骨融合术或椎间盘置换术，从而避免植骨相关的并发症。第六，与开放手术相比，微创手术具有出血更少、住院时间更短、更早返回工作岗位的优点。

4.5　手术技术

4.5.1　术前计划和患者术前准备

经皮内镜手术镜下视野局限并且受时间限制。因此，精准定位和选择性减压是成功的关键。术前应该通过 MRI 和 CT 确定穿刺角度和穿刺点。手术是在局部麻醉或全身麻醉的情况下进行的，这要根据患者的自身情况和外科医生的习惯来决定。局部麻醉镇静可通过给患者肌肉注射咪达唑仑（0.05mg/kg）和静脉注射芬太尼（0.8μg/kg），在手术过程中调整镇静剂量。将患者仰卧位置于可透射线的手术床上，颈部适度伸展。术前使用抗生素（通常为 1.0g 头孢唑林）。

4.5.2　透视引导下经皮颈椎腹侧入路

手术从颈部腹侧的穿刺开始。建议采用对侧入路治疗外侧颈椎间盘突出症。触诊颈动脉搏动后，用食指和中指轻轻按压颈部内侧，将气管食管结构推到另一侧。同时，术者用指尖触摸椎体前方腹侧表面。此时，颈动脉与气管食管复合体之间的安全

入路区域已开放。然后，在透视引导下，将穿刺针通过安全区置于目标位置（图 4.1a、b）。导管空气阴影是穿刺针安全置入的标志。经透视确认穿刺针位置后，使用 1mL 靛蓝胭脂红（洋红，韩国首尔）和造影剂（Telebrix，Guerbet，法国）以 1：5 的比例混合进行术中椎间盘造影术（图 4.1c、d）。椎间盘造影术的目的是对酸性退化的髓核进行染色，确认纤维环撕裂和疼痛激惹。通过穿刺针置入导丝，然后退出穿刺针。在皮肤上做一个 5mm 的切口，并通过导丝依次置入 1~4mm 的逐级扩张管。这种逐级扩张技术可以减少软组织阻挡，使手术入路更加安全、疼痛更轻。将一个 5mm 的圆形尖端工作套管穿过铅笔头（扩张器），并将其置入椎间盘后 1/4 处（图 4.1e、d）。在透视引导下使用髓核钳取出少量髓核，为后续操作提供更好的内镜视野，降低椎间盘内压力（图 4.2a、b）。

4.5.3　内镜下选择性椎间盘切除和减压术

在工作套管中置入内镜，用生理盐水混合肾上腺素和抗生素持续灌注，通过有效止血提供清晰的镜下视野，并有助于预防感染。在透视下，准确定位内镜和工作空间后，仔细识别镜下突出的髓核。大多数髓核在压迫神经的同时，与纤维环破裂口和后纵韧带紧密粘连。因此，在选择性地取出突出髓核之前，必须松解其与纤维环的粘连。典型的纤维环粘连是指在硬膜外腔的变性纤维组织与突出髓核碎片紧紧粘连。可以使用侧向 Ho:YAG 激光或切割钳松解髓核碎片。90° 角激光束在连续生理盐水灌注下可以安全地烧蚀任何纤维软组织、纤维环痛觉感受器和椎间孔的小骨赘，而不会造成神经损伤。可以使用髓核钳轻松地取出松动的髓核碎片（图 4.2c、d）。

在选择性椎间盘切除术中，可能会重复这种松解－取出操作。硬膜外静脉丛或骨出血可通过肾上腺素混合物压迫灌注或止血剂短暂性填塞来控制。在适当的选择性椎间盘切除术后，医生可以通过纤维环裂隙观察到硬膜搏动和减压后的神经组织（图 4.2e）。

4.5.4　术后护理

手术结束的标志是在内镜下观察到神经的自由

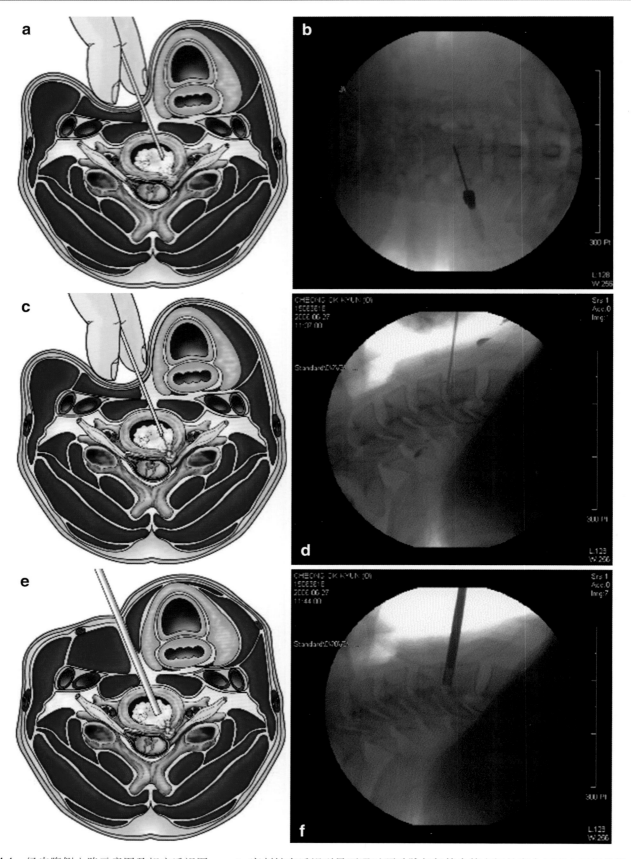

图 4.1　经皮腹侧入路示意图及相应透视图。a、b. 穿刺针在透视引导下通过颈动脉与气管食管之间的安全区置入目标位置。气管空气阴影是穿刺针安全置入的有效标志。c、d. 术中使用靛蓝胭脂红和造影剂的混合物行椎间盘造影术。e、f. 逐级扩张后，置入直径 4~5mm 的工作套管至椎间盘后 1/4 处

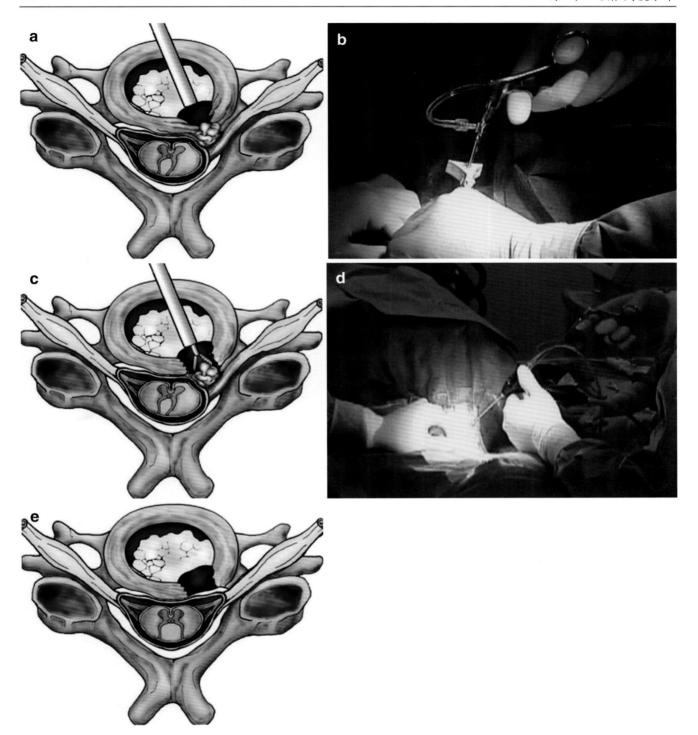

图 4.2　选择性颈椎间盘切除术的示意图及相应的手术图片。a、b. 在彻底减压前，须使用髓核钳和激光对粘连纤维环进行充分的磨削和松解。c、d. 松解后，可以使用髓核钳取出突出的髓核碎片。在选择性椎间盘切除术中，可能会重复这种松解－取出操作。e. 该手术的结束标志是在内镜下能观察到神经自由搏动

搏动。此时，还可以询问患者对比术前症状是否有变化。用手在伤口上按压几分钟，以防止术后水肿，皮下缝合 1 针后用无菌敷料覆盖。观察 3h，关注可能出现的并发症，无明显并发症 24h 即可出院（图 4.3）。

术后口服抗生素和止痛剂。根据患者的情况，建议佩戴颈围 3~14 天。术后 6 周，建议每周进行 2 次康复训练，以锻炼颈部肌肉，改善颈椎活动范围，为期 3 个月。

图 4.3 32 岁 男 性 患 者。a. 术前 MRI 显示 C5/C6 左侧椎间孔型椎间盘突出。b. 术后 MRI 显示经皮内镜下腹侧入路颈椎间盘切除术后椎间孔彻底减压

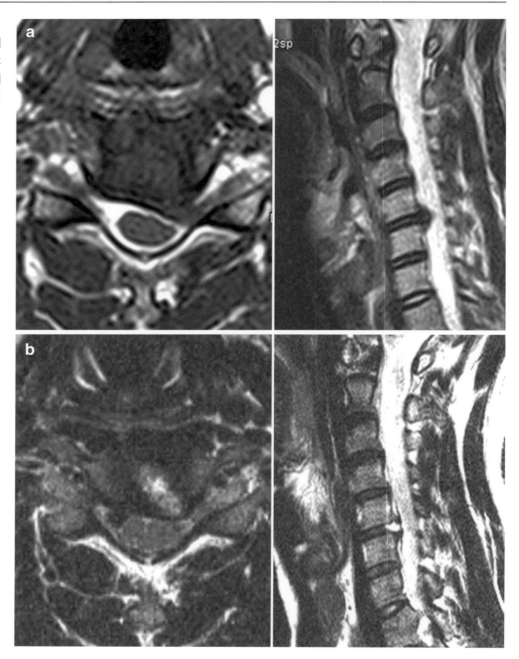

4.6 临床结果

研究报道的腹侧入路 PECD 的成功率为 51%~94.5%。在这些作者报道的病例系列中，成功率为 80%~91%。椎间盘高度较原始高度显著降低 11.2%（$P < 0.001$），椎间盘退变程度明显加重（$P < 0.05$）。然而，整体和局部矢状面序列保持良好。椎间盘高度降低或椎间盘退变加重对远期临床疗效无影响。

临床结果可能因临床表现和影像学特征而异。根据作者团队前期研究表明，上肢神经根性疼痛患者的优良率最高（52.9%），其次是麻木患者（31.6%）和颈轴性疼痛患者（14.3%）（$P < 0.05$）。对于椎间盘突出位置，临床结果最好的是椎间孔型椎间盘突出（65.4%），其次是后外侧型椎间盘突出（51.4%）和中央型椎间盘突出（34%）（$P < 0.05$）。综上所述，与轴性疼痛或中央型颈椎间盘突出的患者相比，腹侧入路 PECD 更适用于上肢神经根性疼痛合并外侧椎间盘突出的患者。

4.7　潜在并发症

开放性颈前路手术的所有并发症均有可能在腹侧入路 PECD 手术时发生，但发生率较低，可能与 PECD 对组织损伤较小有关。这些并发症包括：血管损伤或颈前血肿、吞咽困难、语言障碍、食管损伤、椎间盘炎、软组织感染、硬膜撕裂或神经损伤、减压不彻底和持续的神经根症状。

必须避免损伤重要结构，如颈动脉、气管食管、喉返神经、甲状腺等。手术医生应在术前影像学检查中确定颈动脉的位置，术中用手感受动脉的脉搏，以便安全置入器械。根据 Haufe 和 Mork 的研究，术中可能发生血管和喉返神经损伤；因此，有必要在具备血管外科医生及相关设备的医院进行该手术，以应对术中可能出现的任何血管损伤情况。有报道称，吞咽困难是融合手术常见的不良事件；然而，由于 PECD 不需要进行椎间融合或植入，吞咽困难发生风险明显较低。尽管如此，器械的置入还是可能影响脊柱前方结构相关的软组织。为了减少术后吞咽困难的发生率，需要注意在食管与椎体之间的位于颈长肌内侧缘有一个潜在的空间。特别是对于正处于学习曲线或培训期的外科医生，其治疗的患者术后可能会出现持续性神经根症状或感觉障碍。掌握精准的手术技术是预防发生潜在并发症的关键。

4.8　技术考量

预防并发症及取得良好临床疗效的技术要点可归纳为三大类：①安全的前路经皮入路方式；②内镜下精准定位；③有效的神经减压。其中最重要的是安全的前路经皮入路。必须避免损伤重要结构，如颈动脉、甲状腺组织、气管和食管。因此，术者应用指尖触摸颈动脉搏动，并将其推挤到椎体表面。此时，指尖在颈动脉和气管食管之间创造出一个安全区。气管空气阴影是指示气管食管位置的有效标志。为了减少与入路相关的疼痛和术后椎前肿胀，前侧入路应从两侧通过颈长肌之间经过。直接从肌肉穿入可能引起难以忍受的疼痛或软组织肿胀。根据作者经验，C4~C5 和 C5~C6 节段运用一般方式即可轻易到达目标位置。C3~C4 或 C6~C7 相较来说更

困难，但也是可以到达的。对于 C3~C4 节段，一种手术技巧是常规经皮入路到 C4 椎体，然后逐渐将穿刺针向上移动到 C3~C4 椎间盘。对于 C6~C7 节段来说，额外进行侧位及前后位透视是有帮助的。对于 C2~C3 节段，因为有损伤咽部风险，并且可能被下颌骨阻挡，一般不适合前路经皮入路。其次，透视引导下的定位和精准放置工作套管也很重要。初始内镜入路的定位应位于椎间盘病变中心，在正位及侧位的透视下，调整工作套管的位置。工作套管前端应刚好位于椎体后缘前方，以防止髓核中央破裂，并对突出的髓核碎片进行减压。最后，在取出突出的髓核碎片之前，应松解纤维环与后纵韧带，以有效地减压神经组织。在大多数情况下，很难直接摘除突出的髓核碎片。首先，突出的碎片被纤维环和韧带结构所隐藏。其次，与开放手术相比，内镜仪器尺寸相对较小且更精细。使用各种各样的髓核钳、射频和侧向激光轻柔地松解是重要的手术技巧。一旦纤维性粘连组织得到松解，突出的髓核碎片就可以显露出来，并且很容易被摘除。手术的结束标准是神经组织可以自由漂浮。手术医生应确认硬膜囊和 / 或神经根的搏动。

4.9　讨论

目前腹侧入路 PECD 的手术指征主要是软性椎间盘突出压迫引起的神经根型颈椎病。在解剖学及结构位置方面，此项技术的效果比得上 PELD。颈椎间盘的总体积小于腰椎间盘，颈神经根被限制在较小的空间内，因此，颈椎间盘少量髓核摘除的减压效果可能比腰椎间盘更好。结构上，颈椎间盘定位比腰椎间盘定位更容易和更精确，因为到达病变位置是通过前后方向而不是经过椎间孔或后外侧。选择合适的适应证及精准减压是 PECD 减压成功的关键。随着内镜技术革命性的发展，该技术的临床应用将更加广泛。

4.10　前景

鉴于目前内镜手术的水平，颈神经根病合并软性颈椎间盘突出症的病例适合采用腹侧入路 PECD治疗。然而，经皮内镜手术治疗颈椎疾病并没有被大多数脊柱从业者作为一种可操作的治疗选择，它

仍然是一些内镜专家的独有技巧。内镜手术的学习曲线相对较长，在临床适应证方面有相当大的局限性。此外，目前尚且缺乏高水平的队列研究或随机试验，不能确定其临床的相关性和有效性。因此，为使这一技术在临床更加适用，大量临床研究和技术开发是必要的。技术的显著进步主要以两种方式提升。首先，光学系统的改进将提供一个广泛和清晰的手术视野，使得内镜体积更小，工作通道更大，视野清晰度更高。其次，要不断优化设计内镜专业手术器械。开发用于切除骨质的骨钻和可导航凿将更切实可行。射频或激光也将是有益的辅助装置。在不久的将来，更强大、更实用的仪器和先进的内镜系统将使腹侧入路 PECD 更容易、更有效地治疗退行性颈椎间盘疾病。

参考文献

[1] Kambin P, Sampson S. Posterolateral percutaneous suction-excision of herniated lumbar intervertebral discs. Report of interim results. Clin Orthop Relat Res. 1986;207:37-43.

[2] Hijikata S, Yamagishi M, Nakayama T, et al. Percutaneous nucleotomy: a new treatment method for lumbar disc herniation. J Toden Hosp. 1975;5:5–13.

[3] Hijikata S. Percutaneous nucleotomy. A new concept technique and 12 years' experience. Clin Orthop. 1989;238:9–23.

[4] Onik GM, Kambin P, Chang MK. Minimally invasive disc surgery. Nucleotomy versus fragmentectomy. Spine (Phila Pa 1976). 1997;22:827–828.

[5] Yeung AT, Tsou PM. Posterolateral endoscopic excision for lumbar disc herniation: surgical technique, outcome, and complications in 307 consecutive cases. Spine (Phila Pa 1976). 2002;27:722–731.

[6] Ahn Y, Lee SH, Park WM, Lee HY. Posterolateral percutaneous endoscopic lumbar foraminotomy for L5-S1 foraminal or lateral exit zone stenosis. Technical note. J Neurosurg. 2003;99(Suppl 3)):320–323.

[7] Ahn Y, Lee SH, Park WM, Lee HY, Shin SW, Kang HY. Percutaneous endoscopic lumbar discectomy for recurrent disc herniation: surgical technique, outcome, and prognostic factors of 43 consecutive cases. Spine (Phila Pa 1976). 2004;29(16):E326–E332.

[8] Ahn Y. Transforaminal percutaneous endoscopic lumbar discectomy: technical tips to prevent complications. Expert Rev Med Devices. 2012;9(4):361–366.

[9] Birkenmaier C, Komp M, Leu HF, Wegener B, Ruetten S. The current state of endoscopic disc surgery: review of controlled studies comparing full-endoscopic procedures for disc herniations to standard procedures. Pain Physician. 2013;16(4):335–344.

[10] Ahn Y. Percutaneous endoscopic decompression for lumbar spinal stenosis. Expert Rev Med Devices. 2014;11(6):605–616.

[11] Mayer HM, Brock M. Percutaneous endoscopic discectomy:surgical technique and preliminary results compared to microsurgical discectomy. J Neurosurg. 1993;78(2):216–225.

[12] Hermantin FU, Peters T, Quartararo L, Kambin P. A prospective, randomized study comparing the results of open discectomy with those of video-assisted arthroscopic microdiscectomy. J Bone Joint Surg Am. 1999;81(7):958–965.

[13] Hoogland T, Schubert M, Miklitz B, Ramirez A. Transforaminal posterolateral endoscopic discectomy with or without the combination of a low-dose chymopapain: a prospective randomized study in 280 consecutive cases. Spine (Phila Pa 1976). 2006;31(24):E890–E897.

[14] Ruetten S, Komp M, Merk H, Godolias G. Full-endoscopic interlaminar and transforaminal lumbar discectomy versus conventional microsurgical technique:a prospective, randomized, controlled study. Spine (Phila Pa 1976). 2008;33(9):931–939.

[15] Ruetten S, Komp M, Merk H, Godolias G. Recurrent lumbar disc herniation after conventional discectomy:a prospective, randomized study comparing full-endoscopic interlaminar and transforaminal versus microsurgical revision. J Spinal Disord Tech. 2009;22(2):122–129.

[16] Nellensteijn J, Ostelo R, Bartels R, Peul W, van Royen B, van Tulder M. Transforaminal endoscopic surgery for symptomatic lumbar disc herniations:a systematic review of the literature. Eur Spine J. 2010;19(2):181–204.

[17] Cong L, Zhu Y, Tu G. A meta-analysis of endoscopic discectomy versus open discectomy for symptomatic lumbar disk herniation. Eur Spine J. 2016;25(1):134–143.

[18] Li XC, Zhong CF, Deng GB, Liang RW, Huang CM. Full-endoscopic procedures versus traditional discectomy surgery for discectomy: a systematic review and meta-analysis of current global clinical trials. Pain Physician. 2016;19(3):103–118.

[19] Ruan W, Feng F, Liu Z, Xie J, Cai L, Ping A. Comparison of percutaneous endoscopic lumbar discectomy versus open lumbar microdiscectomy for lumbar disc herniation: a meta-analysis. Int J Surg. 2016;31:86–92.

[20] Bonaldi G, Minonzio G, Belloni G, et al. Percutaneous cervical diskectomy: preliminary experience. Neuroradiology. 1994;36:483–486.

[21] Siebert W. Percutaneous laser discectomy of cervical discs: preliminary clinical results. J Clin Laser Med Surg. 1995;13(3):205–207.

[22] Hellinger J. Technical aspects of the percutaneous cervical and lumbar laser-disc-decompression and -nucleotomy. Neurol Res. 1999;21(1):99–102.

[23] Chiu JC, Clifford TJ, Greenspan M, et al. Percutaneous microdecompressive endoscopic cervical discectomy with laser thermodiskoplasty. Mt Sinai J Med. 2000;67:278–282.

[24] Lee SH, Gastambide D. Perkutane endoskopische Diskotomie der Halswirbelsaule. In: Pfeil J, Siebert W, Janousek A, et al., editors. Minimal-invasive Verfahren in der Orthopadie und Traumatologie. Berlin: Springer; 2000. p. 41–61.

[25] Knight MT, Goswami A, Patko JT. Cervical percutaneous laser disc decompression: preliminary results of an ongoing prospective outcome study. J Clin Laser Med Surg. 2001;19:3–8.

[26] Lee SH. Percutaneous cervical discectomy with forceps and endoscopic Ho:YAG laser. In: Gerber BE, Knight M, Siebert WE, editors. Lasers in the musculoskeletal system. Berlin: Springer; 2001. p. 292–302.

[27] Ahn Y, Lee SH, Chung SE, et al. Percutaneous endoscopic cervical discectomy for discogenic cervical headache due to soft disc herniation. Neuroradiology. 2005;47(12):924–930.

[28] Ahn Y, Lee SH, Shin SW. Percutaneous endoscopic cervical discectomy: clinical outcome and radiographic changes. Photomed Laser Surg. 2005;23(4):362–368.

[29] Lee JH, Lee SH. Clinical and radiographic changes after percutaneous endoscopic cervical discectomy:a long-term follow-up. Photomed Laser Surg. 2014;32(12):663–668.

[30] Senter HJ, Kortyna R, Kemp WR. Anterior cervical discectomy with hydroxylapatite fusion. Neurosurgery. 1989;25:39–42.

[31] Bohlman HH, Emery SE, Goodfellow DB, Jones K. Robinson anterior cervical discectomy and arthrodesis for cervical radiculopathy. Long-term follow-up of one hundred and twenty-two patients. J Bone Joint Surg Am. 1993;75:1298–1307.

[32] Brigham CD, Tsahakis PJ. Anterior cervical foraminotomy and fusion. Surgical technique and results. Spine (Phila Pa 1976). 1995;20:766–770.

[33] Cauthen JC, Kinard R, Vogler JB, Jackson DE, De Paz OB, Hunter OL, Wasserburger LB, Williams VM. Outcome analysis of noninstrumented anterior cervical discectomy and interbody fusion in 348 patients. Spine (Phila Pa 1976). 1998;23:188–192.

[34] Gore DR, Sepic SP. Anterior discectomy and fusion for painful cervical disc disease. Spine (Phila Pa 1976). 1998;23:2047–2051.

[35] Johnson JP, Filler AG, MacBride DQ, Batzdorf U. Anterior cervical foraminotomy for unilateral radicular disease. Spine (Phila Pa 1976). 2000;25:905–909.

[36] Laing RJ, Ng I, Seeley HM, Hutchinson PJ. Prospective study of clinical and radiological outcome after anterior cervical discectomy. Br J Neurosurg. 2001;15:319–323.

[37] Sonntag VK, Han PP, Vishteh AG. Anterior cervical discectomy. Neurosurgery. 2001;49:909–912.

[38] Papadopoulos EC, Huang RC, Girardi FP, Synnott K, Cammisa FP Jr. Three-level anterior cervical discectomy and fusion with plate fixation: radiographic and clinical results. Spine (Phila Pa 1976). 2006;31:897–902.

[39] Shamsaldin M, Mouchaty H, Desogus N, Costagliola C, Di LN. Evaluation of donor site pain after anterior iliac crest harvesting for cervical fusion: a prospective study on 50 patients. Acta Neurochir Wien. 2006;148:1071–1074.

[40] Fraser JF, Hartl R. Anterior approaches to fusion of the cervical spine: a meta-analysis of fusion rates. J Neurosurg Spine. 2007;6:298–303.

[41] Schroder J, Grosse-Dresselhaus F, Schul C, Wassmann H. PMMA versus titanium cage after anterior cervical discectomy - a prospective randomized trial. Zentralbl Neurochir. 2007;68:2–7.

[42] Villavicencio AT, Pushchak E, Burneikiene S, Thramann JJ. The safety of instrumented outpatient anterior cervical discectomy and fusion. Spine J. 2007;7:148–153.

[43] Wright IP, Eisenstein SM. Anterior cervical discectomy and fusion without instrumentation. Spine (Phila Pa 1976). 2007;32:772–774.

[44] Pedram M, Castagnera L, Carat X, Macouillard G, Vital JM. Pharyngolaryngeal lesions in patients undergoing cervical spine surgery through the anterior approach: contribution of methylprednisolone. Eur Spine J. 2003;12:84–90.

[45] Wang MC, Chan L, Maiman DJ, Kreuter W, Deyo RA. Complications and mortality associated with cervical spine surgery for degenerative disease in the United States. Spine (Phila Pa 1976). 2007;32:342–347.

[46] Kettler A, Wilke HJ, Claes L. Effects of neck movement on stability and subsidence in cervical interbody fusion: an in vitro study. J Neurosurg. 2001;94:97–107.

[47] Tureyen K. Disc height loss after anterior cervical microdiscectomy with titanium intervertebral cage fusion. Acta Neurochir. 2003;145:565–569.

[48] Wilke HJ, Kettler A, Goetz C, Claes L. Subsidence resulting from simulated postoperative neck movements. Spine (Phila Pa 1976). 2000;25:2762–2770.

[49] Epstein NE. A review of laminoforaminotomy for the management of lateral and foraminal cervical disc herniations or spurs. Surg Neurol. 2002;57:226–233.

[50] Kulkarni V, Rajshekhar V, Raghuram L. Accelerated spondylotic changes adjacent to the fused segment following central cervical corpectomy: magnetic resonance imaging study evidence. J Neurosurg. 2004;100:2–6.

[51] Maiman DJ, Kumaresan S, Yoganadan N, Pintar FA. Biomechanical effect of anterior cervical spine fusion on adjacent-segments. Miomed Mater Eng. 1999;9:27–38.

[52] Yamakawa H, Tajima T, Sakamoto H. Diskectomy cervicale percutanee. Rev Med Orthop. 1989;17:7–10.

[53] Courtheoux F, Theron J. Automated percutaneous nucleotomy in the treatment of cervicobrachial neuralgia due to disc herniation. J Neuroradiol. 1992;19:211–216.

[54] Hoogland T, Scheckenbach C. Low-dose chemonucleolysis combined with percutaneous nucleotomy in herniated cervical disks. J Spinal Disord. 1995;8:228–232.

[55] Choy DS. Percutaneous laser disc decompression (PLDD): twelve years' experience with 752 procedures in 518 patients. J Clin Laser Med Surg. 1998;16:325–331.

[56] Lee SH, Lee HY. Percutaneous endoscopic laser cervical discectomy. J Kor Laser Med Assoc. 1999;3:45–51.

[57] Schubert M. Anterior percutaneous cervical discectomy. In: Lewandrowski KU, Lee SH, Iprenburg M, editors. Endoscopic spinal surgery. London: JP Medical; 2013. p. 27–32.

[58] Ahn Y. Percutaneous endoscopic cervical discectomy using working channel endoscopes. Expert Rev Med Devices. 2016;13(6):601–610.

[59] Ahn Y, Lee SH, Lee SC, Shin SW, Chung SE. Factors predicting excellent outcome of percutaneous cervical discectomy: analysis of 111 consecutive cases. Neuroradiology. 2004;46(5):378–384.

[60] Lee SH, Ahn Y, Choi WC, Bhanot A, Shin SW. Immediate pain improvement is a useful predictor of long-term favorable outcome after percutaneous laser disc decompression for cervical disc herniation. Photomed Laser Surg. 2006;24(4):508–513.

[61] Dowling A. Endoscopic anterior cervical discectomy. In: Lewandrowski KU, Lee SH, Iprenburg M, editors. Endoscopic spinal surgery. London: JP Medical; 2013. p. 39–44.

[62] Haufe SM, Mork AR. Complications associated with cervical endoscopic discectomy with the holmium laser. J Clin Laser Med Surg. 2004;22(1):57–58.

第 5 章　颈椎后路内镜手术

Samuel Won, Chi Heon Kim, Chun Kee Chung

5.1　概述

目前，颈椎前路椎间盘切除减压植骨融合术（ACDF）是公认的颈椎间盘疾病标准外科手术治疗方案。虽然 ACDF 的术后效果有着强有力的证据支撑，但仍有各种术后不良影响的报道，包括颈部活动受限、椎间盘高度的丢失、潜在的邻近节段退变。Hilibrand 等的研究显示，约 25% 的患者在融合术后 10 年内发生邻近节段退变（ASD）。据报道，因 ASD 需要二次手术的年发生率为 1.5%~4%。即使考虑到正常的老化过程，在超过 10 年的随访期间，接受 ACDF 的患者中 ASD 的发生率仍显著高于正常对照组。因此，从长期来看，保留并能恢复颈椎活动度的减压手术相对于固定手术更具优势。

另一种手术方案是采用人工椎间盘置换术（ADR），它能避免与活动度受限及邻近节段退变相关的问题。但手术节段只能保留一部分的生理活动度，且 ADR 在预防邻近节段退变中的作用仍有争议。ADR 的并发症包括异位骨化、机械装置失效、自发融合等，这些弊端抵消了 ADR 的优势。此外，内植物的高经济成本也是一个让人望而却步的因素。

上述问题可通过在椎间盘手术中保留正常解剖结构及脊柱活动度来克服。颈前路或颈后路椎间孔切开术（PCF），无论是否切除椎间盘，均可对颈神经孔充分减压，而不需要融合或内固定。Wirth 等的前瞻性临床研究显示，PCF 术后患者（$n=22$）和 ACDF 术后患者（$n=25$）在疼痛改善、持续性神经功能损害、住院时间、恢复工作时间和二次手术率方面无显著差异。其他临床研究和系统性回顾也有相似的结论：颈椎后路椎间孔切开术治疗神经根型颈椎病的有效性和安全性与 ACDF 相当，同时在保留颈部活动度及低经济成本方面具有优势。开放性 PCF 术后的再手术率也不高于 ACDF。然而，PCF 术中对椎旁肌的剥离和颈椎结构（如小关节和韧带）的破坏可能导致术后颈部疼痛、颈部肌肉功能受损和颈椎后凸畸形。因过度侵扰颈椎小关节而引起的不稳可能导致 PCF 术后颈椎后凸畸形的加剧，尤其是术前颈椎生理曲度 < 10° 的患者。

在手术过程中最大限度地减少对颈椎后方结构的侵扰可能会改善后路手术的近期疗效和远期结局。得益于近期显微内镜、微型器械和管状牵开器的采用，椎间孔切开术已能够在全脊柱内镜下进行。Ruetten 等通过随机临床试验的方法将 ACDF（$n=86$）与后路经皮内镜下颈椎间盘切除术加椎间孔切开术（PECF）（$n=89$）进行对比，结果表明 PECF 与 ACDF 具有相似的结局。研究还表明，PECF 与传统的开放式 PCF 同样有效，而内镜手术对小关节和椎旁肌的侵扰更小。内镜手术中应切除的小关节部分约为其自身大小的 10%，低于大多数开放式 PCF 术所需切除的大小（高达 50%）。此外，PECF 还具有出血量少、手术时间短、住院期间疼痛药物使用少、住院时间短等优点。内镜手术的缺点之一是术中视野相对受限，这对于操作者而言需要很长的学习曲线。本章的目的是讨论后路经皮内镜下颈椎间盘切除术加椎间孔切开术（PECF）的适应证、手术技术、结局和有争议的问题。

5.2　适应证

PECF 与 ACDF 的手术适应证有所不同。PECF 最初推荐用于单侧椎间孔型椎间盘突出及神经根性疼痛的患者，类似于 PCF。虽然适应证适当扩大，但 PECF 的应用最好依据以下指征：

（1）难治性单侧神经根性疼痛或神经根型颈椎病经药物治疗超过 8 周无效。

（2）单节段或多节段的椎间盘突出或椎间孔狭窄。

（3）在目标节段及其他颈椎节段无明显椎间盘及小关节退变。

根据 Miyazaki 等的描述，椎间盘退变是通过矢状位磁共振成像（MRI）T2 加权像进行评估的。PECF 适用于椎间盘退变Ⅰ～Ⅲ级的患者（椎间盘呈等信号及髓核不均匀强化，髓核与纤维环分界不清，椎间盘高度保持不变）。小关节退变则通过计算机断层扫描（CT）进行评估，PECF 适用于Ⅰ级（正常）或Ⅱ级（退变包括关节间隙变窄、囊肿形成和无关节肥大的小骨赘形成）的患者。

PECF 不适用于单纯颈痛、脊髓型颈椎病、明显的颈椎不稳、有症状的中央型椎间盘突出和后纵韧带骨化的患者。对于术前有颈椎后凸畸形的患者，若后凸畸形是骨结构的改变而不是颈部疼痛的功能性代偿，则不是 PECF 的指征。功能性的颈椎后凸畸形经 PECF 治疗疼痛缓解后可以得到矫正。这个问题将在"有争议的问题"部分进行讨论。

5.3　手术技术、技巧及术后护理

PECF 的基本应用解剖学、手术技术与开放式椎间孔切开术相同。在术中正位透视引导下识别上、下小关节内侧交界处（V 点），于其上方做约 8mm 的皮肤切口。通过切口置入铅笔头、工作通道和内镜。在分离椎旁肌和多裂肌后，即可辨认头端椎板和尾端椎板。此后，在小关节起点周围进行椎板椎孔切开。依次磨除下位椎板、上位椎板和椎间小关节。根据椎间盘突出物大小和位置的不同，椎间孔切开范围在 V 点周围 3~4mm。对于椎间孔狭窄的患者，则需钻 5~6mm 的孔。显露后，破裂的椎间盘组织即可从神经根的腋下或肩上取出。最后，神经根和脊髓的减压效果必须通过直视和通过器械从神经根的上侧或下侧触探来确认。

以下有数个重要的技巧可协助手术并预防并发症。PCF 和 PECF 之间的主要区别在于后者对后方结构（如肌肉和小关节）的损伤最小。由于 PECF 的工作套管直径 < 1cm，并且手术在长度 < 1cm 的单一

皮肤切口内进行，因此可以最大限度地减少对颈后肌的损伤。与 PCF 相似，PECF 椎间孔切开头端和尾端的界线分别是椎弓根下缘和上缘。但 PECF 的侧方切开范围则有所不同。由于 PECF 适用于椎间盘和小关节退变不明显的患者，因此不需要广泛地切除小关节。即使 Zdeblick 等的研究结果显示，切除一半小关节并不会导致不稳，但小关节切除越多，PCF 术后颈椎后凸畸形进展或颈椎生理前凸丧失的可能性就越大。因此，不建议常规切除一半的小关节。一项大体研究表明，在颈椎间孔切开术中，切除不到 4mm 的小关节就足以显露神经根。

所有手术均在俯卧位全身麻醉下使用三点固定装置（Mayfield®System，Integra，Plainsboro，NJ）或使用 Gardner-Wells 颅骨牵引器进行颅颈牵引（图 5.1）。作者选择 Gardner-Wells 颅骨牵引器，因为它能扩大椎板间隙，便于术中颈部体位的改变，同时支持术中透视。建议采用反 Trendelenburg 体位，以使术野接近水平位，并降低静脉压。

一般来说，术者站在患者患侧。内镜显示器和工作站置于术者对侧（图 5.2）。与 PCF 不同，PECF 是在水灌注下进行的。水灌注通过冲洗出术中组织碎片和出血来确保术野清晰。因此，对于全脊柱内镜系统来说，保持适当的水压非常重要。水压可由重力或自动灌注泵进行控制。任何方法都是可行的，但术者必须意识到水压过高可能会造成医源性神经损伤。如采用重力控制水压，理想的水面高度应在患者上方 2m 以内（图 5.2）。大部分的出血来自硬膜外静脉丛，通常可用双极电凝进行止血。如果在水灌注下仍因出血而使术野模糊，则只能暂时提高水压或在工作管道开口处使用封帽。

最重要的解剖学位点是"V 点（又名 Y 点）"（图 5.3）。V 点由尾端椎板的上缘、头端椎板的下缘及小关节起点组成。铺巾后，在透视引导下确定 V 点。用 10 号手术刀做一个长 8mm 的纵向皮肤切口。置入手术刀，直至触碰到椎间小关节。刀片必须垂直于椎板间隙，以防误入椎管。此后，沿着相同的轨迹插入扩张器（铅笔头），直到其触及 V 点。透视引导有助于准确置入扩张器。通过扩张器的旋转运动来分离多裂肌。在旋转运动过程中，可触诊 V 点的骨性边界。最后，通过扩张器置入工作套管，然后置入内镜（Vertebris®，Richard Wolf GmbH，

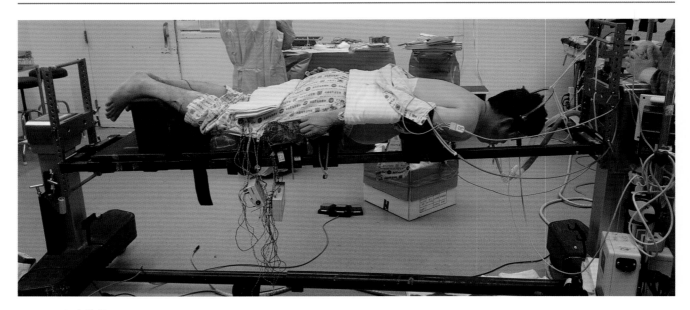

图 5.1　患者体位

图 5.2　手术室配置

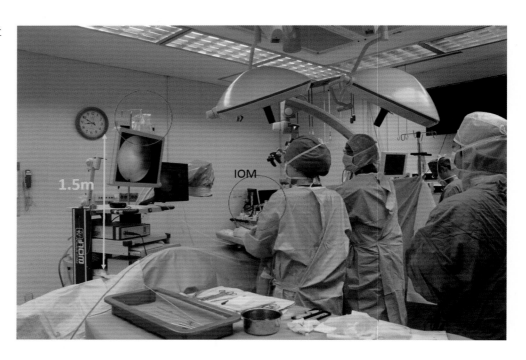

Knittlingen，德国）（图 5.4）。通常使用斜面式工作套管，工作套管的斜面朝向内侧。

　　置入内镜后，可直视 V 点（图 5.3），软组织可用双极电凝、篮钳和髓核钳清除。这一过程可能需要一些时间，但充分清除软组织和电凝止血将有助于后续过程进行。通常这种准备工作需要 5~10min。确定 V 点后（图 5.3），使用磨砂头或半刃磨头进行椎间孔切开。椎间孔切开按下椎板、小关节、上椎板的顺序进行。每个方向切除骨的大小为 V 点周

围 3~4mm。由于在 V 点（椎间孔切开）周围钻孔需要约 40min，外科医生需要用舒适的手势来把持器械（图 5.5）。在切开过程中，松质骨的出血可以通过电凝来控制。得益于微型器械的使用和更好的可视性，通过内镜手术技术可将小关节切除的范围减少到 10%。黄韧带在椎间孔切开后才能打开，因为它对神经组织起保护作用。又由于黄韧带在 V 点的外侧部分非常薄，所以在切开过程中需要仔细操作以防该处黄韧带意外撕裂。分别辨认头端椎弓根的下

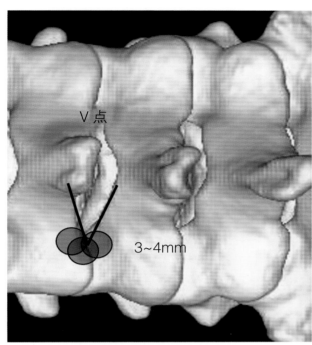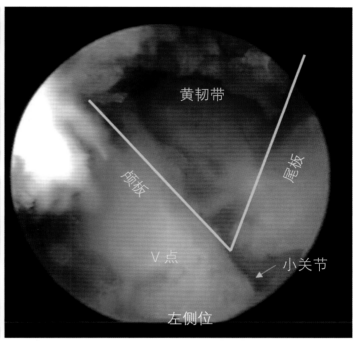

图 5.3 V 点。V 点由尾板上缘、颅板下缘和小关节起点组成

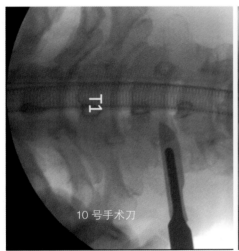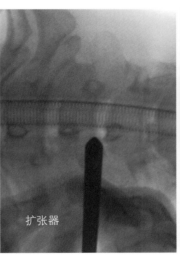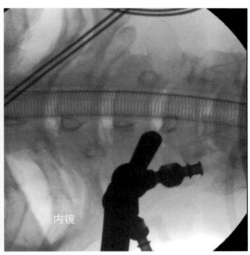

图 5.4 术中透视图

缘和尾端椎弓根的上缘后，打开黄韧带。从神经组织中剥离薄层神经外膜，确定脊髓和神经根硬膜的外缘。神经组织的分离必须从脊髓的硬膜开始。如果从神经根而不是硬脊膜开始分离，可能会忽略在双神经根病例中存在腹侧神经根的受压，这在有报道的病例中约占 20%。这一过程中的任何硬膜外出血都可以通过电凝进行控制。接下来，对破裂的椎间盘进行切除（图 5.6）。有解剖学研究表明，椎间隙位于下颈椎神经根腋部区域和上颈椎神经根肩部区域。

需要注意的是，破裂的椎间盘可能会使神经根移位，也可能存在解剖学上的变异。在椎间盘切除术中，神经根和脊髓的过度牵拉可能会导致神经损伤。在轻柔地分离神经根和后纵韧带后，识别出椎间盘。然后，术者便可用髓核钳抓住破裂的椎间盘并安全地将其夹出。清理完破碎的椎间盘后，在纤维环破口附近探查椎间盘的松散碎片。与腰椎手术不同，在颈椎内镜手术中不推荐探查椎间盘内部。

图 5.5　正确把持内镜和磨钻的方式。左手小指向下按住工作套管，将其定位在小关节上。右手中指抵在内镜工作通道上方以控制磨钻的深度

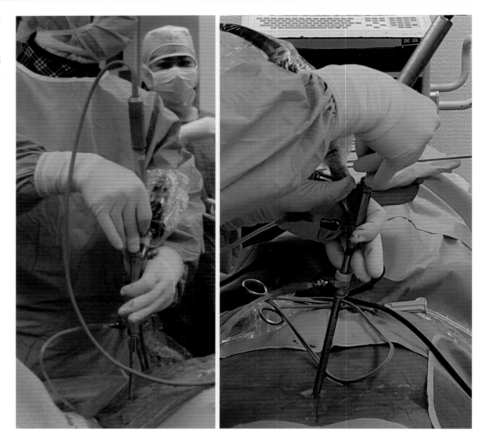

图 5.6　术中镜下照片。在识别椎间隙后，找到纤维环破口。用髓核钳取出破碎的椎间盘突出物。用神经剥离子轻轻牵拉神经根确认减压效果

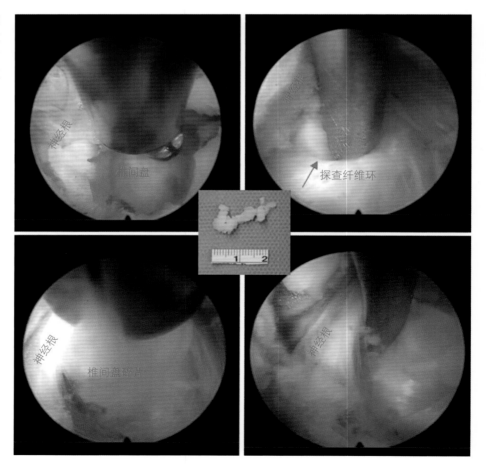

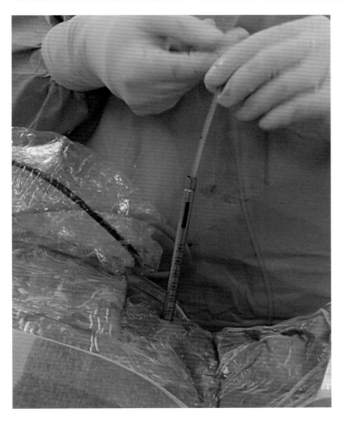

图 5.7　通过工作套管置入闭式引流管

椎间盘切除后，通过目测和触碰从神经根的下方或上方确认减压效果。当大块的椎间盘碎片取出后出现硬膜外出血时，可用电凝止血。如果担心术后硬膜外出血，可以通过工作通道置入闭式引流管（图5.7）。对于有2个或3个病变节段的患者，可采用单一皮肤切口行PECF，但需分别穿透各节段相应平面的肌筋膜到达目标节段以利于手术的进行。

用尼龙缝线缝合皮肤（图5.8）。在术后当天或第二天拔除引流管。小关节的切除比开放PCF要少，切除量不到10%。术后CT可显示椎间孔成形的大小（图5.9）。术后不常规佩戴颈托，拔除引流管后即可进行颈部的自由活动。患者可以在术后第二天出院，并计划在术后1个月、3个月、6个月和12个月复查，此后每年复诊。

5.4　结果

Ruetten等在一项随机对照试验（RCT）中比较了 ACDF（$n=86$）和 PECF（$n=89$）。研究表明，PECF 的临床成功率为96%，PECF 的疗效与传统的

ACDF 相当。PECF 术后再手术率不会增加。到目前为止，这项研究是唯一的随机对照临床试验。最近的一项 Meta 分析显示，开放手术和微创手术之间的临床结果没有差异。开放手术的总体临床成功率为93%，微创手术为95%。另一项系统性综述表明微创椎间孔切开术显著减少了失血量、手术时间、住院期间止痛药的使用和住院天数。因此，PECF 被认为是治疗神经根型颈椎病的一种有效的手术方式。然而，这些技术需要术者对内镜设备具有熟练的操作能力。经皮内镜下腰椎间盘切除术（PELD）的经验和实操平台的练习将有助于提高手术技能。

PECF 术后有出现并发症的可能。感觉障碍或麻木可能是由于神经根的热损伤或对神经根的过度操作造成的，但大多数症状都是暂时的。过度的神经根牵拉或直接损伤神经根可导致术后神经根麻痹。另一个并发症是硬脊膜损伤。由于可操作范围很小，不可能进行直接缝合。直接缝合皮肤对于硬脊膜上

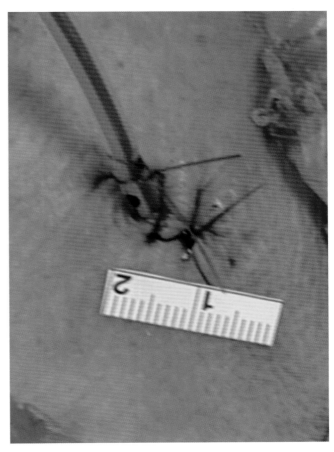

图 5.8　皮肤切口的缝合。第一根缝线位于引流管旁，以防止在拔除引流管后需要额外缝合。皮肤切口长度＜1cm

图 5.9 术后 CT

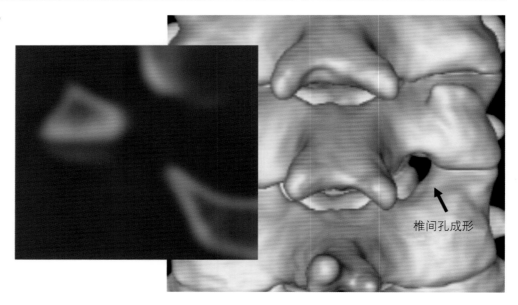

椎间孔成形

的小破口通常是足够的，但如果硬膜破损较大，则需要改行开放手术。另外，沿椎间孔置入电凝可能会损伤椎动脉。

5.5 有争议的问题

5.5.1 术前颈椎曲度

Jagannathan 等的研究报道，术前颈椎前凸角 < 10° 是开放 PCF 术后进展为颈椎后凸的危险因素。然而，如前所述，疼痛引起的颈椎曲度功能性改变可能会在疼痛缓解后逆转。由于颈椎后伸加重了根性疼痛（即 Spurling 征阳性），一些患者往往会失去颈椎的生理前凸角，甚至以代偿性的后凸畸形来缓解症状。由于内镜手术相比于 PCF 创伤更小，它可以进一步避免颈部结构的医源性失稳、椎旁肌的损伤，以及由此带来的术后颈部疼痛。一项内镜下腰椎间盘切除术的临床研究显示，70% 的患者术后腰椎坐骨神经干序列得到了整复。类似的现象也发生在术前颈椎前凸过小的患者中。最近的研究报道，PECF 的临床结果在颈椎前凸 > 10° 和 < 10° 的患者身上没有显著差异。与疼痛的改善相一致，颈椎后凸患者在神经根性疼痛缓解后颈椎曲度有明显改善，且在颈部后伸时效果最为显著。在 2 年的随访中，前凸角减小的患者有 74% 恢复了颈椎曲度，且没有进一步丧失颈椎前凸角的病例。这些结果支持了 PECF 在功能性颈椎曲度变直或颈曲反张患者中的应用。然而，功能性颈椎曲度改变与结构性颈椎曲度改变的准确区别还没有被明确定义，还需要进一步的研究。

5.5.2 颈椎前路经皮内镜下椎间盘切除术（A-PECD）

前路和后路内镜下颈椎间盘切除术之间的比较研究较少。A-PECD 是从颈椎间盘的前方进入，到达位于后方的破裂椎间盘。颈椎曲度和椎间盘高度受到手术入路的影响，一项长期随访研究报告了包括椎间盘高度丢失和继发的节段性后凸在内的并发症。这个问题以前在前瞻性研究和回顾性比较研究中讨论过。因为之前的研究指出节段性后凸并不一定导致较差的临床结果，所以需要进行更多的长期随访研究。

PECF 有以下几个方面的理论优势。虽然在 PECF 中切除了部分小关节，但切除量很小，不会影响颈椎的稳定性和生理颈椎活动。椎间盘不受侵扰及术后疼痛的减轻可维持甚至改善颈椎曲度。PECF 还允许通过扩大椎间孔切开范围来调整减压的程度。最后，大多数有开放 PCF 经验的外科医生都熟悉手术中的解剖结构。由于这些优点，PECF 目前比

A-PECD 更受欢迎。

5.5.3　与管道辅助下 PCF 的比较

另一种微创外科手术技术是管道辅助下颈椎后路椎间孔切开和椎间盘切除术（T-PCF）。T-PCF 是一项通过内镜实施的微创外科技术，一项随机临床研究显示 T-PCF 的成功率为 85.4%，与开放 PCF 没有差异。另一项回顾性比较研究显示，T-PCF 和 PECF 的手术疗效相当。在 T-PCF 和 PECF 中，小关节的侵扰都被降到了最低，切除体积不到 10%。进一步的随机对照研究可能会验证两种微创手术技术的结果差异。然而，考虑到两种手术的入路和椎间孔切开大小相似，预计结果不会有明显差异。

5.6　病例展示

31 岁女性，左颈部顽固性疼痛（疼痛评分 5/10）伴手臂疼痛（疼痛评分 5/10）3 个月。颈椎功能障碍指数（NDI）为 21/50。神经学检查没有提示神经功能减退。磁共振成像（MRI）显示 C5~C6（图 5.10a）椎间盘中央偏左型突出。X 线片显示颈椎后凸（中立位后凸，8.5°；过伸位后凸，1.8°）（图 5.10b）。由于她是一名空乘人员，所以她不希望在颈前部留有瘢痕，并希望保留颈椎的活动度。PECF（图 5.6）术后 MRI 提示减压充分（图 5.10c）。术后当天患者的疼痛评分即有所改善。术后患者没有佩戴颈托，并于手术后 1 周重返工作岗位。术后 6 个月 X 线片显示，中立位颈椎后凸（5.8°）略有改善，过伸位颈椎前凸恢复（前凸 17.3°）（图 5.10d）。

颈部疼痛评分为 1/10，手臂疼痛评分为 0/10，NDI 评分为 4/50。这不是一个典型的病例。虽然在 PECF 术后，术前的颈椎后凸未完全恢复正常，但她的颈部疼痛和神经根性症状有所缓解。颈椎后凸在一些患者中是可逆的，但预后因素尚不明确。尽管如此，此病例显示 PECF 对颈椎曲度的负面影响微乎其微。

5.7　结论

尽管 PECF 和开放手术的外科解剖相似，但外科医生需要练习操作内镜器械，并在狭窄的内镜视野下寻找重要的手术定位结构。对于有明确适应证的患者行 PECF，可获得良好的手术结果。对于单侧神经根病患者，PECF 可能成为一种与传统 ACDF 疗效相当的良好替代手术方案。

要点

（1）PECF 适用于单侧神经根型颈椎病患者，范围为 1~3 个节段。前提条件是椎间盘和小关节仅有轻微退变。

（2）PECF 不适用于单纯颈痛、脊髓型颈椎病、颈椎不稳、有症状的中央型椎间盘突出、后纵韧带骨化等患者。

（3）术前结构性改变引起的颈椎后凸畸形是后路手术的禁忌证，但疼痛引起的功能性后凸可能是手术的适应证。

（4）正确把握手术适应证和熟练使用手术器械是手术成功的前提。椎间孔切开小，小关节侵扰 < 10%。

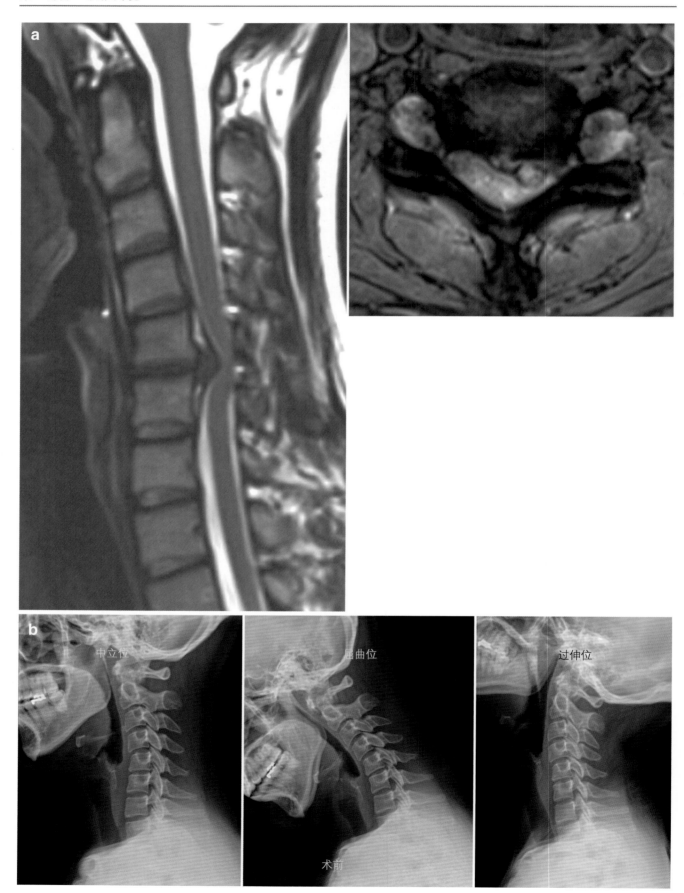

图 5.10 a. 术前磁共振成像（MRI）。b. 术前 X 线片。c. 术后 MRI。d. 术后 X 线片

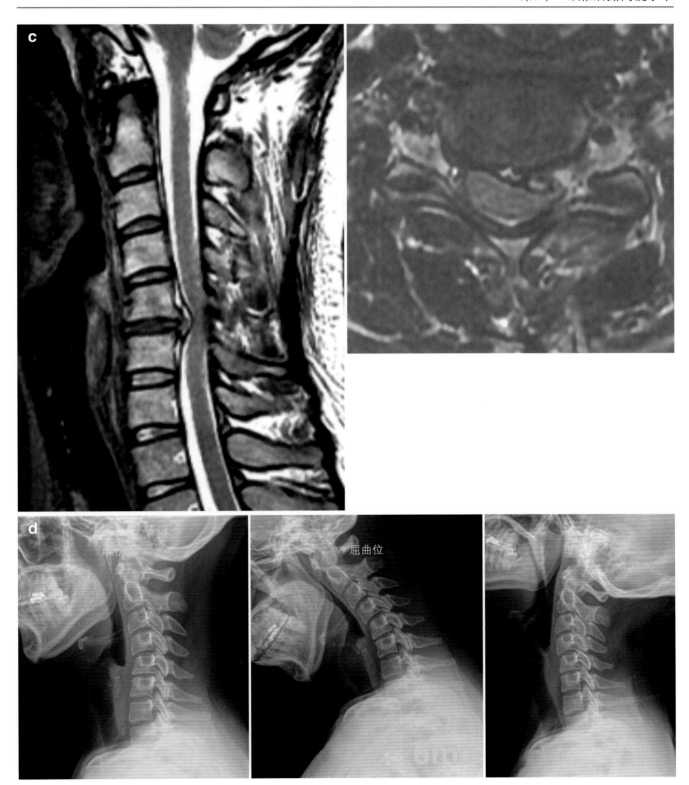

图 5.10 （续）

参考文献

[1] Hilibrand AS, Carlson GD, Palumbo MA, Jones PK, Bohlman HH. Radiculopathy and myelopathy at segments adjacent to the site of a previous anterior cervical arthrodesis. J Bone Joint Surg Am. 1999;81:519–528.

[2] Kraemer P, Fehlings MG, Hashimoto R, et al. A systematic review of definitions and classification systems of adjacent segment

degeneration. Spine (Phila Pa 1976). 2012;37:S31–S39.

[3] Cho SK, Riew KD. Adjacent segment disease following cervical spine surgery. J Am Acad Orthop Surg. 2013;21:3–11.

[4] Tureyen K. Disc height loss after anterior cervical microdiscectomy with titanium intervertebral cage fusion. Acta Neurochir. 2003;145:565–569; discussion 9-70.

[5] Hilibrand AS, Robbins M. Adjacent segment degeneration and adjacent segment disease: the consequences of spinal fusion? Spine J. 2004;4:190S–194S.

[6] Matsumoto M, Okada E, Ichihara D, et al. Anterior cervical decompression and fusion accelerates adjacent segment degeneration: comparison with asymptomatic volunteers in a ten-year magnetic resonance imaging follow-up study. Spine (Phila Pa 1976). 2010;35:36–43.

[7] Zhu Y, Zhang B, Liu H, Wu Y, Zhu Q. Cervical disc arthroplasty versus anterior cervical discectomy and fusion for incidence of symptomatic adjacent segment disease: a meta-analysis of prospective randomized controlled trials. Spine (Phila Pa 1976). 2016;41:1493–1502.

[8] Riew KD, Schenk-Kisser JM, Skelly AC. Adjacent segment disease and C-ADR: promises fulfilled? Evid Based Spine Care J. 2012;3:39–46.

[9] Kong L, Ma Q, Meng F, Cao J, Yu K, Shen Y. The prevalence of heterotopic ossification among patients after cervical artificial disc replacement: a systematic review and meta-analysis. Medicine (Baltimore). 2017;96:e7163.

[10] Harrod CC, Hilibrand AS, Fischer DJ, Skelly AC. Adjacent segment pathology following cervical motion-sparing procedures or devices compared with fusion surgery: a systematic review. Spine (Phila Pa 1976). 2012;37:S96–S112.

[11] Lee JH, Park WM, Kim YH, Jahng TA. A biomechanical analysis of an artificial disc with a shock-absorbing core property by using whole-cervical spine finite element analysis. Spine (Phila Pa 1976). 2016;41:E893–E901.

[12] Lee SE, Chung CK, Jahng TA. Early development and progression of heterotopic ossification in cervical total disc replacement. J Neurosurg Spine. 2012;16:31–36.

[13] Richards O, Choi D, Timothy J. Cervical arthroplasty:the beginning, the middle, the end? Br J Neurosurg. 2012;26:2–6.

[14] Park SB, Kim KJ, Jin YJ, Kim HJ, Jahng TA, Chung CK. X-ray-based kinematic analysis of cervical spine according to prosthesis designs: analysis of the Mobi C, Bryan, PCM, and Prestige LP. J Spinal Disord Tech. 2015;28:E291–E297.

[15] Mehren C, Suchomel P, Grochulla F, et al. Heterotopic ossification in total cervical artificial disc replacement. Spine (Phila Pa 1976). 2006;31:2802–2806.

[16] Jho HD, Kim MH, Kim WK. Anterior cervical microforaminotomy for spondylotic cervical myelopathy:part 2. Neurosurgery. 2002;51:S54–S59.

[17] Jho HD, Kim WK, Kim MH. Anterior microforaminotomy for treatment of cervical radiculopathy: part 1-disc-preserving "functional cervical disc surgery". Neurosurgery. 2002;51:S46–S53.

[18] Lubelski D, Healy AT, Silverstein MP, et al. Reoperation rates after anterior cervical discectomy and fusion versus posterior cervical foraminotomy:a propensity-matched analysis. Spine J. 2015;15:1277–1283.

[19] Wirth FP, Dowd GC, Sanders HF, Wirth C. Cervical discectomy. A prospective analysis of three operative techniques. Surg Neurol. 2000;53:340–346; discussion 6-8.

[20] Liu WJ, Hu L, Chou PH, Wang JW, Kan WS. Comparison of anterior cervical discectomy and fusion versus posterior cervical foraminotomy in the treatment of cervical radiculopathy: a systematic review. Orthop Surg. 2016;8:425–431.

[21] Mansfield HE, Canar WJ, Gerard CS, O'Toole JE. Single-level anterior cervical discectomy and fusion versus minimally invasive posterior cervical foraminotomy for patients with cervical radiculopathy:a cost analysis. Neurosurg Focus. 2014;37:E9.

[22] Witzmann A, Hejazi N, Krasznai L. Posterior cervical foraminotomy. A follow-up study of 67 surgically treated patients with compressive radiculopathy. Neurosurg Rev. 2000;23:213–217.

[23] Peto I, Scheiwe C, Kogias E, Hubbe U. Minimally invasive posterior cervical foraminotomy: Freiburg experience with 34 patients. Clin Spine Surg. 2017;30:E1419–E1425.

[24] Won S, Kim CH, Chung CK, et al. Comparison of cervical sagittal alignment and kinematics after posterior full-endoscopic cervical foraminotomy and discectomy according to preoperative cervical alignment. Pain Physician. 2017;20:77–87.

[25] Jagannathan J, Sherman JH, Szabo T, Shaffrey CI, Jane JA. The posterior cervical foraminotomy in the treatment of cervical disc/osteophyte disease: a single-surgeon experience with a minimum of 5 years' clinical and radiographic follow-up. J Neurosurg Spine. 2009;10:347–356.

[26] Riew KD, Cheng I, Pimenta L, Taylor B. Posterior cervical spine surgery for radiculopathy. Neurosurgery. 2007;60:S57–S63.

[27] Yang JS, Chu L, Chen L, Chen F, Ke ZY, Deng ZL. Anterior or posterior approach of full-endoscopic cervical discectomy for cervical intervertebral disc herniation? A comparative cohort study. Spine (Phila Pa 1976). 2014;39:1743–1750.

[28] Kim KT, Cho DC, Sung JK, Kim YB, Kim DH. Comparative analysis between total disc replacement and posterior foraminotomy for posterolateral soft disc herniation with unilateral radiculopathy: clinical and biomechanical results of a minimum 5 years follow-up. J Korean Neurosurg Soc. 2017;60:30–39.

[29] Ruetten S, Komp M, Merk H, Godolias G. Full-endoscopic anterior decompression versus conventional anterior decompression and fusion in cervical disc herniations. Int Orthop. 2009;33:1677–1682.

[30] Park YK, Moon HJ, Kwon TH, Kim JH. Long-term outcomes following anterior foraminotomy for oneor two-level cervical radiculopathy. Eur Spine J. 2013;22:1489–1496.

[31] Kim KT, Kim YB. Comparison between open procedure and tubular retractor assisted procedure for cervical radiculopathy: results of a randomized controlled study. J Korean Med Sci. 2009;24:649–653.

[32] Ruetten S, Komp M, Merk H, Godolias G. Full-endoscopic cervical posterior foraminotomy for the operation of lateral disc herniations using 5.9-mm endoscopes: a prospective, randomized, controlled study. Spine (Phila Pa 1976). 2008;33:940–948.

[33] Won S, Kim CK, Chung CK, et al. Clinical outcomes of single-

level posterior percutaneous endoscopic cervical foraminotomy for patients with less cervical lordosis. J Minim Invasive Spine Surg Tech. 2016;1:11–17.

[34] Kim CH, Shin KH, Chung CK, Park SB, Kim JH. Changes in cervical sagittal alignment after single-level posterior percutaneous endoscopic cervical diskectomy. Global Spine J. 2015;5:31–38.

[35] Kim CH, Kim KT, Chung CK, et al. Minimally invasive cervical foraminotomy and diskectomy for laterally located soft disk herniation. Eur Spine J. 2015;24:3005–3012.

[36] Kim CH, Chung CK, Kim HJ, Jahng TA, Kim DG. Early outcome of posterior cervical endoscopic discectomy: an alternative treatment choice for physically/socially active patients. J Korean Med Sci. 2009;24:302–306.

[37] Ruetten S, Komp M, Merk H, Godolias G. A new full-endoscopic technique for cervical posterior foraminotomy in the treatment of lateral disc herniations using 6.9-mm endoscopes: prospective 2-year results of 87 patients. Minim Invasive Neurosurg. 2007;50:219–226.

[38] Clark JG, Abdullah KG, Steinmetz MP, Benzel EC, Mroz TE. Minimally invasive versus open cervical foraminotomy: a systematic review. Global Spine J. 2011;1:9–14.

[39] Miyazaki M, Hong SW, Yoon SH, Morishita Y, Wang JC. Reliability of a magnetic resonance imaging-based grading system for cervical intervertebral disc degeneration. J Spinal Disord Tech. 2008;21:288–292.

[40] Park MS, Moon SH, Kim TH, Lee SY, Jo YG, Riew KD. Relationship between modic changes and facet joint degeneration in the cervical spine. Eur Spine J. 2015;24:2999–3004.

[41] Skovrlj B, Gologorsky Y, Haque R, Fessler RG, Qureshi SA. Complications, outcomes, and need for fusion after minimally invasive posterior cervical foraminotomy and microdiscectomy. Spine J. 2014;14:2405–2411.

[42] Zdeblick TA, Zou D, Warden KE, McCabe R, Kunz D, Vanderby R. Cervical stability after foraminotomy. A biomechanical in vitro analysis. J Bone Joint Surg Am. 1992;74:22–27.

[43] Hwang JC, Bae HG, Cho SW, Cho SJ, Park HK, Chang JC. Morphometric study of the nerve roots around the lateral mass for posterior foraminotomy. J Korean Neurosurg Soc. 2010;47:358–364.

[44] Tanaka N, Fujimoto Y, An HS, Ikuta Y, Yasuda M. The anatomic relation among the nerve roots, intervertebral foramina, and intervertebral discs of the cervical spine. Spine (Phila Pa 1976). 2000;25:286–291.

[45] McAnany SJ, Kim JS, Overley SC, Baird EO, Anderson PA, Qureshi SA. A meta-analysis of cervical foraminotomy: open versus minimally-invasive techniques. Spine J. 2015;15:849–856.

[46] Kim RH, Kim CH, Choi Y, et al. The incidence and risk factors for lumbar or sciatic scoliosis in lumbar disc herniation and the outcomes after percutaneous endoscopic discectomy. Pain Physician. 2015;18:555–564.

[47] Ahn Y, Lee SH, Lee SC, Shin SW, Chung SE. Factors predicting excellent outcome of percutaneous cervical discectomy: analysis of 111 consecutive cases. Neuroradiology. 2004;46:378–384.

[48] Lee JH, Lee SH. Clinical and radiographic changes after percutaneous endoscopic cervical discectomy:a long-term follow-up. Photomed Laser Surg. 2014;32:663–668.

第 6 章　颈椎经椎体入路内镜手术

Jun Ho Lee

6.1　引言

先前各机构关于颈椎前路椎间盘切除术后未融合的结果不尽相同。然而，在排除不稳定、半脱位、序列异常或正常颈椎前凸消失的单纯颈椎间盘突出或局灶性骨赘形成的患者后，延迟融合的患者数量减少到 1.5% 以下。

有了这些来自文献的重要结果，作者从符合纳入标准的受试者中寻求经椎体入路直接切除椎间盘病变，保留大部分前中部椎间盘、前纵韧带以及上下椎体终板的完整性。

这种选择性切除手术可以消除融合手术相关的并发症，同时阻止后续椎间不稳定的发生。

此外，由于它形成了一个"斜行"的手术路径，这就可以获得一个更好的操作空间，特别是高位颈椎或颈胸交界区。

6.2　手术目标

本章重点介绍经椎体入路进行椎间孔区域受压神经根的减压来治疗颈椎间盘突出症。

作为一种微创的手术入路去处理椎间孔区域，该术式的目标是实现：

（1）相较于后路间接减压，对致压物进行直接减压更有效。

（2）不破坏关键的运动结构，如钩突或小关节，保留颈椎运动节段。

（3）保护终板或尽可能减少手术过程中的终板损伤。

手术过程对专业外科医生来说是相对安全快捷的，但对初学者来说，则不应该掉以轻心。

外科医生首先要掌握对磨钻的使用，尤其是在建立经椎体通道的过程中，因为它可能直接到达椎管或出口神经根（出口根）。

外科医生必须时刻注意与同侧椎动脉以及椎间盘之间的距离。建议主刀医生具备丰富的标准颈椎前路手术经验。

6.3　适应证与禁忌证

为获得最佳的经椎体椎间孔切开术治疗效果，对患者进行严格的筛选是必要的。

Hadley 和 Sonntag 提出的该手术的理想适应证应该为单侧椎间孔椎间盘突出导致神经根受压的神经根型颈椎病，不伴有椎管狭窄、颈椎不稳、半脱位、序列异常或颈椎前凸丢失。

椎间孔内骨赘形成是一个相对适应证，也可以通过这种手术入路解决；然而，考虑到局限的操作空间、椎体通道内受限的视野，手术取决于骨赘的特点以及外科医生的熟练程度和经验。

多节段椎间孔型颈椎间盘突出症也可以通过这种技术来解决；特别是传统手术入路过程中因过于靠近头侧（C2~C3）或尾侧（C7~T1）而被下颌骨或胸骨阻挡的节段。由于其"倾斜"的骨隧道特点，通过"更安全"的颈部区域在单一的切口下处理这些节段是可行的，从而避免在标准融合手术中处理高位颈椎或者颈胸交界区时因大量侵入的软组织及骨组织而采取复杂操作。

6.4　技术特点

患者在全身麻醉下保持仰卧位，从有症状的压迫侧进入。用记号笔勾勒胸锁乳突肌（SCM）体表内侧缘和颈椎中线（图6.1）。

透视确定病变椎间盘的节段，向胸锁乳突肌内侧缘做一个长约2cm的横向手术切口。采用标准的Smith-Robinson入路到达椎体。当到达椎体节段时，将Caspar螺钉固定在病变椎间隙头尾端的椎体中部。再次透视确认节段。手术显微镜放置于手术区域。同侧颈长肌由内侧向外侧牵拉，直至到达横突的内缘。不建议横断颈长肌，而是用电刀小心地进行头尾侧分离。

然后确定病变椎间隙的头端。在横突与椎体连接处的内侧缘钻孔，通常在病变椎间隙两侧终板上方或下方3~4mm（图6.2）。

虽然钻孔的方向最初应该是垂直的，但是外科医生应该记住颈椎终板的轮廓本身就具有凹度。因此，从前方皮质垂直钻孔将导致最终与终板在凹面顶点相交。因此，在椎间隙显露之前，应斜行钻入，在最初的垂直钻孔的节段，应注意避免破坏骨性终板（图6.3）。

通常是用一个3mm的磨钻开始打孔，在垂直进入到达椎体后壁和终板交界处。钻孔的直径应尽可能小，但应保证足够的视野和钻孔空间。随着前皮质骨开口，深度会进一步加深，注意不要破坏位于椎间盘上方的终板。全程均可透视确认深度和轨迹。

一旦到达椎体后壁皮质骨和骨性终板的交界处，就可以从内部进行漏斗状扩大。然后在后皮质-终板交界处向后开口，显露后纵韧带（PLL）（图6.4）。

如果此时遇到骨赘和椎间盘碎片，可以将其去除。小心地将后纵韧带揭起并取出，Kerrison咬骨钳暴露出"假硬膜"，即后纵韧带伴行纤维下方无序的血管化组织，此时可用双极电凝和氧化纤维素海绵止血。

假硬膜囊被切除后，露出了光滑且有光泽的真正的硬膜囊；当显露致压物后，通过钝性的探针/拉钩牵拉，并用无齿髓核钳，或侧向激光或半刃磨钻轻柔地清除病变组织。在整个减压过程中，要注意不要破坏椎动脉孔的内侧壁或损伤椎间盘上方的骨性终板。椎间隙在椎体后缘和终板的交界处明显受到骨赘侵占，因此需要去除这一区域的骨赘。

应以钝性拉钩轻拉硬膜囊，特别是沿病理性突出的方向推拉，以评估减压是否充分。

一旦充分减压，硬膜囊边缘应显露到与钻孔骨性边缘相一致（图6.5）。充分的减压可通过以下标准来评价：

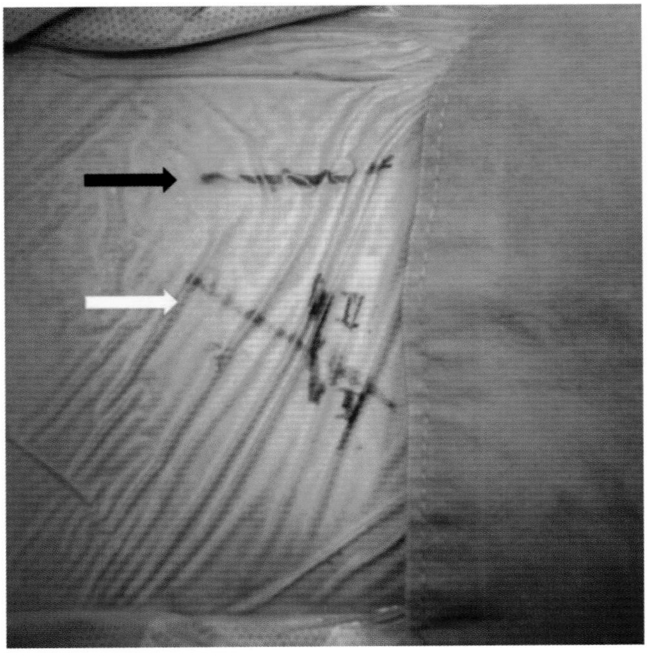

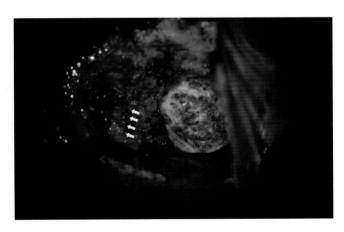

图6.2 前椎体皮质钻孔（白色箭头，终板边缘）

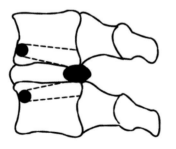

图6.3 在矢状面上规划椎体钻孔时形成漏斗状

图6.1 颈部的解剖学标志（黑色箭头，颈中线；白色箭头，胸锁乳突肌的内侧缘）

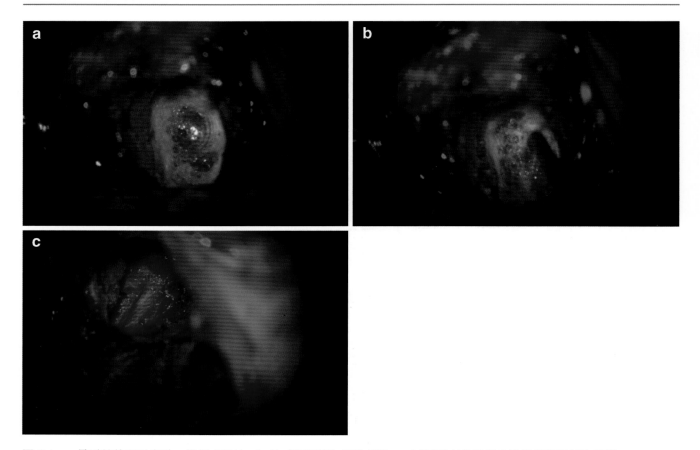

图 6.4 a. 暴露骨赘和后皮质 – 终板交界处。b. 从"假硬膜"切除骨赘。c. 减压时充分显露出神经根的腹侧和背侧

（1）神经根腋下充分减压和神经根长度充足。

（2）可见神经根搏动。

（3）探针或神经拉钩可轻易通过椎间孔。

　　减压还会导致硬膜囊突然膨隆，导致硬膜囊超过骨隧道边缘而被过度挤压。因此，在手术探查减压是否充分的操作中需要谨慎，以免造成硬膜囊损伤。当充分减压和止血后，手术即可结束。

　　术后，患者可以进行日常生活活动，同时佩戴坚固的颈托，在 2~4 周内限制屈曲、后伸和旋转。避免大幅度的颈椎运动动作。

6.5 并发症

　　鉴于经椎体椎间孔切开术需要较高的技术水平，采用适当的操作可以避免以下并发症：

（1）直接损伤脊髓或神经根。考虑到磨头的工作空间较小，且接近硬膜囊，在使用磨头接近硬膜囊时必须小心。在切除前必须正确识别解剖层次（后纵韧带，假硬膜囊）。必须手动控制穿

透深度和保持充分的视野，以防止造成损害。

（2）脑脊液（CSF）漏。通常是在去除压迫性病理结构（椎间盘或骨赘）时，可能会发生硬膜囊撕裂。为了防止这种并发症，轻柔牵引和分段切除比广泛使用 Kerrison 咬骨钳更适合。硬膜囊撕裂后难以修复，谨慎的做法是准备好纤维蛋白原 / 凝血酶制的胶原纤维，以防脑脊液漏。

（3）减压不充分或复发。尽管初次减压时做了精细充分的处理，但仍可能出现复发性突出或未发现的压迫性病变。如上所述，应该用钝性探钩沿着与病理突出物一致的方向轻触硬膜囊，以评估减压是否充分。一旦充分减压，硬膜囊边缘应显露到与钻孔骨性边缘相一致。同时，在手术前应给予患者适当的沟通和提醒。对于有症状的复发性突出，可以考虑进行标准的二期 ACDF 翻修手术。

（4）自发性融合、脊柱后凸或继发性不稳定。长期研究发现，终板破裂可能与自发性融合有关。为避免自发性融合，应保护终板，避开对椎体

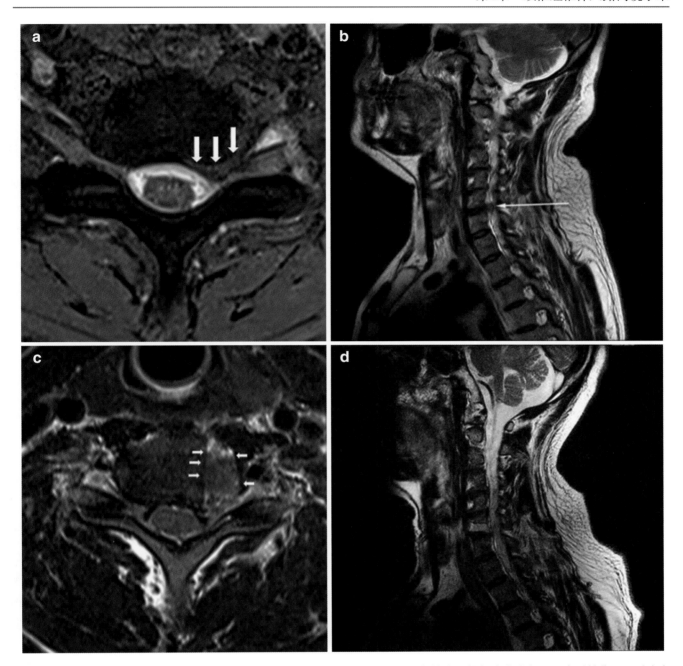

图 6.5　a. 术前轴位 MRI（白色箭头，椎间盘突出）。b. 术前矢状位 MRI（白色箭头，椎间盘突出）。c. 术后轴位 MRI（白色箭头，钻后的骨性边缘）。d. 术后矢状位 MRI

后缘与终板交界处的侵扰。另外，尽量减少腹侧钻孔的尺寸需得到重视。既往报道证实了经椎体入路优于经口入路，以及在椎间隙侵犯、椎间盘退变加剧和医源性不稳定方面，更小的钻孔（不超过 4.7mm）具有长期优良的效果。

6.6　讨论与实践要点

对游离型颈椎间盘病变行经椎体选择性减压非

融合手术，其目的是通过前路实现充分减压，同时尽量减少对颈椎运动节段的影响。

经椎体椎间孔切开术是一种选择性减压方法，弥补了 ACDF 治疗椎间孔型椎间盘突出症的局限性。ACDF 治疗颈椎间盘源性疾病具有安全、直接、成功率高等优点。但它有潜在的相关并发症，如运动节段丢失、内植物或器械失效或邻椎病。据报道，在颈椎融合术后 10 年，每 4 例患者中就有 1 例发生邻椎病，或由于相邻节段运动而出现新的症状性神经根型颈椎病或脊髓型颈椎病。

虽然大多数外科医生怀疑不融合的颈椎间盘切除术会导致进展性术后不稳定或椎间盘塌陷，但目前已证实通过经椎体入路部分切除向后突出的椎间盘，破坏不到 10%~15% 的椎体面积，选择性减压手术也可以消除这些顾虑。文献也有支持的证据表明：未经融合的颈椎前路椎间盘切除术后，椎间盘高度的轻微下降和颈椎矢状面曲度的轻微改变并不影响长期疗效。

这种手术的另一个优点是它的通用性，并且可以达到 C2~C3 和 C3~C4 的高位颈椎间盘突出，不需要在甲状腺上动脉和甲状腺下动脉之间的安全区上方过多显露。对这一术式进行的改进是通过下位椎体进入上方颈椎间盘，沿尾侧至颅侧斜向进入上终板和椎体后缘。如前所述，此入路可以到达 C7~T1 椎间盘，而不需行胸骨柄切除。在该术式中，由于其"倾斜"的性质，可以避免复杂的切口、接近高位颈椎或颈胸交界区域的操作，而这些区域在融合手术中是不容易进入的。这种手术的一个局限性是手术范围很窄，可能导致压迫病变的残留，减压不充分的可能性很高。使用基于 O 臂成像（Medtronic Sofamor-Danek，孟菲斯，田纳西州，美国）的导航系统可以减少不彻底减压的情况，并尽可能保留颈椎的正常结构。

在这一手术中应注意的一些实际要点是：

（1）找到横突和椎体的连接处。探查椎体的周缘隆起，可鉴别横突的平面。定位到颈椎实际突出物的位置是很重要的。

（2）对椎体前表面造成尽可能小的缺损，加深钻孔深度的同时使用侧切钻头扩大钻孔。这种相对较小的表面缺损在以后会有较高的概率形成修复性新骨。

（3）在钻孔过程的初始阶段，尽量不要破坏终板和暴露椎间隙。只有在确定终板与后皮质骨交界处后，才能破坏终板后缘，显露压迫性病变。如果在经椎体钻孔过程的初始阶段，钻破进入了椎间隙空间，中央髓核很可能会被大部分破坏，从而导致术后不稳定或椎间隙塌陷。

（4）在减压的最后阶段，用非常柔软的钝性微型拉钩轻轻触碰硬脊膜表面，同时探查任何可能残余的压迫性病变。一旦完成减压，硬膜囊在椎管内迅速膨隆，任何微小的操作失误都可直接损伤脊髓前部。

参考文献

[1] Benini A, Krayenbuhl H, Bruderl R. Anterior cervical discectomy without fusion. Microsurgical technique. Acta Neurochir. 1982;61:105–110.

[2] Bertalanffy H, Eggert HR. Clinical long-term results of anterior discectomy without fusion for treatment of cervical radiculopathy and myelopathy. Acta Neurochir. 1988;90:127–135.

[3] Martins AN. Anterior cervical discectomy with and without interbody bone graft. J Neurosurg. 1976;44:290–295.

[4] Robertson JT. Anterior removal of cervical disc without fusion. Clin Neurosurg. 1973;20:259–261.

[5] Hadley MN, Sonntag VK. Cervical disc herniations. The anterior approach to symptomatic interspace pathology. Neurosurg Clin N Am. 1993;4:45–52.

[6] Skovrlj B, Gologorsky Y, Haque R, Fessler RG, Qureshi SA. Complications, outcomes, and need for fusion after minimally invasive posterior cervical foraminotomy and microdiscectomy. Spine J. 2014;14(10):2405–2411.

[7] Sakai T, Katoh S, Sairyo K, Tamura T, Hirohashi N, Higashino K, Yasui N. Anterior transvertebral herniotomy for cervical disc herniation: a long-term follow-up study. J Spinal Disord Tech. 2009;22(6):408–412.

[8] Hong WJ, Kim WK, Park CW, Lee SG, Yoo CJ, Kim YB, Jho HD. Comparison between transuncal approach and upper vertebral transcorporeal approach for unilateral cervical radiculopathy - a preliminary report. Minim Invasive Neurosurg. 2006;49(5):296–301.

[9] Kim MH. Clinical and radiological long-term outcomes of anterior microforaminotomy for cervical degenerative disease. Spine. 2013;38(21):1812–1819.

[10] Snyder GM, Bernhardt AM. Anterior cervical fractional interspace decompression for treatment of cervical radiculopathy. A review of the first 66 cases. Clin Orthop. 1989;246:92–99.

[11] Hilibrand AS, Carlson GD, Palumbo MA, et al. Radiculopathy and myelopathy at segments adjacent to the site of a previous anterior cervical arthrodesis. J Bone Joint Surg Am. 1999;81:519–528.

[12] Choi G, Lee SH, Bhanot A, Chae YS, Jung B, Lee S. Modified transcorporeal anterior cervical microforaminotomy for cervical radiculopathy: a technical note and early results. Eur Spine J. 2007;16:1387–1393.

[13] Shim CS, Jung TG, Lee SH. Transcorporeal approach for disc herniation at the C2-C3 level. J Spinal Disord Tech. 2009;22(8):459–462.

[14] Kim JS, Eun SS, Prada N, et al. Modified transcorporeal anterior cervical microforaminotomy assisted by O-arm based navigation. Eur Spine J. 2011;20(Suppl 2):S147–S152.

第二部分

胸椎内镜

第 7 章　胸椎内镜的解剖学特点

Mazda K. Turel, Mena G. Kerolus, Brian T. David, Richard G. Fessler

7.1　解剖学特点

胸椎在结构上与颈椎、腰椎完全不同，使得其应用解剖既有趣又具有挑战性。12 个胸椎（T1~T12）逐渐变大，以适应从头部到骶骨不断累加的负荷。与颈椎和腰椎的区别在于，胸椎与肋骨形成肋头关节（存在于除 T11 和 T12 以外的所有胸椎）和肋横突关节（存在于所有胸椎）。这些关节的主要作用是增加胸椎的稳定性。有一个重要的解剖学特点需要注意，第 1、10~12 肋骨与同名椎体相连接，而第 2 肋骨与 T2、T3 椎体相连接，这种方式一直持续到第 10 肋骨。

当计划在胸椎区域进行内镜 / 微创脊柱手术（MIS）时，需要注意一些椎体（T1、T9、T10~T12）的微小变化和非典型性特征。T1 是过渡性椎体，其构造与 C7 相似。T9 具有上肋凹，但下肋凹阙如。T11 和 T12 没有肋横突关节。当需要在肋横突关节钻孔以横向进入椎间盘时，其可作为极外侧椎间盘切除术的重要标志。从侧面看，肋头部分覆盖了横突。肋间 / 节段性血管通过椎体中部（通常是椎体的凹面）走行，是一个重要的解剖学标志。在行前外侧椎间盘切除术时，这些血管不需要分离，但对于椎体次全切除术，则必须结扎血管。

椎弓根从椎体向背侧延伸到椎板。上关节突关节面为椭圆形，表面平坦，在椎弓根和椎板的交界处向上突出（图 7.1）。下关节突以类似的方式向内和向下，并与下位椎骨的上关节突形成小关节。该小关节是小关节松解术及经椎弓根椎间盘切除术的重要标志和对接点。关节边缘形成了椎间孔的背侧壁，为通往外侧鞘囊和神经根提供通道。由于胸椎间孔比腰椎间孔小，因此在考虑经椎间孔入路行胸椎间盘切除术时，需要扩大胸椎间孔以放置套管。椎间孔的腹侧边界是上位椎体和椎间盘的下部。只有移除肋突肋头，才能完全暴露椎弓根和整个椎间孔。

当考虑行胸腰交界处的内镜手术时，需了解膈肌的解剖结构。其穹顶状结构的边缘，与胸骨、肋骨和脊柱牢固连接，并向上拱入胸腔。在横向上，膈肌横跨腰肌上部，内侧弓形韧带附着在 L1 横突上。外侧弓形韧带附着在第 12 肋骨的下缘。膈肌附着切口的形态对于防止疝气的发生至关重要。

在考虑行胸椎前路和前外侧入路时，必须注意的是，主动脉两侧的肋间动脉有所不同。胸导管始于主动脉右侧、L2 前方的乳糜池，并延伸到颈部。在纵隔后部，它紧靠 7 个下胸椎体，心包、食管和主动脉弓位于前面。胸主动脉在其左侧，奇静脉位于其右侧。

7.2　适应证

以下是拟行胸椎内镜的适应证。

退变

（1）胸椎间盘突出症：中央型，后外侧型，极外侧型。

（2）由于黄韧带或后纵韧带增厚 / 钙化 / 骨化而导致的硬膜外胸脊髓受压。

（3）胸椎侧凸：小关节松解和融合。

（4）骨质疏松性骨折：椎体次全切除术。

肿瘤

（1）胸椎原发性和转移性肿瘤 / 塌陷。

（2）胸硬膜内髓外肿瘤。

图 7.1 该胸椎解剖图展示了两个主要的对接点（圆圈）以及内镜下视野图。上方的小图描绘了磨除横突和肋头后进行硬脊膜和神经根的极外侧显露。下方的小图描绘了对肌肉进行牵拉以便显露小关节或者椎弓根

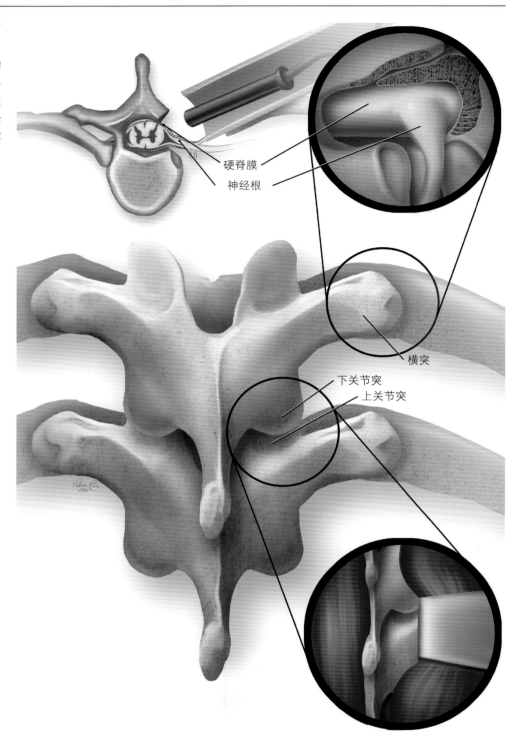

硬脊膜

神经根

横突

下关节突

上关节突

（3）髓内病变活检。

感染

（1）胸椎细菌性椎间盘炎。

（2）非细菌性椎间盘炎或炎症：结核病（结核病 / 真菌 / 其他病因）。

（3）胸椎硬膜外脓肿。

血管相关

胸椎硬脊膜动静脉瘘（AVF）。

其他

（1）胸椎脊髓腹侧疝。

（2）交感神经切除术和背侧根切断术。

（3）创伤。

参考文献

[1] Pait TG, Elias AJR, Tribell R. Thoracic, lumbar, and sacral spine anatomy for endoscopic surgery. Neurosurgery. 2002;51(5 Suppl):S67–S78.

[2] Takeuchi T, Abumi K, Shono Y, Oda I, Kaneda K. Biomechanical role of the intervertebral disc and costovertebral joint in stability of the thoracic spine. A canine model study. Spine. 1999;24(14):1414–1420.

[3] Oda I, Abumi K, Lü D, Shono Y, Kaneda K. Biomechanical role of the posterior elements, costovertebral joints, and rib cage in the stability of the thoracic spine. Spine. 1996;21(12):1423–1429.

[4] Choi KY, Eun SS, Lee SH, Lee HY. Percutaneous endoscopic thoracic discectomy; transforaminal approach. Minim Invasive Neurosurg. 2010;53(1):25–28. https://doi.org/10.1055/s-0029-1246159.

[5] Beisse R. Endoscopic surgery on the thoracolumbar junction of the spine. Eur Spine J. 2010;19(Suppl 1):S52–65. https://doi.org/10.1007/s00586-009-1124-4.

[6] Abuzayed B, Tuna Y, Gazioglu N. Thoracoscopic anatomy and approaches of the anterior thoracic spine:cadaver study. Surg Radiol Anat. 2012;34(6):539–549. https://doi.org/10.1007/s00276-012-0949-4.

第8章　胸椎内镜的适应证：胸椎间盘突出症和内镜治疗的背景

Sang Ha Shin

与腰椎间盘突出症或颈椎间盘突出症相比，胸椎间盘突出症少见，占椎间盘疾病的 0.25%~0.5%。然而，随着诸如磁共振成像（MRI）等诊断方法的发展，胸椎间盘突出症的诊断越来越多。许多胸椎间盘突出症患者大多没有症状。对于没有严重神经功能受损症状的患者，应优先接受保守治疗。具有胸椎间盘突出症症状的患者有多种临床表现。神经根性疼痛、运动症状、感觉症状、膀胱症状或任何上述症状相互关联。在有症状的胸椎间盘突出症患者中，临床表现可能是动态和进展的。进行性脊髓病或排尿困难、下肢运动无力和对传统疗法无反应的神经根病患者可进行减压手术。

Kambin 于 1983 年提出了后外侧椎间盘减压术的概念。内镜下椎间盘切除术已发展成为对许多椎间盘突出症患者有效的治疗方法。然而，与开放手术相比，内镜减压术由于其较小的手术范围、有限的设备可用性以及缺乏操作灵活性而难以适用于所有形式的椎间盘突出症。因此，建立适宜的适应证非常重要。

经皮内镜下胸椎间盘切除术（PETD）可通过最大限度地减少对骨和关节组织的切除来最大限度地降低术后脊柱不稳的发生率。它可以在局部麻醉下进行，并且比开放手术恢复得更快。此外，神经牵拉少可以减少神经水肿，且不会引起过多的神经组织暴露，从而最大限度地减少术后神经粘连。由于患者的需求和内镜设备的发展，内镜下椎间盘切除术的适应证变得越来越广泛。

8.1　经皮内镜下胸椎间盘切除术的适应证

胸椎间盘突出症可根据椎间盘突出的位置分为中央型、旁中央型或外侧型。由于 PETD 的特点是在后外侧孔入路，因此可以将其应用于所有软性胸椎间盘突出症，而不论其椎间盘突出位置如何，从外侧型到中央型均能应用（图 8.1）。其中，由于椎间孔入路后可立即到达目标位置，因此建立通道后旁中央型和椎间孔型椎间盘突出比中央型椎间盘突出更容易切除。在中央型椎间盘突出的情况下，通过进入关节下区域，分离硬膜和后纵韧带，进入椎间盘可以安全地切除突出的椎间盘。

PETD 不适用于钙化椎间盘突出症或硬性椎间盘突出症患者。硬性椎间盘定义为在突出椎间盘的脱出物中包含钙化或骨化组织，通常与骨相关。钙化的椎间盘定义为椎间盘空间内的钙化，不包括椎间盘外周的空间。这些结构通常黏附在周围的神经组织上。通过牵拉一部分突出物从而移除整个突出的椎间盘也很困难。因此，对于硬性椎间盘或钙化椎间盘的内镜治疗很难获得良好的治疗效果。

胸椎间盘突出症通常发生在下胸椎，在上腰椎很少见。由于胸椎体呈梨形，因此突出的椎间盘从中央部分移至椎间孔部分是可能的，这可以应用于所有胸椎水平。但是，由于低位胸椎体较大，因此通道更容易建立。

胸椎间盘突出也包含硬膜内突出。Epstein 等报道胸椎硬膜内突出占所有硬膜内突出的 5%。硬膜内突出通常表现为硬脊膜和后纵韧带之间严重粘连，通常导致硬脊膜损伤。如果术前 MRI 怀疑有硬膜内突出，则 PETD 不适合。

涉及多节段胸椎间盘突出症的报道仍然较少。Bohlman 和 Zdeblick 报道 19 例患者中有 3 例患有多节段受累。Ross 等报道 13 例患者中有 3 例患有多节段受累。在多节段受累的胸椎间盘突出症中，开放

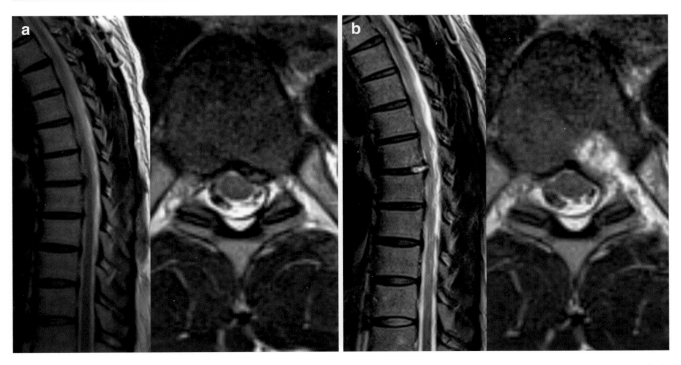

图 8.1 通过经皮内镜下胸椎间盘切除术治疗胸椎间盘突出症的示例。 a. 术前磁共振成像（MRI）显示左旁中央型胸椎间盘突出。b. 术后 MRI 显示完全减压

手术可能比 PETD 更合适，因为包括入路在内的手术时间更长，并且患者和外科医生的放射线暴露也更大。

8.2 视频辅助胸腔镜手术的指征

据报道，开胸手术是治疗胸椎间盘突出症的有效方法，可在大多数胸椎腹侧病变情况下应用。Mack 等在 1993 年首次报道了视频辅助胸腔外科手术（VATS）。此后，它已被应用于各种胸腔疾病中（图 8.2）。类似于开胸手术的适应证，但 VATS 具有对周围非病理组织的损害最小化、切口更小、术后疼痛更少的优点。VATS 可以应用于类似胸廓切开术的大多数前方脊柱病变，因为它可以在切开皮肤后通过肌肉暴露胸部器官后切除肋骨头来确保足够的工作空间。它可以应用于椎间盘突出症并伴有脊髓病或胸椎退行性疾病的患者，也可用于难以用 PETD 治疗的钙化椎间盘、硬性椎间盘、骨赘、后纵韧带骨化等。由于可以进行术中硬脊膜修复，因此它也适用于硬膜内椎间盘突出症，并且也适用于通过多入口处理具有多节段受累的胸椎间盘突出症。

VATS 可以提供重建以及前路减压。因此，它可用于治疗由于感染性脊柱炎和外伤性脊柱损伤（如爆裂性骨折）引起的椎体缺损。另外，它也可以用于治疗胸椎肿瘤，因为它可以在肿瘤可视化后进行分离和切除，并在必要时进行前路重建。

然而，VATS 需要陡峭的学习曲线，因为它需要掌握在视频下精细操作的技能。它还需要专门的工具来处理术中并发症。麻醉应在单肺通气双腔插管下进行。如果患者的体型较小，由于腰椎过屈困难而难以进行 VATS。另外，准备体位需要比传统的开放手术花费更多时间。如果由于先前的胸膜疾病或手术史而存在胸膜粘连，则该技术也难以应用。

此外，当病变位于 T3/T4 以上区域或 T11/T12 区域时，由于难以建立通道，致使 VATS 难以实施。

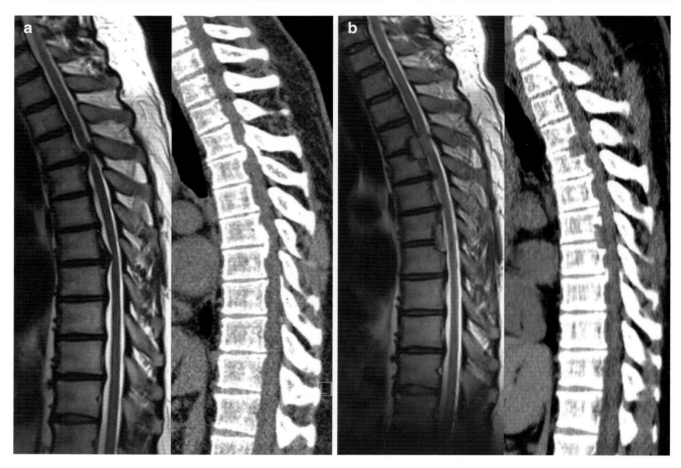

图 8.2 视频辅助胸腔镜手术治疗胸椎后纵韧带骨化（OPLL）的典型病例。a. 术前 MRI 和计算机断层扫描（CT）显示了中央型胸椎 OPLL。b. 术后 MRI 和 CT 显示减压充分

参考文献

[1] Choi KY, Eun SS, Lee HY. Percutaneous endoscopic thoracic discectomy; Transforaminal approach. Minim Invasive Neurosurg. 2010;53:25–28.

[2] Baker JK, Reardon PR, Reardon MJ, et al. Vascular injury in anterior lumbar spine surgery. Spine. 1993;18:2227–2230.

[3] Lesoin F, Rousseaux M, Autricque A, et al. Thoracic disc herniations: evolution in the approach and indications. Acta Neurochir. 1986;80:30–34.

[4] Rosenthal D, Rosenthal R, de Simone A. Removal of a protruded thoracic disc using microsurgical endoscopy:a new technique. Spine. 1994;19:1087–1091.

[5] Kambin P, Gellman H. Percutaneous lateral discectomy of the lumbar spine. Clin Orthop. 1983;174:172–132.

[6] Yeung AT, Tsou PM. Posterolateral endoscopic excision for lumbar disc herniation: surgical technique, outcome, and complications in 307 consecutive cases. Spine. 2002;27:722–731.

[7] Shin SH, Hwang BW, Keum HJ, et al. Epidural steroids after a percutaneous endoscopic lumbar discectomy. Spine. 2015;40:859–865.

[8] Ahn Y, Lee SH, Park WM, et al. Percutaneous endoscopic lumbar discectomy for recurrent disc herniation: surgical technique, outcome, and prognostic factors of 43 consecutive cases. Spine. 2004;29:E326–E332.

[9] Birkenmaier C, Komp M, Leu HF, et al. The current state of endoscopic disc surgery: review of controlled studies comparing full-endoscopic procedures for disc herniations to standard procedures. Pain Physician. 2013;16:335–344.

[10] Arce CA, Dohrmann G. Herniated thoracic disks. Neurol Clin. 1985;3:383–392.

[11] Awwad EE, Martin DS, Smith KR Jr, et al. Asymptomatic versus symptomatic herniated thoracic discs: Their frequency and characteristics as detected by computed tomography after myelography. Neurosurgery. 1991;28:180–186.

[12] Fardon DF, Williams AL, Dohring EJ, et al. Lumbar disc nomenclature: version 2.0. Spine. 2014;4:1448–1465.

[13] Ruetten S, Komp M, Merk H, et al. Full-endoscopic interlaminar and transforaminal lumbar discectomy versus conventional microsurgical technique:a prospective, randomized, controlled study. Spine. 2008;33:931–939.

[14] Videman T, Battie MC, Gill K, et al. Magnetic resonance imaging findings and their relationships in the thoracic and lumbar

spine:insights into the etiopathogenesis of spinal degeneration. Spine. 1995;20:928–935.

[15] Patterson RH Jr, Arbit E. A surgical approach through the pedicle to protruded thoracic discs. J Neurosurg. 1978;48:768–772.

[16] Epstein NE, Syrquin MS, Epstein JA, et al. Intradural disc herniations in the cervical, thoracic, and lumbar spine: report of three cases and review of the literature. J Spinal Disord. 1990;3:396–403.

[17] Bohlman HH, Zdeblick TA. Anterior excision of herniated thoracic discs. J Bone Joint Surg Am. 1988;70:1038–1047.

[18] Ross JS, Perez-Reyes N, Masaryk TJ, et al. Thoracic disc herniation: MR imaging. Radiology. 1987;165:511–515.

[19] Mack MJ, Regan JJ, Bobechko WP, et al. Application of thoracoscopy for diseases of the spine. Ann Thorac Surg. 1993;56:736–738.

[20] McAfee PC, Regan JJ, Zdeblick T, et al. The incidence of complications in endoscopic anterior thoracolumbar spinal reconstructive surgery: a prospective multicenter study comprising the first 100 consecutive cases. Spine. 1995;14:1624–1632.

[21] Regan JJ. Percutaneous endoscopic thoracic discectomy. Neurosurg Clin North Am. 1996;7:87–98.

[22] Khoo LT, Beisse R, Potulski M, et al. Thoracoscopic-assisted treatment of thoracic and lumbar fractures:a series of 371 consecutive cases. Neurosurgery. 2002;51:104–117.

[23] Newton PO, Shea KH, Grandlund KF. Defining the pediatric spinal thoracoscopy learning curve: sixty-five consecutive cases. Spine. 2000;25:1028–1035.

第 9 章　后路胸椎内镜总论

Nicholas Ahye, Arko Leopold IV, Bong-Soo Kim

9.1　胸椎间盘突出的回顾

9.1.1　临床表现及体格检查

胸椎间盘突出症是一种相对少见的疾病。它们占整个脊柱椎间盘突出的 0.25%~0.75%。估计每年的发病率为 1:10 000~1:10 000 000。研究表明，高达 37% 的人有症状。椎间盘切除术是脊柱外科医生工作的重要组成部分，胸椎在所有椎间盘切除术中仅占 0.15%~4%。各种手术方法的经验和患者术后疗效不断改良这种疾病的现代治疗方法。

胸椎间盘突出症的诊断并不总是直截了当的。发病时的主诉可能与多种其他更常见的疾病重叠。因此，当评估患者的症状或检查结果发现病灶可能位于胸椎时，有必要在鉴别诊断中考虑这种诊断。

疼痛是最常见的主诉。疼痛的特征和部位可能有很多不同。它可以表现为带状胸痛或胸背痛。如果存在神经根病，患者可能会有更严重的、放射到胸壁甚至腹部的剧痛。疼痛的位置应与受压神经节段一致。咳嗽、紧张或增加胸膜腔内压的动作会使疼痛加剧。受累神经或以下节段的皮肤灼烧性疼痛也可由脊髓压迫引起。感觉障碍是最常见的疼痛后遗症。

脊髓受压也可导致下肢无力。这种情况可能发生在创伤后的急性期，但由于椎间盘突出症的持续压迫，下肢无力以亚急性或慢性方式出现更为常见。运动无力，平衡困难，或下肢本体感觉障碍都可能导致行走困难。

对于这类患者，需要进行全面的神经系统检查，包括详细的肌力、感觉、反射和步态测试，并记录在案。胸椎间盘突出可能伴有脊髓病或神经根病。

反射检查可显示反射亢进、持续足底反射或阵挛。步态障碍具有共济失调或痉挛性特征。感觉障碍可从感觉异常或完全麻木，到感觉迟钝或本体感觉缺失。一名患者因主诉腰痛而接受评估，但在检查中发现腰椎病变不能解释的下肢近端无力，需要进行额外的检查以排除胸椎病变的可能性。胸椎间盘突出也可能导致小便功能障碍。有这些症状的患者应评估其排尿后残余尿量，以排查尿潴留。

对于伴随长束征和脊髓病的患者，如果不治疗，由椎间盘突出引起的神经功能障碍会恶化。椎间盘突出本身可能变得更大，脊髓可能会因此受伤。如果不及时做出正确的诊断，患者可能会瘫痪和依赖轮椅。

9.1.2　诊断

磁共振成像（MRI）是诊断胸椎间盘突出最常用的影像学检查。正确的 MRI 可以确定突出的解剖位置和脊髓压迫的严重程度。当患者由于置入的医疗设备或铁磁异物而无法行 MRI 检查时，计算机断层扫描（CT）可用于鉴别椎间盘突出。高质量的 CT 图片能清楚地显示椎间盘突出部分的解剖结构。CT 也是评估和手术计划的重要部分。CT 用于确定椎间盘是否钙化，这对手术过程有影响。

9.2　常规手术入路治疗胸椎间盘突出症

治疗胸椎间盘突出仍然是外科手术的一个挑战。目前已经形成很多方法，但每一种都有其风险。目前胸椎间盘突出的手术治疗趋势已转向尽量减少组织剥离。

早期治疗胸椎间盘突出症的方法仅包括简单的椎板切除减压术。这种手术并不能实际解决椎间盘突出，但在某些情况下仍然可以使用。后正中入路应用椎板切除术进行胸椎间盘切除效果很差，术后瘫痪率很高。患者不能耐受进入椎间盘间隙所需要的脊髓牵拉。因此，这种技术不再被使用。

后外侧入路被开发出来，现在仍然经常使用，因为这种入路不需要牵拉脊髓就能较好地显露椎间盘。常用的技术包括肋横突切除、外侧胸膜外和经椎弓根入路。这些入路需要不同程度的组织剥离和骨切除，但总的来说效果良好。

摒弃后正中入路胸椎间盘切除技术后，胸椎间盘突出症术后神经系统并发症发生率下降。然而，胸膜剥离时会出现一些新的并发症，包括肺不张、肺炎、气胸和血胸。入路中剥离或碰到神经血管结构（肋间束、交感神经链）也可能增加潜在风险。更广泛的组织剥离也可能导致术后需要更长的住院时间来改善疼痛。

前外侧入路采用胸膜切开并经胸膜或胸膜后剥离的方法到达椎间盘间隙。它也可能需要分离肋间动脉和部分磨除椎体，以到达前外侧硬膜表面。胸腔镜使外科医生能够通过较小的切口进入胸腔。在治疗胸椎间盘突出时，它可以提供与开放经胸技术相同的入路和视野。

开放技术需要剥离多个组织平面，有时会进入胸腔。与开放技术相比，微创脊柱手术取得了良好的效果。随着外科技术的进步，以一种破坏最小化、必要结构可视化的方式完成手术已经成为可能。内镜微创技术因其众多优点而受到青睐。使用较小的皮肤切口，较少地切除骨组织，减少了不稳定的机会，降低了固定融合的必要性。术后疼痛、感染率和住院时间都可以通过这些技术得到改善。这些手术方法需要对解剖结构有清晰的了解，并有内镜技术的经验，但一旦有效地采用微创手术，则可成为理想的、一线的手术方法。

胸椎显微内镜椎间盘切除术（TMED）是一种微创手术，可用于治疗胸椎间盘突出症。该技术通过管状撑开器从后外侧入路进入胸椎间盘。这种技术可以良好地暴露手术视野，同时使组织破坏最小化。该技术与微创腰椎间盘切除术有两个主要区别。第一个是入路角度偏向外侧，使显露距离脊髓更远；第二个是从外向内进行骨切除。这样就可以在不需要牵拉脊髓的情况下观察病灶。入路角度与肋横突切除术相似，但不需要折断肋椎关节。

9.3　TMED 的适应证

随着脊髓病研究的深入，神经功能障碍的进展，或难治性疼痛症状的出现，在不断修正胸椎间盘突出症的治疗方式。经显微内镜胸椎间盘切除术适用于中央或侧面、柔软或无钙化的胸椎间盘突出。钙化的外侧胸椎间盘突出也可以用这种方法治疗。在CT上显示钙化的中央型胸椎间盘突出不推荐用这种方法治疗，因为这样会增加脊髓损伤和破坏硬脊膜的风险。中央型钙化性椎间盘突出特别具有挑战性，可以考虑经胸入路治疗。

也要考虑患者症状的严重程度，因为更严重的无力症状可能会促使采取更积极的治疗方法，最大限度地切除椎间盘，更好地减压神经。此外，选择手术方式时应考虑患者的医疗风险。在某些情况下，采用切口更小的手术方式是合适的，这样可以从手术中获益，同时将并发症的风险降到最低。

在选择椎间盘突出手术入路时，外科医生的熟练度也是一个重要的考虑因素。外科医生在某一特定技术领域的丰富经验，可以让他们使用更精通的方法高效完成手术。显微内镜技术需要经过器械培训和积累经验，以便在实践中安全有效地操作。

9.4　手术技术

9.4.1　定位

手术台床头靠近麻醉机。手术建议在全身麻醉下进行，以避免患者自主移动，这在显微手术中很重要，更容易获得理想定位。全身麻醉后，放置导尿管。然后在下肢使用加压装置，以减少深静脉血栓形成的风险。

小心地将患者俯卧于放有啫喱垫的 Jackson 手术台上。Jackson 手术台允许在多个平面上进行透视，且视野不会受到阻碍。对于 T8 或以下节段的椎间盘突出，应将手臂向床头放置，保持肩膀伸直小于

90°。对于较高的节段，将患者的手臂夹在其躯干旁边。在所有皮肤和周围神经着力点放置软垫，以减少神经麻痹或发生皮肤并发症的风险。

9.4.2　设备设置

术中可以应用连续体感诱发电位进行监测，也可以运动诱发电位，特别是对脊髓病和脊髓压迫的患者。基线电位是在手术开始前获得的。静脉注射抗生素预防术区感染，按体重给予适当剂量。在皮肤切开前的 1h 内注射。头孢唑林是最常用的抗生素。过敏或有其他禁忌证的患者可以接受万古霉素或克林霉素治疗。

内镜的显示器放置在外科医生的对面。入路侧由椎间盘突出侧决定。中央型椎间盘突出应根据外科医生的个人习惯处理。用于固定管状撑开器的床栏杆附件放置在入路的对侧(图 9.1a)。如果没有内镜，可用手术显微镜代替。大多数外科医生可能更习惯于使用显微镜，而且在大多数机构，显微镜可能更普及。

此外，它还具有手术视野三维成像的优势。这对外侧型椎间盘突出特别有用。然而，如果可能的话，内镜是治疗中央型椎间盘突出的一个更好的选择（图 9.1b）。

9.4.3　定位与无菌准备

通过透视和标记物（如克氏针或髓内针）定位手术目标节段。采用该标记进行侧位或正位 X 线检查，并通过从颈椎向下计数或从骶椎向上计数确认节段。一般来说，从骶椎计数定位更容易操作。外科医生应该回顾所有的术前图像，以确认肋骨的位置和腰椎的数量，这有助于防止术中不正确的定位。在正确的节段，识别并标记责任节段尾端的横突上方。对于非常肥胖或胸椎透视成像困难的患者，透视前放置一个不透射线的标记物可以帮助确定胸椎节段。

9.4.4　切口

从责任节段椎间隙水平的中线向外 4~6cm 处做一个皮肤切口。对于瘦的患者可以在距中线 4cm 处切开,而对于肥胖的患者需要在距中线 6cm 处切开(图 9.2)。

皮肤须无菌处理。手术区域和所有必要的设备都被无菌覆盖。用 10 号手术刀切开皮肤，长度 1in

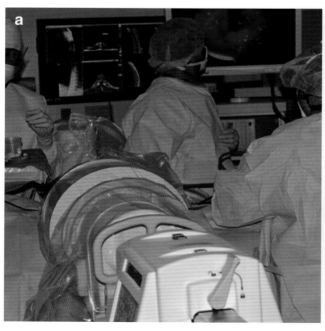
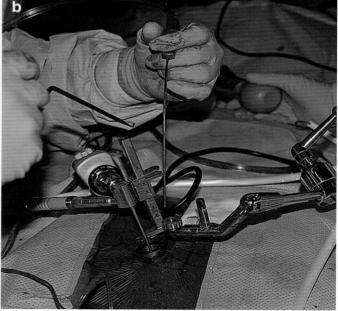

图 9.1　a. 手术室设置。显示器与外科医生相对。b. 安装的内镜装置

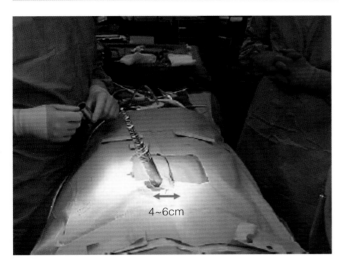

图 9.2　切口的位置和逐级扩张器放置在距离中线 4~6cm 处

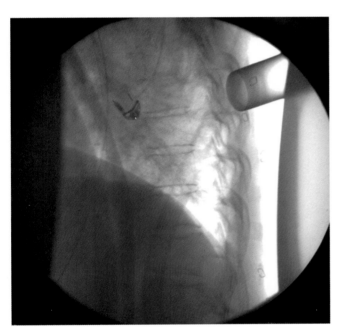

图 9.3　通过透视确认管状撑开器的位置

（约 2.5cm）。切口应穿过筋膜层。

9.4.5　套管的置入

在透视引导下，将逐级扩张器放置到骨表面。管状工作通道理想的位置应放置在小关节上，且每个扩张器都应置于这个部位。随着扩张器逐级置入，且以旋转的方式扩张手术通道，从骨面分离部分肌肉。放置最后一个扩张器后，将管状撑开器置入并连接自由臂固定在手术台上。管道直径通常为 21mm（图 9.3）。

然后连接内镜，对焦。如果需要的话，也可以使用显微镜。内镜显示器应该放置在一个方便外科医生观看的位置。显微镜更适合治疗外侧椎间盘突出。内镜更适合中央型椎间盘突出，因为它可以获得更大的手术视野。

9.4.6　肌肉分离

采用单极射频烧灼，使用受保护的绝缘尖端，分离覆盖在外侧关节突复合体、头尾端横突的肌肉。射频烧灼后可减少出血，可使用髓核钳切除软组织。应当确认外侧关节突关节的位置。保证尽量少地切除肌肉。在分离过程中应保持止血，以免影响视野（图 9.4）。

9.4.7　骨切除

高速磨钻用于去除小关节复合体的外侧部分，以及责任节段尾端横突近端的上缘。成形要从外向内进行。尽量减少关节面侵犯对维持稳定性至关重要。成形时应保留至少一半关节突关节。应该小心地磨薄骨组织，探查最内层解剖结构时应该在远离脊髓的外侧进行。在此步骤中，间歇冲洗可以保持术区视野的清晰。一旦骨缺损足够大，就可以使用 Kerrison 咬骨钳安全地切除骨结构。然后小心地切除骨下方的韧带和软组织。应在切除过程中尽早识别和保护硬脊膜。当显露到责任节段尾端椎弓根时，可以沿

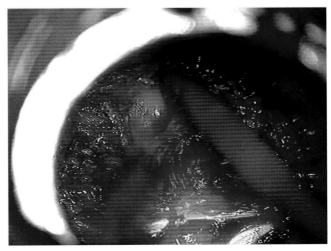

图 9.4　单极烧灼法分离肌肉

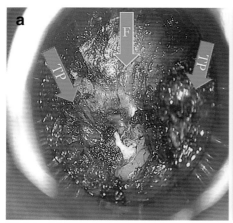
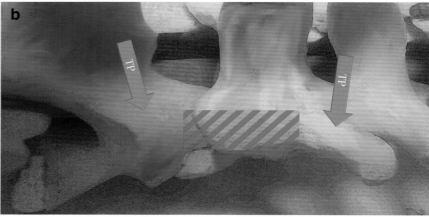

图 9.5　a. 通过工作通道观察肌肉的分离，头尾端横突都可以观察到。b. 模型演示骨组织切除。TP，横突；F，关节突

着椎弓根向椎间盘显露。如果需要，对下位椎体椎弓根上缘成形可以更充分地显露椎间盘（图 9.5）。

9.4.8　椎间盘切除术

　　显露椎间盘后，应冲洗术区、清除组织碎片。椎间盘切除过程中应及时止血，避免视野模糊（图 9.6）。在椎间盘切除过程中，不要牵拉或挤压脊髓。如果手术视野不理想，可以考虑进一步骨切除或重新定位工作通道，方便进入椎间盘内。

　　显露椎间隙后可见椎间盘纤维环。采用双极烧灼电凝椎间盘表面的硬膜外静脉。用长柄 11 号手术刀小心地切开硬脊膜外侧的纤维环。首先用髓核钳渐进式地切除后外侧和中心部分的椎间盘。切除这部分组织后椎间盘内会形成一个空腔，通过该空腔可以切除突出的椎间盘（图 9.7a）。

　　强调这方面技术，因为它提供了一种不需要牵拉硬脊膜就能成功地切除突出椎间盘的方法。一旦在椎间盘内形成空腔后，就可以使用刮匙小心地将突出的椎间盘向腹侧扫入这个空腔，然后再将其取出。注意不要侵犯硬脑膜，特别是外侧钙化性突出，它可能粘连更严重，难以切除。

　　Woodson 神经剥离子和刮匙可以将突出的椎间盘从椎管内清除出去。必须小心使用这种器械，因为它有可能损伤硬脊膜。器械的尖端应始终保持可见。一旦突出椎间盘的碎片被成功地推入空腔，就可以用髓核钳将其切除。术中可能需要调整内镜或撑开器的位置以优化视野。然后继续以这种方式进

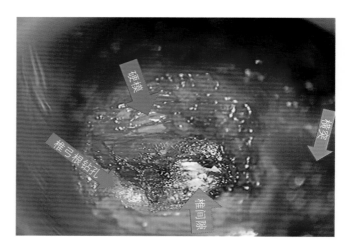

图 9.6　骨切除后显露椎间隙

行椎间盘切除术，直到实现神经根的彻底减压（图 9.7 b、c）。

9.4.9　关闭切口

　　椎间盘切除术后，冲洗手术视野，清除剩余的髓核碎片。可以使用双极电凝或止血药物完成止血，比如说 Gelfoam（辉瑞，纽约，美国）或 Floseal（百特，美国，加州）。伤口再次用杆菌肽生理盐水冲洗。筋膜层用 0 号薇乔线（Ethicon, NJ, USA）间断缝合。然后用 2-0 薇乔线间断缝合皮下组织。皮肤采用 3-0 可吸收缝线（Ethicon, 新泽西州，美国）缝合。清洗伤口并使用皮肤黏合剂，如 2- 辛基氰丙烯酸酯（Dermabond, Ethicon, NJ, USA）（图 9.8）。

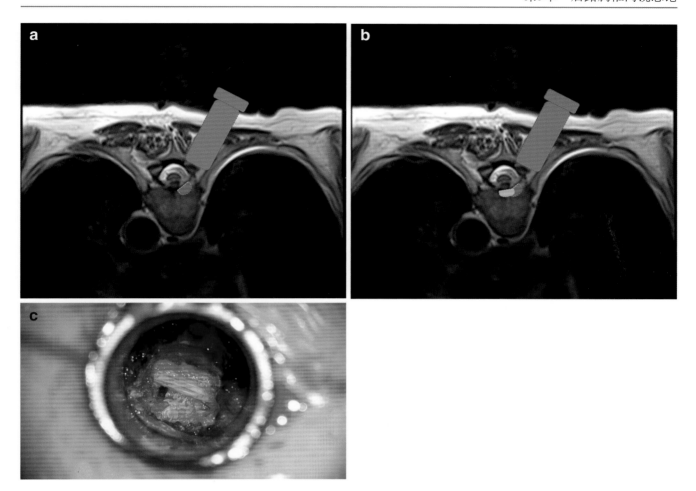

图 9.7　a. 轴位 MRI 可见管状撑开器。红色区域代表椎间盘的后外侧部分，即首先被切除的部分。b. 黄色区域代表椎间盘的中央部分，在不牵拉脊髓的情况下被切除。c. 椎间盘切除术的术中图片。可以看到椎间盘切除后形成的空腔

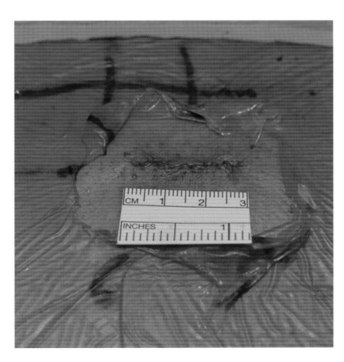

图 9.8　用皮下缝合术闭合后的切口

9.5　病例和结果回顾

9.5.1　病例

　　一位 51 岁的女性主诉背部疼痛和行动功能障碍。她的症状已经出现并持续将近一年。她的既往史主要为高血压和甲状腺功能减退。体格检查中，四肢肌力为 5 级。她的皮肤感觉检查正常。双上肢深腱反射为 2+，下肢深腱反射为 3+。Hoffman 征阴性，足底反射试验可见足趾上翘，踝阵挛阴性。

　　胸椎 MRI 显示在 T7~T8 的巨大中央型椎间盘突出，并压迫脊髓（图 9.9a、b）。胸椎轴位 CT 显示无椎间盘钙化。患者进入手术室后，采用之前提到的技术完成了显微镜下胸椎间盘切除术。术中仔细切除了突出的椎间盘。这是一个软性突出物，更容易切除。患者术后无神经功能缺损，无其他并发症。

术后 MRI 显示突出椎间盘已被切除，CT 上可见骨切除（图 9.10）。患者术后 1 天出院。她的背痛得到改善，经过一系列的物理治疗，她的行走功能也得到改善。

9.5.2 结果回顾

研究显示，采用微创手术治疗胸椎间盘突出81%~87% 的患者术后疼痛可缓解。平均住院时间少于 24h，总体并发症发生率小于传统开放手术。一项研究显示，29 例接受显微镜技术治疗的患者，81% 术后随访结果良好，且无并发症。这些患者在术后 2~3 周恢复日常活动。微创手术这些优势使其在治疗椎间盘突出时更受欢迎。患者症状得到缓解，神经功能缺损也有可能恢复。对于胸椎间盘突出症的患者，显微镜下胸椎间盘切除术是一种安全有效的治疗方式。

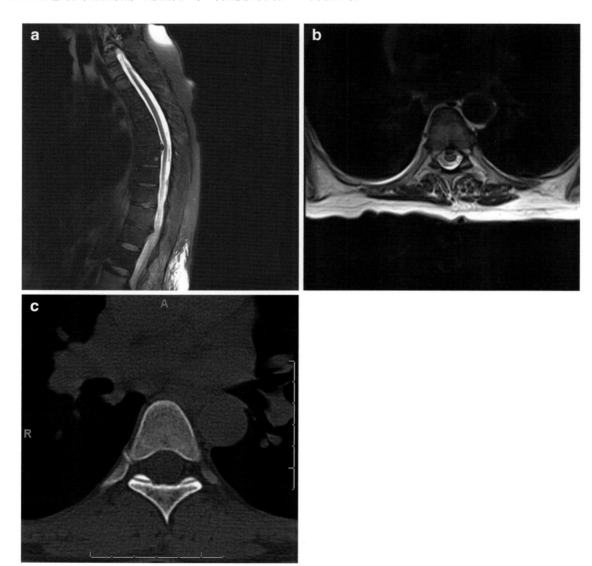

图 9.9 a. 胸椎矢状位 MRI T2 加权像显示 T7~T8 胸椎间盘突出。b. T7~T8 轴位 MRI 显示中央型椎间盘突出。c. 胸椎轴位 CT 显示椎间盘没有钙化

参考文献

[1] Brown CW, Deffer PA Jr, Akmakjian J, Donaldson DH, Brugman JL. The natural history of thoracic disc herniation. Spine (Phila Pa 1976). 1992;17(6 Suppl):S97–S102.

[2] Arce CA, Dohrmann GJ. Herniated thoracic disks. Neurol Clin. 1985;3(2):383–392.

[3] Arseni C, Nash F. Thoracic intervertebral disc protrusion:a clinical study. J Neurosurg. 1960;17:418–430. https://doi.org/10.3171/jns.1960.17.3.0418.

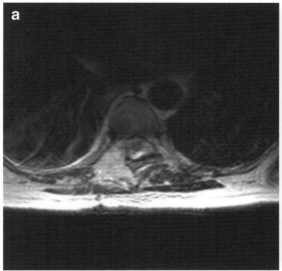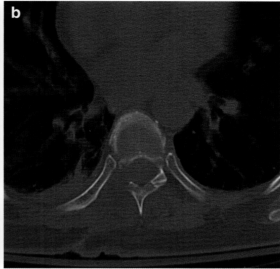

图 9.10 a. 术后 MRI 显示脊髓周围减压彻底。b. 术后轴位 CT 显示部分骨质切除

[4] Isaacs RE, Podichetty VK, Sandhu FA, Santiago P, Spears JD, Aaronson O, Kelly K, Hrubes M, Fessler RG. Thoracic microendoscopic discectomy:a human cadaver study. Spine (Phila Pa 1976). 2005;30(10):1226–1231.

[5] Stillerman CB, Chen TC, Couldwell WT, Zhang W, Weiss MH. Experience in the surgical management of 82 symptomatic herniated thoracic discs and review of the literature. J Neurosurg. 1998;88(4):623–633. https://doi.org/10.3171/jns.1998.88.4.0623.

[6] Awwad EE, Martin DS, Smith KR, Jr., Baker BK (1991) Asymptomatic versus symptomatic herniated thoracic discs: their frequency and characteristics as detected by computed tomography after myelography. Neurosurgery 1991 28 (2):180–186.

[7] Sheikh H, Samartzis D, Perez-Cruet MJ. Techniques for the operative management of thoracic disc herniation:minimally invasive thoracic microdiscectomy. Orthopedic Clin North Am. 2007;38(3):351–361. https://doi.org/10.1016/j.ocl.2007.04.004.

[8] Durbhakula MM, Cassinelli E. Thoracic disc herniation. Contemp Spine Surg. 2005;6(11):77–81.

[9] O'Toole JE, Eichholz KM, Fessler RG. Surgical site infection rates after minimally invasive spinal surgery. J Neurosurg Spine. 2009;11(4):471–476. https://doi.org/10.3171/2009.5.spine08633.

[10] Arce CA, Dohrmann GJ. Thoracic disc herniation. Improved diagnosis with computed tomographic scanning and a review of the literature. Surg Neurol. 1985;23(4):356–361.

[11] Wood KB, Blair JM, Aepple DM, Schendel MJ, Garvey TA, Gundry CR, Heithoff KB. The natural history of asymptomatic thoracic disc herniations. Spine (Phila Pa 1976). 1997;22(5):525–529; discussion 529–530.

[12] Sekhar LN, Jannetta PJ. Thoracic disc herniation:operative approaches and results. Neurosurgery. 1983;12(3):303–305. https://doi.org/10.1227/00006123-198303000-00009.

[13] Horowitz MB, Moossy JJ, Julian T, Ferson PF, Huneke K. Thoracic discectomy using video assisted thoracoscopy. Spine. 1994;19(9):1082–1086.

[14] Mack MJ, Regan JJ, McAfee PC, Picetti G, Ben-Yishay A. Acuff TE Video-assisted thoracic surgery for the anterior approach to the thoracic spine. Ann Thorac Surg. 1995;59(5):1100–1106. https://doi.org/10.1016/0003-4975(95)00112-X.

[15] Fessler RG, O'Toole JE, Eichholz KM, Perez-Cruet MJ. The development of minimally invasive spine surgery. Neurosurg Clin N Am. 2006;17(4):401–409. https://doi.org/10.1016/j.nec.2006.06.007.

[16] German JW, Adamo MA, Hoppenot RG, Blossom JH, Nagle HA. Perioperative results following lumbar discectomy: comparison of minimally invasive discectomy and standard microdiscectomy. Neurosurg Focus. 2008;25(2):E20. https://doi.org/10.3171/FOC/2008/25/8/E20.

[17] Dasenbrock HH, Juraschek SP, Schultz LR, Witham TF, Sciubba DM, Wolinsky JP, Gokaslan ZL, Bydon A. The efficacy of minimally invasive discectomy compared with open discectomy: a meta-analysis of prospective randomized controlled trials. J Neurosurg Spine. 2012;16(5):452–462. https://doi.org/10.3171/2012.1.SPINE11404.

[18] Fessler RG, Sturgill M. Review: complications of surgery for thoracic disc disease. Surg Neurol. 1998;49(6):609–618.

[19] Harrington JF, French P. Open versus minimally invasive lumbar microdiscectomy: comparison of operative times, length of hospital stay, narcotic use and complications. Minim Invasive Neurosurg. 2008;51(1):30–35. https://doi.org/10.1055/s-2007-1004543.

[20] Kasliwal M, Deutsch H. Minimally invasive retropleural approach for central thoracic disc herniation. Minim Invasive Neurosurg. 2011;54(04):167–171. https://doi.org/10.1055/s-0031-1284400.

[21] Perez-Cruet M, Kim B, Sandhu F, Samartzis D, Fessler RG. Thoracic microendoscopic discectomy. J Neurosurg Spine. 2004;1(1):58–63. https://doi.org/10.3171/spi.2004.1.1.0058.

[22] Smith JS, Eichholz KM, Shafizadeh S, Ogden AT, O'Toole JE, Fessler RG. Minimally invasive thoracic microendoscopic diskectomy: surgical technique and case series. World Neurosurg. 2013;80(3):421–427. https://doi.org/10.1016/j.wneu.2012.05.031.

第三部分

腰椎内镜

第 10 章　解剖学特点

Zhen-Zhou Li

10.1　腰椎和骶骨

10.1.1　腰椎

　　5 个腰椎很容易被区分出来，因为它们的椎体粗壮，并且有强有力的背部肌肉附着在粗钝的棘突上。它们是脊柱中最大的椎体。一个典型的腰椎由前方的椎体骨组成，它与上下的椎间盘相连接。椎弓附着于椎体的后方，由两个支撑（椎体的）椎弓根和两个拱形的椎板组成。椎弓和椎体形成的空间叫作椎管，脊髓和马尾从中通过。相邻椎体的椎弓根之间是椎间孔，脊神经从脊髓发出分支后经它通往外界。典型椎体的椎弓有 7 个突起：分别是 1 个棘突、2 个横突、2 个上关节突和 2 个下关节突（图 10.1）。棘突和横突起着附着肌肉的作用，上下关节突限制着脊柱的旋转。棘突从椎弓后下方突出。横

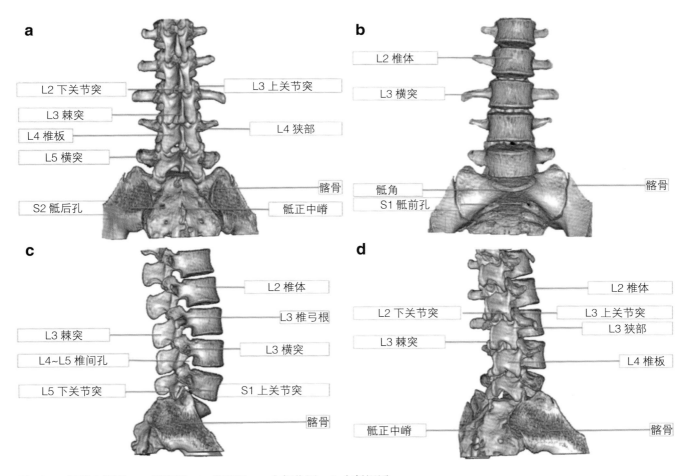

图 10.1　腰椎和骶骨。a. 后视图。b. 前视图。c. 右侧位图。d. 右斜视图

突在椎板和椎弓根的连接处向椎体的两侧横向延伸。下位椎体的上关节突与上位椎体的下关节突相互交锁。它们的关节突也很独特，因为上关节突的关节面指向内侧而不是向后，下关节突的关节面指向外侧而不是向前。上腰椎小关节面大多在矢状面，而下腰椎小关节面多在冠状面（图 10.2）。

10.1.2　骶骨

楔形的骶骨为骨盆提供了坚实的支撑。它由 4 个或 5 个融合的骶椎组成。第一骶椎上关节突与 L5 椎体下关节突相连接。骶骨两侧各有一个宽阔的耳郭表面，与髋部的髂骨形成能够微动的骶髂关节。粗大、致密的韧带维持骶髂关节的稳定。棘突融合后沿后表面形成骶正中嵴。脊神经从嵴两侧的骶后孔穿出（图 10.3）。

骶管是骶骨内与椎管相连的管腔。骶管呈三角形，比较大，能为马尾提供充足的空间。成对的上关节突起源于骶骨后表面的粗隆。平滑的骶骨前表面形成骨盆腔的后表面。骶椎融合后形成 4 条横线。在这些线的末端是成对的骨盆孔（骶前孔）。S2~S5 根的前支负责支配膀胱和直肠的副交感神经纤维。骶骨前表面的上缘，称为骶岬，是骨盆测量的重要标志。

10.2　椎间关节和椎间盘

任意两个连续的腰椎之间形成 3 个关节。椎间盘位于两个椎体之间。配对的关节突关节是由下位椎体的上关节突与上位椎体的下关节突相连而形成的。

10.2.1　椎间盘

椎间盘是连接椎体的大型纤维软骨结构，同时允许（椎体）一定范围的活动（图 10.4）。这些优秀的承重减震器可以保持椎骨之间的距离，从而保持椎间孔的通畅。它们还能抵抗剪切应力。椎间盘由两个主要部分组成：髓核和纤维环（图 10.5）。髓核由含有细胞、胶原和蛋白多糖的基质组成，它们具有很高的保水能力。正常情况下，髓核由高达 90% 的水组成。随着老化，椎间盘的保水能力降低，椎间隙高度也随之下降。纤维环围绕着髓核，形成一套多层交叉的环状结构，并附着在椎体上。纤维环外层由致密的胶原蛋白组成，保水能力较弱。内层密度较低，缺少外层的组织结构。纤维环由一系列同心的纤维软骨板组成，与椎间盘平面形成约 30° 的倾角。相邻板层的纤维排列相似，但方向相反。外环板层的纤维附着在椎体上，并与骨膜纤维混合。纤维软骨终板由透明软骨组成，附着在椎体的软骨下终板上（图 10.4）。终板上有多个小的血管孔，使营养物质得以进入椎间盘。

在青春期，髓核被很好地包裹在纤维环内。内镜下表现为白色棉球样（图 10.6）。髓核很容易断裂和分离。它不是液体，也不流动。核组织吸收大量的液体并有膨胀的倾向。相比之下，髓核会在人体五六十岁时脱水和部分胶原化。在这个年龄段患者的椎间盘中可以观察到胶原组织和白色松软髓核的混合物。此外，还可以看到多个胶原化的游离碎片漂浮在椎间盘间隙内。

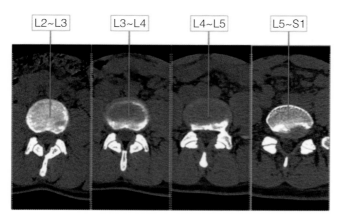

图 10.2　小关节面的方向变化

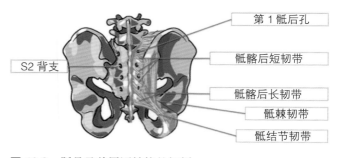

图 10.3　骶骨及其周围结构的解剖

图 10.4　椎间盘及其周围结构的关系

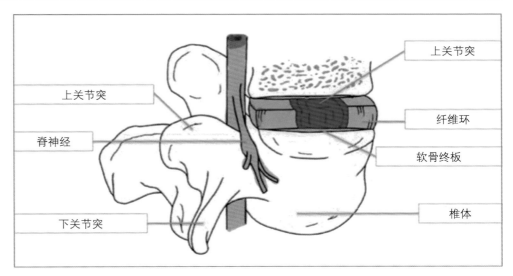

上关节突

脊神经

下关节突

上关节突

纤维环

软骨终板

椎体

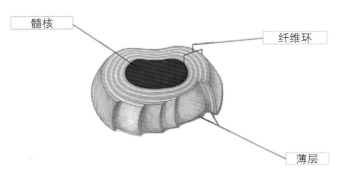

髓核

纤维环

薄层

图 10.5　椎间盘的基本结构和纤维环的具体结构

图 10.6　新鲜髓核内镜切面

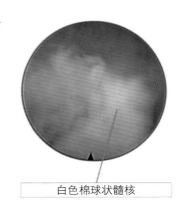

白色棉球状髓核

内镜下鉴别撕裂的纤维环和髓核组织是比较困难的。术中注射稀释的靛蓝胭脂红能够染色髓核以及撕裂的纤维环，而正常的纤维环不能着色（图 10.7）。

10.2.2　关节突关节

关节突关节（简称小关节）是相邻椎体上下关节突间的滑膜关节（图 10.8）。每个关节周围都有一个薄而松弛的关节囊，它附着在相邻椎体关节

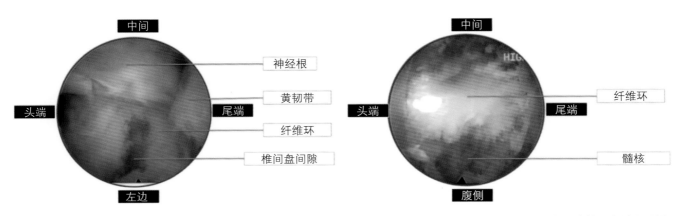

中间

神经根

黄韧带

纤维环

椎间盘间隙

头端

尾端

左边

中间

纤维环

髓核

头端

尾端

腹侧

图 10.7　内镜下区分撕裂的纤维环和髓核。a. 左侧 L5/S1 椎板间入路内镜视野。b. 左侧 L5/S1 经椎间孔入路靛蓝胭脂红稀释染色

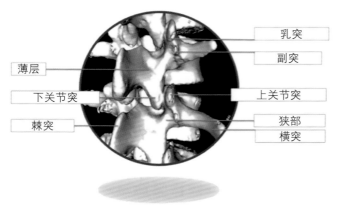

图 10.8　关节突关节的骨性结构

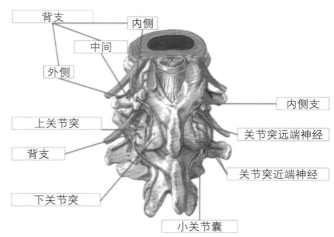

图 10.9　关节突关节的神经分布

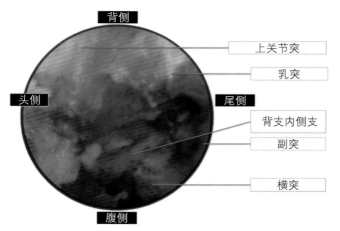

图 10.10　神经背支内侧支内镜视图

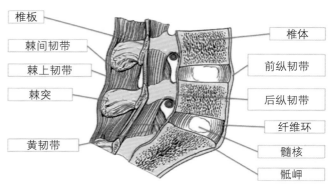

图 10.11　腰椎正中矢状面各种韧带

突的关节面边缘。腹侧黄韧带移行形成环状纤维囊，连接两个小关节表面。纤维脂肪血管组织尤其在近端和远端的关节囊延伸到关节间隙。这种组织被称为半月板样结构，夹在小关节之间。关节突关节允许关节突间的滑动；关节面的形状和方向决定了可能的运动类型。运动范围由椎体和椎间盘的相对大小所决定。在腰椎区域，特别是在侧屈时这些关节与椎间盘共同起着承担身体重量的作用。关节突关节由脊神经后支内侧支发出的关节支支配（图10.9）。当这些神经向后下方通过时，它们位于横突内侧后表面的沟槽中（图10.10）。每个关节支支配两个相邻的关节，因此每个关节由两条神经共同支配。每个关节突关节由两个关节支支配，一个分支来自关节上方椎间孔的后支，另一个分支来自关节下方的后支。

10.3　腰椎韧带

　　腰椎由一系列纵向的韧带连接（图10.11）。从临床角度看，最重要的韧带是后纵韧带，它与椎体和椎间盘后方相连，形成椎管前壁。黄韧带弹性蛋白含量较高，附着于椎板之间，伸入关节突关节囊的前部，附着于上下椎弓根，形成椎管后壁和神经根孔部分顶部（图10.12）。此外，腰椎韧带还包括连接棘突和横突的致密纤维韧带，以及连接下腰椎和骶骨、骨盆的韧带。

10.3.1　后纵韧带

　　后纵韧带贯穿整个脊柱（图10.13）。在腰椎区域，后纵韧带较为狭窄，附着在椎体背侧，有脂肪、血管附着在韧带和骨表面之间（图 10.14），并且它在椎间盘的背部横向扩张，呈现锯齿状外观。它的纤维与纤维环的纤维相互啮合，但穿透纤维环附着在椎体的后缘。后纵韧带最深、最短的纤维横跨两个椎间盘。它们起源于一个椎体的上缘，终止附着于以上两个节段椎体的下缘，形成一个侧面凹的曲线。较长、较浅的纤维能够横跨 3 个、4 个，甚至 5 个椎体。

突出的椎间盘切除后，可以观察到后纵韧带的背侧表面。当看到后纵韧带背侧表面与神经根和硬膜囊之间的间隙时表明已经完成了充分的减压。内镜下，后纵韧带的纤维垂直于终板，是无血管结构（图 10.15）。

10.3.2 黄韧带

黄韧带是连接相邻椎板的宽阔淡黄色弹性组织。黄韧带从上位椎板近乎垂直地延伸到下位椎板，两侧的黄韧带在中线连接成片。黄韧带将相邻椎板连接在一起，形成椎管后壁。黄韧带在腰部最厚，通过限制脊柱过度弯曲从而防止椎板的分离，避免损伤椎间盘。强韧富有弹性的黄韧带有助于保持脊柱

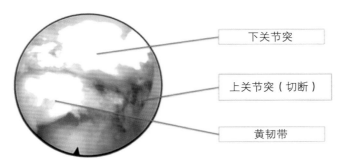

图 10.12 椎间孔后顶部分的黄韧带内镜视图（左侧 L5/S1 经椎间孔成形术）

下关节突

上关节突（切断）

黄韧带

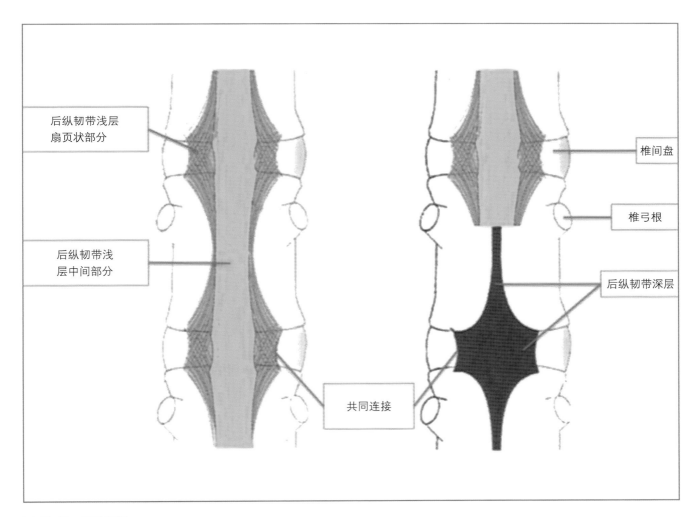

后纵韧带浅层扇页状部分

后纵韧带浅层中间部分

共同连接

椎间盘

椎弓根

后纵韧带深层

图 10.13 后纵韧带

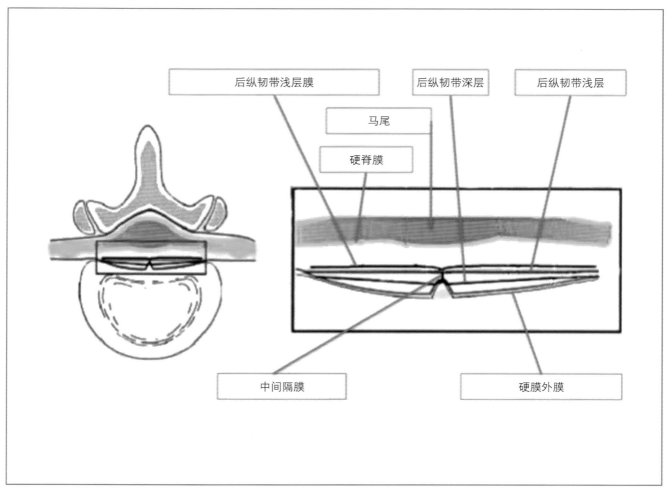

图 10.14 后纵韧带经椎体的横断面解剖

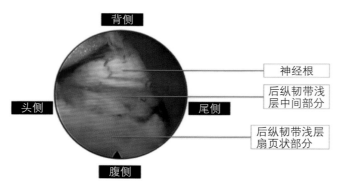

图 10.15 左侧 L4~L5 经椎间孔成形术的后纵韧带内镜视图

的正常曲度，也有助于脊柱后伸。脊柱退变使黄韧带承受额外的压力，导致它们肥大和增厚。这可能会使椎管变窄，即所谓的椎管狭窄症。

在经皮内镜手术中，打开黄韧带是使内镜和器械进入椎管最重要的一步。内镜下可观察到黄韧带

为无血管的组织（图 10.16）。

10.4　腰肌及其筋膜

背部肌肉分为 3 层（图 10.17）。最浅或者说最外层是由大的竖脊肌组成的，它们向下附着于髂骨和骶嵴，以及整个脊柱的棘突。在下腰椎区域，它是一块单一的肌肉，但它由纤维组织分隔成 3 个不同的肌群。在竖脊肌下面是一个中间肌群，由 3 层肌肉组成，并共同形成多裂肌。这些肌肉起源于骶骨和从腰椎椎弓根向后扩张的乳突。它们向头端和内侧延伸，附着在其起点上方的 1 个、2 个或 3 个节段的椎板和相邻的棘突。深层肌肉由小肌肉组成，它们在棘突、横突、乳状突和椎板之间层层排列。在腰椎，也有较大的前侧肌群，包括腰方肌、腰大肌和髂肌，它们附着在椎体前方和横突上（图 10.18）。

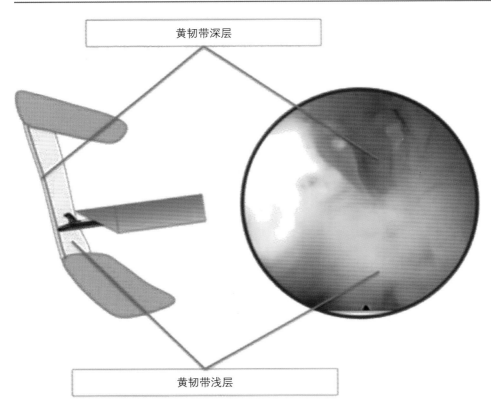

图 10.16　左侧 L5/S1 椎板间入路黄韧带内镜视图

黄韧带深层

黄韧带浅层

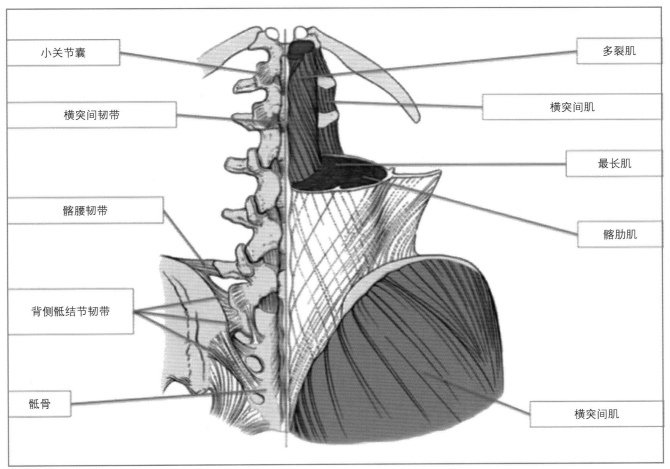

小关节囊

横突间韧带

髂腰韧带

背侧骶结节韧带

骶骨

多裂肌

横突间肌

最长肌

髂肋肌

横突间肌

图 10.17　腰部肌肉和筋膜

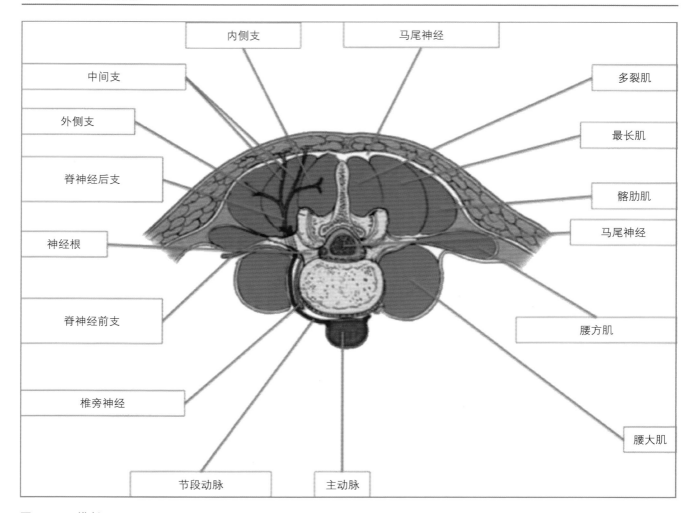

图 10.18 横断面

深筋膜的胸腰部构成胸腰筋膜。它从棘突向外侧延伸，形成一薄层覆盖胸段深部的肌肉和一厚层覆盖腰段的肌肉。根据背部肌肉与表面的关系，背部深层肌肉可分为浅层、中层和深层。

内镜下，骶棘肌、腰方肌和腰大肌呈微红色的束状，在内镜放大和光源下很容易识别（图10.19）。胸腰筋膜是一条交织的、白色的厚实纤维，无血液供应（图10.20）。

10.5 腰椎血液供应

10.5.1 椎体血供

节段动脉是腰椎主要的供血血管（图10.21）。在腰椎区域，主动脉分出成对腰动脉，从3面环绕

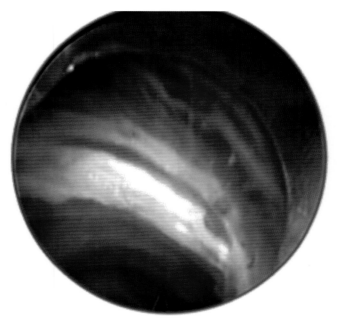

图 10.19 腰肌内镜视图

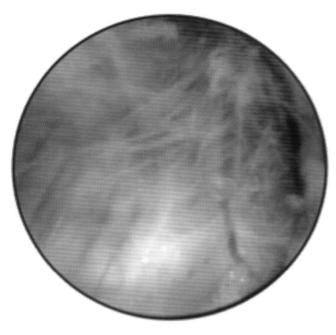

椎体进行供血。节段动脉供应椎体的赤道支，后支供应椎弓结构和背部肌肉的血液。脊支通过椎间孔进入椎管，供应组成硬膜外腔的骨骼、骨膜、韧带和硬膜的血液，以及发出根性或节段性髓动脉供应神经组织（脊神经根和脊髓）的血液。

10.5.2 腰椎静脉回流

腰椎静脉回流与动脉供应伴行，进入椎体内外静脉丛（图 10.22）。也有从椎体外部进入节段静脉向前外侧的回流。椎管内含有致密的薄壁无瓣静脉丛，即环绕硬膜的椎内静脉丛（图 10.23）。前后纵向静脉窦即在椎内静脉丛内。来自椎体的基底椎静脉主要回流到椎内前静脉丛，但也可能回流到椎外前静脉丛。

图 10.20 胸腰筋膜内镜视图

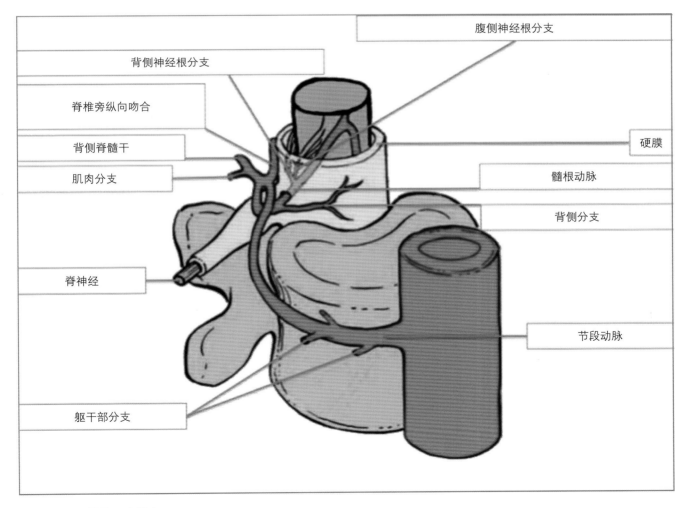

图 10.21 腰椎的血液供应

图 10.22　腰椎静脉分布

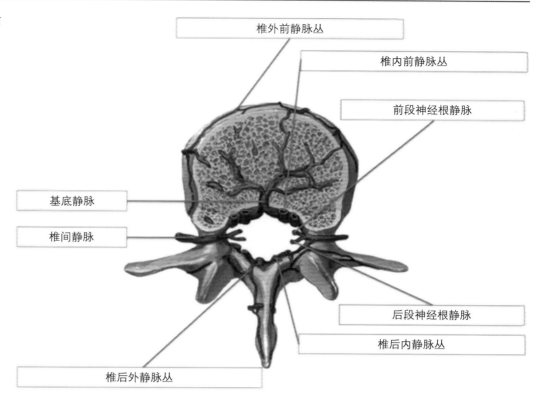

椎外前静脉丛

椎内前静脉丛

前段神经根静脉

基底静脉

椎间静脉

后段神经根静脉

椎后内静脉丛

椎后外静脉丛

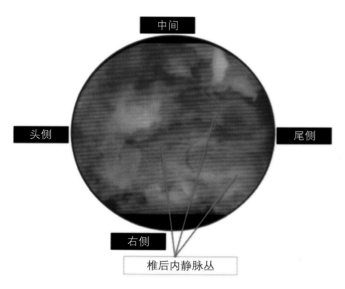

图 10.23　右侧 L4~L5 椎板间入路椎体后静脉丛内镜视图

10.5.3　脊髓和脊神经根的血管构成

　　腰椎神经根的血液供应来自脊髓圆锥纵向血管的分支近端。神经根其余近端血供源于神经根近端的背侧动脉和腹侧动脉（图 10.21）。这些血管分别来自纵行脊支动脉和前外侧副动脉。近端根动脉进

入神经根，走向远端并与远端神经根动脉吻合。它们进入近端神经根的位置在神经根从脊髓发出的稍远端。这种供应延迟很可能是由于神经根近端已经接受了来自背侧和前方纵行血管的供应。当近端根动脉进入神经根时，它伴随主要神经束走行。许多侧支直接从神经根动脉外侧发出（图 10.24）。这些较小的分支跟其他神经根束伴行。神经纤维束的亚分支由这些远距离伴行血管发出的前毛细血管分支供血，而不直接由神经根动脉提供血液。这些分支的特点在于它们是迂曲的。在脊柱屈伸过程中，正是这些毛细血管的迂曲使其具有抗压缩的功能，从而防止神经根的缺血。腰动脉在椎间孔水平发出远端神经根动脉，分成两个分支分别伴行背根和腹根，至此沿着神经根的走行同时在近端和远端伴行，为其提供血液（图 10.25）。当远端根动脉向近端走行时，它与邻近静脉形成许多动静脉吻合。腰神经根静脉回流涉及两个静脉系统，分别为近端和远端神经根静脉系统。远端神经根静脉在椎间孔水平汇入腰静脉。近端神经根静脉汇入脊髓静脉丛。它们已被证明可以通过冠状血管回流，然后向近端通过汇入脊髓的前、后纵行静脉。

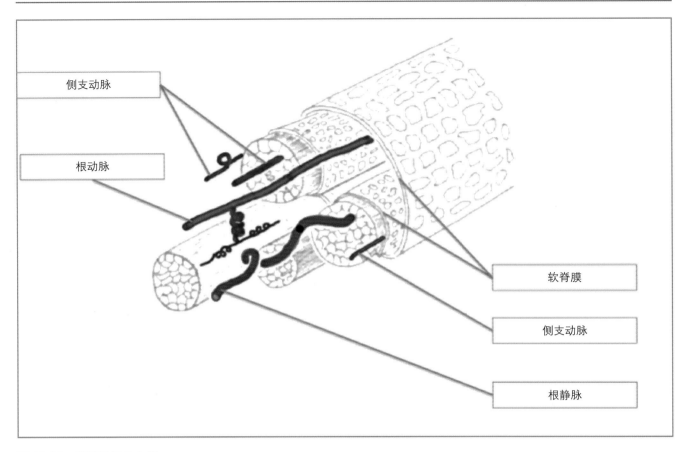

图 10.24　脊神经根的血管

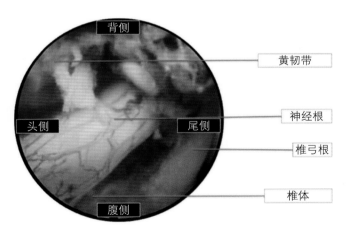

图 10.25　经左侧 L4~L5 椎间孔成形术的左侧 L5 神经根内镜切面

10.6　腰椎管和神经根管

10.6.1　腰椎管

腰椎管可以被分成不同的区域（图 10.26），这

对确定神经根受压的位置以及治疗由此产生的神经根病很有意义。中央区包括双侧行走根和马尾神经。椎间盘中央型突出侵入中央区。侧隐窝或关节下区位于椎管中心和椎弓根内侧边缘之间。后外侧椎间盘突出会进入该区域，并压迫行走根的前外侧。腰椎间盘后外侧突出是最常见的类型。椎间孔区是指椎间孔内包含有出口神经根的区域。出口神经根在椎间孔外或极外侧区域内走行，并可能受到极外侧椎间盘突出的压迫。

10.6.2　神经根管

在腰椎节段，大约在相应椎间孔以上一个节段水平，对应神经根有规律地从硬膜囊分出。它们斜向下和向外走行至椎间孔。这个斜行角度在腰椎不同节段有一定的差异。在上腰椎神经根中，其方向与硬膜囊形成的角度较下腰椎神经根更为垂直。这个直角使得上腰椎神经根的椎管内部分非常短。事实上，在上腰椎区域，硬膜囊紧贴着椎弓根的内侧壁；

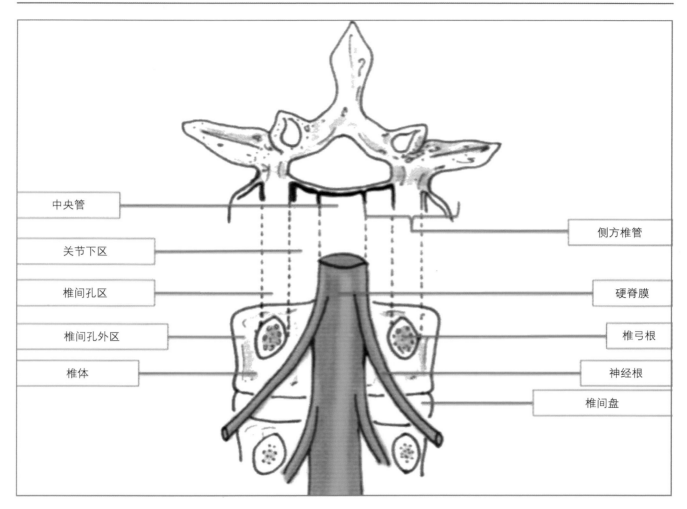

中央管

关节下区

椎间孔区

椎间孔外区

椎体

侧方椎管

硬脊膜

椎弓根

神经根

椎间盘

图 10.26　腰椎管的不同分区

因此，神经根发出时直接进入椎间孔。在 L3 椎体水平的远端，可见硬膜囊逐渐变细。远端神经根在 L3 水平后以更斜的角度从硬膜囊分出。

每向尾端经过一个节段，腰骶神经根椎管内走行就会相应地变长。硬膜外脂肪围绕着每条神经根走行，直到其进入椎间孔。腰椎神经根沿着椎弓根内侧基底部的骨沟进入椎间孔神经根管。这种沟在第 5 腰椎孔处更为明显，其次是椎管的三叶草形状。"侧隐窝"一词已被用来描述这一明确的区域。该沟狭窄或者说侧隐窝狭窄可引起患者下肢神经根性疼痛。

当神经根走行到椎弓根的内下缘时，它会向下斜行，远离椎弓根。此时，神经根位于神经管内，通常结合在一起形成脊神经。在脊神经形成之前，可以看到背根膨大。这种膨大被称为背根神经节

（DRG），它包含感觉神经元的细胞体。DRG 位置相对于椎间孔而言变异较大。然而，在一些解剖学研究中，DRG 解剖位置仍然有规律可循。腰椎节段的背根神经节大部分位于椎间孔的解剖边界内。最常见的是位于椎间孔的正下方。此规律不适用 S1 层面背根神经节。有研究报道，大约 80% 的 S1 DRG 存在于椎管内。这种椎管内走行增加了椎间盘突出或 L5~S1 椎间盘退行性改变时 S1 椎弓根区的损伤风险。

在椎间孔内，神经根通常占据约 30% 的椎间孔面积，但也有报道说高达 50%。当脊神经到达椎间孔出口时，它围绕椎弓根下缘基底部和横突向前外侧走行。在椎间孔出口区域附近，脊神经分为前支和后支。

在椎间孔分出后，主要分支走行于腰大肌深层

和椎体之间。在腰大肌内，腰段神经合并汇入神经干，沿腰椎椎体与椎弓根移行处表面垂直向下走行。

10.7　腰椎神经

大约在 L1~L2 椎间盘水平，脊髓的末端即为脊髓圆锥，其向下延续为松散的脊神经根集合，称为马尾神经。马尾内的腰骶神经分出后向下和向外侧走行，分别从它们对应节段的椎间孔分出。神经根沿着椎弓根下缘穿出椎间孔。背根神经节位于椎间孔内。神经根在椎弓根远端向外侧走行至下位椎间盘的位置（图 10.27）。脊髓由 3 层脊膜包裹。软脊膜包裹脊髓圆锥和神经根。外层是硬脊膜，与蛛网膜之间形成硬膜下间隙。蛛网膜与软脊膜之间形成蛛网膜下腔，其腔内充满了脑脊液，脑脊液在椎管

中循环。硬脊膜和软脊膜包裹脊神经继续向远端延伸到出口位置（图 10.28 和图 10.29）。

腰椎的神经根由运动支、感觉支和相关的 DRG 组成。在椎管内，一层薄而光滑的硬膜鞘包裹着神经根。在背根神经节，感觉神经纤维和运动神经纤维混合形成脊神经。此处硬脊膜转变为周围神经的神经外膜。马尾内的神经根缺少神经外膜和神经束膜，只有一层薄薄的神经内膜根鞘，这可能使它们比周围神经更容易受压。

脊神经从椎间孔分出后立即形成几个分支。其中脊膜小分支再次进入椎管，支配脊膜、椎体和椎体韧带（图 10.30）。较大的背侧支沿着脊柱支配背部的肌肉、关节和皮肤。脊神经腹侧支支配躯干外侧和前侧的肌肉和皮肤。前支汇合后支配肢体肌肉和皮肤。交通支是来自每个脊神经的两个分支，它们连接到交感干神经节，交感干神经节是自主神经系统的一部分。交通支由灰色分支和白色分支组成，前者含无髓鞘神经纤维，后者含有髓鞘神经纤维（图 10.31）。

神经根发生变异已有报道，这有可能是经孔内镜手术禁忌证。临床上最常见的腰神经根变异是神经根之间的发出异常和吻合；这些异常的形态如图 10.32 所示。1 型变异是发出异常。1A 型指两对神经根可能来自一个硬膜鞘，1B 型指的是一个硬膜鞘可起源于硬膜囊的低位。2 型变异是指椎间孔内神经根数量的变异。2A 型指的是椎间孔内没有神经根，2B 是在其上面或下面的椎间孔有 2 条神经根，或单纯一个孔可以包含额外的神经根。3 型变异是指神经根之间的硬膜外吻合，其中一束神经纤维离开一个硬

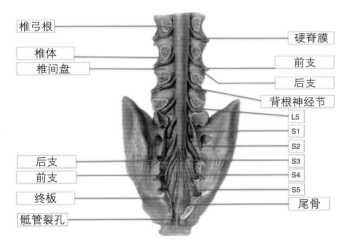

图 10.27　腰神经根和硬膜囊示意图

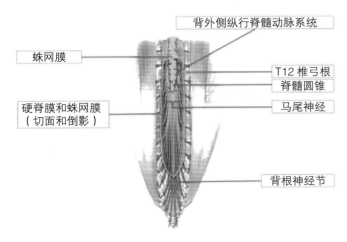

图 10.28　脊髓、神经根和脊膜覆盖结构的示意图

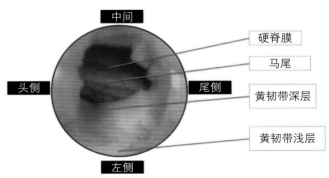

图 10.29　经左侧 L5/S1 椎板间入路，马尾包裹在硬膜囊内的内镜视图

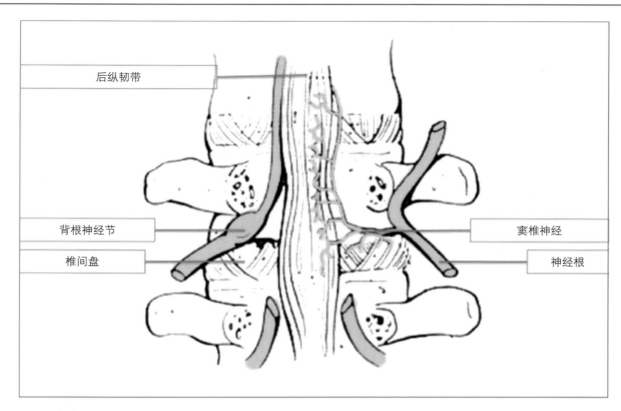

图 10.30 腰脊神经走行和分布示意图

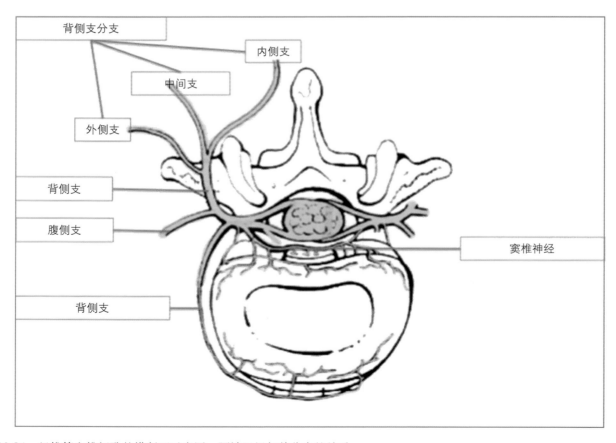

图 10.31 经椎管和椎间孔的横断面示意图：腰神经根与其分支的关系

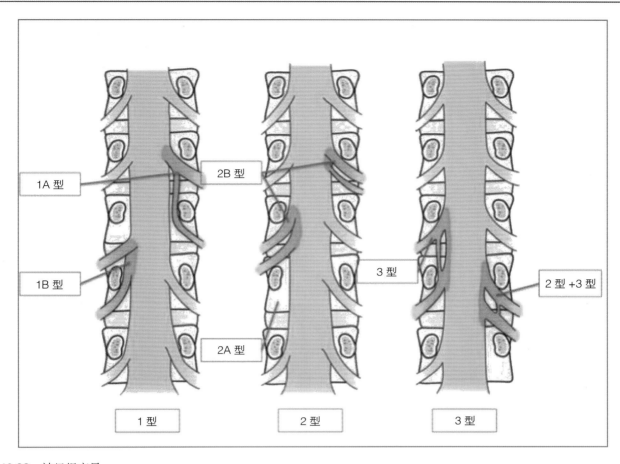

图 10.32 神经根变异

膜鞘进入相邻的硬膜鞘。这种类型的变异可以合并 2 型变异。在一些坐骨神经痛患者中，已发现分叉神经是导致神经根症状的原因。当出现神经根症状时，提示两条神经根受累，可能有以下 4 个原因导致。第一，两条神经根在单个部位受压；第二，可能两个部位同时受压；第三，神经根穿出异常，两条神经根从同一椎间孔穿出；第四，可能分叉神经处受累。

对分叉神经的解剖和临床研究表明：所有解剖标本均发现了神经分叉，大部分（93%）出现在 L4 根水平处，分叉神经有其自身的前后根纤维和背根神经节。这证明了分叉神经是一种独立的神经根。分叉神经的分支分布于腰丛和骶丛，其分支通向股神经、闭孔神经和腰骶干。在椎间孔水平，可见分叉神经在 L4 神经根旁走行。

根据出现的水平将分叉神经分为 6 种类型（图10.33）。A 型：L3 和 L4 神经根水平出现 2 条分叉神经；B 型：L4 神经根的头侧出现一条分叉神经；C 型：L4 神经根水平出现分叉神经，与 L4 神经根

伴行；D 型：L4 神经根尾侧出现一条分叉神经；E 型：L4 和 L5 神经根水平出现两条分叉神经；F 型：L5 神经根的头侧出现一条分叉神经。

经椎间孔内镜手术既可能损伤变异神经根，也可能损伤分叉神经。术前应仔细评估 CT 或 MRI，以发现可能的神经变异，从而避免采用经椎间孔入路（图 10.34 和图 10.35）。

10.8 三角工作区

三角工作区是毗邻椎管后外侧环形的安全区域。三角工作区内环形前缘是出口根，下方边界是下位腰椎上终板，内界是硬膜囊和行走根，后方边界是邻近节段的关节突（图 10.36）。适用于后外侧入路进入椎间盘和椎管时安全放置器械。三角工作区环形表面覆盖着松散的脂肪组织。需要注意的是，脂肪组织相对稳定，不会随着患者呼吸进出套管。在三角工作区的表面可以观察到可能需要电凝的小静

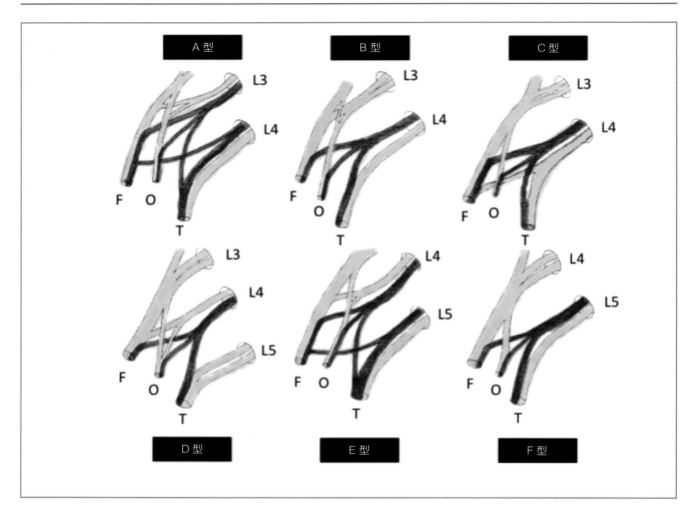

图 10.33　分叉神经的分类（红色）

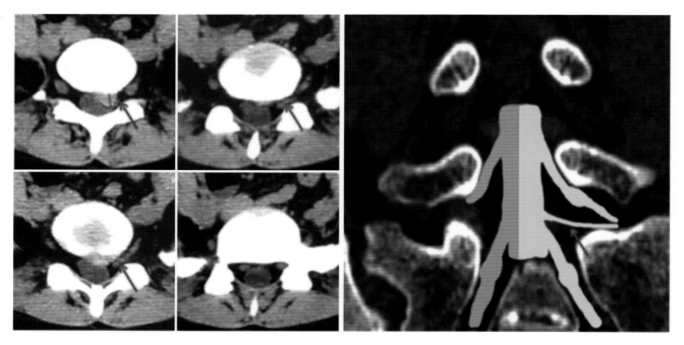

图 10.34　术前 CT 扫描确认的神经根 2B 型异常（红色箭头）

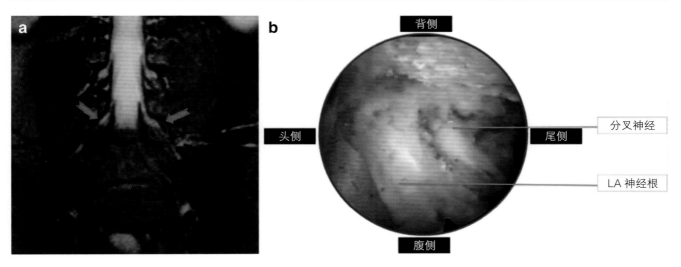

图 10.35　分叉神经。a. 术前 MRI 上的分叉神经（红色箭头）。b. 分叉神经的内镜视图

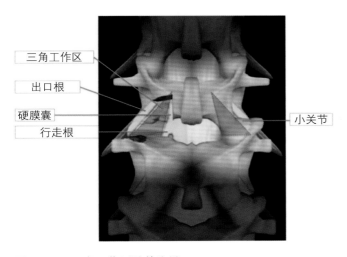

图 10.36　三角工作区及其边界

脉。去除脂肪组织后，可观察到纤维环粗的纤维束。此时在三角工作区环形表面的后外侧可以观察到一层薄的腰大肌纤维。

在三角工作区外侧和内侧边界的出口根和行走根均位于置入器械的路径上，因而在器械进入椎间盘内或在盘外时容易损伤出口根和行走根。在内镜手术开始时，通过将穿刺器械准确地置入安全三角工作区域，以确定器械最终且最佳的位置。后纵韧带纤维向外侧延伸至三角工作区和椎间孔外区域。这些纤维由窦椎神经分支支配，对置入器械高度敏感。在手术过程中，必须充分麻醉纤维环表层和延伸的后纵韧带。

10.9　椎间孔

椎间孔中有脊神经、髓动脉、髓静脉、脊膜返支以及淋巴管通过。当从椎管通过椎间孔向外看时，椎间孔呈现椭圆形、圆形或倒泪滴状外观。椎间孔顶部是上位椎体椎弓根下切迹，黄韧带游离在其外缘，其后方是峡部和关节突关节。神经根管底部是下位椎弓根上切迹。多个结构参与构成椎间孔前部：包括相邻椎体的后缘、椎间盘、侧方延伸的后纵韧带和前方纵行静脉窦。内侧边界是硬膜鞘。外侧边界是筋膜鞘，覆盖在腰大肌上面。筋膜上可见远端和近端的椭圆形穿出孔。远端穿出孔容纳神经根，较小的近端穿出孔有血管穿过（图 10.37）。椎间孔的高度取决于相应的椎间盘的垂直高度。随着年龄的增长，椎间盘发生退行性改变，椎间盘高度降低，这对椎间孔的面积和神经血管结构通过的空间有直接的解剖学影响。

在大体上直接测量腰椎间孔的高度为 11~19mm。Magnusson 还报道了腰间孔宽度测量方法。前后径的平均值为 7mm。

1969 年 Golub 和 Silverman 发现椎间孔韧带，主要类型包括 5 种：体根上韧带、体根下韧带、横孔上韧带、横孔中韧带和横孔下韧带。体根上韧带是最常见的韧带（图 10.38）。

韧带分布于腰椎间孔的 3 个不同区域：内区、

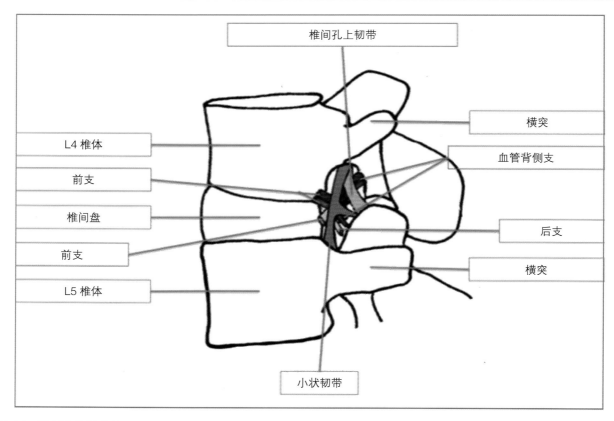

图 10.37　椎间孔外侧边界

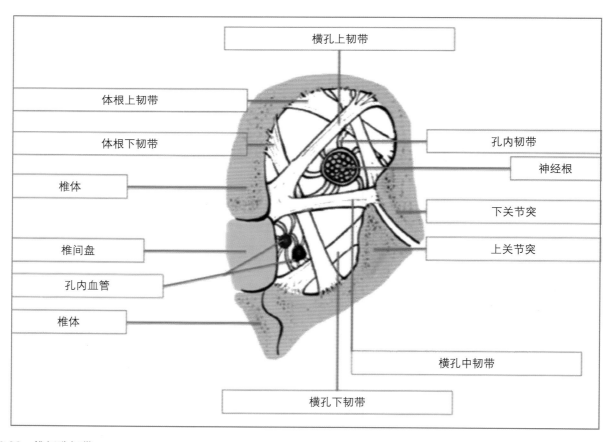

图 10.38　椎间孔韧带

椎间孔内区和外区。内侧韧带多见于椎间孔内侧面的下缘，它们向下和向后斜行，附着于椎间盘后外侧和上关节突前表面。内侧韧带跨越椎上切迹的顶部，从而形成椎间孔管下方的一个隔间。这个隔间通常有静脉穿过。椎间孔内韧带有 3 种典型的分布。第一种分布为从椎弓根基底部到同一椎体的下缘。在由该韧带形成的隔间内可见脊膜返支神经和脊髓动脉的一个分支。第二种分布为附着在椎弓根后端与横突根部夹角，延伸至同一椎体的后外侧表面。在所有检查的标本中，这种分布的内韧带在前上方形成一个隔间，在内可以观察到节段动脉的一个大分支穿过。最后一种孔内韧带分布是强有力的横向韧带，起自上关节突的前上部，附着于椎体上方的后外侧表面。在所有标本中，可以看到有出口神经位于该韧带的顶部。外部韧带都附着于横突的根部。

在此处韧带向上、向下和横向延伸。所有的韧带均附着在同一节段椎体和下一节段椎体。这 3 种外部韧带也被称为横孔上、中、下韧带。这些韧带的位置在椎间孔外形成多个隔间。可见一个大的中央隔间包围着出口根腹支。在这个中央隔间的前面和上面是两个较小的开口，脊髓动脉、脊膜返支和节段动脉的一个小分支从中穿过。出口根腹侧支孔下方通常有两个或两个以上的小隔间，其内有静脉穿过。在外孔的后面有上、下两个隔间。上隔间包含脊神经后支的内侧分支和腰动、静脉的分支。下隔间包含后支和节段动静脉的外侧分支。

10.10 椎板间隙

椎板间隙被黄韧带覆盖。其外侧边界是小关节，内侧边界是棘突根部，上方边界是头端椎板下缘，下方边界是尾端椎板上缘（图 10.39）。

传统的开放腰椎间盘切除术采用椎板间入路，通常将黄韧带和关节突内侧缘切除。虽然在显微内镜的辅助下，某些医源性损伤已显著改善，但也可能会导致潜在的硬膜外瘢痕粘连风险。经皮内镜下椎板间入路椎间盘切除术可以避免这些潜在的风险。该术式对关节突关节没有破坏，不会存在医源性不稳定，并且对黄韧带的处理可有效减少硬膜外瘢痕粘连的形成。经皮椎板间入路内镜椎间盘切除术的切口部位应基于椎间盘突出的位置及其与行走根的关系（图 10.40）。在大多数情况下，通过黄韧带打开椎板间隙，就足以接近椎间盘水平周围腋下型或肩上型的突出椎间盘。对于高度向上移位的椎间盘突出，需要切除部分头端椎板下缘。对于高度向下移位的椎间盘突出，需要切除部分尾端椎板上缘。对于椎间盘突出合并侧隐窝狭窄，切除关节突关节内侧缘，有利于神经根和椎间盘突出的显露和减压（图 10.41）。切开黄韧带应从毗邻棘突根部或上关节突开始，避免将黄韧带中心与硬膜紧密接触处作为起点，防止医源性硬膜撕裂或马尾神经损伤（图 10.42）。

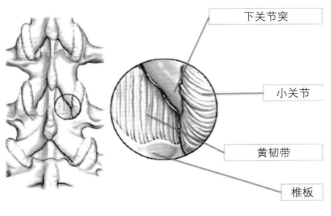

图 10.39 椎板间隙及其边界

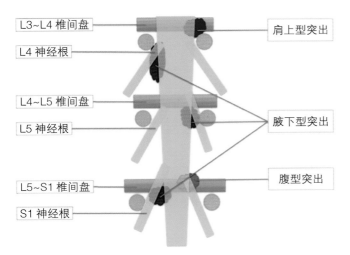

图 10.40 椎间盘突出的位置及其与行走根的关系

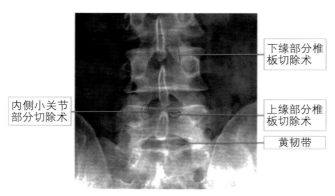

图 10.41 打开椎板间隙的位置

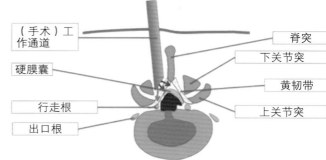

图 10.42 黄韧带的起点。黄韧带中心与硬膜囊紧密接触（红色箭头），应避免将其作为起点，以防止医源性硬膜囊或马尾神经损伤

参考文献

[1] King AG. Functional anatomy of the lumbar spine. Orthopedics. 1983;6(12):1588–1590. https://doi. org/10.3928/0147-7447-19831201-06.

[2] Le Floch P. Anatomy and computed tomography of the lumbar spine: horizontal cross-sections every 6 mm. Folia Morphol (Warsz). 1982;30(3):221–226.

[3] Hay MC. Anatomy of the lumbar spine. Med J Aust. 1976;1(23):874–876.

[4] Dragani M, Mattioli MG, Panissa A, Magarelli N. CT and MRI anatomy of the lumbar spine. Rays. 2000;25(1):3–9.

[5] Lau LS, Slonim L, Kiss ZS, Morris C, Beynon J. High-resolution CT scanning of the lumbar spine. Technique and anatomy. Med J Aust. 1983;2(1):21–25.

[6] Xu R, Ebraheim NA, Gove NK. Surgical anatomy of the sacrum. Am J Orthop. 2008;37(10):E177–E181.

[7] Cheng JS, Song JK. Anatomy of the sacrum. Neurosurg Focus. 2003;15(2):E3.

[8] Esses SI, Botsford DJ, Huler RJ, Rauschning W. Surgical anatomy of the sacrum. A guide for rational screw fixation. Spine. 1991;16(6 Suppl):S283–S288.

[9] Whelan MA, Gold RP. Computed tomography of the sacrum: 1. normal anatomy. AJR Am J Roentgenol. 1982;139(6):1183–1190. https://doi.org/10.2214/ajr.139.6.1183.

[10] Mirza SK, White AA 3rd. Anatomy of intervertebral disc and pathophysiology of herniated disc disease. J Clin Laser Med Surg. 1995;13(3):131–142. https://doi.org/10.1089/clm.1995.13.131.

[11] Bogduk N. The anatomy of the lumbar intervertebral disc syndrome. Med J Aust. 1976;1(23):878–881.

[12] Parke WW, Schiff DC. The applied anatomy of the intervertebral disc. Orthop Clin North Am. 1971;2(2):309–324.

[13] Varlotta GP, Lefkowitz TR, Schweitzer M, Errico TJ, Spivak J, Bendo JA, Rybak L. The lumbar facet joint: a review of current knowledge: part 1: anatomy, biomechanics, and grading. Skelet Radiol. 2011;40(1):13–23. https://doi.org/10.1007/s00256-010-0983-4.

[14] Lynton GF, Giles DC. The relationship between the medial branch of the lumbar posterior ramus and the mamillo-accessory ligament. J Manip Physiol Ther. 1991;14(3):189–192.

[15] Bogduk N. The lumbar mamillo--accessory ligament. Its anatomical and neurosurgical significance. Spine. 1981;6(2):162–167.

[16] Lau P, Mercer S, Govind J, Bogduk N. The surgical anatomy of lumbar medial branch neurotomy (facet denervation). Pain Med. 2004;5(3):289–298. https://doi.org/10.1111/j.1526-4637.2004.04042.x.

[17] Waber-Wenger B, Forterre F, Kuehni-Boghenbor K, Danuser R, Stein JV, Stoffel MH. Sensory innervation of the dorsal longitudinal ligament and the meninges in the lumbar spine of the dog. Histochem Cell Biol. 2014;142(4):433–447. https://doi.org/10.1007/s00418-014-1218-x.

[18] Plaisant O, Sarrazin JL, Cosnard G, Schill H, Gillot C. The lumbar anterior epidural cavity: the posterior longitudinal ligament, the anterior ligaments of the dura mater and the anterior internal vertebral venous plexus. Acta Anat. 1996;155(4):274–281.

[19] Ohshima H, Hirano N, Osada R, Matsui H, Tsuji H. Morphologic variation of lumbar posterior longitudinal ligament and the modality of disc herniation. Spine. 1993;18(16):2408–2411.

[20] Reina MA, Lirk P, Puigdellivol-Sanchez A, Mavar M, Prats-Galino A. Human lumbar ligamentum flavum anatomy for epidural anesthesia: reviewing a 3D MR-based interactive model and postmortem samples. Anesth Analg. 2016;122(3):903–907. https://doi.org/10.1213/ANE.0000000000001109.

[21] Abdel-Meguid EM. An anatomical study of the human lumbar ligamentum flavum. Neurosciences. 2008;13(1):11–16.

[22] Winkler PA, Zausinger S, Milz S, Buettner A, Wiesmann M, Tonn JC. Morphometric studies of the ligamentum flavum: a correlative microanatomical and MRI study of the lumbar spine. Zentralbl Neurochir. 2007;68(4):200–204. https://doi.org/10.105 5/s-2007-985853.

[23] Viejo-Fuertes D, Liguoro D, Rivel J, Midy D, Guerin J. Morphologic and histologic study of the ligamentum flavum in the thoraco-lumbar region. Surg Radiol Anat. 1998;20(3):171–176.

[24] Olszewski AD, Yaszemski MJ, White AA 3rd. The anatomy of the

human lumbar ligamentum flavum. New observations and their surgical importance. Spine. 1996;21(20):2307–2312.

[25] Pait TG, Elias AJ, Tribell R. Thoracic, lumbar, and sacral spine anatomy for endoscopic surgery. Neurosurgery. 2002;51(5 Suppl):S67–S78.

[26] Ellis H. Anatomy for anaesthetists. 5. The lumbar spine and sacrum. Anaesthesia. 1962;17:238–246.

[27] Sekine M, Yamashita T, Takebayashi T, Sakamoto N, Minaki Y, Ishii S. Mechanosensitive afferent units in the lumbar posterior longitudinal ligament. Spine. 2001;26(14):1516–1521.

[28] Moseley GL, Hodges PW, Gandevia SC. Deep and superficial fibers of the lumbar multifidus muscle are differentially active during voluntary arm movements. Spine. 2002;27(2):E29–E36.

[29] Penning L. Psoas muscle and lumbar spine stability: a concept uniting existing controversies. Critical review and hypothesis. Eur Spine J. 2000;9(6):577–585.

[30] Rantanen J, Rissanen A, Kalimo H. Lumbar muscle fiber size and type distribution in normal subjects. Eur Spine J. 1994;3(6):331–335.

[31] Bustami FM. A new description of the lumbar erector spinae muscle in man. J Anat. 1986;144:81–91.

[32] Jonsson B. Topography of the lumbar part of the erector spinae muscle. An analysis of the morphologic conditions precedent for insertion of EMG electrodes into individual muscles of the lumbar part of the erector spinae muscle. Z Anat Entwicklungsgesch. 1970;130(3):177–191.

[33] Hansen L, de Zee M, Rasmussen J, Andersen TB, Wong C, Simonsen EB. Anatomy and biomechanics of the back muscles in the lumbar spine with reference to biomechanical modeling. Spine. 2006;31(17):1888–1899. https://doi.org/10.1097/01.brs.0000229232.66090.58.

[34] Willard FH, Vleeming A, Schuenke MD, Danneels L, Schleip R. The thoracolumbar fascia:anatomy, function and clinical considerations. J Anat. 2012;221(6):507–536. https://doi.org/10.1111/j.1469-7580.2012.01511.x.

[35] Bogduk N, Macintosh JE. The applied anatomy of the thoracolumbar fascia. Spine. 1984;9(2):164–170.

[36] Crock HV, Yoshizawa H. The blood supply of the lumbar vertebral column. Clin Orthop Relat Res. 1976;115:6–21.

[37] Barrey C, Ene B, Louis-Tisserand G, Montagna P, Perrin G, Simon E. Vascular anatomy in the lumbar spine investigated by three-dimensional computed tomography angiography: the concept of vascular window. World Neurosurg. 2013;79(5–6):784–791. https://doi.org/10.1016/j.wneu.2012.03.019.

[38] Bowen BC, Pattany PM. Vascular anatomy and disorders of the lumbar spine and spinal cord. Magn Reson Imaging Clin N Am. 1999;7(3):555–571.

[39] Vraney RT, Phillips FM, Wetzel FT, Brustein M. Peridiscal vascular anatomy of the lower lumbar spine. An endoscopic perspective. Spine. 1999;24(21):2183–2187.

[40] Biglioli P, Roberto M, Cannata A, Parolari A, Fumero A, Grillo F, Maggioni M, Coggi G, Spirito R. Upper and lower spinal cord blood supply: the continuity of the anterior spinal artery and the relevance of the lumbar arteries. J Thorac Cardiovasc Surg. 2004;127(4):1188–1192. https://doi.org/10.1016/j.jtcvs.2003.11.038.

[41] Wiltse LL. Anatomy of the extradural compartments of the lumbar spinal canal. Peridural membrane and circumneural sheath. Radiol Clin N Am. 2000;38(6):1177–1206.

[42] Lonstein JE. Anatomy of the lumbar spinal canal. Basic Life Sci. 1988;48:219–226.

[43] Vital JM, Lavignolle B, Grenier N, Rouais F, Malgat R, Senegas J. Anatomy of the lumbar radicular canal. Anat Clin. 1983;5(3):141–151.

[44] Sheldon JJ, Sersland T, Leborgne J. Computed tomography of the lower lumbar vertebral column. Normal anatomy and the stenotic canal. Radiology. 1977;124(1):113–118. https://doi.org/10.1148/124.1.113.

[45] Epstein BS, Epstein JA, Lavine L. The effect of anatomic variations in the lumbar vertebrae and spinal canal on cauda equina and nerve root syndromes. Am J Roentgenol Radium Therapy, Nucl Med. 1964;91:1055–1063.

[46] Hasegawa T, An HS, Haughton VM. Imaging anatomy of the lateral lumbar spinal canal. Semin Ultrasound CT MR. 1993;14(6):404–13.

[47] Lee CK, Rauschning W, Glenn W. Lateral lumbar spinal canal stenosis: classification, pathologic anatomy and surgical decompression. Spine. 1988;13(3):313–320.

[48] Bose K, Balasubramaniam P. Nerve root canals of the lumbar spine. Spine. 1984;9(1):16–18.

[49] Cohen MS, Wall EJ, Brown RA, Rydevik B, Garfin SR. 1990 AcroMed Award in basic science. Cauda equina anatomy. II: Extrathecal nerve roots and dorsal root ganglia. Spine. 1990;15(12):1248–1251.

[50] Wall EJ, Cohen MS, Massie JB, Rydevik B, Garfin SR. Cauda equina anatomy. I: intrathecal nerve root organization. Spine. 1990;15(12):1244–1247.

[51] Raoul S, Faure A, Robert R, Rogez JM, Hamel O, Cuillere P, Le Borgne J. Role of the sinu-vertebral nerve in low back pain and anatomical basis of therapeutic implications. Surg Radiol Anat. 2003;24(6):366–371. https://doi.org/10.1007/s00276-002-0084-8.

[52] Pedersen HE, Blunck CF, Gardner E. The anatomy of lumbosacral posterior rami and meningeal branches of spinal nerve (sinu-vertebral nerves); with an experimental study of their functions. J Bone Joint Surg Am. 1956;38-A(2):377–391.

[53] Herlihy WF. The sinu-vertebral nerve. N Z Med J. 1949;48(264):214–216.

[54] Broom MJ. Congenital anomalies of the lumbosacral spine causing nerve root entrapment: the role of high resolution CT in diagnosis. Orthopedics. 1994;17(1):63–67.

[55] Postacchini F, Urso S, Ferro L. Lumbosacral nerve-root anomalies. J Bone Joint Surg Am. 1982;64(5):721–729.

[56] Kikuchi S, Hasue M, Nishiyama K, Ito T. Anatomic features of the furcal nerve and its clinical significance. Spine. 1986;11(10):1002–1007.

[57] Kikuchi S, Hasue M, Nishiyama K, Ito T. Anatomic and clinical studies of radicular symptoms. Spine. 1984;9(1):23–30.

[58] Haijiao W, Koti M, Smith FW, Wardlaw D. Diagnosis of lumbosacral nerve root anomalies by magnetic resonance imaging. J Spinal Disord. 2001;14(2):143–149.

[59] Peyster RG, Teplick JG, Haskin ME. Computed tomography

of lumbosacral conjoined nerve root anomalies. Potential cause of false-positive reading for herniated nucleus pulposus. Spine. 1985;10(4):331–337.

[60] Lertudomphonwanit T, Keorochana G, Kraiwattanapong C, Chanplakorn P, Leelapattana P, Wajanavisit W. Anatomic considerations of intervertebral disc perspective in lumbar posterolateral approach via Kambin's triangle: cadaveric study. Asian Spine J. 2016;10(5):821–827. https://doi. org/10.4184/asj.2016.10.5.821.

[61] Guan X, Gu X, Zhang L, Wu X, Zhang H, He S, Gu G, Fan G, Fu Q. Morphometric analysis of the working zone for posterolateral endoscopic lumbar discectomy based on magnetic resonance neurography. J Spinal Disord Tech. 2015;28(2):E78–E84. https://doi. org/10.1097/BSD.0000000000000145.

[62] Kambin P. Arthroscopic microdiskectomy. Mt Sinai J Med. 1991;58(2):159–164.

[63] Gilchrist RV, Slipman CW, Bhagia SM. Anatomy of the intervertebral foramen. Pain Physician. 2002;5(4):372–378.

[64] Hewitt W. The intervertebral foramen. Physiotherapy. 1970;56(8):332–336.

[65] Ruhli FJ, Muntener M, Henneberg M. Human osseous intervertebral foramen width. Am J Phys Anthropol. 2006;129(2):177–188. https://doi.org/10.1002/ajpa.20263.

[66] Giles LG. A histological investigation of human lower lumbar intervertebral canal (foramen) dimensions. J Manip Physiol Ther. 1994;17(1):4–14.

[67] Golub BS, Silverman B. Transforaminal ligaments of the lumbar spine. J Bone Joint Surg Am. 1969;51(5):947–956.

[68] Amonoo-Kuofi HS, el-Badawi MG, Fatani JA, Butt MM. Ligaments associated with lumbar intervertebral foramina. 2. The fifth lumbar level. J Anat. 1988;159:1–10.

[69] Amonoo-Kuofi HS, el-Badawi MG, Fatani JA. Ligaments associated with lumbar intervertebral foramina. 1. L1 to L4. J Anat. 1988;156:177–183.

[70] Caglar YY, Dolgun H, Ugur HC, Kahilogullari G, Tekdemir I, Elhan A. A ligament in the lumbar foramina:inverted Y ligament: an anatomic report. Spine. 2004;29(14):1504–1507.

[71] Li ZZ, Hou SX, Shang WL, Song KR, Zhao HL. The strategy and early clinical outcome of full-endoscopic L5/S1 discectomy through interlaminar approach. Clin Neurol Neurosurg. 2015;133:40–45. https://doi. org/10.1016/j.clineuro.2015.03.003.

[72] Ruetten S, Komp M, Merk H, Godolias G. Full-endoscopic interlaminar and transforaminal lumbar discectomy versus conventional microsurgical technique: a prospective, randomized, controlled study. Spine. 2008;33(9):931–939. https://doi.org/10.1097/BRS.0b013e31816c8af7.

第 11 章　适应证

Zhen-Zhou Li

经皮内镜主要用于腰椎间盘突出症、腰椎管狭窄症、退行性小关节囊肿、退行性慢性腰痛等的治疗。

11.1　腰椎间盘突出症

腰椎间盘的胶状髓核突出或突破纤维环是公认引起腰痛和坐骨神经痛的原因。椎间盘突出导致的坐骨神经痛手术目的是切除突出髓核，同时尽可能减少对周围结构的损伤。在目前的手术技术水平上，几乎所有类型的腰椎间盘突出症都可以通过经皮内镜下椎间盘切除术来治疗。

确定椎间盘突出的位置是选择适宜手术技术的关键。基于轴位 MRI，MSU 分型（图 11.1）可用于轴位平面内准确定位突出椎间盘（HD）。也有必要在矢状位 MRI 上确定椎间盘突出的程度（图 11.2）。

11.1.1　极外侧腰椎间盘突出症

绝大多数极外侧腰椎间盘突出症（MSU C 区）可采用经皮内镜下后外侧入路或椎间孔外侧入路椎间盘切除术。首先，将工作套管通过安全三角工作区域置入椎间盘内，摘除松动游离的椎间盘内髓核组织，然后工作套管退回至安全三角区域，探查和摘除脱出的髓核（Inside-Out 技术）（图 11.3）。

对于神经根变异或关节突肥大的患者，有效的安全三角工作区域较小，不能容纳工作套管。工作套管可悬于出口神经根背侧，用内镜手术工具显露和摘除脱出的髓核。然后通过安全三角工作区取出椎间盘内游离的髓核（Outside-In 技术）（图 11.4）。

椎间孔成形术也可用于部分切除上关节突前外侧骨结构，使得椎间孔的外部开口扩大，获得了能够容纳工作套管的有效安全三角工作区。然后，上述的 Inside-Out 技术可用于摘除椎间盘内游离和脱垂的髓核（Inside-Out 技术结合椎间孔成形术）（图 11.5）。

11.1.2　椎管型腰椎间盘突出症

11.1.2.1　经椎间孔入路方法

对于包容型腰椎间盘突出 MSU 分型中 A~B 区和 1~2 级平椎间盘水平或轻度脱出的椎管型腰椎间盘突出症，通过后外侧或极外侧入路的常规经皮内镜下腰椎间盘切除术（PELD）足以切除椎间盘内游离和脱垂的髓核（图 11.6）。

但传统 PELD "Inside-Out" 技术有 4.3%~10.3% 的手术失败率，特别是在中央型、脱出型和腋下型突出椎间盘类型中。PELD 结合椎间孔成形术已用于复杂椎间盘突出。椎间孔成形术被定义为："通过使用骨环锯或内镜磨钻和侧向激光切除上关节突（SAP）腹侧部分并消融椎间孔韧带，从而扩大椎间孔来观察前方硬膜外间隙及其内容物"。

对于平椎间盘水平或轻度脱出的非包容性椎间盘突出或 MSU 3 级，应采用椎间孔成形术部分切除上关节突腹侧结构，以确保完整切除突出的椎间盘组织而无残留（图 11.7）。

对于向上重度脱出的椎间盘，应采用椎间孔成形术切除上关节突尖部，以确保椎间盘突出组织完全切除而无残留（图 11.8）。

对于重度向上脱出的椎间盘，应采用椎间孔成形术部分切除头端椎体峡部腹侧的骨性结构，以确保完全切除椎间盘突出组织而无残留（图 11.9）。

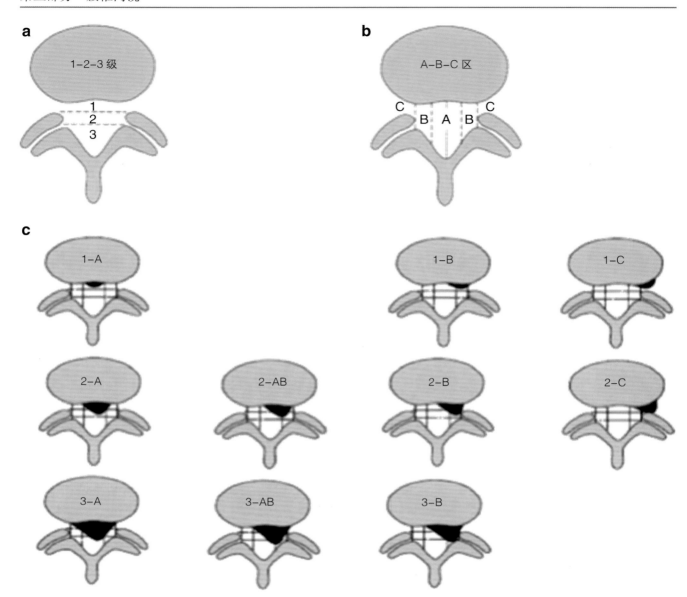

图 11.1　腰椎间盘突出症 MSU 分型。a. 椎间盘突出的大小和位置是在最大突出水平上测量的，定义为小关节内线，即左右小关节内侧缘之间、横穿椎管连线。为描述椎间盘突出的大小，病变被描述为 1、2 或 3 级。参考小关节内线，可以判断椎间盘突出是否达到或小于非突出的椎间盘背侧到小关节内线的 50%（1 级），或大于该距离的 50%（2 级）。如果椎间盘突出完全超过了小关节内线，则称为 3 级椎间盘。1 级病变对神经压迫影响较小，3 级病变对神经压迫影响最大。b. 为了进一步确定椎间盘突出的位置，病灶被描述为 A、B 或 C，以更准确地定位常规但不太准确的位置，通常描述为中央、外侧或极外侧突出。沿着小关节内线设置 3 个点，把它分成四等份。左右中央象限区代表 A 区。左右外侧象限区代表 B 区。在椎间孔水平，超出任意小关节内侧缘，即超过外侧象限区的边界线为 C 区。c. 腰椎间盘突出类型的大小和位置。2-B 病变常伴有症状。3-A 病变常伴有马尾神经综合征。2-C 病变是最大的椎间孔病变。2-AB 病变很常见，发生在 A 区和 B 区之间

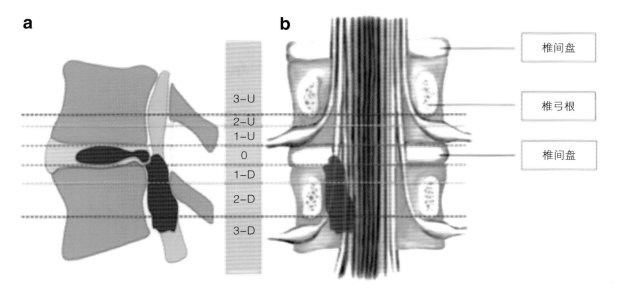

图 11.2 椎间盘脱出的分类。a. 矢状位。b. 冠状位。0，无脱出。1，轻度脱出。2，重度脱出（如果在矢状位 T2 加权 MRI 上，脱出范围大于椎间盘后缘间隙测量的高度，则该突出被描述为重度脱出）。3，极重度脱出（脱出的椎间盘超出椎弓根下缘）。U，向上；D，向下

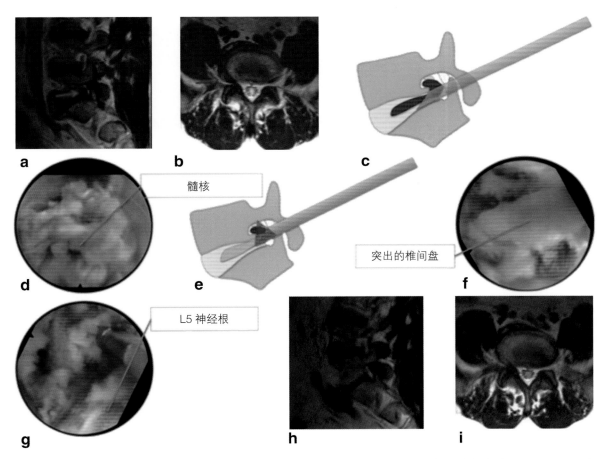

图 11.3 经皮内镜下经椎间孔入路（Inside-Out 技术）椎间盘切除术治疗极外侧 L5~S1 椎间盘突出（MSU 1-C，2-U）。a. 术前矢状位 T2 加权 MRI 显示右侧 L5~S1 极外侧椎间盘突出。b. 术前轴位 T2 加权 MRI 显示右侧 L5~S1 极外侧椎间盘突出。c、d. 椎间盘内减压。e、f. 突出椎间盘切除。g. 右侧 L5 神经根减压内镜图。h. 术后 3 个月矢状位 T2 加权 MRI 显示右侧 L5 神经根减压效果。i. 术后 3 个月轴位 T2 加权 MRI 显示右侧 L5 神经根减压效果

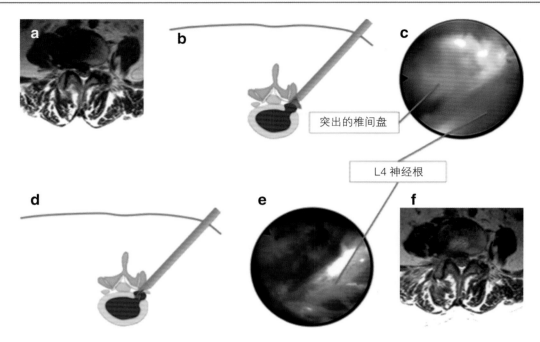

图 11.4　经皮内镜下经椎间孔入路（Outside-In 技术）椎间盘切除术治疗伴有 Kambin 三角狭窄的极外侧 L4~L5 椎间盘突出（MSU 1-C，1-U）（Outside-In 技术）。a. 术前轴位 MRI 显示右侧 L4~L5 极外侧椎间盘突出。b、c. 暴露突出椎间盘和右侧 L4 神经根，工作通道置于神经根上方。d. 采用内镜手术工具摘除突出的椎间盘，经安全三角工作区取出椎间盘内游离髓核。e. 右侧 L4 神经根减压内镜图。f. 术后 1 天轴位 T2 加权 MRI 显示右侧 L4 神经根减压效果

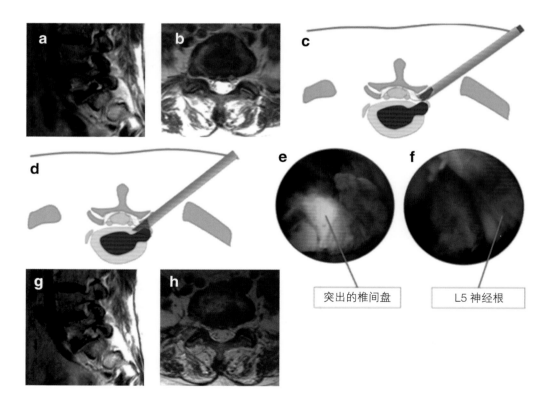

图 11.5　经皮内镜下经椎间孔入路（Inside-Out 技术结合椎间孔成形术）椎间盘切除术治疗极外侧 L5~S1 椎间盘突出（MSU 1-C，2-U）合并小关节肥大。a. 术前矢状位 T2 加权 MRI 显示右侧 L5~S1 极外侧椎间盘突出。b. 术前轴位 MRI 显示右侧 L5~S1 极外侧椎间盘突出。c. 带保护套管的环锯椎孔间成形术。d、e. 显露突出的椎间盘。f. 右侧 L5 神经根减压内镜图。g. 术后 1 天矢状位 T2 加权 MRI 显示右侧 L5 神经根减压效果。h. 术后 1 天轴位 T2 加权 MRI 示右侧 L5 神经根减压效果；红色圈显示椎间孔成形术，但不影响关节突关节的稳定性

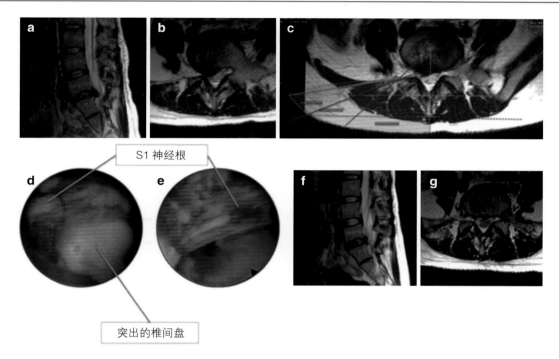

图 11.6 经皮内镜下后外侧入路（Outside-In 技术）椎间盘切除术治疗椎管型椎间盘突出症（MSU 2-B，1-D）。a. 术前矢状位 T2 加权 MRI 显示右侧 L5~S1 椎间盘突出。b. 术前轴位 T2 加权 MRI 显示右侧 L5~S1 椎间盘突出。c. 后外侧入路的不同轨迹（红色箭头，Yeung 等；蓝色箭头，Ruetten 等；绿色箭头，Li 等）。d. 显露突出的椎间盘。e. 右侧 S1 神经根减压内镜图。f. 术后 1 天矢状位 T2 加权 MRI 显示右侧 S1 神经根减压效果。g. 术后 1 天轴位 T2 加权 MRI 显示右侧 S1 神经根减压效果

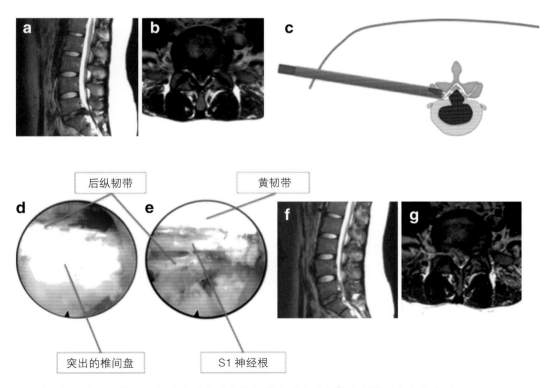

图 11.7 经皮内镜下椎间孔入路椎间盘切除术联合改良椎间孔成形术治疗椎管型椎间盘突出症（MSU 3-A，1-D）。a. 术前矢状位 T2 加权 MRI 显示 L5~S1 中央型椎间盘突出。b. 术前轴位 T2 加权 MRI 显示 L5~S1 中央型重度椎间盘突出。c. 改良椎间孔成形术。d. 显露椎间盘。e. 右侧 S1 神经根减压内镜图。f. 术后 1 天矢状位 T2 加权 MRI 显示硬膜囊减压效果。g. 术后 1 天轴位 T2 加权 MRI 显示硬膜囊减压效果

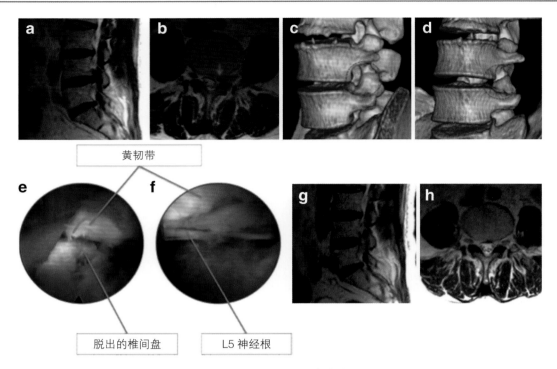

黄韧带

脱出的椎间盘 **L5 神经根**

图 11.8 经皮内镜下经椎间孔入路椎间盘切除术联合改良椎间孔成形术治疗椎管内椎间盘突出症（MSU 2–B，2–U）。a. 术前矢状位 T2 加权 MRI 显示左侧 L4~L5 椎间盘向上脱出。b. 术前轴位 T2 加权 MRI 显示左侧向上椎间盘脱出，压迫左侧 L4 神经根。c. 术前 3D 重建 CT 显示左侧 L4~L5 椎间孔。d. 术后 3D 重建 CT 显示椎间孔成形术后左侧 L4~L5 椎间孔。e. 显露突出椎间盘。f. 左侧 L5 神经根减压内镜图。g. 术后 3 个月矢状位 T2 加权 MRI 显示左侧隐窝减压效果。h. 术后 3 个月轴位 T2 加权 MRI 显示左侧 L4 神经根减压效果

在一些病例中，可联合应用在上一节段经椎弓根上缘或椎弓根入路的椎间孔成形术（图 11.10）。

对于有重度或极重度向下脱出的椎间盘，经椎弓根上缘或经椎弓根入路的椎间孔成形术可确保完全切除突出的椎间盘（图 11.11）。

11.1.2.2 椎板间入路

在行经皮内镜下经椎板间入路腰椎间盘切除术前，术者应准确定位椎间盘突出的位置。根据椎间盘突出与行走神经根的关系，椎间盘突出可分为腋下型、肩前型和肩上型（图 10.40）。术前也应仔细评估神经根从硬膜囊发出的位置，该位置可能位于椎间盘间隙的头端、平间隙或尾端。

对于肩前型或肩上型椎间盘突出，应通过肩上入路（经行走根外侧）行椎间盘内游离和脱出的髓核摘除（图 11.12）。

对于行走根从硬膜囊穿出的位置在椎间隙头端的腋下型椎间盘突出，宜采用腋下入路（行走根与硬膜囊之间）切除脱出的髓核和椎间盘内游离的髓核（图 11.13）。

对于行走根从硬膜囊穿出在椎间隙尾端的腋下型椎间盘突出，应先采用腋下入路切除脱出的髓核，再采用肩上入路切除椎间盘内游离的髓核（图 11.14）。

11.2 腰椎管狭窄症

腰椎管狭窄症是指腰椎管狭窄导致硬膜囊和神经根受压。腰椎管狭窄表现为神经根病变、神经源性跛行或机械性背痛。腰椎管狭窄的严重表现是马尾综合征。

狭窄可出现在中央管、侧隐窝和 / 或椎间孔。对于有进行性神经损伤或生活质量受到较大影响的患者，建议行减压手术。广泛椎板切除和关节面切除术可获得远期疗效。

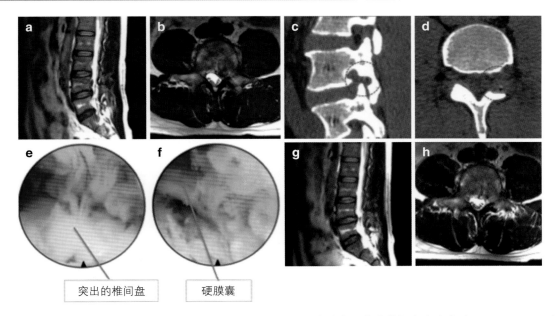

突出的椎间盘 | 硬膜囊

图 11.9　经皮内镜下经椎间孔入路椎间盘切除术联合改良椎间孔成形术治疗椎管内椎间盘突出症（MSU 2–B，3–U）。a. 术前矢状位 T2 加权 MRI 显示左侧 L4~L5 椎间盘向上极重度脱出。b. 术前轴位 T2 加权 MRI 显示左侧向上极重度椎间盘脱出，压迫左侧 L4 神经根。c、d. 术后 2D 重建 CT 显示左侧椎板下椎间孔成形术（绿色虚线圈）。e. 显露突出的椎间盘至左侧 L4 椎弓根内侧。f. 左侧 L4 神经根减压内镜图。g. 术后 1 天矢状位 T2 加权 MRI 显示左侧隐窝减压效果。h. 术后 1 天轴位 T2 加权 MRI 显示左侧 L4 神经根减压效果

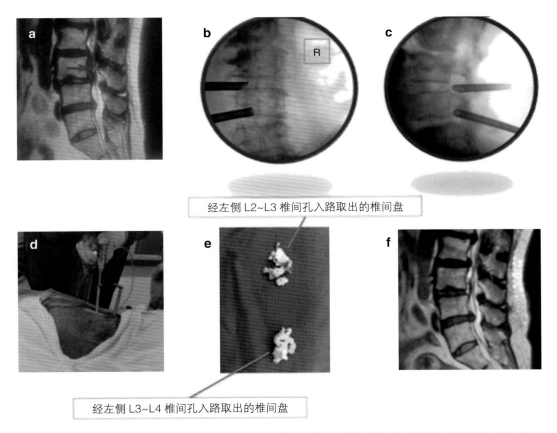

经左侧 L2~L3 椎间孔入路取出的椎间盘

经左侧 L3~L4 椎间孔入路取出的椎间盘

图 11.10　经皮内镜下经双节段椎间孔入路椎间盘切除术联合改良椎间孔成形术治疗椎管型椎间盘突出症（MSU 3–AB，3–U）。a. 术前矢状位 T2 加权 MRI 显示 L3~L4 椎间盘向上极重度脱出。b、c. 同时行 L3~L4 及 L2~L3 双节段经椎间孔入路术中透视正侧位图。d. 放置双节段工作套管。e. 双节段经椎间孔入路切除突出的椎间盘。f. 术后 1 天矢状位 T2 加权 MRI 显示神经结构减压效果

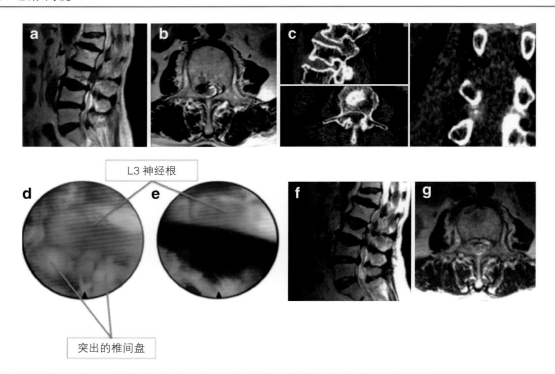

图 11.11　经皮内镜下经椎间孔入路椎间盘切除术联合改良椎间孔成形术治疗椎管内椎间盘突出症（MSU 3–B，3–D）。a. 术前矢状位 T2 加权 MRI 显示右侧 L2~L3 椎间盘向下极重度脱出。b. 术前轴位 T2 加权 MRI 显示右侧椎间盘极重度脱出，压迫右侧 L3 神经根。c. 术后 2D 重建 CT 显示右侧经椎弓根成形术 (绿色虚线圈)。d. 在右侧 L3 椎弓根内侧显示脱出的椎间盘。e. 右侧 L3 神经根减压内镜图。f. 术后 1 天矢状位 T2 加权 MRI 显示右侧隐窝减压效果。g. 术后 1 天轴位 T2 加权 MRI 显示右 L3 神经根减压效果

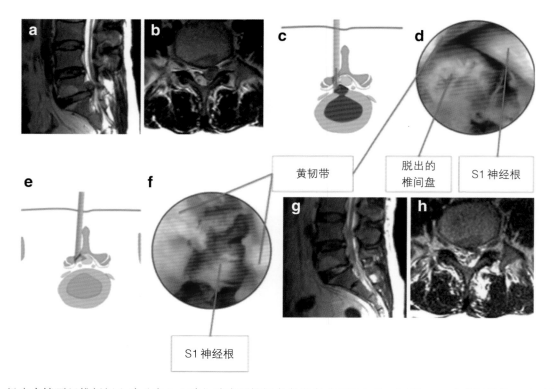

图 11.12　经皮内镜下经椎板间入路（肩上入路）治疗腰椎间盘突出症（MSU 3–B，2–U）。a. 术前矢状位 T2 加权 MRI 显示左侧 L5~S1 椎间盘向上重度脱出。b. 术前轴位 T2 加权 MRI 显示左侧椎间盘向上重度脱出。c、d. 显露脱出的椎间盘。e、f. 左侧 S1 神经根减压内镜图。g. 术后 1 天矢状位 T2 加权 MRI 显示左侧隐窝减压效果。h. 术后 1 天轴位 T2 加权 MRI 显示左侧 S1 神经根减压效果

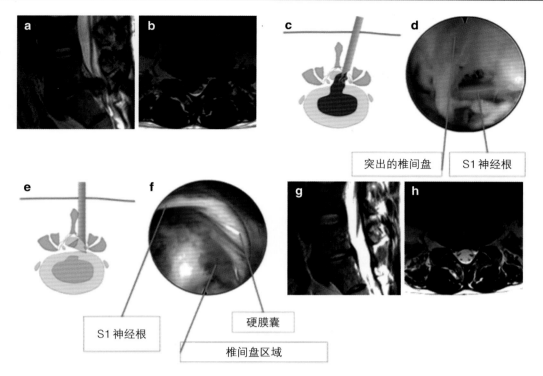

图 11.13 经皮内镜下经椎板间入路（腋下入路）治疗腰椎间盘突出症（MSU 3–AB，2–D）。a. 术前矢状位 T2 加权 MRI 显示右侧 L5~S1 椎间盘向下重度脱出。b. 术前轴位 T2 加权 MRI 显示右侧重度椎间盘脱出（腋下型）压迫右侧 S1 神经根。c、d. 内镜下显露和摘除脱出的椎间盘。e、f. 右侧 S1 神经根及硬膜囊减压内镜图。g. 术后 3 个月矢状位 T2 加权 MRI 显示右侧隐窝减压效果。h. 术后 3 个月轴位 T2 加权 MRI 显示右侧 S1 神经根减压效果

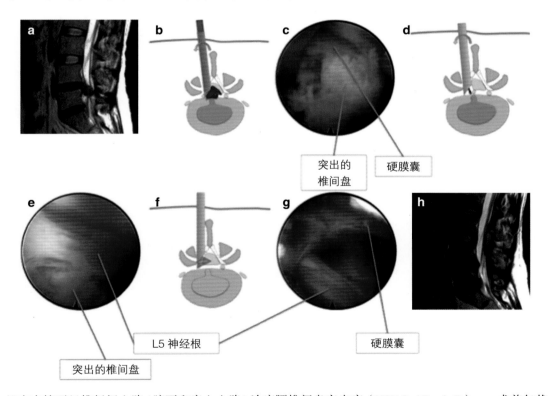

图 11.14 经皮内镜下经椎板间入路（腋下和肩上入路）治疗腰椎间盘突出症（MSU 3–AB，2–D）。a. 术前矢状位 T2 加权 MRI 显示 L4~L5 椎间盘向下重度脱出。b、c. 内镜下显露突出的椎间盘，并通过腋下入路切除。d、e. 将工作通道转移到肩上，显露和摘除突出的椎间盘（肩上入路）。f、g. 左侧 L5 神经根周围腋下及肩上减压内镜图。h. 术后 3 个月矢状位 T2 加权 MRI 显示神经结构减压效果

103

11.2.1　椎间孔狭窄

椎间孔的上界是上位椎弓根的下缘，下界是下位椎弓根的上缘。后界包括峡部、韧带和上关节突。压迫可由椎间孔内椎间盘突出或上关节突内侧肥厚引起（图 11.15），或由伴有纤维增生的峡部裂引起（图 11.16）。椎间孔进一步细分为中间区和出口区。中间区包含背根神经节（DRG）和腹根，而出口区包含周围神经。正常的椎间孔高度为 20~23mm。在 80% 的患者中，神经根受压与椎间孔高度 < 15mm 和椎间盘后缘高度 < 4mm 有关。

椎间孔狭窄可通过经皮内镜下经同侧椎间孔入路或对侧椎板间入路减压（图 11.17）。可在内镜下切除肥厚的上关节突、峡部裂前方的纤维或软骨增生和 / 或椎间孔内椎间盘突出，从而实现出口神经根的松解和减压。

11.2.2　侧隐窝狭窄

侧隐窝也称为关节下区或入口区。其前界为椎体后外侧和椎间盘，后界为椎弓峡部和黄韧带，外界为上关节突，内界为下关节突。侧隐窝在相应椎弓根上缘最窄。一般情况下，侧隐窝的高度应 > 5mm。侧隐窝高度在 3~5mm 之间为相对狭窄，< 3mm 为绝对狭窄。

侧隐窝狭窄可通过经皮内镜下同侧经椎间孔入

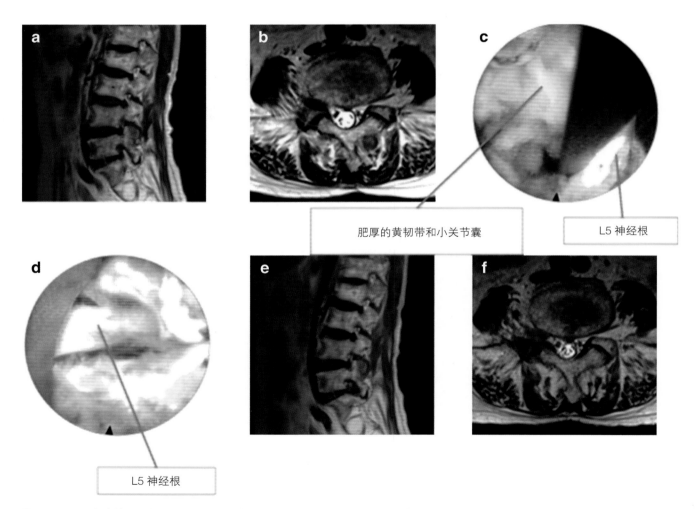

肥厚的黄韧带和小关节囊

L5 神经根

L5 神经根

图 11.15　经皮内镜下经椎间孔入路减压治疗小关节肥厚引起的椎间孔狭窄。a. 术前矢状位 T2 加权 MRI 显示右侧 L5~S1 椎间孔狭窄。b. 术前轴位 T2 加权 MRI 显示右侧 L5~S1 椎间孔狭窄，压迫右侧 L5 神经根。c. 右侧 L5 神经根被肥厚的黄韧带和小关节囊压迫的内镜视野。d. 右侧 L5 神经根减压内镜视野。e. 术后 1 天矢状位 T2 加权 MRI 显示右侧 L5 神经根减压充分。f. 术后 1 天轴位 T2 加权 MRI 显示右侧 L5 神经根减压充分

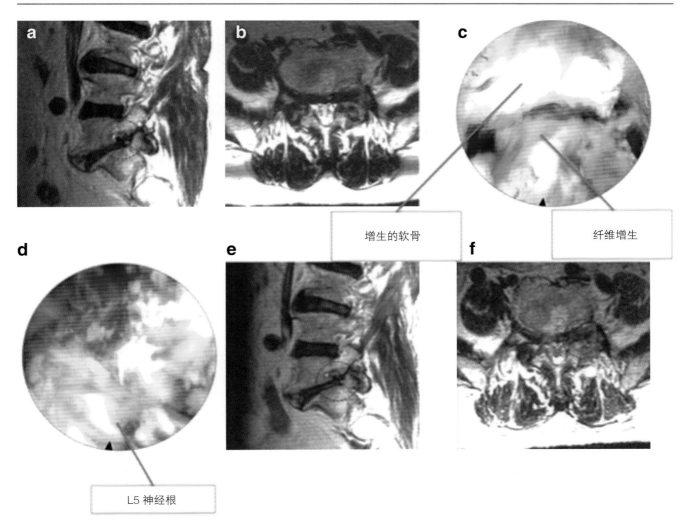

增生的软骨

纤维增生

L5 神经根

图 11.16 经皮内镜下经椎间孔入路减压治疗由峡部裂伴纤维过度增生引起的椎间孔狭窄。a. 术前矢状位 T2 加权 MRI 显示左侧 L5~S1 椎间孔狭窄。b. 术前轴位 T2 加权 MRI 显示左侧 L5~S1 椎间孔狭窄，压迫左侧 L5 神经根。c. 左侧 L5 神经根被肥厚的黄韧带压迫，以及峡部裂周围的韧带和软骨过度增生的内镜视野。d. 左侧 L5 神经根减压内镜视野。e. 术后 1 天矢状位 T2 加权 MRI 显示左侧 L5 神经根减压充分（绿色虚线圈）。f. 术后 1 天轴位 T2 加权 MRI 显示左侧 L5 神经根已减压充分（绿色虚线圈）

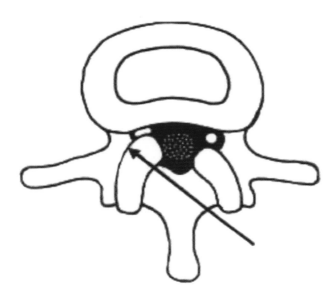

图 11.17 椎间孔的狭窄通过对侧椎板间入路减压

路（图 11.18）、同侧或对侧椎板间入路有效减压（图 11.19）。

11.2.3 中央管狭窄症

中央管是容纳硬膜囊的区域。腰椎中央管的正中矢状径通常 > 13mm。相对狭窄定义为正位（AP位）椎管直径为 10~13mm，正位椎管直径 < 10mm时存在绝对狭窄。正常的硬膜囊直径为 16~18mm。正常硬膜囊的面积应 > 100mm²。当硬膜囊被压缩到 76~100mm² 之间，称为中度狭窄。< 76mm² 提示椎管严重狭窄。

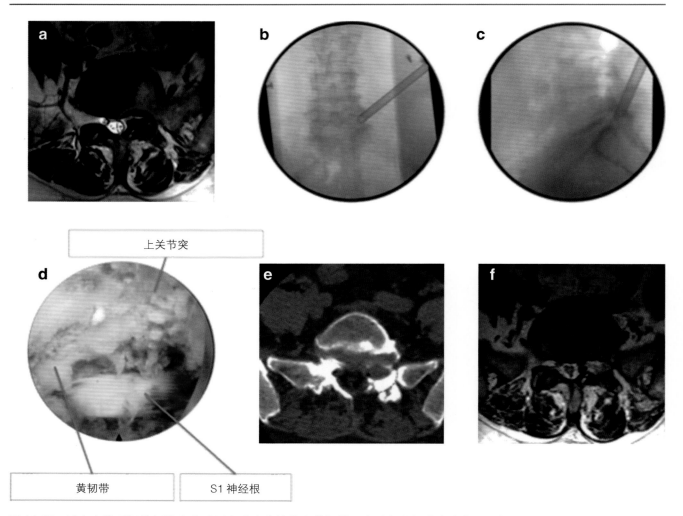

上关节突

黄韧带

S1 神经根

图 11.18 经皮内镜下经椎间孔入路减压术治疗小关节和黄韧带肥大引起的侧隐窝狭窄。a. 术前轴位 T2 加权 MRI 显示左侧 L5~S1 侧隐窝狭窄，压迫左侧 S1 神经根。b、c. 透视正位和侧位图显示工作通道位置。d. 左侧 S1 神经根减压内镜视野。e. 术后 1 天 CT 显示左侧 S1 神经根充分减压（绿色虚线圈）。f. 术后 1 天轴位 T2 加权 MRI 显示左侧 S1 神经根充分减压（绿色虚线圈）

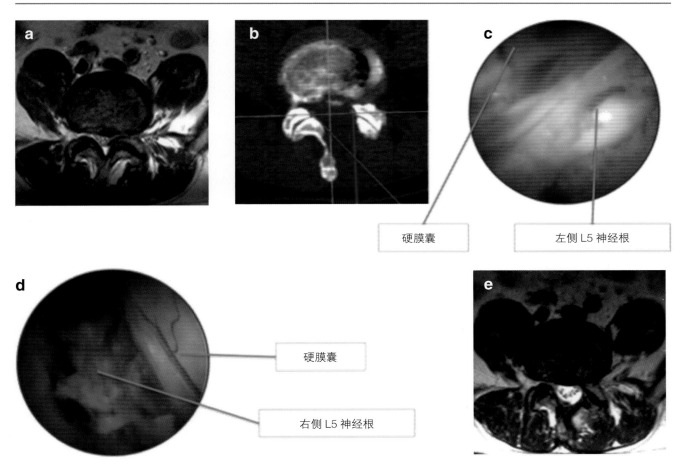

硬膜囊

左侧 L5 神经根

硬膜囊

右侧 L5 神经根

图 11.19　经皮内镜下经单侧椎板间入路双侧侧隐窝减压术治疗因小关节及黄韧带肥大引起的双侧侧隐窝狭窄。a. 术前轴位 T2 加权 MRI 显示双侧 L4~L5 侧隐窝狭窄，压迫双侧 L5 神经根。b. 术后 1 天 CT 显示单侧椎板间入路双侧减压策略。c. 同侧 L5 神经根减压内镜视野。d. 对侧 L5 神经根和硬膜囊减压的内镜视野。e. 术后 3 个月的轴位 T2 加权 MRI 显示双侧 L5 神经根减压充分（绿色虚线圈）

经皮内镜下行双侧经椎间孔入路（图11.20）或椎板间入路可有效减压中央管狭窄（图11.21）。经皮内镜下单侧椎板间入路双侧减压术是治疗腰椎中央管狭窄症的另一种选择（图11.22）。

11.3　慢性腰痛

慢性腰痛通常持续时间超过12周。脊柱源性疼痛来自脊柱和/或相关的软组织，如椎间盘、关节突关节和椎旁肌肉组织。腰部疼痛也可能发生在臀部，因为臀部与腰骶部（L4，L5，S1）有相同的节段神经支配。窦椎神经支配后纵韧带、腹侧硬膜囊、血管和后方纤维环。虽然髓核没有神经支配，但浅表的纤维环受窦椎神经和脊神经腹支分支的支配。椎间盘后表面受到压力或突出椎间盘的浅层纤维受到刺激已被证实会引起腰骶部或同侧臀部的疼痛。腰椎关节突关节由后支的内侧支支配。关节突关节的退行性改变可能会导致两种来源的疼痛：第一，关节面关节软骨的损伤可能导致与所有骨性关节炎相似的疼痛；第二，关节突关节的退行性改变，如骨质增生和骨性关节炎，可导致神经根受压。此外，在感染或肿瘤患者中，由于占位性病变引起椎体骨膜的刺激或增生可能也是引起轴性背痛的原因。

11.3.1　椎间盘源性腰痛

椎间盘源性腰痛最常见的临床表现是持续性轴性腰痛，这种疼痛可能伴有或不伴有神经根症状。

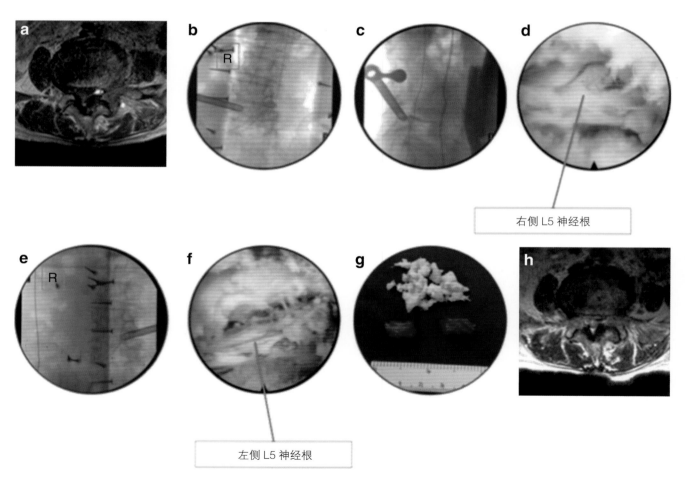

右侧 L5 神经根

左侧 L5 神经根

图 11.20　经皮内镜下经双侧椎间孔入路减压治疗由背侧关节突关节增生、黄韧带肥厚和腹侧椎间盘突出引起的中央管狭窄。a.术前轴位 T2 加权 MRI 显示 L4~L5 中央管狭窄。b、c.右侧工作通道在正侧位透视下的位置。d.右侧 L5 神经根减压后的内镜视野。e.左侧工作通道在正位透视下的位置。f.左侧 L5 神经根减压后的内镜视野。g.切除的骨性组织、突出的椎间盘和肥厚的黄韧带。h.术后 1 天的轴位 T2 加权 MRI 显示 L4~L5 腰椎管减压充分

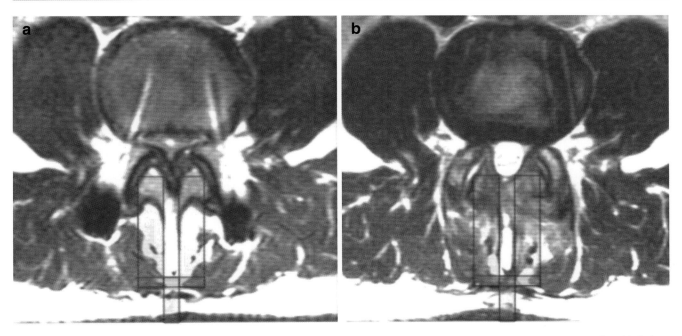

图 11.21 单一切口通过双侧椎板间入路经皮内镜减压治疗中央管狭窄。a. 术前轴位 T2 加权 MRI 显示 L3~L4 中央管狭窄。b. 术后 3 个月的轴位 T2 加权 MRI 显示 L3~L4 椎管减压充分

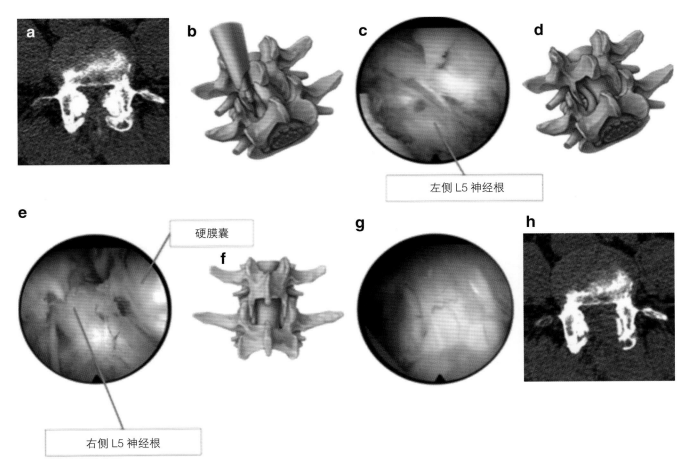

图 11.22 经皮内镜下经单侧椎板间入路双侧减压治疗关节突关节增生和黄韧带肥厚引起的中央管狭窄。a. 术前 CT 显示 L4~L5 中央管狭窄。b、c. 同侧椎板切开术及同侧神经根和硬膜囊减压后的内镜视野。d、e. 对侧潜行减压示意图及对侧神经根和硬膜囊减压后的内镜视野。f、g. 硬膜囊减压的内镜视野。h. 术后 1 天 CT 显示经单侧椎板间入路获得双侧减压效果

久坐、弯腰、负重和用力往往会诱发椎间盘源性腰痛，休息或改变体位后，疼痛可能会缓解。

通过向椎间盘内注射造影剂行椎间盘造影和椎间盘激发试验，会引起典型疼痛，并能在影像学上显示纤维环撕裂和椎间盘突出。椎间盘造影后 CT 可显示纤维环撕裂部位及严重程度（图 11.23）。

虽然大多数椎间盘源性腰痛可以通过非手术治疗获得疗效，但对于有明确病变患者的持续性疼痛，可能需要手术治疗。有报道称手术可以治疗继发于椎间盘内部退变的轴性腰痛。椎间盘退变的传统治疗方法包括固定或非固定的脊柱融合术。最近，脊柱外科医生的手术方法增加了全椎间盘置换术。经皮内镜选择性椎间盘切除术和纤维环成形术是治疗椎间盘源性腰痛的另一种选择，在这种治疗中，将

退变的髓核取出，纤维环破裂口去神经化。

有报道称通过后外侧椎间盘内减压和纤维环成形术治疗椎间盘源性腰痛，难以到达后方纤维环的背侧（图 11.24）。需要更精准的技术来同时治疗椎间盘内病变和后方纤维环的背侧。极外侧入路可较为容易地直接到达 L4~L5 节段的纤维环破裂处（图 11.25），而经椎间孔入路和椎间孔成形术（图 11.26），以及椎板间入路（图 11.27）可适用于治疗 L5~S1 节段的纤维环破裂。

11.3.2　关节突关节源性疼痛

关节突关节是分泌滑液的微动关节，有丰富的感觉神经纤维支配。腰椎的关节突关节承担大约

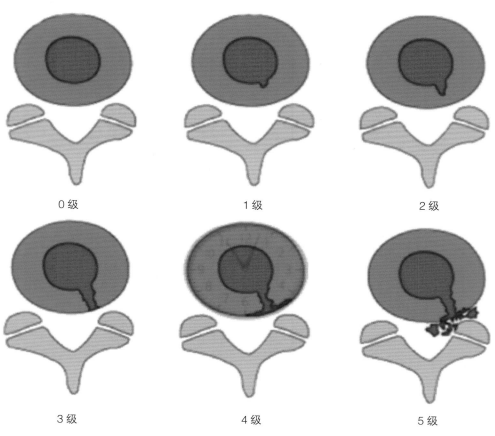

0 级　　　　　　　　　1 级　　　　　　　　　2 级

3 级　　　　　　　　　4 级　　　　　　　　　5 级

图 11.23　改良 Dallas 椎间盘造影分型。0 级：正常椎间盘，髓核内无造影剂渗漏。1 级：造影剂通过破裂口渗漏到纤维环的内 1/3 处。2 级：造影剂通过破裂口从椎间盘内 1/3 处渗漏到椎间盘中 1/3 处。3 级：造影剂通过内部和中间的破裂口渗漏到外 1/3 处。4 级：3 级破裂的进一步加重。造影剂不仅渗漏到纤维环外 1/3，并且以椎间盘为中心在其周围扩散。要达到 4 级破裂的诊断标准，椎间盘周围的渗漏范围必须＞30°。在病理上，这表现为以椎间盘为中心的周围纤维环全层破裂。5 级：最严重，是椎间盘外层完全断裂的 3 级或 4 级辐射状破裂，造影剂可从该破裂处漏出椎间盘。这种类型的破裂可导致单侧或双侧下肢的化学炎症性神经根病变

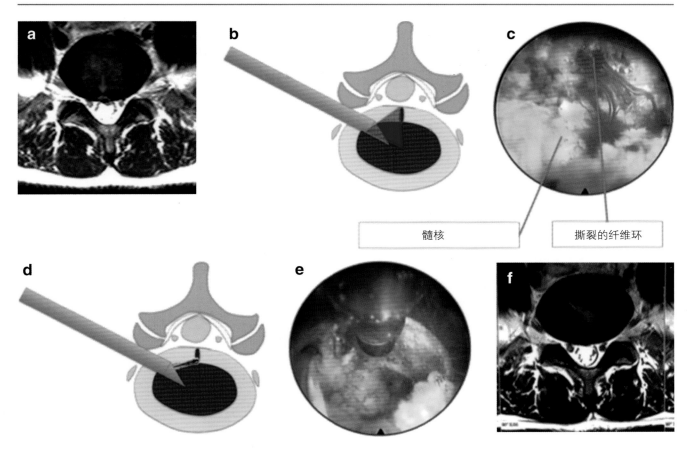

髓核

撕裂的纤维环

图 11.24　通过后外侧入路的经皮内镜下选择性椎间盘切除术和纤维环消融成形术治疗椎间盘源性腰痛。a. 术前轴位 T2 加权 MRI 显示 L5~S1 后方纤维环的高信号区（HIZ）。b、c. 内镜下显露病变的髓核、破裂的纤维环和出血的肉芽组织。d、e. 内镜下将纤维环破裂处去神经化。f. 术后 3 个月的轴位 T2 加权 MRI 显示后方纤维环 HIZ 消失

18% 的腰椎负荷。和其他所有关节一样，反复的负重活动和轻度损伤都可导致关节退变和骨性关节炎的发生。关节突关节退变的患者可出现轴性背痛。关节突关节源性疼痛通常在伸展和旋转活动时加重。影像学表现通常是非特异性的，且与症状相关性差。内侧支神经阻滞可用于诊断轴性背痛的患者是否存在关节突关节源性疼痛。

腰椎关节突关节去神经化是过去一种用于治疗由这些关节疾病引起背部疼痛的手术。经皮腰脊神经内侧支切断术是治疗慢性关节突源性背痛的有效方法。这种神经切断术的理论基础是毁损这些支配疼痛关节的神经，从而阻断慢性腰痛来源的传入通路。将两个相邻脊神经后支的内侧支去神经化，是因为每个关节都受到本节段和上位节段出口神经的支配。

既往的一项研究报道称经皮腰脊神经内侧支切断术的有效率仅为 43%~80%。脊神经后支内侧支的解剖变异、电极放置不当、消融不完全以及神经再生等可能是影响经皮神经切断术疗效的重要因素。Li 等在一项研究中发现了内侧支的多个解剖变异。在临床实践中，经皮穿刺若不能到达神经解剖变异的部位，则可能难以取得满意的疗效。经皮腰脊神经内侧支切断术后的症状缓解期一般持续 6~12 个月。当神经再生时，疼痛可能会复发，但可以再次通过神经切断术来治疗。已有报道称通过 2~3 次的治疗可获得成功；然而，对于能够成功重复多少次手术以维持疼痛的缓解，目前尚无定论。

内镜下神经根后支切断术可毁损正常和变异的内侧支（图 11.28）。它可直接切断内侧支，以大大减少神经再生的可能性和疼痛的复发。Li 等在一项研究中发现，术后 1 年的 McNab 的优良率为 97.8%，复发率仅为 2.2%，提示内镜下神经根后支

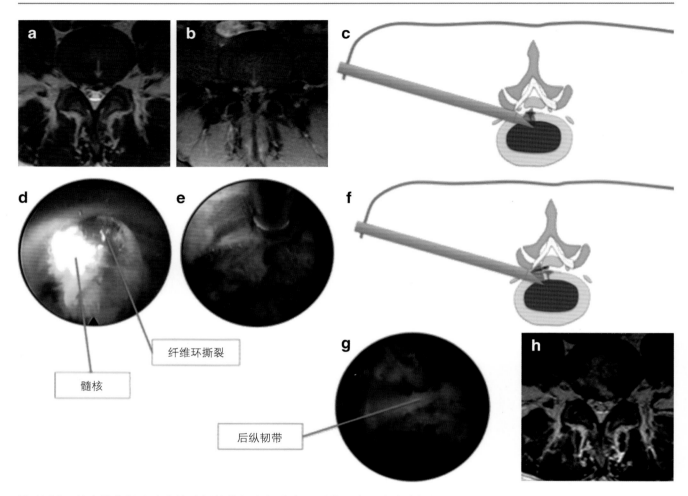

纤维环撕裂

髓核

后纵韧带

图 11.25　经皮横突间入路内镜选择性椎间盘切除术和纤维环成形术治疗椎间盘源性腰痛。a. 术前轴向 T2 加权 MRI 显示 L4~L5 后纤维环高强度区（HIZ）。b. 术前轴向增强 T1 加权 MRI 显示前硬膜外间隙增强。c、d. 内镜下显示受压迫的髓核、纤维环撕裂和出血肉芽组织。e. 将后纵韧带前方的纤维环撕裂口进行内镜下去神经化。f、g. 后纵韧带后方的内镜下去神经化。h. 术后 1 天轴向 T2 加权 MRI 显示纤维环后方中高强度区（HIZ）消失

切断术具有良好的治疗效果。

目前，在内镜下神经根后支切断术的数量和节段方面，还没有达成共识。通常根据牵涉痛的部位和局部的肌紧张来推断选择手术节段。Manchukonda 等报道，对 L2~L5（即 L3~S1 关节突关节）脊神经后支的内侧支进行的双侧神经根阻滞术，是诊断腰椎关节突关节源性疼痛最有效的方法。在 Li Zhenzhou 的研究中，腰痛最常来源于 L3~S1 关节突关节，这与既往的研究一致。

11.3.3　骶髂关节疼痛

L4~L5 和 S1~S2 后支支配骶髂关节（SIJ），因此骶髂关节病变可能是轴性背痛的一个来源。SIJ 是由关节囊紧密包裹的微动关节。SIJ 疾病常发生于强直性脊柱炎或外伤后。SIJ 病患者通常主诉隐隐酸痛、臀部不适，尤其是在负重和屈伸同侧髋部及腰骶时。普通 X 线片可以评估 SIJ 的变化。此外，诊断性注射对于诊断 SIJ 引起的疼痛至关重要。

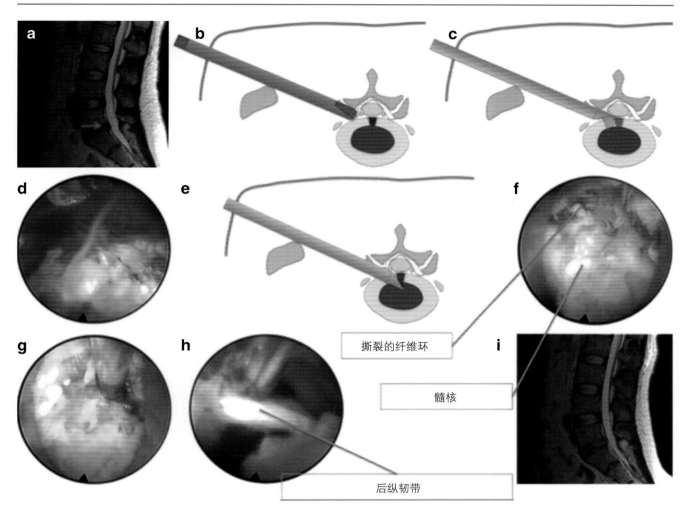

撕裂的纤维环

髓核

后纵韧带

图 11.26　经椎间孔入路经皮内镜选择性椎间盘切除术和纤维环成形治疗椎间盘源性腰痛。a. 术前矢状位 T2 加权 MRI 显示 L5~S1 椎间盘后方纤维环高信号区（HIZ）。b. 用于扩大椎间孔的改良椎间孔成形术。c、d. 将工作通道直接置于 HIZ 处，内镜下显露红肿的后纵韧带后表面。e、f. 内镜下显露退变的髓核、纤维环破裂和出血的肉芽组织。g. 将后纵韧带前方的纤维环破裂口进行内镜下去神经化。h. 后纵韧带后方的内镜下去神经化。i. 术后 1 天轴位 T2 加权 MRI 显示纤维环后方 HIZ 消失

如果非手术治疗对患者无效后，SIJ 注射出现阳性结果，那么接下来的治疗选择通常是射频消融去神经化或神经根切断术。因为 SIJ 的神经支配在个体具有差异，使得探针在寻找合适的位置对目标神经进行消融或切断时变得更加困难。应该特别注意 S1、S2 和 S3 的后支，因为在最近的一项大体研究中，几乎在所有的标本中都发现它们参与了支配 SIJ 的神经丛。即使将神经根成功切断，其仍可能会重建，导致患者症状复发。一项 Meta 分析报道 SIJ 射频消融术在 3 个月和 6 个月随访中是有效的。这是基于样本量加权计算的结果，一半以上的患者在去神经化治疗后 3 个月和 6 个月至少有 50% 的疼痛缓解。内镜下神经根后支切断术可使正常和变异的 L5~S2 后支永久毁损（图 11.29）。

11.4　关节突关节囊肿

滑膜囊肿最常见于腰椎，多见于 L4~L5 节段。

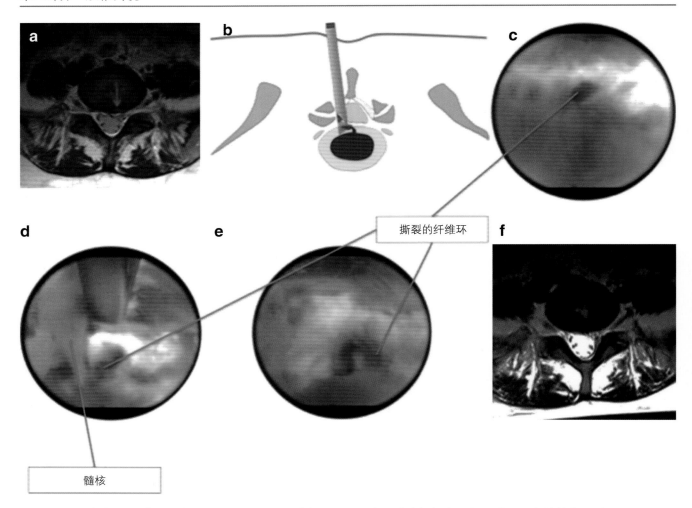

图 11.27 经椎板间入路经皮内镜选择性椎间盘切除术和纤维环成形治疗椎间盘源性腰痛。a. 术前轴位 T2 加权 MRI 显示 L5~S1 椎间盘左后方纤维环高信号区（HIZ）。b、c. 内镜下显露 HIZ 后部及红肿的后纵韧带。d、e. 内镜下显露退变的髓核、纤维环破裂和出血的肉芽组织。f. 术后 3 个月轴位 T2 加权 MRI 显示纤维环后方 HIZ 消失

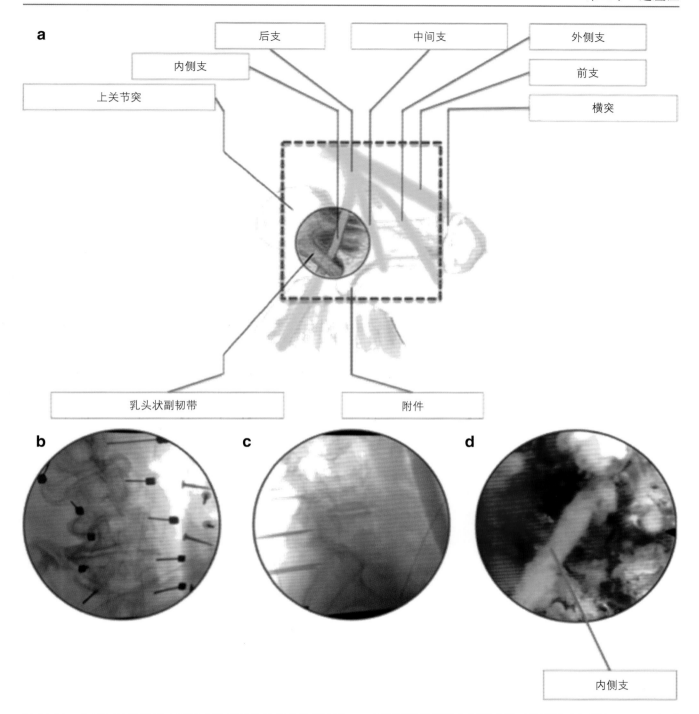

图 11.28 内镜下神经根后支切断术治疗慢性关节突关节疼痛。a.内镜下神经根后支切断术的工作区域（红圈）。b、c.在正侧位透视下的工作区位置。d.后支内侧支的内镜视野

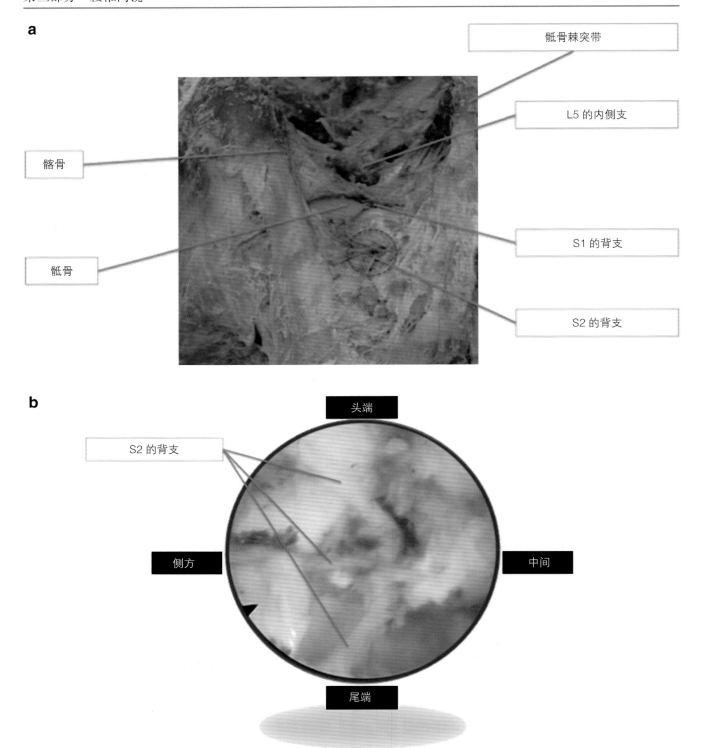

a

骶骨棘突带

L5 的内侧支

髂骨

S1 的背支

骶骨

S2 的背支

b

头端

S2 的背支

侧方

中间

尾端

图 11.29 内镜下神经根后支切断术治疗慢性骶髂关节疼痛。a. S1~S3 神经根后支解剖。b. S2 神经根后支的内镜视野

它们通常好发于退行性椎间盘疾病、关节突关节疾病和退行性椎管狭窄的患者。在囊肿形成节段也常发现有退变性脊柱滑脱或关节突关节失稳。上述后者的发现则支持了节段运动增加在囊肿发病机制中具有一定作用的观点。囊肿通常位于椎管后外侧（图11.30）或上关节突尖部周围（图11.31），毗邻关节突关节，并附着于关节突关节囊。囊肿内含有浆液性或凝胶状液体，直径可达2cm。

在 MRI 上显示为与小关节相邻的具有光滑表面的硬膜外病变。当其内含血液时，T1 加权像可显示囊肿低信号、等信号或高信号。在 T2 加权像则显示高信号病变，并且有时可能与小关节相通。在造影增强研究中，囊肿壁可能会增强，并显示其对邻近神经根的影响。

诊断为关节突关节囊肿后，如果经保守治疗无效或症状反复发作，应考虑手术治疗。经皮内镜下囊肿整块切除可以防止囊肿复发，对于局部不稳定的患者应进行脊柱固定手术，大多数患者术后恢复良好。

11.5 骨样骨瘤

骨样骨瘤是一种良性肿瘤，好发于10~20岁年轻男性。肿瘤通常位于后方结构——椎弓根（图11.32）、关节突或椎板。这些肿瘤大多发生在腰椎，其次是颈椎。

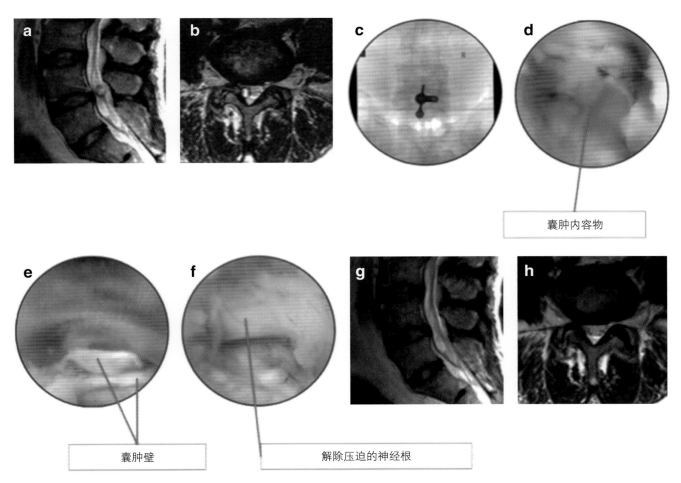

囊肿内容物

囊肿壁

解除压迫的神经根

图 11.30 经椎板间入路经皮内镜减压治疗关节突关节囊肿。a. 术前矢状位 T2 加权 MRI 显示右侧 L4~L5 关节突关节囊肿。b. 术前轴位 T2 加权 MRI 显示右侧 L4~L5 关节突关节囊肿压迫右侧 L5 神经根。c. 工作通道在正位透视图上的位置。d. 囊肿内容物的内镜视野。e. 囊肿壁的内镜视野。f. 右侧 L5 神经根减压后的内镜视野。g. 术后 3 个月的矢状位 T2 加权 MRI 显示关节突关节囊肿被切除。h. 术后 3 个月轴位 T2 加权 MRI 显示右侧 L5 神经根减压充分

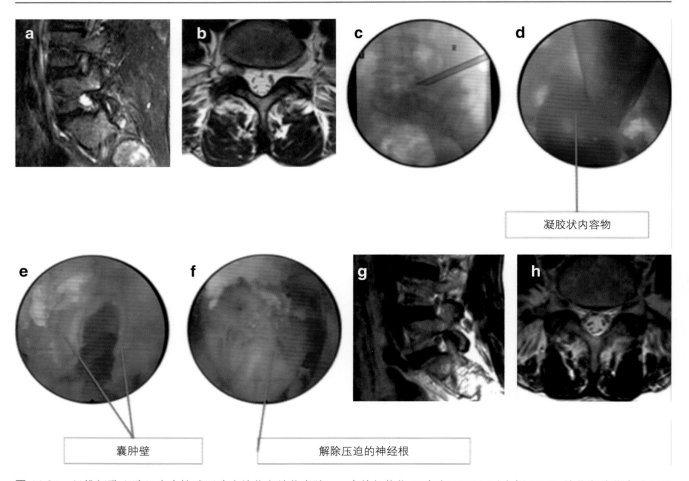

凝胶状内容物

囊肿壁

解除压迫的神经根

图 11.31　经椎间孔入路经皮内镜减压治疗关节突关节囊肿。a. 术前矢状位 T2 加权 MRI 显示右侧 L5~S1 关节突关节囊肿压迫右侧 L5 神经根。b. 术前轴位 T2 加权 MRI 显示右侧 L5~S1 关节突关节囊肿压迫右侧 L5 神经根。c. 工作通道在正位透视图上的位置。d. 囊肿凝胶状内容物的内镜视野。e. 囊肿壁的内镜视野。f. 右侧 L5 神经根减压后的内镜视野。g. 术后 3 个月的矢状位 T2 加权 MRI 显示关节突关节囊肿被切除。h. 术后 3 个月轴位 T2 加权 MRI 显示右侧 L5 神经根减压充分

患者主诉持续的轴性疼痛，夜间尤甚。口服阿司匹林和非甾体类抗炎药可以起到良好的止痛效果。在体格检查时可以观察到脊柱痛性侧凸。

对于症状持续不缓解的患者应该手术治疗。经皮内镜下整块切除可以使患者得到永久治愈。

11.6　爆裂性骨折

腰椎爆裂性骨折时，椎体部分或完全破裂，后壁碎骨块向后进入椎管，或可引起神经损伤。在这些损伤中可能还会发现后方椎板微小的纵向劈裂；然而，由于后韧带复合体完好无损，因此较少引起脊柱不稳。这些屈曲压缩型骨折可能导致椎体高度的丢失和椎管内受侵占，并伴有神经损伤的风险。

常见的影像学表现包括椎体增宽和高度下降、局部后凸畸形、后壁压缩、椎弓根间距增加。棘突之间的距离一般不（或非常少）增加，即使在伴有后凸畸形的损伤中也是如此。CT 或 MRI 上能更好地显示突入椎管内的碎骨片。

爆裂性骨折后的神经不完全性损伤患者，急诊手术减压和重建脊柱的稳定可以解救残存的脊髓神经功能。爆裂性骨折后神经完全损伤的患者，无论是否存在脊髓压迫，都不需要立即进行手术减压。

手术治疗爆裂性骨折的目的是椎管减压，必要时重建脊柱序列。神经结构可通过前路或者后路进行间接复位减压。有时，突入椎管的碎骨块可以通过纵向撑开（韧带整复）和后凸序列的矫正来获得间接复位。在对受累节段进行纵向撑开时，只要后

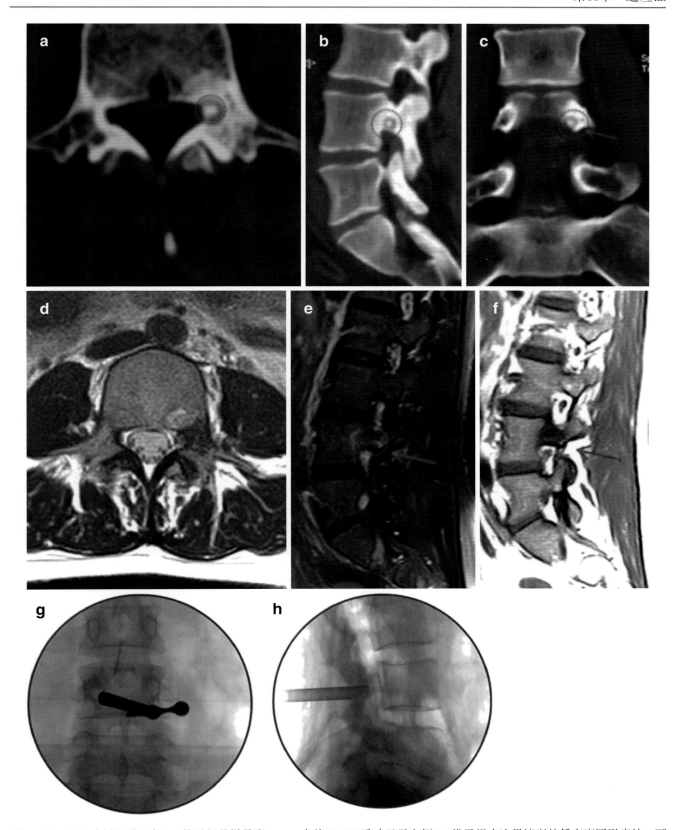

图 11.32 经皮内镜切除左侧 L4 椎弓根骨样骨瘤。a~c. 术前 2D CT 重建显示左侧 L4 椎弓根内边界清晰的低密度圆形病灶，可见 "斑点" 状稀疏增厚的骨小梁，周围环绕低密度脂肪。d~f. 术前 MRI 显示左侧 L4 椎弓根病灶（在 T1 加权像显示为低信号，在 T2 加权像显示为高信号，周围硬化骨表现为低信号，造影后病灶信号可增强）。g、h. 工作通道在正侧位透视图上的位置。i. 骨样骨瘤的内镜视野。j. 病变切除后左侧 L4 神经根减压的内镜视野。k~m. 术后 2D CT 重建显示病灶完全切除。n~p. 轴位 T2 加权 MRI 显示病灶已清除，左侧 L4 神经根减压充分

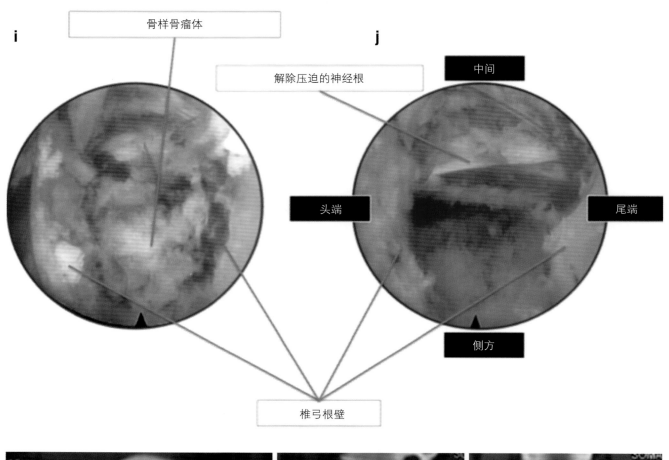

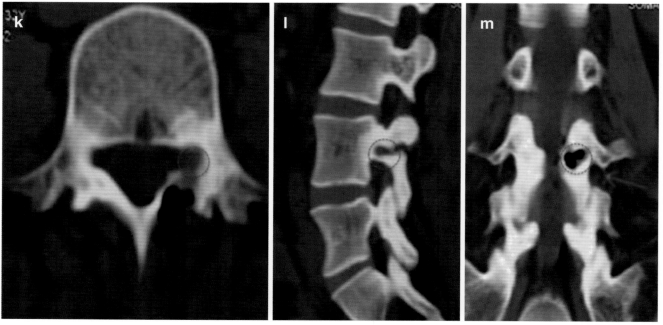

图 11.32 （续）

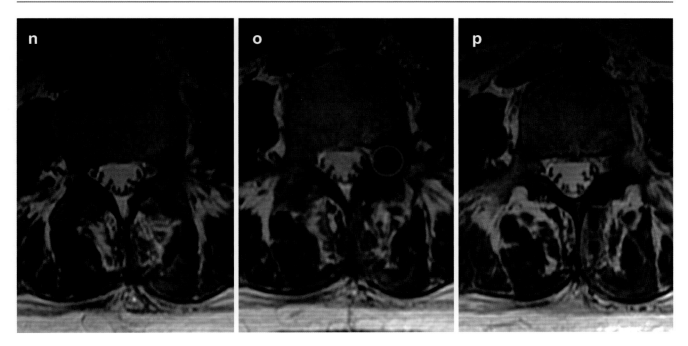

图 11.32 （续）

纵韧带是完好无损的，这个手术即可获得成功。

　　当后纵韧带损伤或在亚急性情况下，特别是软组织愈合阻碍充分复位和序列重建时，可以通过椎间孔入路经皮内镜下切开椎间孔和部分切除椎弓根，进行直接减压（图 11.33）。经皮椎弓根螺钉系统可用以恢复脊柱的序列和稳定。

11.7　腰椎节段性不稳

　　腰椎节段性不稳表现为脊柱运动节段不能承受生理性负荷，导致两个腰椎之间的异常运动。最常见的主诉是背部疼痛，通常是机械性的，但也有下肢疼痛或继发于动态不稳的狭窄而引起的神经系统表现。可根据前屈后伸侧位片上椎体间的异常活动做出诊断。前屈后伸侧位片显示矢状面移位大于椎体前后径的 12% 或相对矢状面角度 > 11° 是被广泛接受的不稳的定义。通常需要行脊柱融合术。经椎间孔或椎板间经皮内镜下减压联合可膨胀融合器置入可用于治疗腰椎节段性不稳（图 11.34）。

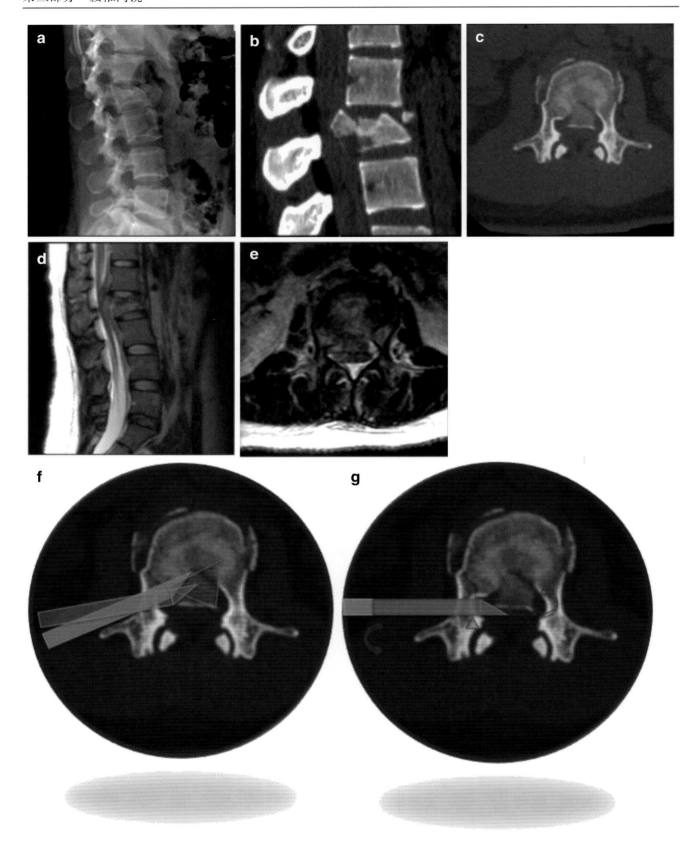

图 11.33　经皮内镜减压和经皮复位固定联合治疗腰椎爆裂性骨折。a~c. 术前 X 线片及 CT 显示 L2 椎体爆裂性骨折。d、e. 术前 MRI 显示神经结构明显受压。f. 椎体内减压的术前计划。g. 对突入椎管骨碎片皮质部分切除的术前计划。h. 后突骨碎片的内镜视野。i. 硬膜囊减压后的内镜视野。j. 术后 X 线片显示脊柱序列在经皮椎弓根螺钉系统（Sextant 复位系统，Medtronic）下得到恢复。k、l. 术后 1 天 2D CT 重建显示腰椎管减压充分。m、n. 术后 3 个月 MRI 显示硬膜囊减压充分

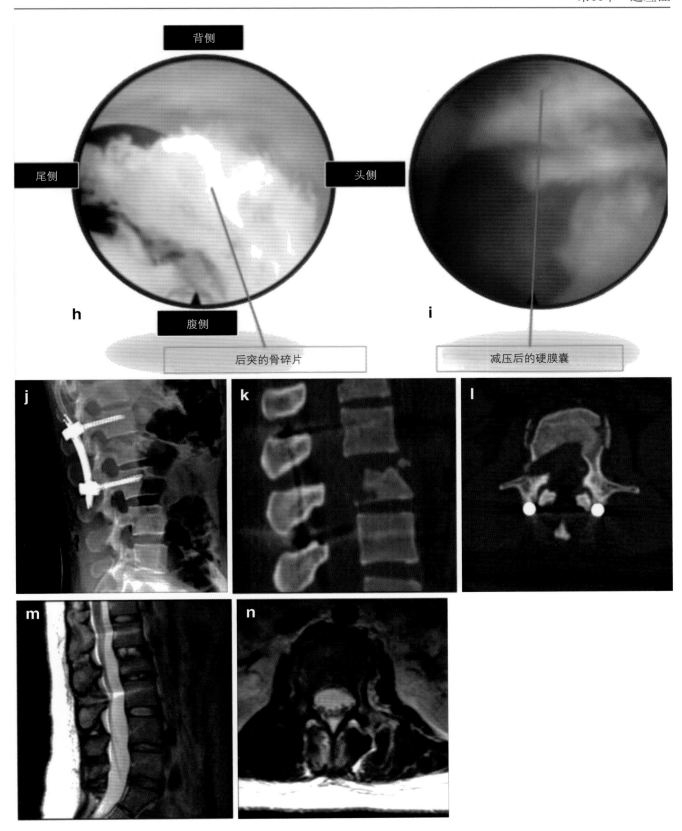

背侧

尾侧

头侧

腹侧

h

i

后突的骨碎片

减压后的硬膜囊

j

k

l

m

n

图 11.33 （续）

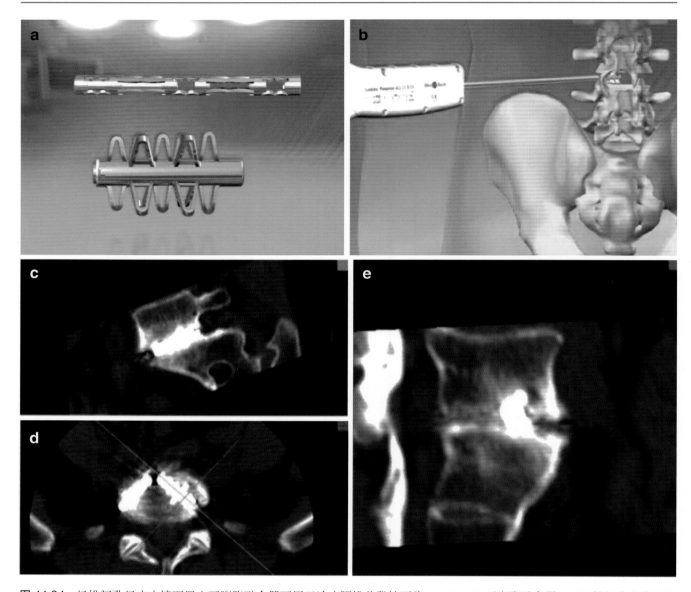

图 11.34　经椎间孔经皮内镜下置入可膨胀融合器可用于治疗腰椎节段性不稳。a. B–twin 可膨胀融合器。b. 经椎间孔入路置入 B–twin 融合器。c~e. 术后 2D CT 重建显示经椎间孔置入 B–twin 融合器进行椎间融合，位置良好。f. B–twin 融合器也可以通过椎板间入路置入。g~i. 术后 2D CT 重建显示经椎板间入路置入 B–twin 融合器进行椎间融合，位置良好

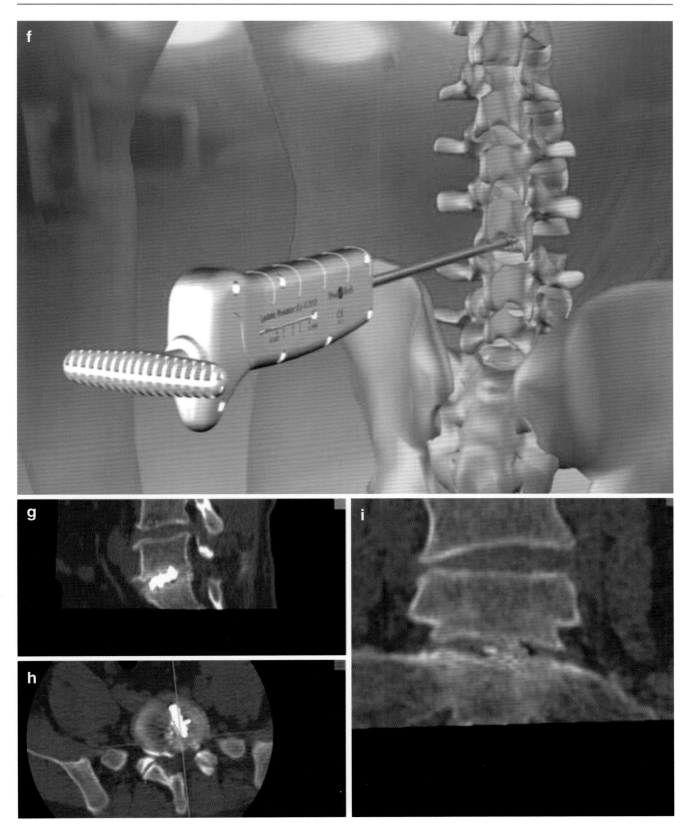

图 11.34 （续）

参考文献

[1] Mysliwiec LW, Cholewicki J, Winkelpleck MD, Eis GP. MSU classification for herniated lumbar discs on MRI: toward developing objective criteria for surgical selection. Eur Spine J. 2010;19(7):1087–1093. https://doi.org/10.1007/s00586-009-1274-4.

[2] Kim CH, Chung CK, Woo JW. Surgical Outcome of Percutaneous Endoscopic Interlaminar Lumbar Discectomy for Highly Migrated Disk Herniation. Clin Spine Surg. 2016;29(5):E259–E266. https://doi.org/10.1097/BSD.0b013e31827649ea.

[3] Lee S, Kim SK, Lee SH, Kim WJ, Choi WC, Choi G, Shin SW. Percutaneous endoscopic lumbar discectomy for migrated disc herniation: classification of disc migration and surgical approaches. Eur Spine J. 2007;16(3):431–437. https://doi.org/10.1007/s00586-006-0219-4.

[4] Yeung AT, Tsou PM. Posterolateral endoscopic excision for lumbar disc herniation: surgical technique, outcome, and complications in 307 consecutive cases. Spine. 2002;27(7):722–731.

[5] Ruetten S, Komp M, Godolias G. An extreme lateral access for the surgery of lumbar disc herniations inside the spinal canal using the full-endoscopic uniportal transforaminal approach-technique and prospective results of 463 patients. Spine. 2005;30(22):2570–2578.

[6] Li ZZ, Hou SX, Shang WL, Song KR, Zhao HL. Modified percutaneous lumbar foraminoplasty and percutaneous endoscopic lumbar discectomy:instrument design, technique notes, and 5 years follow-up. Pain Physician. 2017;20(1):E85–E98.

[7] Lee SH, Kang BU, Ahn Y, Choi G, Choi YG, Ahn KU, Shin SW, Kang HY. Operative failure of percutaneous endoscopic lumbar discectomy: a radiologic analysis of 55 cases. Spine. 2006;31(10):E285–E290. https://doi.org/10.1097/01.brs.0000216446.13205.7a.

[8] Choi G, Lee SH, Lokhande P, Kong BJ, Shim CS, Jung B, Kim JS. Percutaneous endoscopic approach for highly migrated intracanal disc herniations by foraminoplastic technique using rigid working channel endoscope. Spine. 2008;33(15):E508–E515. https://doi.org/10.1097/BRS.0b013e31817bfa1a.

[9] Wang D, Pan H, Hu Q, Zhu H, Zhu L, He Y, Wang J, Jia G. Percutaneous endoscopic transpedicle approach for herniated nucleus pulposus in the lumbar hidden zone. Asian J Endosc Surg. 2017;10(1):87–91. https://doi.org/10.1111/ases.12320.

[10] Li ZZ, Hou SX, Shang WL, Song KR, Zhao HL. The strategy and early clinical outcome of full-endoscopic L5/S1 discectomy through interlaminar approach. Clin Neurol Neurosurg. 2015;133:40–45. https://doi.org/10.1016/j.clineuro.2015.03.003.

[11] Suh SW, Shingade VU, Lee SH, Bae JH, Park CE, Song JY. Origin of lumbar spinal roots and their relationship to intervertebral discs: a cadaver and radiological study. J Bone Joint Surg. 2005;87(4):518–522. https://doi.org/10.1302/0301-620X.87B4.15529.

[12] Cinotti G, De Santis P, Nofroni I, Postacchini F. Stenosis of lumbar intervertebral foramen:anatomic study on predisposing factors. Spine. 2002;27(3):223–229.

[13] Lee S, Lee JW, Yeom JS, Kim KJ, Kim HJ, Chung SK, Kang HS. A practical MRI grading system for lumbar foraminal stenosis. AJR Am J Roentgenol. 2010;194(4):1095–1098. https://doi.org/10.2214/AJR.09.2772.

[14] Hasegawa T, An HS, Haughton VM, Nowicki BH. Lumbar foraminal stenosis: critical heights of the intervertebral discs and foramina. A cryomicrotome study in cadavera. J Bone Joint Surg Am. 1995;77(1):32–38.

[15] Lewandrowski KU. "Outside-in" technique, clinical results, and indications with transforaminal lumbar endoscopic surgery: a retrospective study on 220 patients on applied radiographic classification of foraminal spinal stenosis. Int J Spine Surg. 2014;8 https://doi.org/10.14444/1026.

[16] Knight MT, Jago I, Norris C, Midwinter L, Boynes C. Transforaminal endoscopic lumbar decompression & foraminoplasty: a 10 year prospective survivability outcome study of the treatment of foraminal stenosis and failed back surgery. Int J Spine Surg. 2014;8 https://doi.org/10.14444/1021.

[17] Ahn Y, Lee SH, Park WM, Lee HY. Posterolateral percutaneous endoscopic lumbar foraminotomy for L5-S1 foraminal or lateral exit zone stenosis. Technical note. J Neurosurg. 2003;99(3 Suppl):320–323.

[18] Lee CK, Rauschning W, Glenn W. Lateral lumbar spinal canal stenosis: classification, pathologic anatomy and surgical decompression. Spine. 1988;13(3):313–320.

[19] Ciric I, Mikhael MA. Lumbar spinal-lateral recess stenosis. Neurol Clin. 1985;3(2):417–423.

[20] Li ZZ, Hou SX, Shang WL, Cao Z, Zhao HL. Percutaneous lumbar foraminoplasty and percutaneous endoscopic lumbar decompression for lateral recess stenosis through transforaminal approach:technique notes and 2 years follow-up. Clin Neurol Neurosurg. 2016;143:90–94. https://doi.org/10.1016/j.clineuro.2016.02.008.

[21] Ruetten S, Komp M, Merk H, Godolias G. Surgical treatment for lumbar lateral recess stenosis with the full-endoscopic interlaminar approach versus conventional microsurgical technique: a prospective, randomized, controlled study. J Neurosurg Spine. 2009;10(5):476–485. https://doi.org/10.3171/2008.7.17634.

[22] Park HJ, Kim SS, Lee YJ, Lee SY, Park NH, Choi YJ, Chung EC, Rho MH. Clinical correlation of a new practical MRI method for assessing central lumbar spinal stenosis. Br J Radiol. 2013;86(1025):20120180. https://doi.org/10.1259/bjr.20120180.

[23] Lee GY, Lee JW, Choi HS, Oh KJ, Kang HS. A new grading system of lumbar central canal stenosis on MRI: an easy and reliable method. Skelet Radiol. 2011;40(8):1033–1039. https://doi.org/10.1007/s00256-011-1102-x.

[24] Komp M, Hahn P, Oezdemir S, Giannakopoulos A, Heikenfeld R, Kasch R, Merk H, Godolias G, Ruetten S. Bilateral spinal decompression of lumbar central stenosis with the full-endoscopic interlaminar versus microsurgical laminotomy technique: a prospective, randomized, controlled study. Pain Physician. 2015;18(1):61–70.

[25] Lee CK, Vessa P, Lee JK. Chronic disabling low back pain syndrome caused by internal disc derangements. The results of disc excision and posterior lumbar interbody fusion. Spine. 1995;20(3):356–361.

[26] Schwarzer AC, Wang SC, Bogduk N, McNaught PJ, Laurent R.

Prevalence and clinical features of lumbar zygapophysial joint pain: a study in an Australian population with chronic low back pain. Ann Rheum Dis. 1995;54(2):100–106.

[27] Schellhas KP, Pollei SR, Gundry CR, Heithoff KB. Lumbar disc high-intensity zone. Correlation of magnetic resonance imaging and discography. Spine. 1996;21(1):79–86.

[28] Sachs BL, Vanharanta H, Spivey MA, Guyer RD, Videman T, Rashbaum RF, Johnson RG, Hochschuler SH, Mooney V. Dallas discogram description. A new classification of CT/discography in low-back disorders. Spine. 1987;12(3):287–294.

[29] Tsou PM, Alan Yeung C, Yeung AT. Posterolateral transforaminal selective endoscopic discectomy and thermal annuloplasty for chronic lumbar discogenic pain: a minimal access visualized intradiscal surgical procedure. Spine J. 2004;4(5):564–573. https://doi. org/10.1016/j.spinee.2004.01.014.

[30] Lee JH, Lee SH. Clinical efficacy of percutaneous endoscopic lumbar annuloplasty and nucleoplasty for treatment of patients with discogenic low back pain. Pain Med. 2016;17(4):650–657. https://doi.org/10.1093/pm/pnv120.

[31] Ahn Y, Lee SH. Outcome predictors of percutaneous endoscopic lumbar discectomy and thermal annuloplasty for discogenic low back pain. Acta Neurochir. 2010;152(10):1695–1702. https://doi.org/10.1007/s00701-010-0726-2.

[32] Schwarzer AC, Aprill CN, Derby R, Fortin J, Kine G, Bogduk N. Clinical features of patients with pain stemming from the lumbar zygapophysial joints. Is the lumbar facet syndrome a clinical entity? Spine. 1994;19(10):1132–1137.

[33] Helbig T, Lee CK. The lumbar facet syndrome. Spine. 1988;13(1):61–64.

[34] Eisenstein SM, Parry CR. The lumbar facet arthrosis syndrome. Clinical presentation and articular surface changes. J Bone Joint Surg. 1987;69(1):3–7.

[35] Bogduk N. Evidence-informed management of chronic low back pain with facet injections and radiofrequency neurotomy. Spine J. 2008;8(1):56–64. https://doi.org/10.1016/j.spinee.2007.10.010.

[36] Hickey RF, Tregonning GD. Denervation of spinal facet joints for treatment of chronic low back pain. N Z Med J. 1977;85(581):96–99.

[37] Moussa WM, Khedr W. Percutaneous radiofrequency facet capsule denervation as an alternative target in lumbar facet syndrome. Clin Neurol Neurosurg. 2016;150:96–104. https://doi.org/10.1016/j.clineuro.2016.09.004.

[38] Cho J, Park YG, Chung SS. Percutaneous radiofrequency lumbar facet rhizotomy in mechanical low back pain syndrome. Stereotact Funct Neurosurg. 1997;68(1–4 Pt 1):212–217.

[39] Li ZZ, Hou SX, Shang WL, Song KR, Wu WW. Evaluation of endoscopic dorsal ramus rhizotomy in managing facetogenic chronic low back pain. Clin Neurol Neurosurg. 2014;126:11–17. https://doi.org/10.1016/j.clineuro.2014.08.014.

[40] Yeung A, Gore S. Endoscopically guided foraminal and dorsal rhizotomy for chronic axial back pain based on cadaver and endoscopically visualized anatomic study. Int J Spine Surg. 2014;8 https://doi.org/10.14444/1023.

[41] Klang E, Lidar M, Lidar Z, Aharoni D, Eshed I. Prevalence and awareness of sacroiliac joint alterations on lumbar spine CT in low back pain patients younger than 40 years. Acta Radiol. 2017;58(4):449–455. https://doi.org/10.1177/0284185116656490.

[42] Vora AJ, Doerr KD, Wolfer LR. Functional anatomy and pathophysiology of axial low back pain:disc, posterior elements, sacroiliac joint, and associated pain generators. Phys Med Rehabil Clin N Am. 2010;21(4):679–709. https://doi.org/10.1016/j.pmr.2010.07.005.

[43] Schwarzer AC, Aprill CN, Bogduk N. The sacroiliac joint in chronic low back pain. Spine. 1995;20(1):31–37.

[44] Cohen SP, Hurley RW, Buckenmaier CC 3rd, Kurihara C, Morlando B, Dragovich A. Randomized placebo-controlled study evaluating lateral branch radiofrequency denervation for sacroiliac joint pain. Anesthesiology. 2008;109(2):279–288. https://doi.org/10.1097/ALN.0b013e31817f4c7c.

[45] Ferrante FM, King LF, Roche EA, Kim PS, Aranda M, Delaney LR, Mardini IA, Mannes AJ. Radiofrequency sacroiliac joint denervation for sacroiliac syndrome. Reg Anesth Pain Med. 2001;26(2):137–142. https://doi.org/10.1053/rapm.2001.21739.

[46] Choi WS, Kim JS, Ryu KS, Hur JW, Seong JH, Cho HJ. Endoscopic radiofrequency ablation of the sacroiliac joint complex in the treatment of chronic low back pain: a preliminary study of feasibility and efficacy of a novel technique. Biomed Res Int. 2016;2016:2834259. https://doi.org/10.1155/2016/2834259.

[47] James A, Laufer I, Parikh K, Nagineni VV, Saleh TO, Hartl R. Lumbar juxtafacet cyst resection: the facet sparing contralateral minimally invasive surgical approach. J Spinal Disord Tech. 2012;25(2):E13–E17. https://doi.org/10.1097/BSD.0b013e31822ac4e5.

[48] Deshmukh NV, Kanse P. Lumbar facet synovial cyst. Postgraduate Med J. 2003;79(933):419, 423-414.

[49] Zou MX, Lv GH, Li J, Wang XB. Osteoid osteoma at the posterior element of lumbar spinal column in a young boy. Spine J. 2016;16(10):e651–e652. https://doi.org/10.1016/j.spinee.2016.02.026.

[50] Even JL, O'Malley MJ, Ward WT. Osteoid osteoma of the lumbar spine. Spine J. 2012;12(10):971–972. https://doi.org/10.1016/j.spinee.2012.08.176.

[51] Yoshioka K, Matsuda E, Murakami H, Tsuchiya H. Microendoscopic excision of osteoid osteoma in the pedicle of the third lumbar vertebra. Asian Spine J. 2015;9(6):958–961. https://doi.org/10.4184/asj.2015.9.6.958.

[52] Slosar PJ Jr, Patwardhan AG, Lorenz M, Havey R, Sartori M. Instability of the lumbar burst fracture and limitations of transpedicular instrumentation. Spine. 1995;20(13):1452–1461.

[53] Ducker TB. Lumbar burst fracture. J Spinal Disord. 1988;1(2):174–175; discussion 176–178.

[54] Ko SB, Lee SW. Result of posterior instrumentation without fusion in the management of thoracolumbar and lumbar unstable burst fracture. J Spinal Disord Tech. 2014;27(4):189–195. https://doi.org/10.1097/BSD.0b013e31825bfc8e.

[55] Kim HY, Kim HS, Kim SW, Ju CI, Lee SM, Park HJ. Short segment screw fixation without fusion for unstable thoracolumbar and lumbar burst fracture: a prospective study on selective consecutive patients. J Korean Neurosurg Soc. 2012;51(4):203–207. https://doi.org/10.3340/

jkns.2012.51.4.203.

[56] Eck JC. Minimally invasive corpectomy and posterior stabilization for lumbar burst fracture. Spine J. 2011;11(9):904–908. https://doi.org/10.1016/j. spinee.2011.06.013.

[57] Alqarni AM, Schneiders AG, Hendrick PA. Clinical tests to diagnose lumbar segmental instability:a systematic review. J Orthop Sports Phys Ther. 2011;41(3):130–140. https://doi.org/10.2519/jospt.2011.3457.

[58] O'Sullivan PB. Lumbar segmental 'instability': clinical presentation and specific stabilizing exercise management. Man Ther. 2000;5(1):2–12. https://doi. org/10.1054/math.1999.0213.

[59] Fritz JM, Erhard RE, Hagen BF. Segmental instability of the lumbar spine. Phys Ther. 1998;78(8):889–896.

[60] Boden SD, Wiesel SW. Lumbosacral segmental motion in normal individuals. Have we been measuring instability properly? Spine. 1990;15(6):571–576.

[61] Folman Y, Shabat S, Gepstein R. B-twin expandable spinal spacer for posterior lumbar interbody stabilization:mechanical testing. J Surg Orthop Adv. 2006;15(4):203–208.

[62] Folman Y, Lee SH, Silvera JR, Gepstein R. Posterior lumbar interbody fusion for degenerative disc disease using a minimally invasive B-twin expandable spinal spacer: a multicenter study. J Spinal Disord Tech. 2003;16(5):455–460.

第 12 章　经椎间孔入路的腰椎内镜技术

Anthony T. Yeung

12.1　引言

　　腰椎内镜检查有 3 种进入椎间盘和硬膜外腔的基本方法。Inside-out 技术由 Kambin 和 Hijikata 在使用关节镜进行椎间盘切除术时最先使用。Kambin 的原创技术要求通过套管对纤维环进行可视化操作，然后在套管内使用 3mm 和 5mm 的环锯在直视下对纤维环开窗。这个入路被称为 Kambin "安全三角"。Anthony T. Yeung 改良了 Kambin 的入路，置入钝的 2 孔扩张器后麻醉纤维环，然后对浸润麻醉的纤维环进行钝性开窗，接着在扩张器上插入一个有斜面的套管。这通常称为 "Inside-Out" 技术或 "杨氏内镜脊柱系统（YESS™）"。Yeung 的理念和技术强调将椎间盘可视化以进行椎间盘内治疗。它是在 1997 年由 Richard Wolf 开发并由 FDA 批准的。Yeung 的同事、内镜先驱 Hoogland 利用了一种 Outside-In 的技术，在扩张器外使用了一次性铰刀，被称为 Joimax 技术，后来被 Hoogland 改良为 MaxMore。随后出现了一种 "靶向" 技术，通常称为经皮内镜下腰椎间盘切除术（PELD）。

　　Yeung 和 Hoogland 强调了椎间孔和椎间盘通道两种不同的理念。Yeung 强调了内镜直视下椎间盘治疗，而 Hoogland 则强调了一系列扩张技术，以直达病灶为目标，用环锯和铰刀先处理外部后处理内部。Hoogland 赞成采用侧方入路，并将他的这一套系统推广为 Joimax 和后来的 MaxMore 系统。Yeung 则将其系统推广为 YESS™ 系统，并用 Vertebris 作为更加通用的系统，二者均由 Richard Wolf 股份有限公司售卖。

　　不同的脊柱内镜和手术器械满足了探查、减压、消融和冲洗腰椎疼痛性病理解剖结构的特定需求。

对于这些手术方法，外科医生可以实践或推广为不同的减压技术。Richard Wolf 股份有限公司和 Joimax 均培训脊柱内镜外科医生。这两种外科医生的理念和技术被概括为 "Inside-Out" "Outside-In" 和 "靶向" 技术。没有一种技术适合所有需要外科干预的疾病。通过减压和消融可视化的病灶来消除疼痛，将有助于在手术可视化和术前确认手术减压范围的基础上验证内镜减压效果。

12.2　入路技术概要

　　有时不同的理念和技术是被人混淆的，因为将靶向技术与用于椎间盘突出或狭窄减压的病理解剖联系起来比较容易。两种技术都可以进入硬膜外腔，但是 Inside-Out 的理念也针对选择性内镜下椎间盘切除术，因为疼痛源于退变脊柱的椎间盘，除某些创伤事件外，椎间盘是第一疼痛源。两种基本技术也被认为是 "靶向" 技术，结合了 Inside-Out 和 Outside-In 的理念，通常称为经皮内镜下腰椎间盘切除术（PELD）。

　　Yeung 描述了他的 Inside-Out 的理念，并以腰痛起源于椎间盘的基本前提为基础。随着杨氏内镜脊柱系统（YESS™）的出现，新的仪器和内镜将继续发展。这是一种品牌化的通用技术，着重于椎间盘内治疗以及通向椎间孔和硬膜腋下。腋下也被称为 "隐蔽区"，其中就有 "腰椎手术失败综合征"（FBSS）的病理解剖根源。

12.3　经椎间孔入路

　　Kambin 的最初理论是强调椎间盘的安全内镜

入路，使用单孔和双孔技术从椎间盘内去除包容性和部分突出的椎间盘。他的手术入路是经过被称为 Kambin 三角的"安全"区域。由于正常解剖结构的变异，异常神经（称为"分叉"神经或自主神经），以及由于椎间孔和椎间孔腋下可视化而发现的神经结构的变异，已确定该"安全"区域并不总是"安全"的。这些变化也可以在尸体显微解剖中找到。自 Kambin 以来的入路演变取决于进入目标病理解剖结构所采用的角度（图 12.1）。

因为这种理念和技术并未考虑正常和病理解剖的变化，那些依赖于借助环锯 Outside –In 技术的内镜外科医生，感觉障碍和入路并发症会更多。

由于对病理解剖结构有了更好的了解，并与其病理生理学密切相关，脊柱治疗方法正在发展和变化。医生可以经椎间孔入路通过安全通道识别正常和病理解剖的位置。Yeung 在过去的出版物中发表了他不断发展的技术，首先是在《国际外科技术》的一系列文章中，从第 8 版开始，然后是第 9 版、第 15 版和第 21 版。本章旨在区分两种公认的技术。

YESS™ 的理念和技术将在此处描述和强调，它是一种安全的、最有效的技术，重点在于内镜下的直视。本章将重点介绍符合人体工程学的内镜可视化设计的 YESS™ 内镜的设计（图 12.2），其最初开发目的是便于使用内镜图像对椎间盘内和椎间孔进行病理解剖结构的可视化。本章的篇幅和大小有限，将引导读者阅读 Yeung 撰写的文章，这些文章讨论了病理解剖结构可视化的重要性。本章仅限于讨论入路。Kambin 的原始套管是圆形的。斜面套管由 Yeung 在 1997 年开发，是 YESS™ 系统的一部分，用于在同一图像中可视化椎间盘和硬膜外腔（图 12.3）。

12.4　椎间盘内治疗

椎间盘可视化是腰椎内镜手术中的重要概念，因为背痛和坐骨神经痛是通过椎间盘内的病理生理和病理解剖结构产生的。Yeung 的技术强调了在采用 Kambin 的椎间盘内减压技术治疗有症状的包容型和突出椎间盘后，内镜下的盘内治疗。Yeung 借助于退变椎间盘的染色研究了椎间盘内病理解剖结构。他的内镜图像与 Rauschning 所说明的 Cadaver 冷冻解剖高度相关，也与 Pfirrman 的 MRI 图像有相关性。

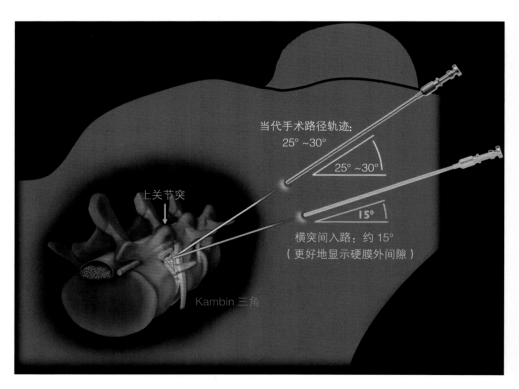

图 12.1　穿刺针轨迹的演变：从 Kambin 腰椎内镜以小关节腹侧为支点，利用套管和内镜装置作为杠杆，使用靶向的可活动套管轨迹（平行于平分两个终板的线）进入上下终板间的椎间盘

当代手术路径轨迹：
25°~30°

25°~30°

15°

横突间入路：约 15°
（更好地显示硬膜外间隙）

上关节突

Kambin 三角

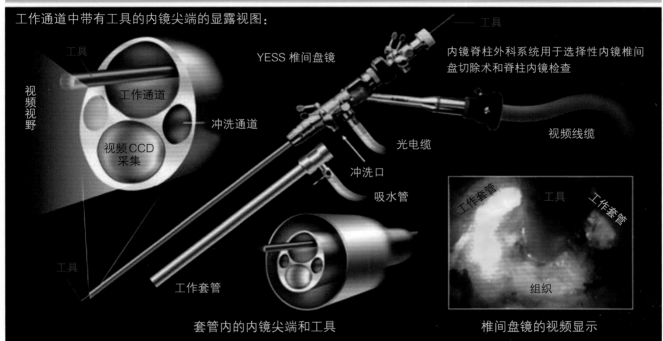

关节镜显微椎间盘切除术的部分器械（非按比例）

探针（inneedle 使用） 针 闭孔器（钝端，双孔；侧孔设计允许麻醉剂输送） 环钻 咬骨钳 CANNULA（工作通道；所有未使用的工具／针的工作通道；斜面边缘允许扩大手术视野的可视化）：工作套管

工作通道中带有工具的内镜尖端的显露视图：

工具　工具　YESS 椎间盘镜　工具　内镜脊柱外科系统用于选择性内镜椎间盘切除术和脊柱内镜检查

视频视野　工作通道　冲洗通道　光电缆　视频线缆

视频CCD采集　冲洗口　吸水管

工作套管　工具　工作套管

工具　组织

工作套管　套管内的内镜尖端和工具　椎间盘镜的视频显示

图 12.2 YESS™ 内镜旨在可视化诊断和治疗疼痛病灶。它被用作椎间盘切除术，髓核切除术，减压和神经消融的手术工具。通过内镜冲洗还可以去除引起化学性坐骨神经痛的刺激性酸性细胞因子。YESS™ 内镜的配置提供了多个液体通道，该系统流体泵可以控制流量和压力，以控制出血并最大化视野。内镜的椭圆形提供较窄的横截面，以允许插入带有 2.5mm 工作通道的 6mm 内径套管，容纳标准的微创工具。3 个集成的冲洗通道还可以容纳用于软组织清理和激光消融的激光纤维。还可提供更大的 3.2mm 和 4.1mm Vertebris 内镜，以容纳更大的手术器械和动力磨钻。该系统还具有专门配置的套管，以适应其他内镜供应商提供的铰链式、灵活的和不同配置的仪器

12.5 内镜下椎间盘内病理解剖和治疗

由于退变和疼痛源于椎间盘，因此椎间盘内病理解剖的内镜视野是脊柱内镜手术的重要组成部分。YESS™ 技术是专为内镜进入椎间盘研发的，可获得椎间盘内视野，治疗盘内病变。

EBM 1 级证据的大型双盲研究和 38 项队列研究证实了木瓜凝乳蛋白酶是盘源性疼痛的有效治疗方法。既往研究中，使用 YESS™ 内镜技术要注意腰椎内镜视野下确认减压情况并切除疼痛病源。

Inside-Out 技术强调通过椎间孔成形术或以椎间孔关节面腹侧为支点，将内镜置入盘内和硬膜外腔不同部位。使用环锯、枪钳和弯头磨钻进行椎间孔成形术，可进一步进入硬膜外腔和硬脊膜，通过激光精准切割和减压来扩大硬膜空间（图 12.4）。标准的椎间孔通道是对极外侧型（图 12.5）、包容型椎间盘突出和纤维环撕裂的理想选择。

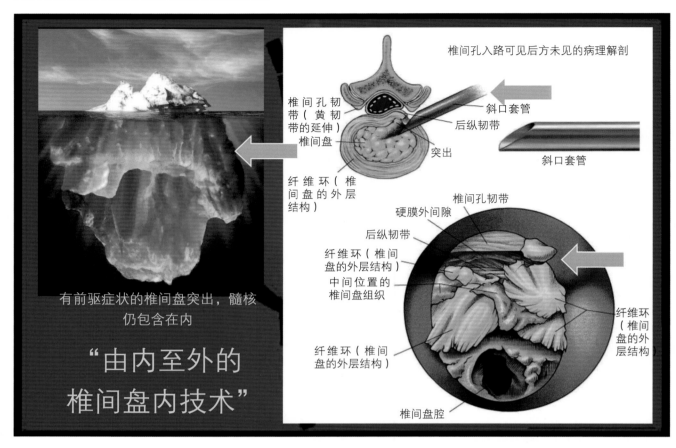

图 12.3 杨氏斜面套管 "Inside-Out" 的椎间盘内技术。该图是显露硬膜外腔和椎间盘的椭圆形斜面套管。在椎间盘内观察椎间盘突出，就像冰山的底部一样，可以将其辨别并拉入椎间盘内

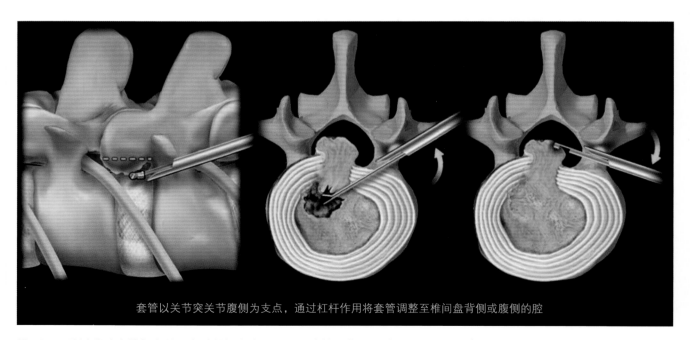

套管以关节突关节腹侧为支点，通过杠杆作用将套管调整至椎间盘背侧或腹侧的腔

图 12.4 灵活移动套管靶向处理各种椎间盘突出。通过内镜图像，可确认以中央型、旁中央型、椎间孔型和极外侧型突出为代表的所有类型椎间盘突出所导致的经过根或出口根的减压效果。从椎间孔平行于椎间隙置管是椎间孔型和极外侧型椎间盘突出的理想选择。但对突出到硬膜外间隙的椎间盘，以关节突关节腹侧面为支点用工作套管作为杠杆行或不行椎间孔成形来处理突出物

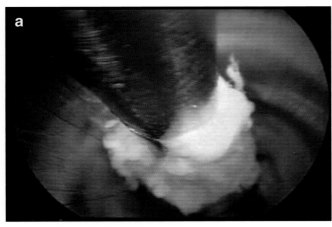 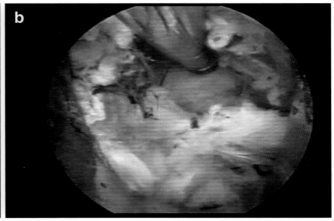

图 12.5 a.经椎间孔内镜技术适用于椎间孔型椎间盘突出症。b.从椎间孔中摘除突出髓核后，即可显露神经，确认减压完成

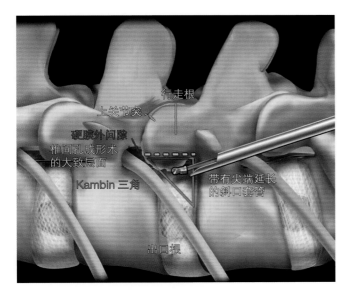

图 12.6 椎间孔成形术还可减压小关节腹侧，直接到达硬膜外隙和椎间孔，然后是上关节突的头端。显露宽大的小关节可能需要先去除外侧小关节，然后再将小关节作为支点、工作套管作为杠杆，使其角度更加水平和居中

在套管保护下使用新型弯头磨钻、咬骨钳、骨锉和环锯完成椎间孔成形术可使经椎间孔手术更易到达椎间孔（图12.6）。

经椎间孔轻松移除上关节突的尖端到达经过根和出口根之间的腋下，即所谓 MacNab 隐蔽区（图12.7）。这是腰椎手术失败综合征的常见部位。通道建立后，会清晰看到经过根和出口根（图12.8）。

在脊柱内镜手术中，内镜视野下能看到的正常解剖变异包括神经、韧带、脉管系统结构和称为分叉神经的异常神经（图12.9）。

辨别正常解剖和异常病理解剖结构对提高内镜检查的安全性具有重要意义。看见神经时，如果不考虑是正常神经，则其是异常的。因为自主神经不会出现在椎间孔，但分叉神经是正常神经上的分支，通常做开放手术的外科医生无法看到。

应避开分叉神经，但是难以从运动神经与感觉神经的混合支中鉴别感觉神经（图12.10）。

感觉神经的消融将有助于减轻轴性背痛，因为它来自背侧支，但从脊神经分支出来的分叉神经（图12.10）会引起感觉障碍和无力。

其他异常神经虽然很少见，但在既往记录中已至少出现了5次。这些神经的位置每次都记录在病理侧，因为通常在液体压力和神经剥离子将小神经分支塞回到腋下之前，会从大体标本中意外发现（图12.11）。

这使得镜下可见腋下引起腰椎手术失败综合征的病理解剖结构并进行手术减压。它还能为显微镜下 TLIF 入路内镜融合术操作提供更多空间。

总而言之，安全有效的经椎间孔入路取决于内镜技术对正常和病理解剖的可视化。随着腰椎内镜技术的发展，了解入路和正常及病理解剖视图对脊柱内镜的发展至关重要。

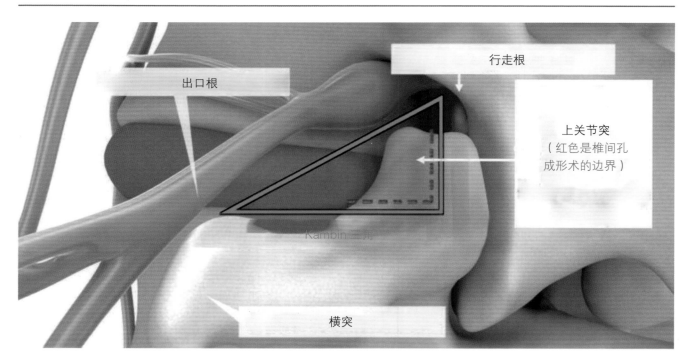

图 12.7　弯头磨钻与镜下环锯、咬骨钳和直头磨钻有助于快速地进行上关节突尖部减压以暴露神经腋下。需要进一步对 Kambin 三角的病理部位减压，通过椎间孔上关节突减压以显露腋下的隐蔽区而获得减压

图 12.8　内镜下可见腋下的隐蔽区。这个隐蔽区是腰椎手术失败综合征的位置

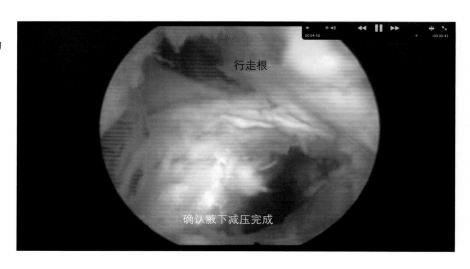

图 12.9　内镜下经常观察到异常的分叉（叉状）神经。必须决定是否保留神经，或切除或消融。从背侧支神经切断感觉神经将发生小关节源性背痛，但从脊神经切除或消融分叉神经可能会导致术后感觉异常。这是患者必须接受的经椎间孔镜手术的风险。在椎间孔中看到的分叉神经可能是背支的椎间孔分支或来自脊神经的分支。探查神经引起疼痛可以获知这条神经是否是感觉神经而可被切除以进入硬膜外腔，还是需要保护以防是混合神经的一条分支加以保留，或者它可被切除或消融。切断感觉神经只能减轻背侧支的疼痛，而背支是一种可以改善小关节源性背痛的感觉神经分支

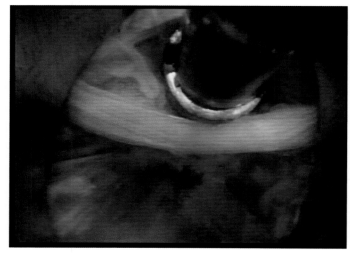

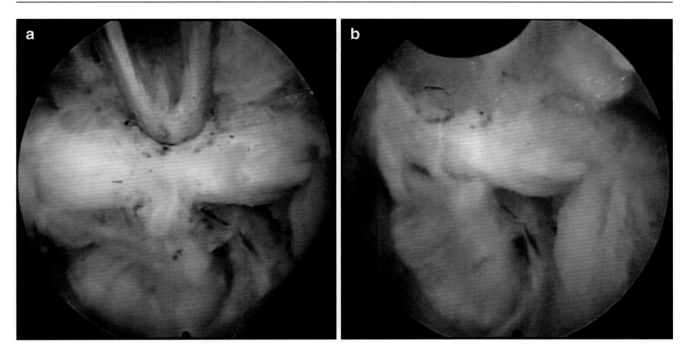

图 12.10　a、b. 一条分叉神经与出口神经分离的视野。该分叉神经应保留，因为它是脊神经的一个分支

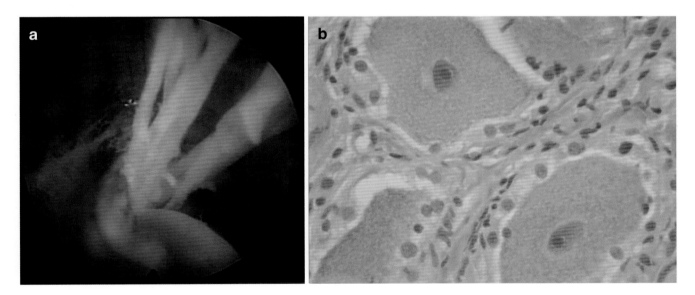

图 12.11　a、b. 异常的自主神经也很容易在内镜下从腋下移除。HE 染色中看到神经标本的病理切片有神经节。当遇到这些神经时，应使用专为 YESS™ 系统设计的内镜将这些神经"推"回到腋下。水流泵可用于增加流量或压力，以将异常神经"塞入"腋下

参考文献

[1] Yeung AT, Gore SR. Evolving methodology in treating discogenic back pain by selective endoscopic discectomy (SED) and thermal annuloplasty. J Minim Invasive Spinal Tech. 2001;1:8–16.

[2] Gore SR, Yeung AT. Identifying sources of discogenic pain. J Minim Invasive Spinal Tech. 2003;3(1):21–24.

[3] Yeung AT, Tsou PM. Posterolateral endoscopic excision for lumbar disc herniation: surgical technique, outcome, and complications in 307 consecutive cases. Spine (Phila Pa 1976). 2002;27(7):722–731.

[4] Yeung AT. Gore SR in-vivo endoscopic visualization of patho-anatomy in symptomatic degenerative conditions of the lumbar spine

II: Intradiscal, foraminal, and central canal decompression. Surg Technol Int. 2011;XXI:299–319.

[5] Yeung AT, Yeung CA. In-vivo endoscopic visualization of patho-anatomy in painful degenerative conditions of the lumbar spine. Surg Technol Int. 2006;15:243–256.

[6] Anthony T, Yeung MD. The evolution and advancement of endoscopic Foraminal surgery: one Surgeon's experience incorporating adjunctive Technologies SAS. Journal. 2007;1(3):108–117.

[7] Yeung AT. Minimally invasive surgery with the Yeung endoscopic spine system (YESS). Surg Tech Int. 2000;VIII:267–277.

[8] Yeung AT, Yeung CA. Advances in endoscopic disc and spine surgery: the Foraminal approach. Surg Tech Int. 2003;XI:253–261.

[9] Yeung AT. Percutaneous endoscopic discectomy: the posterolateral approach, minimal access spine surgery. 2nd ed. Regan, Lieberman, editors. Saint Louis:Quality Medical Publishing; 2003.

[10] Kim I-S, et al. Indigo carmine for the selective endoscopic intervertebral nuclectomy. J Korean Med Sci. 2005;20:702–703.

[11] Yeung AT, Tsou PM. Posterolateral endoscopic excision for lumbar disc herniation: surgical technique, outcome, and complications in 307 consecutive cases. Spine. 2002;27:722–731.

第 13 章　改良内镜入路治疗脱出型和椎间孔型／椎间孔外侧型椎间盘突出症

Kyung-Chul Choi, Dong Chan Lee, Choon-Keun Park

13.1　椎间盘脱出

13.1.1　引言

椎间盘突出物有时会突破后纵韧带，脱出后占位在硬膜外间隙的腹侧。摘除脱出的椎间盘需要广泛的骨切除，包括椎板、峡部和小关节，导致潜在的术后椎间不稳。特别是临床医生经常关心受累椎间盘的保留。经皮椎间盘手术最早由 Hijikata 等提出，而 Kambin 则开创了当代内镜下椎间盘切除术的手术技术。经皮椎间盘手术的理念由中央区减压转变为选择性切除，或从间接神经减压转变为直接神经减压。经皮内镜下腰椎间盘切除术（Percutaneous Endoscopic Lumbar Discectomy，PELD）已广泛应用于各类腰椎间盘突出症，其适应证已得到了扩大。镜下高速磨钻、铰刀工具包、可伸缩带角度髓核钳和神经剥离子的运用使治疗各种类型的椎间盘突出成为可能。然而，经皮内镜下脱出的椎间盘摘除技术要求很高，手术的成功取决于外科医生的经验。虽然与传统的开放手术相比，设备和技术的改进取得了良好的临床效果，但摘除脱出的椎间盘（HD）仍然具有挑战性，依旧是内镜失败的常见原因之一。根据椎间盘脱出的位置进行分型来进行术前规划对于成功的 PELD 非常重要。

13.1.2　分型

椎间盘脱出定义为突出物超出责任节段终板水平。根据脱出的方向和程度，分为 4 组，向上分重度脱出、轻度脱出，向下分重度脱出、轻度脱出。向上重度脱出是指脱出物超过椎弓根下缘水平一半

以上。向上轻度脱出是指脱出物位于椎间盘上缘水平和椎弓根下缘水平的一半之间。向下重度脱出是指脱出物超过椎弓根上缘水平以下。向下轻度脱出是指脱出物位于椎间盘下缘水平和椎弓根上缘水平之间（图 13.1）。游离的定义是突出物与相应责任椎间盘不连续。

13.1.3　内镜技术

13.1.3.1　Inside-Out 技术

局部麻醉下俯卧位行 PELD 手术。患者在整个手术过程中与术者进行沟通。皮肤穿刺点一般距中线 10~14cm。穿刺点局部浸润麻醉后，在透视引导下使用 18 号脊柱穿刺针。术中正位透视时，针尖位于椎弓根内侧缘；侧位透视时，针尖位于椎体后缘。然后，通过脊柱穿刺针插入导丝，沿着导丝置入铅笔头，最后沿着导杆将一个斜开口的工作套管置入责任椎间盘。随后将内镜（YESS™ 系统；Richard Wolf，Knittlingen，德国）置入工作套管内。在正位透视图上（图 13.2a、b），使用髓核钳将椎间盘组织从椎间盘的中央取出。镜下可见髓核炎性组织附着在纤维环裂口处。随后旋转工作通道的斜面正对脱出的椎间盘，使用髓核钳摘除突出椎间盘和纤维瘢痕组织。如果椎间盘碎片仍残留在硬膜外腔，则在切断后纵韧带后，将工作套管退回到硬膜外腔，使用可伸缩带角度髓核钳和神经剥离子探查椎间盘是否有残留（图 13.2c）。当脱出的椎间盘被完整摘除后，取出内镜。

13.1.3.2　Outside 技术或 Outside-In 技术

工作套管置于硬膜外腔，不穿透纤维环（图

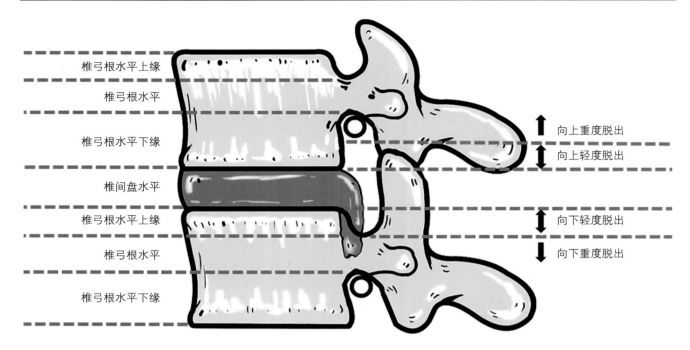

图 13.1 根据影像学区域分级的椎间盘脱出的方向和范围。脱出分 4 个区域（向上重度脱出、向上轻度脱出、向下重度脱出和向下轻度脱出）

13.3a、b）。向上移动工作套管（图 13.3c），显露出口神经根（Exiting Nerve Root, ENR）。已经确认 ENR 或 ENR 腋下位置后，找到被韧带覆盖的破裂椎间盘。切除部分韧带后，控制好出血，用髓核钳将 ENR 下方的突出物取出。如果发现椎间盘间隙有突出物或椎间盘内松动的碎块，则随后取出这些椎间盘组织（Outside-In）。

13.1.3.3 椎间孔成形技术

采用向头端倾斜 20°~30° 角，用铰刀进行椎间孔成形术，将穿刺针置于下位椎体椎弓根的上方（图 13.4a）。把导杆放到下位椎体和上关节突之间。使用大直径的铰刀套件（TESSYS, Joimax GmbH, Karlsruhe, Germany；图 13.4b）连续推进至椎弓根内侧缘。在去除上关节突和扩大椎间孔后，将工作套管放置在突出的椎间盘下方。

使用镜下磨钻进行椎间孔成形术

沿导丝置入铅笔头。工作套管置于椎间孔外和小关节外侧缘。使用镜下磨钻（Primado 2, Nakanishi Inc., 日本）去除部分上关节突和椎弓根（图 13.4 c、

d）。从椎间孔外侧到内侧，用磨钻、篮钳、枪钳进行部分关节突切除和椎间孔韧带切除，同时将工作套管放入椎间孔内侧区域以切除上关节突。

切除椎间孔韧带后显露行走神经根。一般情况下，突出的椎间盘隐藏在行走神经根下。在内镜下，使用可弯曲的射频和弯钳摘除椎间盘碎块。在取出突出物后，可看见行走根搏动。如果在椎间盘间隙发现椎间盘突出，则采用常规方法取出。

13.1.3.4 椎板间入路技术

皮肤的进针角度和套管的方向与椎间盘向上或向下突出有很大差异。当 L5~S1 椎间盘向上脱出时，从尾端向头端的方向经肩上入路有利于摘除 L5 神经根腋下或向上突出位于硬膜囊外侧缘平行于上椎板的椎间盘。当 L5~S1 椎间盘向下脱出时，经头—尾端方向经腋下入路可以直视 S1 椎弓根中段水平以上的视野。向下脱出较远的椎间盘需要部分切除 S1 椎板上缘。打开黄韧带后，显露神经根边缘。把工作套管置入目标位置时，显露破裂的椎间盘。这时使用钳子将其摘除。根据情况，从椎间盘间隙取出松动的椎间盘组织或突出的椎间盘。

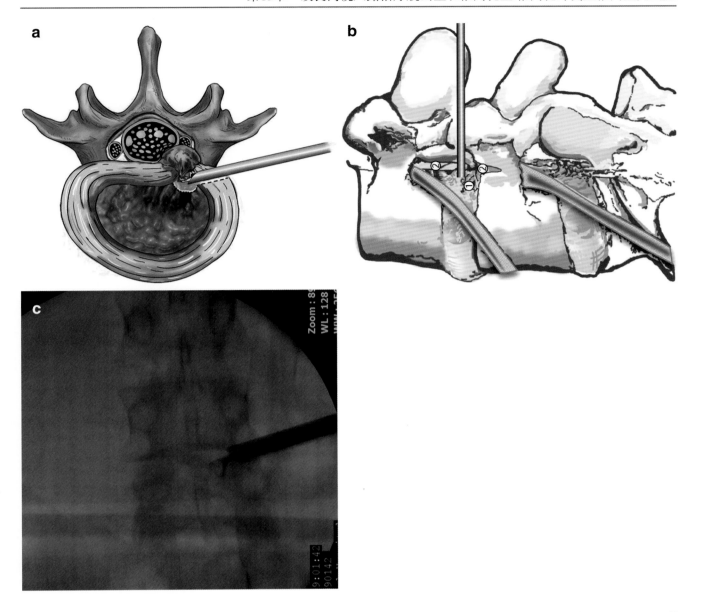

图 13.2 a. 在椎间盘内建立工作通道和空腔的 Inside-Out 技术。松解纤维环后，用髓核钳夹住突出的椎间盘。b. Inside-Out 技术示意图：①工作套管置入椎间盘内；②在硬膜外腔拔除套管，向上或向下移动。c.透视图显示 Inside-Out 技术使用可伸缩带角度髓核钳摘除向下脱出的椎间盘

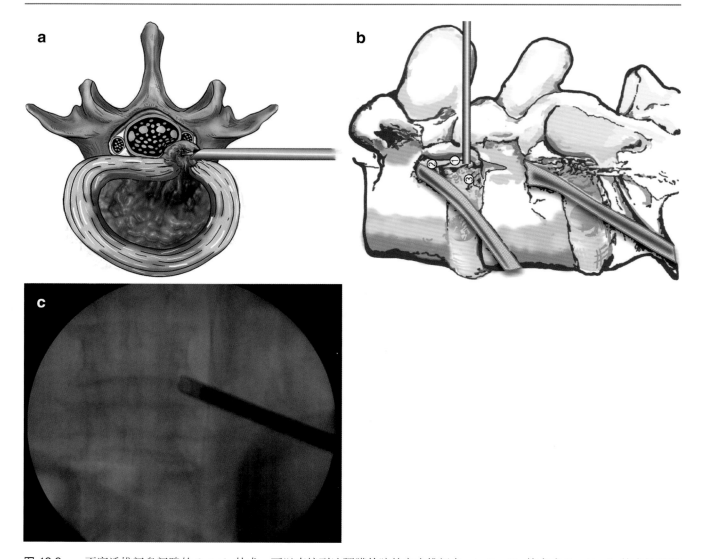

图 13.3 a. 不穿透椎间盘间隙的 Outside 技术，可以直接到达硬膜外腔的突出椎间盘。b. Outside 技术或 Outside-In 技术的处理程序：①工作套管置于硬膜外腔；②向上移动工作套管；③穿透椎间盘间隙或切除椎间盘内组织。c. 透视图显示，Outside 技术中工作套管调整为头—尾端方向，以处理向上脱出的椎间盘

13.1.4　内镜处理策略

• 轻度向上 / 向下脱出的非游离型椎间盘突出：Inside-Out 技术。

　　通过传统的后外侧入路，采用 Inside-Out 技术，经纤维环裂口进入，抓住突出的椎间盘根部，摘除整个脱出的椎间盘。根据情况，切断后纵韧带（PLL），调整工作套管的斜面开口，便于摘除脱出的椎间盘。

• 轻度向上 / 向下游离椎间盘突出：Outside 技术或者 Outside 技术结合椎间孔成形术。

　　这种情况并不常见。工作套管不需要进入纤维环，只需置于硬膜外腔。为了取出游离的椎间盘，应暴露神经根并在后纵韧带下方或上方进行探查。

• 向下重度脱出：Outside 技术结合椎间孔成形术。

　　内镜下采用传统技术不能直接观察到向下重度脱出的椎间盘。有必要采用斜入路，即头—尾端方向入路，并扩大椎间孔以观察硬膜囊腹侧（图 13.5）。一个弯头射频和髓核钳便于抓取和摘除脱出的椎间盘。Choi 等使用镜下磨钻切除上关节突。而 Schubert 和 Hoogland 在透视引导下使用铰刀。然而，他们不能完全看到下位椎体中部椎弓根以下脱出的

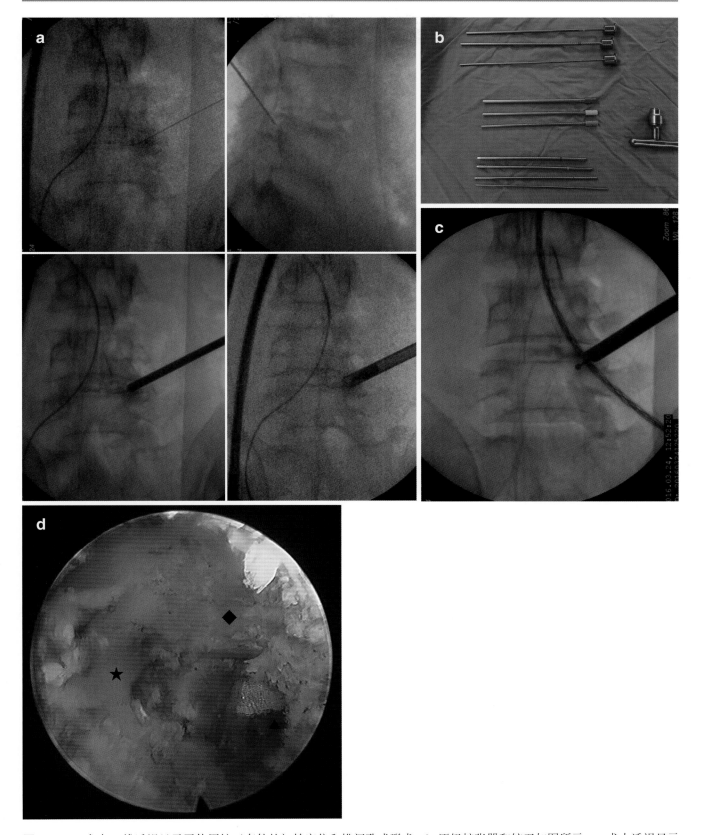

图 13.4　a. 术中 X 线透视显示了使用铰刀套件的初始定位和椎间孔成形术。b. 逐级扩张器和铰刀如图所示。c. 术中透视显示使用镜下磨钻去除上关节突（Superior Articular Process，SAP）和椎弓根上缘。d. 内镜图显示椎弓根上缘（★）、SAP（◆）和椎间盘间隙（▲）

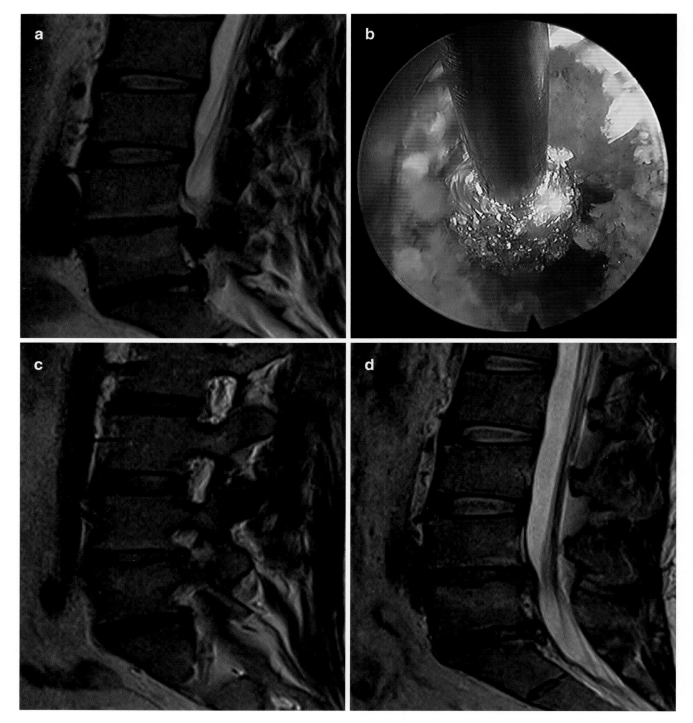

图 13.5 34 岁女性，右腿放射性疼痛（L5 皮节）。矢状位磁共振成像（MRI）（a）显示 L4~L5 椎间盘向下重度脱出。使用镜下磨钻部分磨除 SAP 和椎弓根上缘（b），术后矢状位 MRI（c）显示椎间孔增大，MRI（d）显示突出的椎间盘完全切除

椎间盘碎片。如果脱出的椎间盘是完整的，该技术可以保证椎间盘的完全摘除。如果椎间盘突出物较多，则有可能在椎弓根以下残留。

• 向上重度脱出：Outside 技术或 Outside-In 技术。

通常而言，向上脱出的椎间盘碎片会压迫出口神经根的腋下或背根神经节。如果可能，工作套管不应穿进椎间盘间隙，并且应有可以调节的空间（图 13.6）。对于 Outside 或者 Outside-In 技术，上腰椎

节段的椎间孔尺寸必须足够大。在下腰椎水平，有时需要行椎间孔成形术。采用 Outside-In 技术可以从椎间隙中取出突出的椎间盘，也可以将椎间孔脱出或向上脱出的椎间盘取出。

• L5/S1 向上 / 向下重度脱出：经椎板间技术。

经椎间孔入路（包括后外侧入路）在 L5~S1 节段的操作窗是狭窄的。髂嵴阻挡了后外侧入路，狭窄的椎间孔也限制了工作套管在 L5~S1 节段的自由

操作。对于 L5~S1 节段重度向上 / 向下脱出的椎间盘和伴有高髂骨的轻度向上 / 向下脱出的椎间盘，经椎板间入路的 PELD 可以直接到达并切除腹侧病灶（图 13.7）。Ruetten 等建议应排除脱出超过椎体高度一半的患者。然而，Choi 等报告了一例椎间盘游离高度达 8mm 并超过邻近椎体一半的患者。切除脱出椎间盘的难易程度取决于椎板间隙的纵向直径。如果椎板间隙不够大，则必须使用内镜下磨

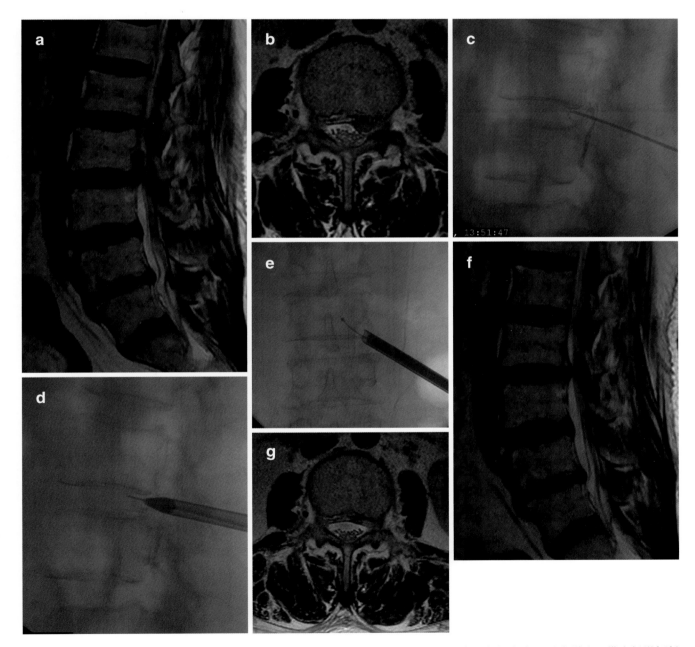

图 13.6　55 岁女性，严重的左大腿前方及腹股沟区疼痛。MRI（a、b）显示 L2~L3 水平椎间盘向上重度脱出。带有轻微倾斜穿刺角度的椎间盘造影术后（c），先后置入铅笔头（d）和工作套管。可弯曲射频（e）从尾端向头端探查，可发现硬膜外间隙有游离突出物。术后 MRI（f、g）显示向上脱出的椎间盘完全切除

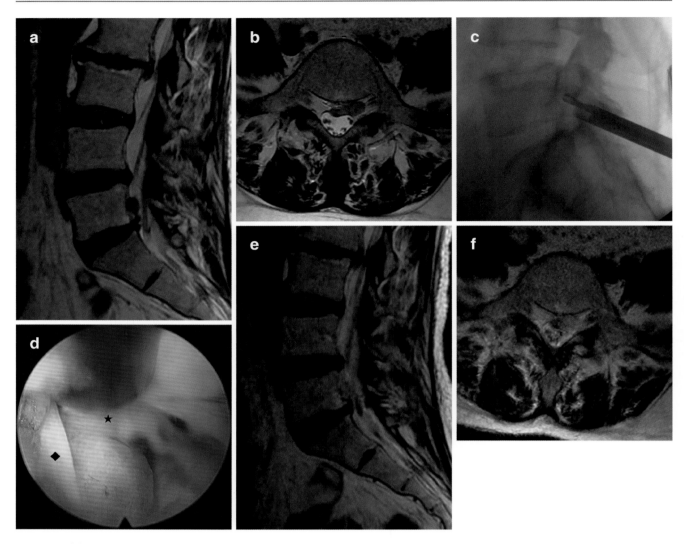

图 13.7 女性，54 岁，表现为右下肢的后外侧疼痛。MRI（a、b）显示 L5~S1 椎间盘游离脱出。术中透视图像（c）显示髓核钳在 L5 椎弓根下缘摘除游离的椎间盘。经椎板间 PELD 内镜视野（d）显示突出的椎间盘（★）在 L5 神经根（◆）下方。术后 MRI（e、f）显示椎间盘被完全摘除

钻进行骨质磨除。

Lee 等提出了一种传统的 Inside-Out PELD 技术，称为 Half-Half 技术，用于切除轻度游离的椎间盘。他们还建议对重度游离突出的椎间盘采用硬膜外内镜技术。在我们的系列病例研究中，脱出的方向和程度并没有统计学上的差异。对于重度脱出的椎间盘，Outside 技术、椎间孔成形术和椎板间 PELD 有助于脱出椎间盘的完全切除。然而，即使倾斜工作套管，且进行椎间孔成形术，我们仍无法看到上位椎体中段椎弓根上方和下位椎体中段椎弓根下方的游离椎间盘。如果游离的椎间盘位于椎弓根中部水平上方或下方，则可使用可弯曲的射频探头和髓核

钳协助取出被遮挡的突出物。在这种情况下，使用经椎间孔和椎板间的联合入路技术（图 13.8），或使用经椎板间或经椎弓根入路（图 13.9）也可以确保椎间盘的完全切除。

13.2 椎间孔型 / 椎间孔外侧型椎间盘突出症

13.2.1 引言

椎间孔型或椎间孔外侧型椎间盘突出症（FEDH）约占所有腰椎间盘突出症的 7%~12%。椎间孔区域

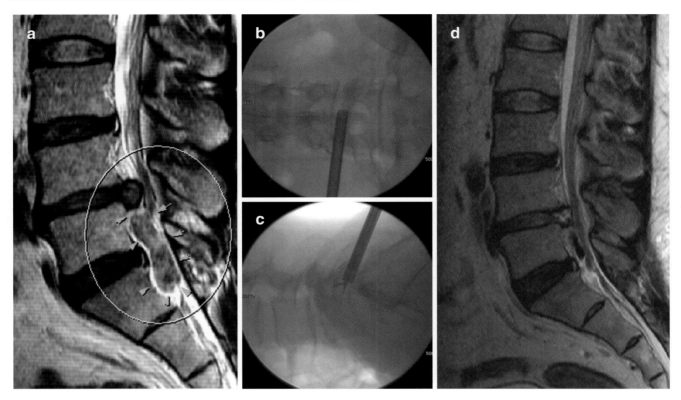

图 13.8 男性，39 岁，腰痛伴严重的右下肢 L5、S1 皮节区放射性疼痛。矢状位 T2 加权 MRI（a）显示 L4~L5 节段大块的椎间盘脱出（箭头）游离至 S1 的椎弓根水平。术中透视（b）显示将工作套管经对侧（左）入路置于棘突和右侧椎弓根内缘之间。镜下髓核钳通过 L5~S1 椎板间入路进入 L5 椎弓根下方的腹侧硬膜外腔（c）。术后矢状位 T2 加权 MRI（d）显示椎间盘突出被完全摘除

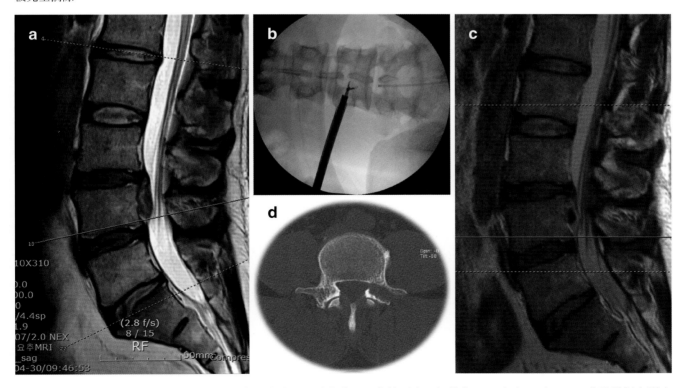

图 13.9 男性，38 岁，左下肢 L4 皮节区放射性疼痛和踝关节背屈肌力的下降。矢状位 MRI（a）显示 L3~L4 节段椎间盘脱出至 L4 下终板。术中经椎弓根入路，内镜下髓核钳取出椎间盘（b）。术后 MRI（c）显示椎间盘被完全切除。术后 CT（d）显示经椎弓根入路的手术痕迹

被认为是从椎弓根的内侧缘到外侧缘。椎间孔外的区域被定义为在椎弓根外侧边界之外。外侧椎间盘突出被认为是 FEDH。FEDH 通常见于老年患者，表现为严重的神经根性症状。疼痛可随后伸和侧屈而加重。轴位和旁矢状位 MRI 被认为是诊断 FEDH 的金标准。然而，忽略矢状位 MRI，或把突出物与背根神经节混淆，则可能会漏诊 FEDH。高分辨率 CT 和冠状位 MRI 也可以帮助诊断 FEDH。FEDH 的手术治疗可采用经中线切口的横突间入路和经正中旁侧切口的经肌间隙入路。正中入路解剖定位简单，但切口长，肌肉剥离多。

经外侧肌间隙入路进行微创减压是由 Reulen 等、Wiltse 和 Spencer 提出的。该技术的优点是尽可能减少小关节的切除，并提供了从小关节内侧到远端的手术范围。然而，它可能会导致手术并发症和由医源性不稳引起的复发性腰背痛。后外侧入路经皮内镜是治疗腰椎间盘突出症的有效方法。经皮内镜技术保留脊柱稳定性，避免医源性肌肉损伤，并减少硬膜外纤维化。作为一种微创手术，后外侧入路内镜治疗 FEDH 也是安全有效的。

13.2.2　手术技术

对于椎管内的椎间盘突出，入路角度比传统的后外侧入路更陡峭（图 13.10）。穿刺点取决于椎间盘突出的位置，通常离中线 7~10cm 的位置。入路的角度为 30°～50°。穿刺针最终在正位透视上位于椎弓根的内侧缘连线上，在侧位透视上位于椎体后缘连线上（图 13.11）。将穿刺针置入椎间隙后，用亚甲蓝混合液进行突出椎间盘染色。然后，沿着穿刺针置入导丝，沿着导丝置入铅笔头，最后沿着铅笔头置入远端斜面且呈椭圆形的工作套管进入椎间盘。然后通过工作套管置入内镜。根据情况，用髓核钳在椎间盘内进行减压。将工作套管从椎间隙退至椎间孔。出口神经根通常被突出物向头端和外侧挤压。脂肪组织用可弯曲的双极射频探针清理（Elliquence, Baldwin, NY, USA）。辨认出口根或其腋下后，可看见被韧带或纤维组织覆盖的椎间盘组织（图 13.12a 和视频 13.1）。使用镜下髓核钳抓取椎间盘组织并轻轻拉动将其取出（图 13.12b）。通过移动和旋转工作套管，可以看到其他或者被遮挡的散

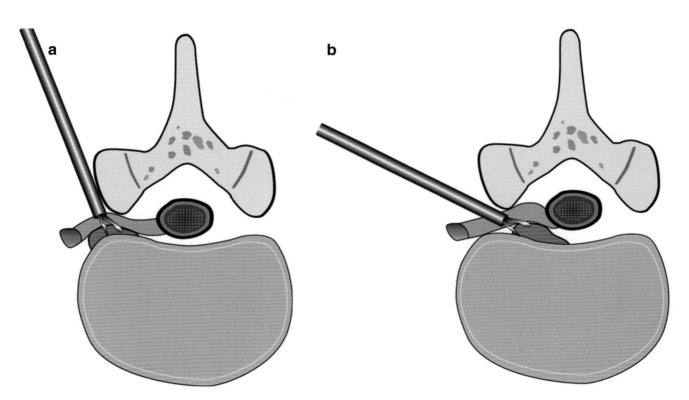

图 13.10　椎间孔型 / 椎间孔外侧型椎间盘突出（a）与椎管内椎间盘突出（b）相比，工作套管的皮肤穿刺点更接近中线，角度也更陡峭

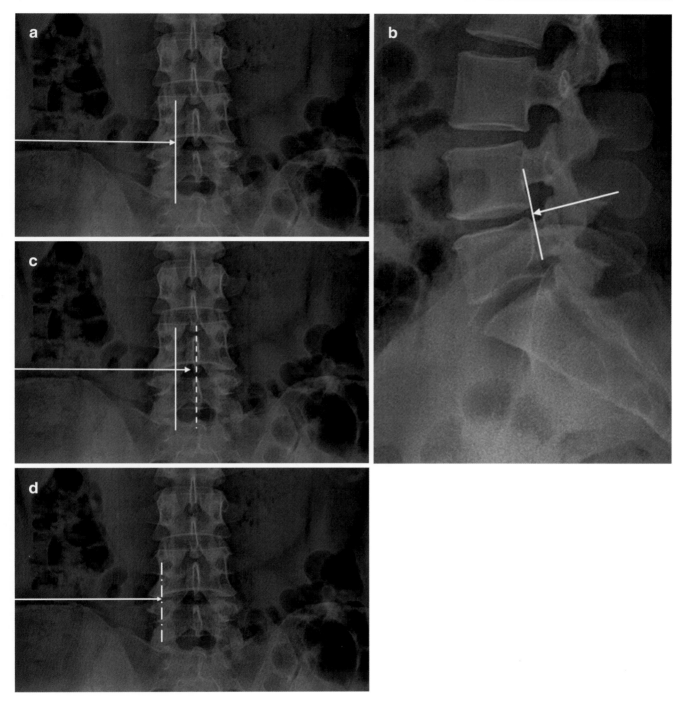

图 13.11　对于旁中央型的椎间盘突出，脊柱穿刺针的针尖（白色箭头）在正位透视上位于椎弓根内侧缘（白线）（a），在侧位透视上位于椎体后缘（白线）（b）。对于中央型的椎间盘突出，穿刺针的针尖在正位透视上位于椎弓根内侧缘（白线）和棘突中线（虚线）之间（c），在侧位透视上位于椎体后缘处（b）。对于椎间孔/椎间孔外的椎间盘突出，穿刺针的针尖在正位透视上位于椎弓根中线（点划线）（d），在侧位透视上位于椎体后缘处（白线）（b）

在椎间盘组织。然后，探查出口根的全长以确保其减压充分（图 13.12c）。最后，退出工作套管（图 13.12d~g）。

13.2.3　结果和技术上的考虑

据报道，后外侧入路脊柱内镜治疗 FEDH 的成功率为 82%~92%，而椎旁肌间隙入路的显微减压的

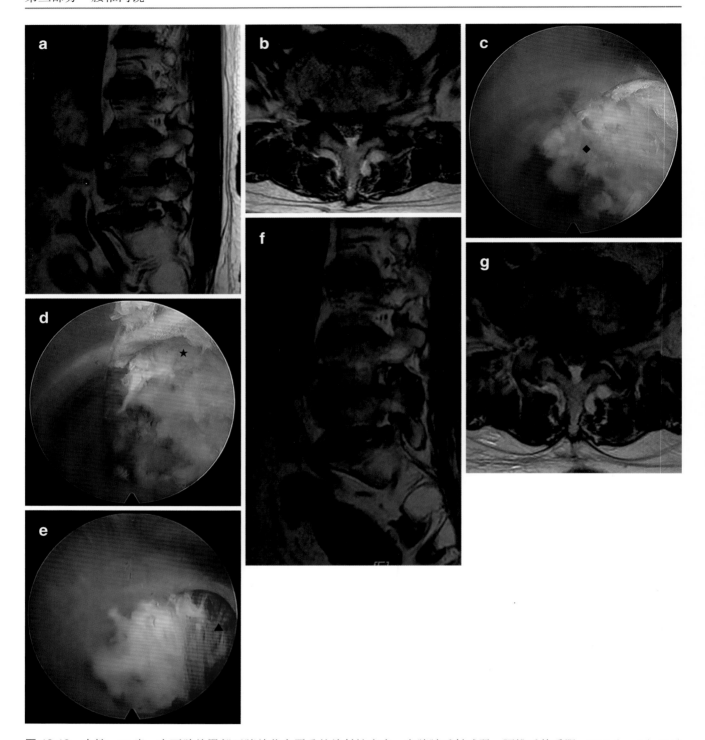

图 13.12　女性，68 岁，右下肢从臀部至膝关节有严重的放射性疼痛。右膝腱反射减弱，腰椎后伸受限。MRI（a、b）显示 L4~L5 椎间孔椎间盘突出。镜下视野（c）显示破碎椎间盘组织被韧带覆盖（◆）。切除淡黄色的组织后，在出口根下方可见破碎的椎间盘组织（d，★），取出破碎椎间盘组织后可看到出口根（e，▲）。术后 MRI（f、g）显示椎间孔区域的椎间盘突出已完全被去除

手术成功率为 71%~88%。FEDH 术后感觉障碍的发生率相对高于椎管内的椎间盘突出症。开放显微手术的感觉障碍发生率为 7%~25%，反射性交感神经营养不良（属于神经病理性疼痛）发生率为 1%~2%。而脊柱内镜术后感觉障碍的发生率为 6%~17%。这些并发症一般在数周内通过保守治疗可以缓解。然

而，术后感觉障碍是主要的并发症之一，影响患者的日常生活。穿刺针不应超出安全区。神经根在椎间孔区纵向走行，在椎弓根中段和外缘之间越过椎间盘。出口根和椎间盘之间的距离从椎弓根内缘到外缘逐渐接近。在椎弓根的外缘，神经根穿过椎间隙。神经根的穿行影响了工作套管在椎弓根中段和内缘之间的安全置入。当FEDH累及出口根腋下时，由于相应节段神经根被向外侧推移，工作套管可置入的空间增加。有学者建议：①皮肤穿刺点应尽量靠近内侧；②角度应相对陡峭；③针尖应定位于靠近下位椎体上终板的椎弓根中线，以防止出口根损伤。通过旋转工作套管的远端斜面，以便于在切除椎间盘时观察并保护出口根。应小心使用射频、激光和工作套管。如果合并椎间孔/椎间孔外的狭窄，特别是在L5~S1节段，如果不部分去除髂骨、肥厚的L5横突、骶骨等骨组织，则很难直接到达突出的椎间盘。在这种情况下，切除椎间盘前应该使用镜下磨钻或铰刀进行适当的骨组织磨除。

13.2.4　结论

对于成功的PELD手术，应该在选择合适的脊柱内镜入路和手术策略时，充分考虑椎间盘突出的位置。

参考文献

[1] Hijikata S, Yamagishi M, Nakayama T, Oomori K. Percutaneous discectomy: a new treatment method for lumbar disc herniation. J Toden Hosp. 1975;5(5):39–44.

[2] Kambin P, Sampson S. Posterolateral percutaneous suction-excision of herniated lumbar intervertebral discs. Report of interim results. Clin Orthop Relat Res. 1986;(207):37–43.

[3] Choi G, Lee SH, Lokhande P, Kong BJ, Shim CS, Jung B, Kim JS. Percutaneous endoscopic approach for highly migrated intracanal disc herniations by foraminoplastic technique using rigid working channel endoscope. Spine. 2008;33(15):E508–E515. https://doi.org/10.1097/BRS.0b013e31817bfa1a.

[4] Lee SH, Choi KC, Baek OK, Kim HJ, Yoo SH. Percutaneous endoscopic intra-annular subligamentous herniotomy for large central disc herniation:a technical case report. Spine. 2014;39(7):E473–E479. https://doi.org/10.1097/BRS.0000000000000239.

[5] Osman SG, Sherlekar S, Malik A, Winters C, Grewal PK, Narayanan M, Gemechu N. Endoscopic trans-iliac approach to L5-S1 disc and foramen - a report on clinical experience. Int J Spine Surg. 2014;8.

[6] Choi KC, Lee JH, Kim JS, Sabal LA, Lee S, Kim H, Lee SH. Unsuccessful percutaneous endoscopic lumbar discectomy: a single-center experience of 10,228 cases. Neurosurgery. 2015;76(4):372–380. discussion 380-371; quiz 381. https://doi.org/10.1227/NEU.0000000000000628.

[7] Choi KC, Lee DC, Shim HK, Shin SH, Park CK. A strategy of percutaneous endoscopic lumbar discectomy for migrated disc herniation. World Neurosurg. 2017;99:259–266. https://doi.org/10.1016/j. wneu.2016.12.052.

[8] Fardon DF, Milette PC, Combined Task Forces of the North American Spine Society ASoSR, American Society of Neuroradiology. Nomenclature and classification of lumbar disc pathology. Recommendations of the Combined task Forces of the North American Spine Society, American Society of Spine Radiology, and American Society of Neuroradiology. Spine. 2001;26(5):E93–E113.

[9] Schubert M, Hoogland T. Endoscopic transforaminal nucleotomy with foraminoplasty for lumbar disk herniation. Oper Orthop Traumatol. 2005;17(6):641–661. https://doi.org/10.1007/s00064-005-1156-9.

[10] Min JH, Kang SH, Lee JB, Cho TH, Suh JK, Rhyu IJ. Morphometric analysis of the working zone for endoscopic lumbar discectomy. J Spinal Disord Tech. 2005;18(2):132–135.

[11] Choi KC, Park CK. Percutaneous endoscopic lumbar discectomy for L5-S1 disc herniation: consideration of the relation between the iliac crest and L5-S1 disc. Pain Physician. 2016;19(2):E301–E308.

[12] Ruetten S, Komp M, Godolias G. A New full-endoscopic technique for the interlaminar operation of lumbar disc herniations using 6-mm endoscopes:prospective 2-year results of 331 patients. Minim Invasive Neurosurg. 2006;49(2):80–87. https://doi.org /10.1055/s-2006-932172.

[13] Choi KC, Kim JS, Ryu KS, Kang BU, Ahn Y, Lee SH. Percutaneous endoscopic lumbar discectomy for L5-S1 disc herniation: transforaminal versus interlaminar approach. Pain Physician. 2013;16(6):547–556.

[14] Lee S, Kim SK, Lee SH, Kim WJ, Choi WC, Choi G, Shin SW. Percutaneous endoscopic lumbar discectomy for migrated disc herniation: classification of disc migration and surgical approaches. Eur Spine J. 2007;16(3):431–437. https://doi.org/10.1007/s00586-006-0219-4.

[15] Choi KC, Lee JH, Kim JS, Lee DC, Park CK. Combination of transforaminal and interlaminar percutaneous endoscopic lumbar diskectomy for extensive down-migrated disk herniation. J Neurol Surg A Cent Eur Neurosurg. 2018;79(1):60–65. https://doi.org/10.1055/s-0037-1601875.

[16] Epstein NE. Evaluation of varied surgical approaches used in the management of 170 farlateral lumbar disc herniations: indications and results. J Neurosurg. 1995;83(4):648–656. https://doi.org/10.3171/jns.1995.83.4.0648.

[17] Reulen HJ, Muller A, Ebeling U. Microsurgical anatomy of the lateral approach to extraforaminal lumbar disc herniations. Neurosurgery. 1996;39(2):345–350. discussion 350-341.

[18] Wiltse LL, Spencer CW. New uses and refinements of the paraspinal approach to the lumbar spine. Spine. 1988;13(6):696–706.

[19] Choi G, Lee SH, Bhanot A, Raiturker PP, Chae YS. Percutaneous

https://doi.org/10.14444/1020.

endoscopic discectomy for extraforaminal lumbar disc herniations: extraforaminal targeted fragmentectomy technique using working channel endoscope. Spine. 2007;32(2):E93–E99. https://doi.org/10.1097/01.brs.0000252093.31632.54.

[20] Jang JS, An SH, Lee SH. Transforaminal percutaneous endoscopic discectomy in the treatment of foraminal and extraforaminal lumbar disc herniations. J Spinal Disord Tech. 2006;19(5):338–343. https://doi. org/10.1097/01.bsd.0000204500.14719.2e.

[21] Lew SM, Mehalic TF, Fagone KL. Transforaminal percutaneous endoscopic discectomy in the treatment of far-lateral and foraminal lumbar disc herniations. J Neurosurg. 2001;94(2 Suppl):216–220.

[22] Yeung AT, Tsou PM. Posterolateral endoscopic excision for lumbar disc herniation: Surgical technique, outcome, and complications in 307 consecutive cases. Spine. 2002;27(7):722–731.

[23] Kambin P, O'Brien E, Zhou L, Schaffer JL. Arthroscopic microdiscectomy and selective fragmentectomy. Clin Orthop Relat Res. 1998;347:150–167.

[24] Epstein NE. Different surgical approaches to far lateral lumbar disc herniations. J Spinal Disord. 1995;8(5):383–394.

[25] Hurday Y, Xu B, Guo L, Cao Y, Wan Y, Jiang H, Liu Y, Yang Q, Ma X. Radiographic measurement for transforaminal percutaneous endoscopic approach (PELD). Eur Spine J. 2017;26(3):635–645. https://doi. org/10.1007/s00586-016-4454-z.

第 14 章 经椎间孔入路的神经孔减压术

Yong Ahn

14.1 引言

腰椎间孔或极外侧椎管狭窄的临床重要性在于：它可能比中央型或椎管内狭窄引起更严重的顽固性疼痛和功能障碍，因此可以作为手术适应证。此外，神经孔内单个背根神经节的局灶性压迫，可通过手术减压某一关键部位获得有效治疗。目前治疗腰椎间孔或极外侧狭窄的手术金标准是伴或不伴融合的开放性椎旁关节突切除术。但是，因为需要切除部分关节突，该技术可能存在一些瑕疵。过多的关节突切除可能导致术后脊柱失稳或增加不必要的融合手术。对背根神经节的过度刺激也可能造成相当程度的术后疼痛不适。相反，椎间孔减压时关节突切除过少可能导致减压不彻底。因此，我们需要一种保留节段稳定性的同时又能彻底减压的微创手术技术。就入路角度和微创性而言，经皮椎间孔入路进入椎间孔区理论上是实现这一目标的理想选择。目前，经皮内镜下腰椎间孔切开术（PELF）作为一种治疗腰椎间孔狭窄的微创手术，其发展方兴未艾。脊柱内镜和器械的革新也使得该术式切实可行。本章节的目的是介绍 PELF 的前沿技术。

14.2 内镜下椎间孔减压术的发展历史

在经皮脊柱内镜手术 40 年的历史长河中，由于经椎间孔入路困难重重，PELF 技术的发展相对较晚，事实上，椎间孔减压比椎管内减压难度更大。因此，切实可行的 PELF 技术直到 20 世纪 90 年代末才开始有文献报道。第一代 PELF 技术产生于激光时期。Knight 等报道了一种用于治疗各种椎间孔内神经根卡压综合征的内镜下激光椎间孔成形技术。椎间孔成形术的基本理念是内镜下使用侧射激光消融肥大的骨赘和韧带进行椎间孔成形。第二代 PELF 发生在骨环锯时期。Ahn 等描述了一种使用骨铰刀和激光的 PELF 技术，Schubert 和 Hoogland 也报道了使用铰刀进行椎间孔成形。激光对软性压迫或脆弱的骨质增生引起的神经根卡压有效，但对于较硬的骨组织可能效果较差。使用骨环锯也有其固有的风险，如骨性出血和神经损伤，因为它是一种没有任何直接视觉指引下的盲操技术。第三代 PELF 产生于内镜穿刺和内镜成形时期。特制的内镜穿刺和成形可以实现更安全有效的全范围椎间孔减压。

14.3 适应证

PELF 的临床适应证如下：①存在腰椎间孔或椎间孔外狭窄引起的根性疼痛；②经 6 周以上保守治疗包括充分的物理治疗和药物治疗后仍有顽固性疼痛；③选择性神经根阻滞有短暂止痛作用。放射学指征为中重度的椎间孔或椎间孔外狭窄，磁共振成像（MRI）和计算机断层扫描（CT）显示神经周围脂肪消失或神经根压迹。对于轻度椎间孔狭窄疑似动态椎间孔狭窄的病例，如果通过选择性神经根阻滞或神经根刺激确认疼痛源，可考虑进行 PELF。椎管内狭窄、明确有节段性失稳或其他病理情况如炎症、感染或肿瘤等是该手术的禁忌证。

14.4 手术技术

标准的手术流程由 3 个步骤组成：首先，经皮椎间孔入路置入工作通道内镜（图 14.1），到达椎间孔病变部位（椎间孔镜的置入）；其次，进行内

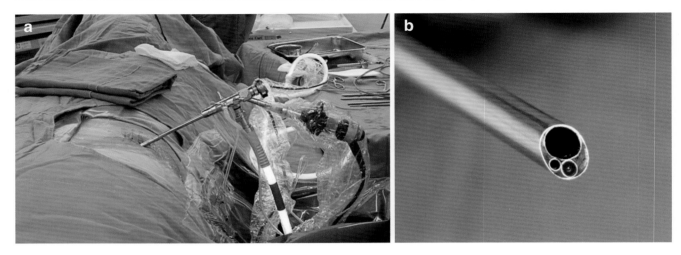

图 14.1　经皮内镜下椎间孔成形术的内镜工作通道。a. 术中视图。b. 俯视图。带角度的光学系统、冲洗通道和更大的工作通道

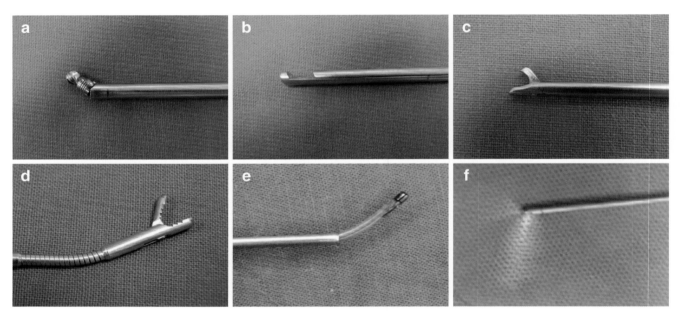

图 14.2　经皮内镜下椎间孔成形术的手术器械。a. 变向磨钻可广泛磨除骨组织。b. 椎板咬骨钳用于内镜下切除骨和病灶组织。c. 篮钳可精确切除增生的骨质和韧带。d. 便于操作并带有弧度的弹簧钳可以到达远处病灶并在内镜全视野内病灶区进行减压。e. 带有弧度的双极电凝用于凝固或消融软组织。f. 侧向激光器可在保护正常组织的同时，精准地消融病灶组织

镜下椎间孔成形，使用特制的手术器械包括镜下磨钻和椎板咬骨钳来切除肥大的上关节突（SAP）（图14.2）（骨性减压）；最后，使用包括钳子和双极电凝在内的精细器械（图14.2）进行充分的椎间孔和出口根减压（软性减压）。患者取俯卧位，髋膝屈曲，置于可透视的手术台上。手术在局部麻醉联合镇静下进行。肌注咪达唑仑（0.05mg/ kg），静注芬太尼（0.8µg/kg）。术中调整镇静剂量。术前使用抗生素（通常为1.0g头孢唑林）。

14.4.1　经皮椎间孔入路

这一步的关键点是在保护好出口根的同时使工作套管安全到达椎间孔位置。在大多数腰椎间孔狭窄的病例中，安全三角区相对狭窄，在置入通道过程中，出口根损伤的风险较大。因此，椎间孔外置入通道比直接在椎间孔置入更安全。进针点通常位于中线外侧8~13cm处。可在正侧位透视引导下，根据患者体型及目标位置进行调整。初次进针的靶点

为上关节突或椎间盘下方终板的表面。然后用导丝代替穿刺针，将铅笔头在导丝引导下进入椎间孔。为保护好出口根，环锯应轻轻旋转推进。一旦环锯在椎间孔边缘牢固地嵌合，没有出现出口根刺激症状，则在环锯上方插入斜角工作套管，其尖端与出口根走行相反。然后将工作套管推进至椎间孔区，为内镜减压提供适当的工作空间（图14.3）。

14.4.2　内镜下椎间孔成形

置好工作套管后，插入工作内镜。术者可以看到增生的上关节突关节面、肥厚的椎间孔韧带和炎性的出口根。椎间孔减压的第一步是使用变向镜下磨钻（TipControl；Richard Wolf，德国 Knittlingen）

和椎板咬骨钳（内镜下椎间孔成形）对肥大的上关节突进行切除。变向磨钻对于去除镜下的大块骨质非常有用（图14.2b）。椎板咬骨钳可用来去除磨钻处理后的骨片（图14.2c）。这种交替使用磨钻和椎板咬骨钳来进行椎间孔成形的操作是非常安全的，因为在清晰的内镜视野下，神经组织可以被黄韧带和脂肪所保护。这个过程是由外向内，由尾端到头端，直到黄韧带和近端出口根完全显露出来。

14.4.3　椎间孔全范围减压

椎间孔成形术完成后，可观察到椎间孔内的组织结构，如增厚的黄韧带、椎间孔韧带、椎间孔周围脂肪、受压的出口根、神经根肩部增生的骨质以

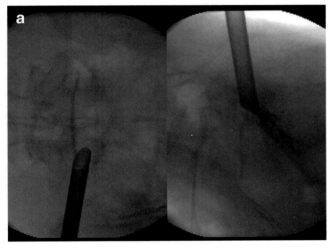

经切除后的上关节突

出口根

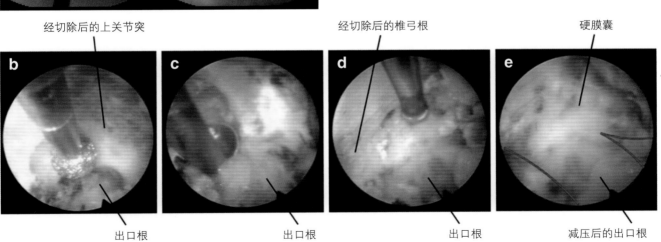

图14.3　L5~S1 左侧的手术流程图。a. 椎间孔外置入工作套管，以进行椎间孔减压。工作套管的位置需要避开出口根（ENR）。b. 内镜下使用磨钻进行椎间孔成形。磨除肥大的上关节突和部分椎弓根，直到显露黄韧带。c. 使用镜下椎板咬骨钳、弹簧钳及其他辅助工具进行椎间孔全范围减压，切除黄韧带及剩余骨质，逐渐显露出口根。d. 出口根应从近端至侧隐窝出口区完全减压。双极电凝指示神经根近端。e. 手术结束的标志：确保出口根和硬膜囊充分松解，活动度良好

及椎间盘。在整个手术过程中，出口根和硬膜囊的确切位置应始终得以确认和保护。用篮钳和椎板咬骨钳去除压迫神经根的黄韧带和椎间孔韧带。

背侧减压后，硬膜囊和出口神经根逐渐显露。随后，肩部的骨化物和突出的椎间盘等腹侧结构也可进行减压。神经探钩和弹簧钳有助于摘除广泛的椎间孔病理压迫（图14.4d）。可变向的双极电凝对消融软组织碎片和控制术中出血至关重要。辅助使用的Ho:YAG侧向激光可供选择，可能有助于消融软组织和骨碎片。手术结束标志是出口根自主搏动及全程松动，出口根从近端腋下到侧隐窝出口区，均获得松解（全椎间孔减压，图14.3e）。

确认手术能结束和充分止血后，取出内镜和工作套管，皮肤全层缝合一针并用无菌敷料覆盖。术后3h观察患者有无并发症，24h出院（图14.4和图14.5）。

14.5　结果

自从Ahn报道使用环锯进行内镜下腰椎间孔切开术以来，已有一些关于PELF最新技术的临床研究。该技术普遍采用环锯或镜下磨钻在内镜下进行椎间孔减压。同时使用激光可提高该技术的效率。PELF的临床成功率为71%~95%。PELF对老年患者和手术后椎管狭窄或腰椎手术失败综合征特别有效。

在大体或影像学研究中，经内镜下椎间孔减压术后椎间孔高度和椎间孔大小明显增加。但目前尚未有关于内镜下腰椎间孔切开术或椎间孔成形术的随机对照试验或高质量队列研究发表。

14.6　并发症

虽然微创手术能够降低并发症的发生率，但无法完全避免风险。理论上，所有与传统开放手术相关的并发症都可能发生。这些并发症包括：神经损伤、硬膜撕裂、硬膜外出血、血管损伤、腹部脏器损伤、椎间盘炎、软组织感染、减压不充分、持续的神经根症状。其中，PELF最主要的并发症是出口根损伤。在经椎间孔或椎间孔外入路手术中，不能完全避免出口根损伤的风险。对狭窄椎间孔行椎间孔入路手术时风险最高。一旦损伤神经根，术后可能会出现感觉障碍或无力。为了防止入路相关性出口根损伤，手术者在透视引导下进行经椎间孔或椎间孔外入路手术时应密切关注患者的反馈。如果将扩张通道或工作套管置入椎间孔时出现神经刺激，则需要向椎间孔尾端和背侧改变入路方向。

术中硬膜外静脉或骨质出血可能会影响术中的内镜视野，并有可能造成术后硬膜外血肿。大多数硬膜外出血可通过生理盐水加压灌注或射频电极得到控制。骨切除位置的出血可用含有凝血酶的明胶

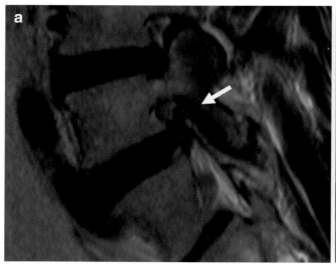
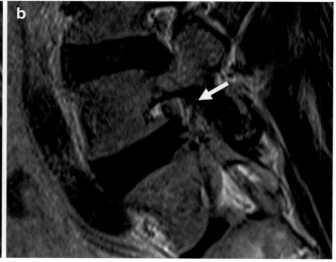

图14.4　一位53岁女性患者。a. 术前MRI显示L5~S1左侧严重的椎间孔狭窄（箭头）。b. 术后MRI显示经皮内镜下腰椎间孔切开术后全椎间孔减压（箭头）

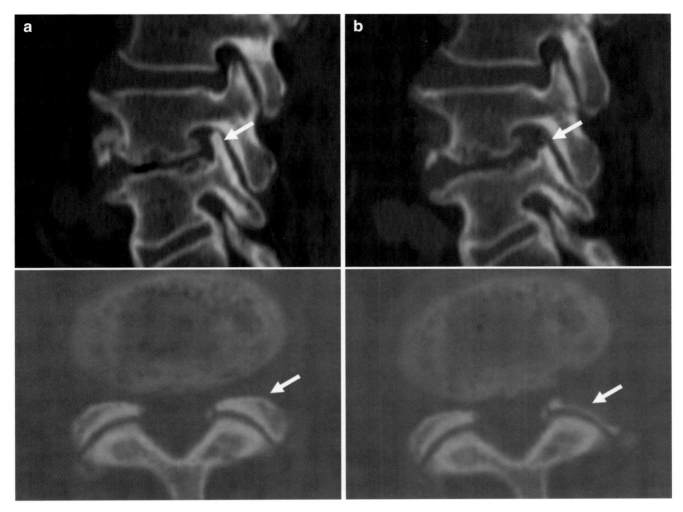

图 14.5 一名 67 岁男性患者。a. 术前 CT 显示 L4/L5 左侧严重的椎间孔狭窄（箭头）。b. 术后 CT 显示经皮内镜下腰椎间孔切开术后的全椎间孔减压（箭头所示）。术后上关节突尖部被切除（箭头）

海绵止血。但损伤邻近出口根的腰神经根动脉可能会造成严重后果。如果有大量的腹膜后血肿伴低血容量或严重的腹痛，应进行血肿清除。这种情况可能发生在不当的经椎间孔入路，而不是在减压时。因此，正确的经皮椎间孔入路技术对预防这一重大并发症至关重要。精细减压过程中可能发生硬膜撕裂。轻微的硬膜撕裂时，如果马尾神经根没有疝出且仍在硬膜中，可用吸收性明胶海绵与黏合剂处理。但如果在术中出现马尾神经疝出，则应进行开放下神经回纳并一期缝合。硬膜撕裂未被发现或未被治疗，可能会造成严重的神经功能障碍。

与内镜相关的感染相对少见，因为内镜手术是经皮进行的，而且术中有加入抗生素的生理盐水持续灌洗。然而，一旦感染发生，其临床表现可能会很严重。椎间盘内手术后，感染可导致椎间盘炎。临床上怀疑有感染时，做出早期诊断对正确的围手术期管理至关重要。可单用抗生素治疗，也可进行补救手术，如反复内镜灌洗或融合手术。

14.7 成功的关键——患者选择

选择合适的患者和精确的手术技术是 PELF 成功的关键。在患者的选择上有一些预测规律。

第一，在椎间孔狭窄程度方面，局灶性病变优于弥漫性病变。因为经皮内镜减压术通常在局部麻醉下进行，工作通道狭窄，操作时间有限，所以关键部位的局部减压很重要。如果是大范围的狭窄，在全身麻醉下行开放手术可能更适合。第二，在狭窄病灶的数量上，单个病灶比多个病灶更适合，原因同上。第三，关于椎间孔狭窄的区域，椎间孔内病变优于椎间孔外病变。考虑到内镜视野的特点和目前手术器械的特点，内镜下椎间孔外确切减压对外科医生来说仍是一项具有挑战性的任务。

内镜下椎间孔切开术的另一类合适患者是动态椎间孔狭窄患者。狭窄病灶在常规静态 MRI 或 CT 上可能表现不明显。对于这类患者，根据其姿势，出口神经根被上关节突尖端卡压。动态 MRI 或诊断性神经根阻滞可能有助于诊断动态椎间孔狭窄。内镜下对上关节突的尖端进行局灶性切除，可能会有显著效果。

14.8　成功的关键——手术技术

最重要的是，安全地经皮进入狭窄椎间孔，同时保护出口根是手术的关键点。钝性铅笔头应轻柔地置入，剥离出工作空间，同时观察患者在清醒状态下的反应。然后，置入工作套管，套管的尖端应远离出口根。工作套管的位置建议在椎间孔尾端背侧。其次，内镜下切除椎间孔上壁直至黄韧带止点。在大多数情况下，出口根的近端或腋下部分是椎间孔狭窄最严重的位置，要在这个位置进行彻底减压。在确认神经根腋下减压完成后，后续可进行全椎间孔减压。最后，仅仅暴露神经组织是不够的，应将出口根减压至神经根完全松解。手术的最后，任何附着在神经根上的纤维组织都应完全松解。

14.9　现阶段的局限性

漫长的学习曲线是该手术最显著的缺点。经椎间孔入路处理椎间孔内病灶比经椎间孔入路处理椎管内病灶更困难。换句话说，"到达椎间孔"比"穿过椎间孔"更难，这也是对经椎间孔入路的嘲解。其次，这种手术对极外侧椎间孔狭窄未必有效，尤其是 L5~S1 的狭窄。L5 神经根的出口区可能被夹在肥大的 L5 横突和椎间孔外厚厚的骶骨翼之间。内镜可视角度和工作空间深度对常规内镜下极外侧椎间孔入路不太适用。此外，在科学循证方面，仅有技术报告或系列病例报道。因此，仍缺乏关于 PELF 的高质量随机试验或系统综述。

14.10　未来展望

考虑到现阶段的技术，大多数腰椎间孔狭窄病例可以运用经皮内镜手术进行治疗。然而，这些技术仍然是内镜专家的独门手段。已发表有关该技术的文章也相对较少，科学相关性有限。随着对微创技术需求的增加，技术革新应满足现代脊柱疾患诊疗的要求。PELF 技术的发展可以通过两种方式实现。首先，内镜可视化技术的改进，特别是成角度的光学系统，将允许外科医生使用更小的内镜来显示更宽广的手术区域。其次，更重要的是手术器械的发展将使外科医生能够更安全、更彻底地对狭窄病灶进行减压。例如，高速变向磨钻将使骨切除更快、更安全、更广泛。简便的咬骨钳与髓核钳将有助于更精细地去除纤维化组织和骨赘。最后，更强劲的激光、射频或超声的发展将使组织消融更有效。因此，PELF 技术将在不久的将来变得更加实用和普遍。

参考文献

[1] Jenis LG, An HS. Spine update. Lumbar foraminal stenosis. Spine (Phila Pa 1976). 2000;25(3):389–394.

[2] Chang SB, Lee SH, Ahn Y, Kim JM. Risk factor for unsatisfactory outcome after lumbar foraminal and far lateral microdecompression. Spine (Phila Pa 1976). 2006;31(10):1163–1167.

[3] Darden BV 2nd, Wade JF, Alexander R, et al. Far lateral disc herniations treated by microscopic fragment excision. Techniques and results. Spine (Phila Pa 1976). 1995;20(13):1500–1505.

[4] Hodges SD, Humphreys SC, Eck JC, Covington LA. The surgical treatment of far lateral L3-L4 and L4-L5 disc herniations. A modified technique and outcomes analysis of 25 patients. Spine (Phila Pa 1976). 1999;24(12):1243–1246.

[5] Knight MT, Vajda A, Jakab GV, Awan S. Endoscopic laser foraminoplasty on the lumbar spine – early experience. Minim Invasive Neurosurg. 1998;41(1):5–9.

[6] Knight MT, Goswami A, Patko JT, Buxton N. Endoscopic foraminoplasty: a prospective study on 250 consecutive patients with independent evaluation. J Clin Laser Med Surg. 2001;19(2):73–81.

[7] Knight M, Goswami A. Management of isthmic spondylolisthesis with posterolateral endoscopic foraminal decompression. Spine (Phila Pa 1976). 2003;28(6):573–581.

[8] Ahn Y, Lee SH, Park WM, Lee HY. Posterolateral percutaneous endoscopic lumbar foraminotomy for L5-S1 foraminal or lateral exit zone stenosis. Technical note. J Neurosurg. 2003;99(3 Suppl):320–323.

[9] Schubert M, Hoogland T. Endoscopic transforaminal nucleotomy with

foraminoplasty for lumbar disk herniation. Oper Orthop Traumatol. 2005;17(6):641–661.

[10] Jasper GP, Francisco GM, Telfeian AE. Clinical success of transforaminal endoscopic discectomy with foraminotomy: a retrospective evaluation. Clin Neurol Neurosurg. 2013;115(10):1961–1965.

[11] Jasper GP, Francisco GM, Telfeian AE. A retrospective evaluation of the clinical success of transforaminal endoscopic discectomy with foraminotomy in geriatric patients. Pain Physician. 2013;16(3):225–229.

[12] Ahn Y, Oh HK, Kim H, Lee SH, Lee HN. Percutaneous endoscopic lumbar foraminotomy: an advanced surgical technique and clinical outcomes. Neurosurgery. 2014;75(2):124–133. discussion 132–133.

[13] Ahn Y. Percutaneous endoscopic decompression for lumbar spinal stenosis. Expert Rev Med Devices. 2014;11(6):605–616.

[14] Wildermuth S, Zanetti M, Duewell S, Schmid MR, Romanowski B, Benini A, Böni T, Hodler J. Lumbar spine: quantitative and qualitative assessment of positional (upright flexion and extension) MR imaging and myelography. Radiology. 1998;207:391–398.

[15] Lee S, Lee JW, Yeom JS, Kim KJ, Kim HJ, Chung SK, Kang HS. A practical MRI grading system for lumbar foraminal stenosis. AJR Am J Roentgenol. 2010;194:1095–1098.

[16] Jasper GP, Francisco GM, Telfeian AE. Transforaminal endoscopic discectomy with foraminoplasty for the treatment of spondylolisthesis. Pain Physician. 2014;17(6):E703–E708.

[17] Lewandrowski KU. "Outside-in" technique, clinical results, and indications with transforaminal lumbar endoscopic surgery: a retrospective study on 220 patients on applied radiographic classification of foraminal spinal stenosis. Int J Spine Surg. 2014;8. https://doi.org/10.14444/1026. eCollection 2014.

[18] Li ZZ, Hou SX, Shang WL, Song KR, Zhao HL. Modified percutaneous lumbar foraminoplasty and percutaneous endoscopic lumbar discectomy:instrument design, technique notes, and 5 years follow-up. Pain Physician. 2017;20(1):E85–E98.

[19] Knight MT, Jago I, Norris C, Midwinter L, Boynes C. Transforaminal endoscopic lumbar decompression & foraminoplasty: a 10 year prospective survivability outcome study of the treatment of foraminal stenosis and failed back surgery. Int J Spine Surg. 2014;8. https://doi.org/10.14444/1021. eCollection 2014.

[20] Yeung A, Gore S. Endoscopic foraminal decompression for failed back surgery syndrome under local anesthesia. Int J Spine Surg. 2014;8. https://doi.org/10.14444/1022. eCollection 2014.

[21] Telfeian AE, Jasper GP, Francisco GM. Transforaminal endoscopic treatment of lumbar radiculopathy after instrumented lumbar spine fusion. Pain Physician. 2015;18(2):179–184.

[22] Henmi T, Terai T, Nagamachi A, Sairyo K. Morphometric changes of the lumbar intervertebral foramen after percutaneous endoscopic foraminoplasty under local anesthesia. J Neurol Surg A Cent Eur Neurosurg. 2017. https://doi.org/10.1055/s-0037-1599059. [Epub ahead of print].

[23] Evins AI, Banu MA, Njoku I Jr, Elowitz EH, Härtl R, Bernado A, Hofstetter CP. Endoscopic lumbar foraminotomy. J Clin Neurosci. 2015;22(4):730–734.

[24] Ahn Y, Kim WK, Son S, Lee SG, Jeong YM, Im T. Radiographic assessment on magnetic resonance imaging after percutaneous endoscopic lumbar Foraminotomy. Neurol Med Chir (Tokyo). 2017;57(12):649–657. [Epub ahead of print].

[25] Yeung AT, Tsou PM. Posterolateral endoscopic excision for lumbar disc herniation: surgical technique, outcome, and complications in 307 consecutive cases. Spine (Phila Pa 1976). 2002;27(7):722–731.

[26] Ahn Y, Lee SH, Park WM, Lee HY, Shin SW, Kang HY. Percutaneous endoscopic lumbar discectomy for recurrent disc herniation: surgical technique, outcome, and prognostic factors of 43 consecutive cases. Spine (Phila Pa 1976). 2004;29(16):E326–E332.

[27] Ruetten S, Komp M, Merk H, Godolias G. Use of newly developed instruments and endoscopes: full-endoscopic resection of lumbar disc herniations via the interlaminar and lateral transforaminal approach. J Neurosurg Spine. 2007;6(6):521–530.

[28] Ruetten S, Komp M, Merk H, Godolias G. Full-endoscopic interlaminar and transforaminal lumbar discectomy versus conventional microsurgical technique:a prospective, randomized, controlled study. Spine (Phila Pa 1976). 2008;33(9):931–939.

[29] Ahn Y, Lee SH, Lee JH, Kim JU, Liu WC. Transforaminal percutaneous endoscopic lumbar discectomy for upper lumbar disc herniation: clinical outcome, prognostic factors, and technical consideration. Acta Neurochir. 2009;151(3):199–206.

[30] Cho JY, Lee SH, Lee HY. Prevention of development of postoperative dysesthesia in transforaminal percutaneous endoscopic lumbar discectomy for intracanalicular lumbar disc herniation: floating retraction technique. Minim Invasive Neurosurg. 2011;54(5–6):214–218.

[31] Kim DH, Choi G, Lee S-H. Complications in percutaneous endoscopic lumbar diskectomy. In: Endoscopic spine procedures. New York, NY: Thieme Medical Publishers, Inc.; 2011. p. 253–267.

[32] Ahn Y. Transforaminal percutaneous endoscopic lumbar discectomy: technical tips to prevent complications. Expert Rev Med Devices. 2012;9(4):361–366.

[33] Ahn Y, Kim JU, Lee BH, et al. Postoperative retroperitoneal hematoma following transforaminal percutaneous endoscopic lumbar discectomy. J Neurosurg Spine. 2009;10(6):595–602.

[34] Kim HS, Ju CI, Kim SW, Kim JG. Huge psoas muscle hematoma due to lumbar segmental vessel injury following percutaneous endoscopic lumbar discectomy. J Korean Neurosurg Soc. 2009;45(3):192–195.

[35] Ahn Y, Lee HY, Lee SH, Lee JH. Dural tears in percutaneous endoscopic lumbar discectomy. Eur Spine J. 2011;20(1):58–64.

[36] Choi KB, Lee CD, Lee SH. Pyogenic spondylodiscitis after percutaneous endoscopic lumbar discectomy. J Korean Neurosurg Soc. 2010;48(5):455–460.

[37] Ahn Y, Lee SH. Postoperative spondylodiscitis following transforaminal percutaneous endoscopic lumbar discectomy: clinical characteristics and preventive strategies. Br J Neurosurg. 2012;26(4):482–486.

第 15 章　经皮全内镜下椎板间手术

Kyung Hyun Shin

15.1　术语

　　后路内镜下经椎板间隙到达椎管，是一种新兴的微创术式，是在持续的清洁水流灌注和透视引导下的单通道全内镜操作（图 15.1）。

15.2　手术原理

　　微创手术可以减少对正常结构和硬膜外脂肪的损伤。通过镜头在灌注下操作，不仅全程可视，还可以减少出血。激光或者射频技术的发展应用可以帮助控制出血和实现软组织消融。

　　椎板间入路可以替代椎间孔入路直接到达病变。

　　在下腰椎，因为骨盆的遮挡和 L4/L5~S1 节段相对较小的椎间孔，椎间孔入路可能难以操作。

　　在下腰椎的病变，全内镜下单通道椎板间入路可以代替椎间孔入路。在解剖学上，椎板间隙在下腰椎比上腰椎更大。此外，最近新开发的内镜系统，有多种型号的工作通道（内径：3.1mm、4.1mm、5.6mm、6.0mm）、刨刀、骨钻和镜下骨刀，可以解决骨和软组织的遮挡。最近双通道椎板间入路又将内镜适应证从椎间盘手术延伸到了椎管狭窄和融合。

15.3　解剖学特点

　　在选择安全有效的内镜手术入路之前应该评估正常腰椎的解剖学特点。

- 椎板间隙：下腰椎的椎板间隙通常比上腰椎更大。椎板间隙的形状和大小是因人而异的（图 15.1）。
- 椎板间隙和椎间隙的差异：上腰椎的椎板间隙位置通常会比相应椎间隙位置更低，但是 L4/L5~S1 的

椎板间隙与相应椎间隙的位置是平齐的。椎间孔：上腰椎的椎间孔通常比下腰椎的大（图 15.2）。

- 峡部：上腰椎的峡部窄而细长。其峡部外侧缘偏内。下腰椎的峡部宽而粗大，其外侧缘比相应椎弓根的侧缘更偏外侧（图 15.3）。
- 椎间孔出口：上腰椎神经根出口的位置比相应椎弓

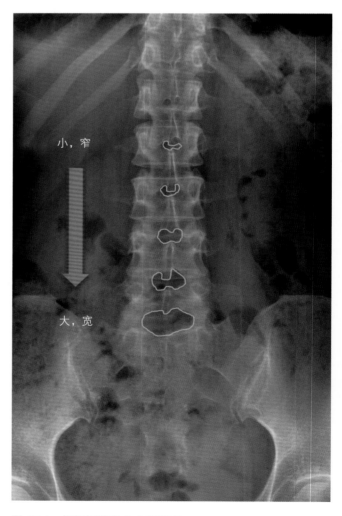

图 15.1　椎板间隙的大小和形态

图 15.2　椎间孔大小。椎板间隙和椎间隙的差异

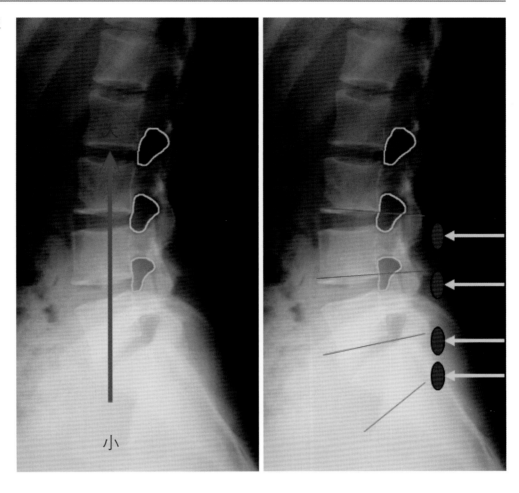

图 15.3　峡部大小和椎间孔出口的关系

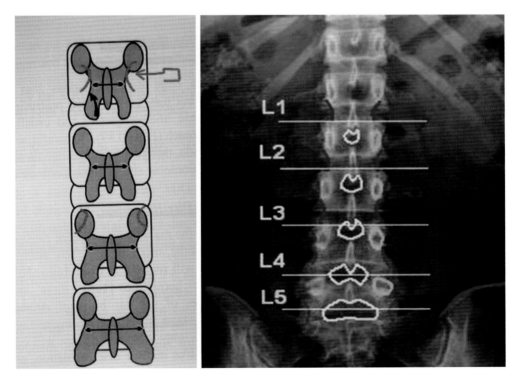

根外侧缘更靠内，但是在下腰椎，则更靠外（图15.3）。

- 三角工作区域（Kambin 三角）：三角工作区域在上腰椎比 L5~S1 更大（图 15.4）。
- 神经根袖的成角：腰椎神经根袖以平均 40° 的角度从硬膜囊分出。从 S1 神经根开始，分出时的角度发生明显变化，大约为 22°。越低位的骶神经根分出角度越小（图 15.4）。
- 神经在硬膜内的分布：在上腰椎，硬膜内的神经根分布密集，但在下腰椎则分布疏松。
- 腰骶椎解剖特点：高髂嵴，L5 椎体位置深，L5 椎体横突和 S1 骶骨翼大，关节突关节肥大，峡部粗大，L5 神经根和神经节粗长，硬膜外空间宽大，硬膜内神经分布疏松，这些都是需要评估的（图15.5）。
  - 如果术者能够熟练掌握内镜操作流程并且熟悉腰椎解剖学特征，那几乎所有的腰椎间盘突出都可以通过经皮单通道内镜手术来完成。

15.4　优势

- 骨骼、韧带和肌肉组织的最小化切除。

- 保留硬膜外脂肪。
- 减少硬脊膜损伤、神经损伤、血肿和感染等并发症。
- 椎间孔入路无法到达病灶部位时的候补选择。
- 住院时间短。
- 术后无须特殊康复。

15.5　缺点

- 在上腰椎时入路有限制。
- 对于椎管狭窄的减压有限。
- 相比于椎间孔入路，损伤更大。

15.6　适应证

- 下腰椎旁正中型椎间盘突出。
- L5~S1 中央型突出。
- 下腰椎游离型椎间盘突出。
- 传统开放或者内镜手术后椎间盘突出复发。
- 腰椎管狭窄症。
- 关节突关节滑膜囊肿。
- L4/L5~S1 椎间孔型突出（对侧椎板间入路）。
- 纤维环周围囊肿。

图 15.4　三角工作区域的大小和神经根袖的成角

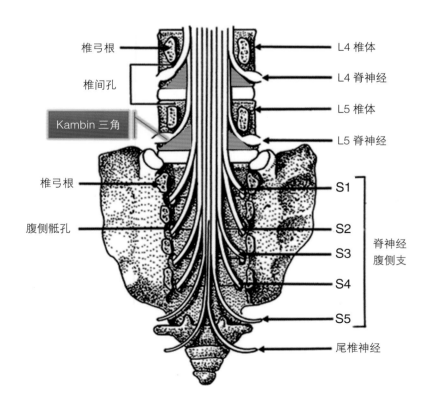

椎弓根　　　　　　　　　　　　　　　　　　　L4 椎体

椎间孔　　　　　　　　　　　　　　　　　　　L4 脊神经

Kambin 三角　　　　　　　　　　　　　　　　L5 椎体

　　　　　　　　　　　　　　　　　　　　　　L5 脊神经

椎弓根　　　　　　　　　　　　　　　　　　　S1

腹侧骶孔　　　　　　　　　　　　　　　　　　S2

　　　　　　　　　　　　　　　　　　　　　　S3　脊神经腹侧支

　　　　　　　　　　　　　　　　　　　　　　S4

　　　　　　　　　　　　　　　　　　　　　　S5

　　　　　　　　　　　　　　　　　　　　　　尾椎神经

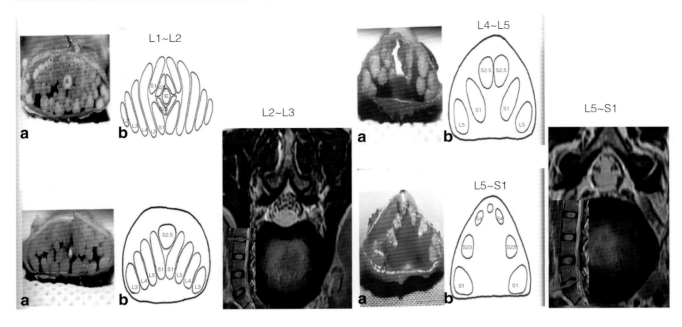

图 15.5　硬膜内的神经分布

- 钙化型椎间盘突出。

15.7　禁忌证

- 除了 L5~S1 以外的中央型突出（经椎间孔和极外侧入路更适合）。
- 椎间孔型和极外侧型突出。
- 广泛中央管狭窄（手术时间过长，灌注水压并发症）。
- 损伤伴有不稳。
- 马尾综合征［因灌注液体导致的术后硬膜外水肿的高风险；内镜下减压不彻底是神经功能恶化和失去神经功能恢复机会的原因（法律问题）；显微镜和传统开放手术的彻底减压会更安全有效］。
  - 椎间盘炎（经椎间孔入路会更适合）。

15.8　患者知情同意书

应该告知患者病情、所有可能的副作用、并发症、长期病程、结果和可能的术后效果。

应该告知患者在术中如遇特殊情况微创手术可能会改为传统开放手术。

15.9　手术技巧

全内镜下椎板间手术通常在全身麻醉下，以俯卧位的体位在可透视的手术台上进行。患者以俯卧位置于 Wilson 架或者胸髋部体位垫上。进针点应尽可能靠近中线以达到硬膜囊的外侧界，以及行走神经根的肩部和侧隐窝，不切除或少切除骨结构，以做出适宜的穿刺路线。

从皮肤到深筋膜切开 7~8mm 的穿刺切口，便于置入扩张管道。术者可以通过扩张器尖端触诊和感知椎板边界与黄韧带。后续操作只需在侧位透视下进行。在扩张管道上置入一个斜开口的工作鞘管，然后依次将内镜置入工作鞘管。用工作鞘管的斜面切开深部肌肉，显露黄韧带。斜面开口朝向内，即椎板间隙方向。术前预期较窄的椎板间隙，可能需要在切开黄韧带之前磨除部分骨质。换句话说，在切开黄韧带之前磨宽椎板间隙，可以减少椎管内灌注液体的积聚，并防止硬膜外高水压带来的并发症。根据病灶部位在椎板间隙的头端外侧缘切开黄韧带 5~7mm。在切开黄韧带时，硬脊膜会随着灌流压力的方向自由浮动，硬膜和黄韧带之间的空间增大。手术者可以用篮钳安全轻松地切除黄韧带。

内镜和工作鞘管一同进入椎管，斜开口的镜头可以旋转 360°以定位神经结构。工作通道的斜开口可以当作神经牵开器。有时过多的硬膜外脂肪会阻挡神经结构。为了清晰地辨认神经结构，特别是行走神经根和硬膜的外侧边界，去除硬膜外脂肪不可避免。

15.10　手术流程透视图（图 15.6~ 图 15.11）

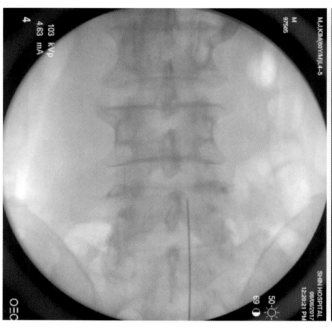

图 15.6　进针点

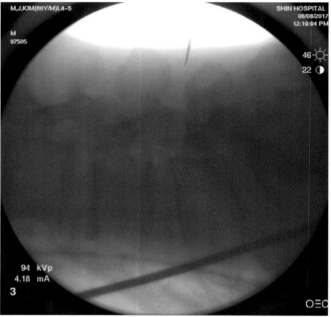

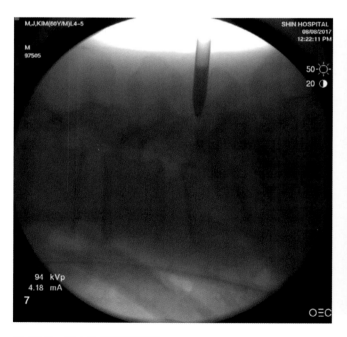

图 15.7　置入软组织扩张器

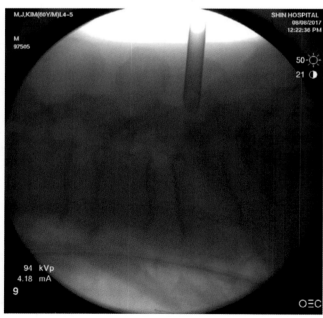

图 15.8　置入工作鞘管

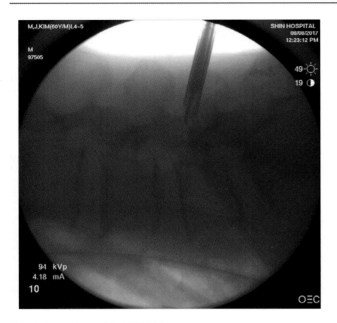

图 15.9　置入内镜和射频探头

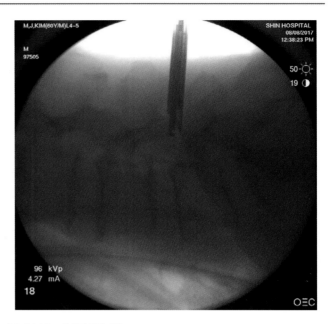

图 15.10　切开黄韧带

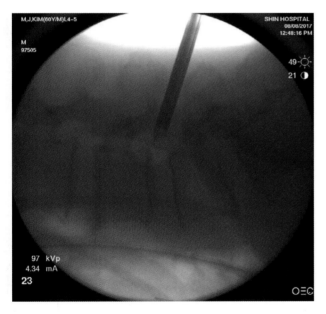

图 15.11　进入椎管内操作

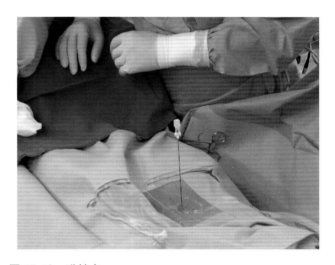

图 15.12　进针点

15.11　手术过程的录像图解（图 15.12~ 图 15.15）

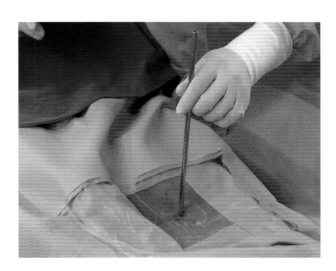

图 15.13　置入软组织扩张器

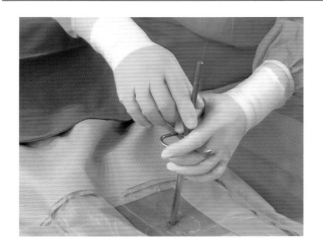

图 15.14　置入工作鞘管

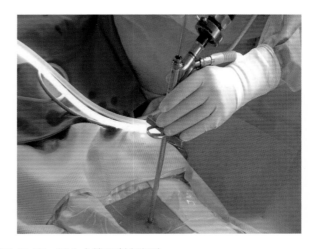

图 15.15　置入内镜和射频探头

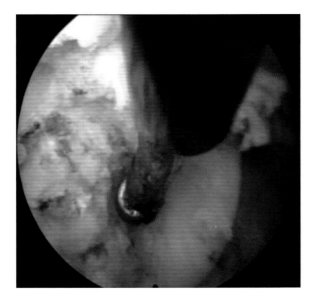

图 15.16　显露椎板间隙和椎板内侧缘

15.12　手术流程镜下图（图 15.16~ 图 15.23 ）

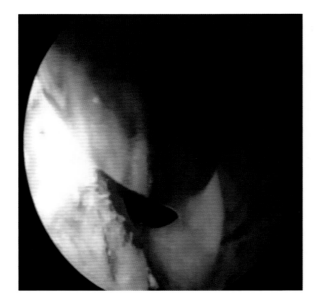

图 15.17　用磨钻部分切除椎板

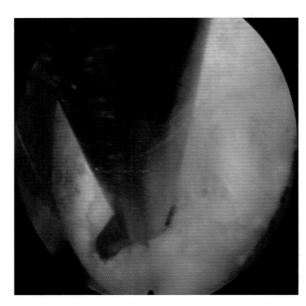

图 15.18　用篮钳剪开黄韧带

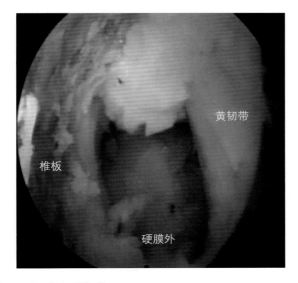

图 15.19　切开黄韧带

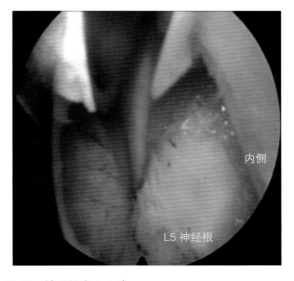

图 15.20　神经根肩上入路

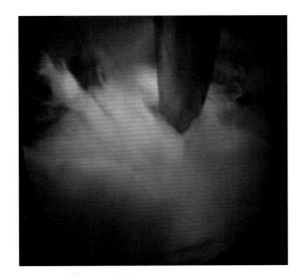

图 15.21　探查破损的纤维环

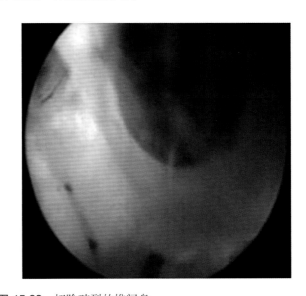

图 15.22　切除破裂的椎间盘

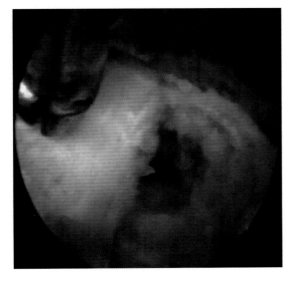

图 15.23　椎间盘切除后的环状裂口

15.13　肩上入路（图 15.24）

这一入路适用于旁中央型突出和向远端移位至侧隐窝的突出。确认行走神经根后，用神经拉钩或者射频从周围炎性粘连中分离出神经或者硬膜外侧边界。神经分离应从神经根近端和外侧开始，以防止神经损伤。利用斜开口斜面作为拉钩将神经根向内侧推开后，切除破裂的髓核组织。

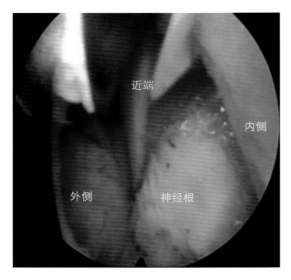

图 15.24　肩上入路

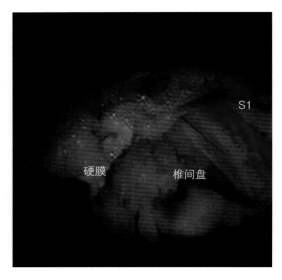

图 15.25　腋下入路

15.14　腋下入路（图 15.25）

这一入路适用于腋下型突出，L5~S1 的中央型突出和伴有中央型远端游离的突出。为了确认腋下部分，有必要清除硬膜外脂肪组织。在内镜下用射频松解粘连和充分止血后，将工作鞘管的斜开口置于行走根和硬膜囊之间。术者可以在不过分牵拉神经的情况下切除腋下和中央伴远处游离的髓核组织。

15.15　对侧椎板间入路（Over-the-Top 技术）

这一技术适用于 L5~S1 和 L4~L5 椎间孔型突出，通过对侧后方入路，可避免高髂嵴的阻挡和窄小的椎间孔。有时候这一技术对于伴有椎板窗较小的上腰椎重度远端游离突出很有帮助。因为椎板间隙较宽，硬膜囊和椎板之间在中线上具有较大空间，因此，这一技术可能会有帮助。

从中线旁开 3~5cm 切开对侧皮肤和筋膜层。根据术前 MRI 和 CT，以及术前穿刺路径的评估确定进针点。扩张管道的位置在正位透视上位于中线，在侧位透视上位于椎管的后缘。确认黄韧带中线后，置入工作套管和内镜，在内镜直视下破入黄韧带，于硬膜囊后缘和黄韧带之间推进远端带有斜面的工作通道和内镜至安全三角区域，该区域内无重要组

织结构，并继续在正位透视下推进到神经受压的椎间孔处（图 15.26~ 图 15.29）。

15.16　全内镜下翻修手术

翻修手术适用于传统开放手术和内镜手术后的突出复发。扩张管道放置在上次手术椎板切除的边缘。在内镜直视下用磨钻、咬骨钳和刨刀去除之前椎板切除后边缘的瘢痕组织，从而显露椎板切除的边缘。在椎间盘水平或者更近端，沿着椎板切除的边缘用刮匙和剥离子分离腹侧粘连，以防止神经损伤。在内镜直视下，通过持续水流灌注，分离椎板切除的边缘和硬膜囊周围瘢痕组织。在到达椎管前缘后，根据病灶的远近范围，从正常硬膜外脂肪中分离硬膜囊的粘连（图 15.30~ 图 15.32）。

15.17　Stenoscopic 椎板间手术

新兴的狭窄内镜拥有大的工作通道（内径 5~6mm），并且可以通过工作通道置入较大的手术器械，从而较好地完成减压手术。

这种单通道的狭窄内镜技术在处理游离髓核和椎管狭窄时具有优势。

手术过程除了在内镜直视下使用持续的灌注和较大的内镜通道，其他和显微镜手术过程一样（图 15.33）。

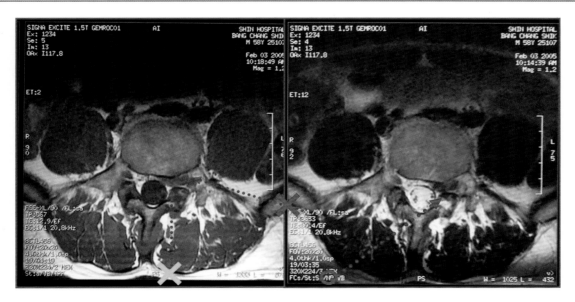

图 15.26　L5~S1 椎间孔型突出，左侧

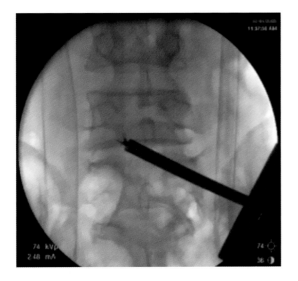

图 15.27　术中对侧入路时的透视

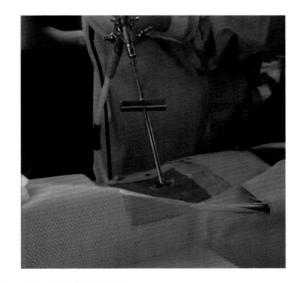

图 15.28　操作视频外观

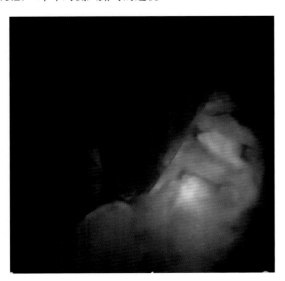

图 15.29　对侧椎间孔的镜下视野

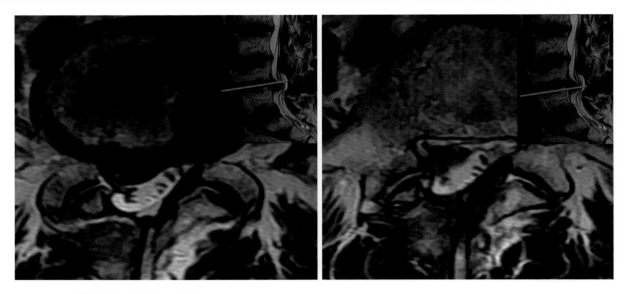

图 15.30　L4~L5 椎间盘突出复发，右侧

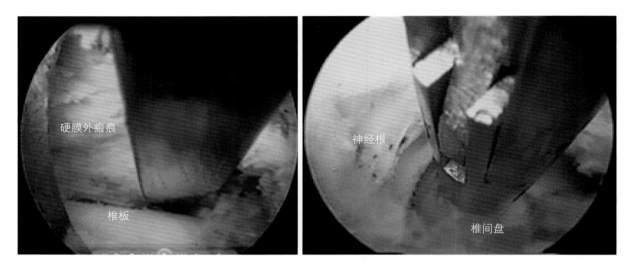

图 15.31　翻修手术的镜下视野

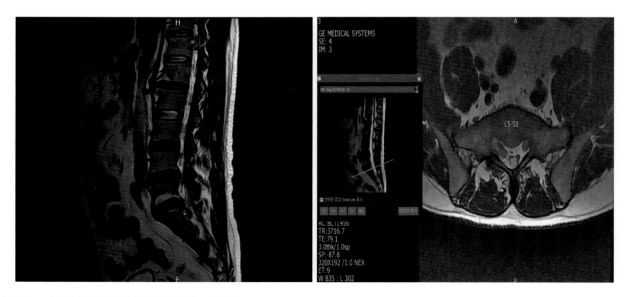

图 15.32　L5~S1 椎间盘向远端重度脱出，右侧

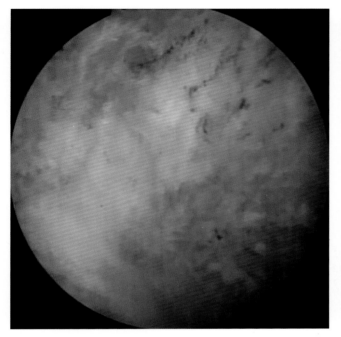

图 15.38　显露椎板间隙

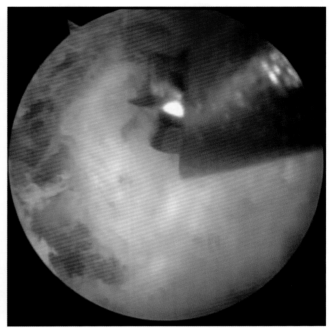

图 15.39　使用磨钻进行椎板切除

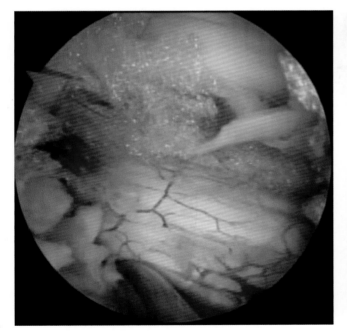

图 15.40　椎板和黄韧带切除后显露硬膜

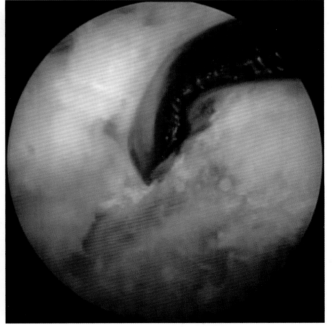

图 15.41　下位椎板的上缘

术后可能需要放置引流管。

15.21　术后护理和并发症

术后第一天即可下地活动。无须特殊康复。可佩戴稍软的腰围 4~6 周。

可能会出现的并发症包括：硬膜撕裂、神经损伤、硬膜外血肿、感染以及灌洗液相关并发症。但是在训练有素的外科医生的操作下，这些并发症是极为罕见的。

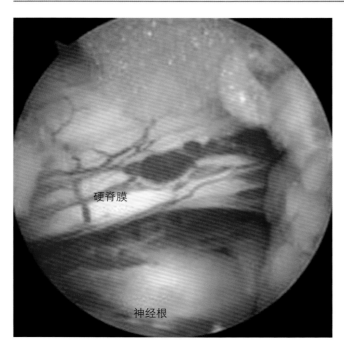

图 15.42　显露同侧硬膜和神经根

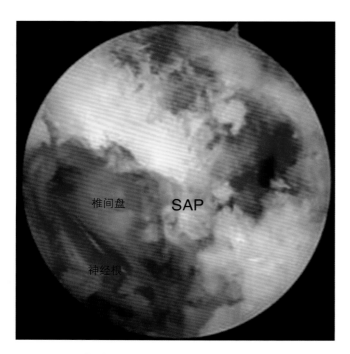

图 15.43　对侧减压以及神经根和椎间盘的显露

自 2003 年起，我们已经完成了超过 900 例通过经皮椎板间入路的椎间盘手术。其中有 3 例硬膜撕裂，5 例神经损伤造成神经性疼痛，2 例术后癫痫。造成癫痫的原因可能是手术时间过长致使灌注液进入硬膜外而导致硬膜外和椎管内高压。这些并发症通常

容易发生在熟悉内镜手术之前的早期学习阶段。

3 例硬膜撕裂的患者在卧床休息 3~4 天后症状缓解。神经性疼痛的患者在 2~4 周内通过服用加巴喷丁减轻症状。

2 例癫痫发作的患者通过咪达唑仑镇静和气道维持治疗后得到控制和缓解。

15.22　结果

根据 MacNab 标准，经皮内镜椎间盘手术的治疗结果在 70%~90% 的患者中为良好或非常好。复发率 / 残差率是迄今为止文献中最具争议的话题之一。有趣的是，大多数系列报告的复发率与标准显微镜椎间盘切除术相似。

900 例患者中有 150 例随访两年以上；良至优占 91%，复发率为 5%。

2004 年 2 月到 2009 年 8 月之间，我院共有 41 例患者行经皮内镜下椎间盘翻修手术。32 例（78%）行椎板间手术，9 例（22%）行椎间孔手术。根据改良 MacNab 标准，90.2% 的患者获得良好至非常好的结果。有 2 例（4.8%）出现了复发。

15.23　病例展示

（1）一名 53 岁的男性患者因 L4~L5 椎间盘破裂发生高度近端游离，通过右侧 L3~L4 椎板间隙行经皮内镜下椎间盘手术（图 15.44~ 图 15.47）。

（2）一名 38 岁的男性患者因 L4~L5 椎间盘高度远端游离型突出，行左侧 L5~S1 椎板间入路手术（图 15.48~ 图 15.52）。

（3）一名 43 岁男性患者因 L5~S1 巨大中央型突出，通过左侧 S1 神经根腋下入路行 L5~S1 椎板间入路手术（图 15.53~ 图 15.57）。

（4）一名 69 岁男性患者因既往行传统微创椎间盘切除术后 L4~L5 突出复发，通过经皮内镜下椎板间入路翻修术行椎间盘切除和椎间融合（图 15.58~ 图 15.63）。

15.24　点评

经皮内镜手术是一种微创手术，对肌肉、骨性

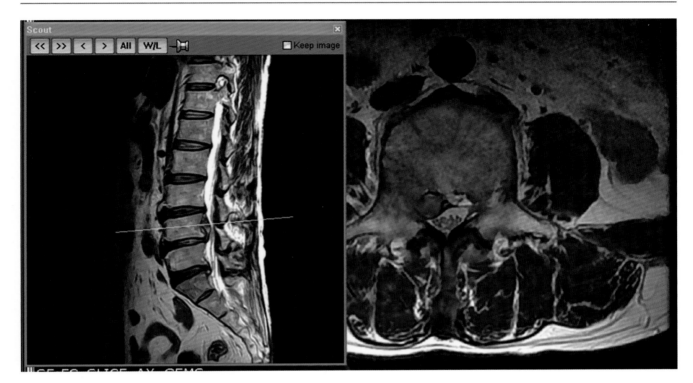

图 15.44 L4~L5 高度向上游离的椎间盘，右侧

结构、韧带和硬膜外组织的损伤最小。手术的成功取决于工作鞘管在椎管附近的正确定位，而无须破坏脊柱结构。如果外科医生对于正常解剖结构、内镜下解剖结构和内镜手术技巧非常熟悉，那么大多数椎间盘突出或椎管狭窄都能够通过内镜手术得以解决。通过评估椎板间隙和病灶位置的关系，选择合适的手术入路。

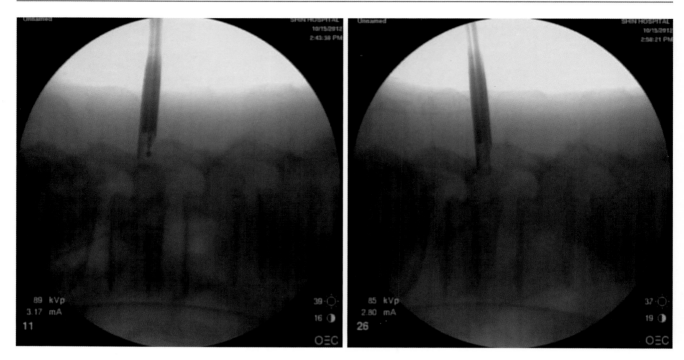

图 15.45　右侧 L3~L4 椎板间入路行 L4 椎板上缘部分切除

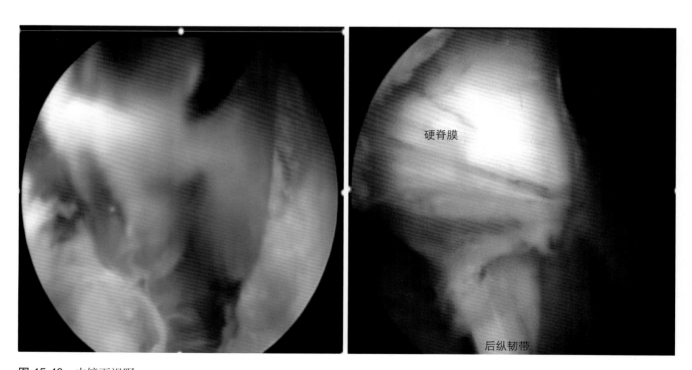

图 15.46　内镜下视野

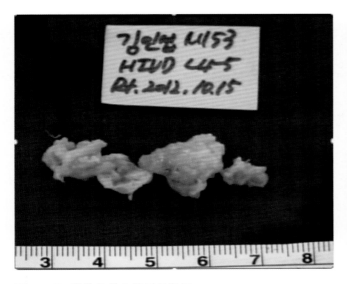

图 15.47　摘除的散在椎间盘组织

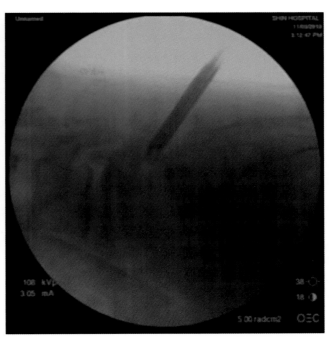

图 15.49　透视图

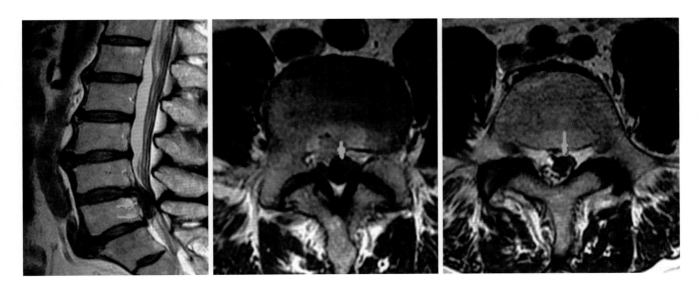

图 15.48　L4~L5 破裂并向下游离椎间盘的 MRI

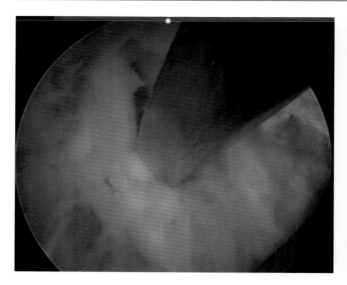

图 15.50 L5 椎板切除后分离黄韧带的内镜下视野

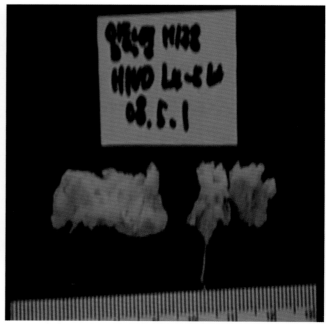

图 15.52 摘除的散在椎间盘组织

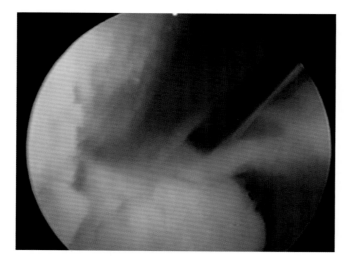

图 15.51 破裂椎间盘的内镜下视野

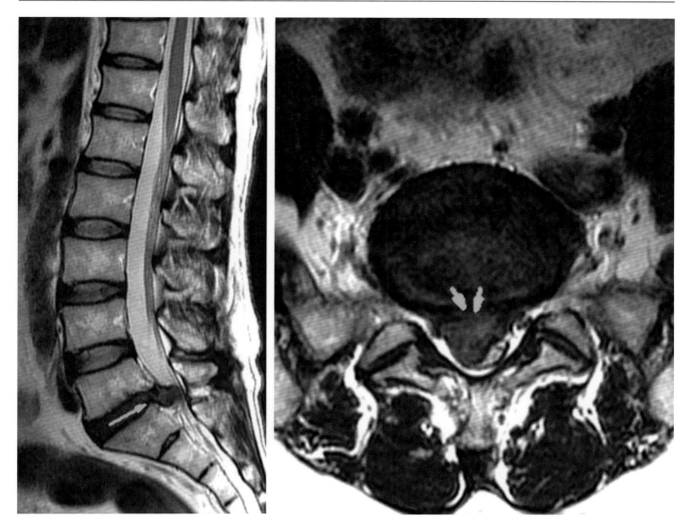

图 15.53　L5~S1 的 T2 加权 MRI

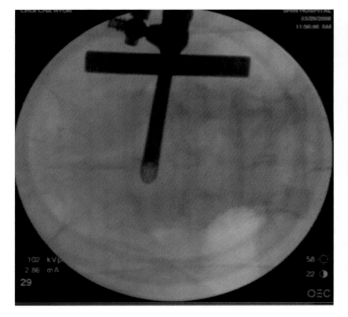

图 15.54　通过 S1 神经根腋下越过中线的手术入路的透视图

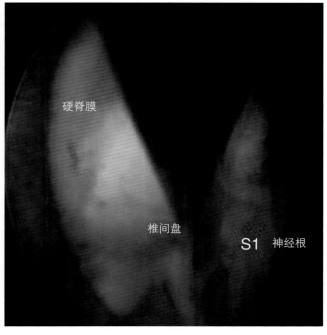

图 15.55　神经根腋下的内镜下视野

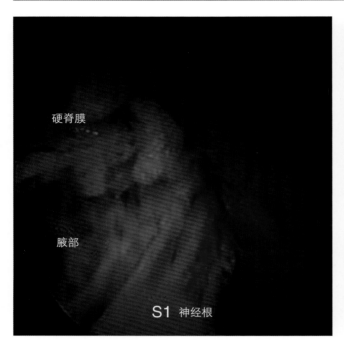

图 15.56　椎间盘切除后的内镜下视野

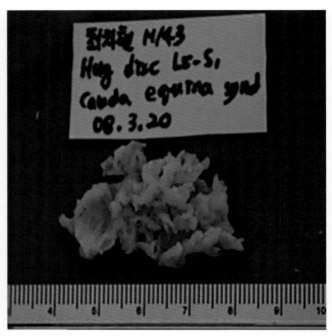

图 15.57　摘除的散在椎间盘组织

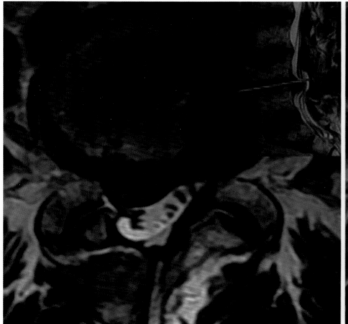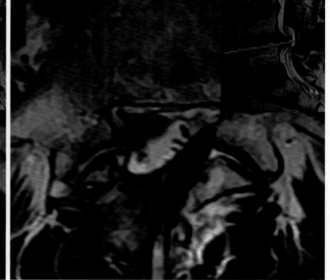

图 15.58　L4~L5 椎间盘突出复发的 T2 加权 MRI

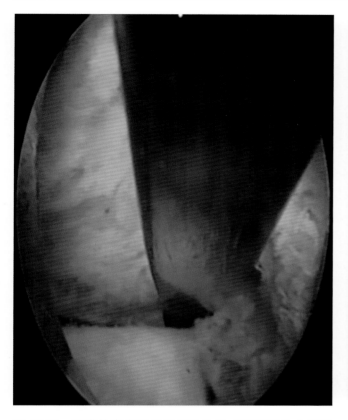

图 15.59 硬膜外瘢痕和椎板切除边缘之间缝隙的内镜下视野

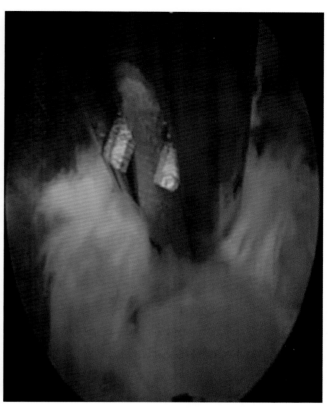

图 15.60 椎间盘全部切除的内镜下视野

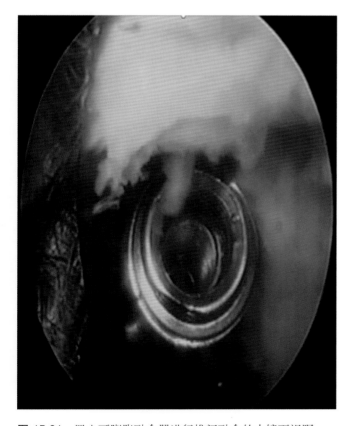

图 15.61 置入可膨胀融合器进行椎间融合的内镜下视野

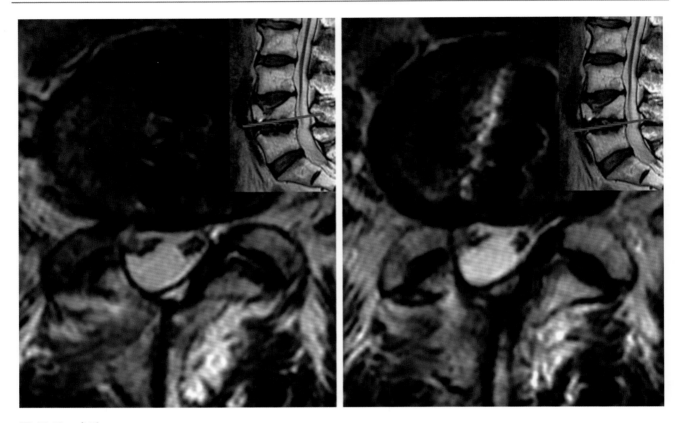

图 15.62　术后 MRI

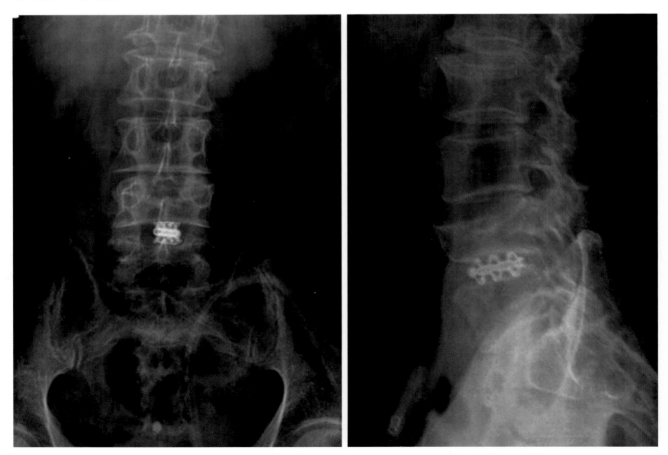

图 15.63　术后 X 线片

参考文献

[1] Lee DC. Percutaneous biportal endoscopic surgery for lumbar degenerative diseases. J minim Invasive Spine Surg Tech. 2017;2(1):15–19.

[2] Heo DH, Son SK, Eum JH, Park CK. Fully endoscopic lumbar interbody fusion using a percutaneous unilateral biportal endoscopic technique: technical note and preliminary clinical results. Neurosurg Focus. 2017;43(2):E8.

[3] Ruetten S. Full-endoscopic interlaminal and transforaminal lumbar discectomy versus conventional microsurgical technique: A prospective, randomized, controlled study. Spine. 2008;33(9):931–939.

[4] Cohen MS, Wall EJ, Brown RA, et al. Cauda equina anatomy: extrathecal nerve roots and dorsal root ganglia. Spine. 1990;15:1248–1251.

[5] Choi D-J, Jung J-T, Lee S-J, Kim Y-S, Jang H-J, Yoo B. Biportal endoscopic spinal surgery for recurrent lumbar disc herniations. Clin Orthop Surg. 2016;8(3):325–329. English.Published online August 10, 2016.

[6] Hwang JH, Park WM, Park CW. Contralateral Interlaminar keyhole percutaneous endoscopic lumbar surgery in patients with unilateral radiculopathy. World Neurosurg. 2017;101:33–41.

[7] Shin KH. Contralateral Interlaminar approach for L5-S1 foraminal disc herniation. 2009 KOMISS Advanced Course of Spinal Endoscopic Discectomy.

[8] Kim CH. Surgical outcome of percutaneous endoscopic interlaminar lumbar diskectomy for recurrent disk herniation after open diskectomy. J Spinal Disord Tech. 2012;25(5):E125–E133.

[9] Shin KH. Revisional percutaneous full endoscopic disc surgery for recurrent herniation of previous open lumbar discectomy. Asian Spine J. 2011;5(1):1–9.

[10] Cohen MS, Wall EJ, Kerber CW, et al. Computerized tomographic and magnetic resonance imaging of intrathecal cauda equina nerve roots. J Bone Joint Surg. 1991;73B:381–384.

[11] Kambin P, sampson S. Posterolateral percutaneous suction-excision of herniated lumbar intervertebral disc: report of interim results. Clin Orthop. 1986;207:37–43.

[12] Sencer A, Yorukoglu AG, Akcakaya MO, et al. Fully endoscopic interlaminar and transforaminal lumbar discectomy: short-term clinical results of 163 surgically treated patients. World Neurosurg. 2014;82(5):884–890.

[13] Dezawa A, Sairyo K. New minimally invasive discectomy technique through the interlaminar space using a percutaneous endoscope. Asian J Endosc Surg. 2011;4(2):94–98.

[14] Türk CC, Kara NN, Biliciler B, Karasoy M. Clinical outcomes and efficacy of transforaminal lumbar endoscopic discectomy. J Neurosci Rural Pract. 2015;6(3):344–348.

[15] Wang H, Huang B, Zheng W, et al. Comparison of early and late percutaneous endoscopic lumbar discectomy for lumbar disc herniation. Acta Neurochir. 2013;155(10):1931–1936.

[16] Xu H, Liu X, Liu G, Zhao J, Fu Q, Xu B. Learning curve of full-endoscopic technique through interlaminar approach for L5/S1 disk herniations. Cell Biochem Biophys. 2014;70(2):1069–1074.

[17] Choi K-C, Kim J-S, Ryu K-S, Kang BU, Ahn Y, Lee S-H. Percutaneous endoscopic lumbar discectomy for L5-S1 disc herniation: transforaminal versus interlaminar approach. Pain Physician. 2013;16(6):547–556.

[18] Sairyo K, Matsuura T, Higashino K, et al. Surgery related complications in percutaneous endoscopic lumbar discectomy under local anesthesia. J Med Invest. 2014;61(3–4):264–269.

[19] Wang K, Hong X, Zhou BY, et al. Evaluation of transforaminal endoscopic lumbar discectomy in the treatment of lumbar disc herniation. Int Orthop. 2015;39(8):1599–1604.

[20] Li M, Yang H, Yang Q. Full-endoscopic technique discectomy versus microendoscopic discectomy for the surgical treatment of lumbar disc herniation. Pain Physician. 2015;18(4):359–363.

[21] Yoshimoto M, Iwase T, Takebayashi T, Ida K, Yamashita T. Microendoscopic discectomy for far lateral lumbar disk herniation: less surgical invasiveness and minimum 2-year follow-up results. J Spinal Disord Tech. 2014;27(1):E1–E7.

[22] Chumnanvej S, Kesornsak W, Sarnvivad P, Kuansongthum V. Full endoscopic lumbar discectomy via interlaminar approach: 2-year results in Ramathibodi Hospital. J Med Assoc Thai. 2011;94(12):1465–1470.

[23] Yadav YR, Parihar V, Namdev H, Agarwal M, Bhatele PR. Endoscopic interlaminar management of lumbar disc disease. J Neurol Surg A Cent Eur Neurosurg. 2013;74(2):77–71.

[24] Li Z-Z, Hou S-X, Shang W-L, Song K-R, Zhao H-L. The strategy and early clinical outcome of full-endoscopic L5/S1 discectomy through interlaminar approach. Clin Neurol Neurosurg. 2015;133:40–45.

[25] Liao Z, Chen W, Wang C-H. Transforaminal percutaneous endoscopic surgery for far lateral lumbar intervertebral disk herniation. Orthopedics. 2014;37(8):e717–e727.

[26] Mayer HM, Brock M. Percutaneous endoscopic discectomy:surgical technique and preliminary results compared to microsurgical discectomy. J Neurosurg. 1993;78:261.

[27] Choi G, et al. Percutaneous endoscopic lumbar herniectomy of high-graded down-migrated. Minim Invas Neurosurg. 2010;53:147–152.

[28] Kim CH. Surgical outcome of percutaneous endoscopic interlaminal lumbar discectomy for highly migrated disk herniation. Clin Spine Surg. 2016;29(5):E259–E266.

第 16 章　内镜技术跨越解剖阻碍

Javier Quillo-Olvera, Jin-Sung Kim

缩写

AP，正位

DRG，背根神经节

MRI，磁共振成像

ODI，Oswestry 功能障碍指数

PELD，经皮内镜下腰椎间盘切除术

PELDA，经皮内镜下腰椎间盘切除术和纤维环成形术

PEN，经皮硬膜外神经成形术

PETA，经皮椎板间入路内镜手术

PSIS，髂后上棘

SAP，上关节突

VAS，视觉模拟疼痛量表

16.1　引言

得益于对手术区域解剖结构的全面了解，腰骶部内镜技术逐渐向更精准与更高效方向发展，同时也能明确内镜操作方向以及提高使用内镜工具的信心。由于手术技术的进步，改变了 Kambin 提出的后外侧经皮腰椎间盘减压概念。

内镜技术刚推出时主要用于中央髓核减压，如今，该技术也可用于摘除远端脱出的髓核。因此，内镜技术具有更广泛的手术适应证。然而，这些演变是伴随着近年来脊柱内镜手术技术发展进步而出现的。如工作套管、新的内镜、激光或射频刀头、骨钻、柔性弯钳等不断推陈出新的手术器械以及对病理过程更清晰的认识使得经皮脊柱内镜手术的实施更确切、更直接。

目前，微创手术方式能达到与开放手术相当的手术效果。如经皮内镜下腰椎间盘切除术（PELD），能最小化肌肉、韧带和关节的医源性损伤，同时减少术中出血、术后疼痛以及住院时间。

在本章中将回顾这一因"确切、直接"需求而出现的技术，以探讨即使脱出髓核块掉落到复杂的解剖位置或远离椎间盘的位置也能镜下探查到该髓核块的方法。因此，本技术目的是克服解剖结构的阻碍，顺利取出脱出至远端的髓核块。同时，本章还讨论了应用 PELD 的几种治疗方式，不仅可以摘除髓核，还能治疗腰痛。

这类技术其中一个优势便是术中可局部浸润麻醉，患者全程清醒，术者通过与患者持续交流，避免术中发生并发症，如神经损伤。

16.2　椎间盘脱出游离位置分类

椎间盘脱出可分为以下几种：

• 重度向上游离：突出物位于椎弓根下方区域的中部以上。

• 轻度向上游离：突出物位于椎间盘上缘与椎弓根下方区域中部之间。

• 重度向下游离：椎间盘脱出位于椎弓根上缘以下。

• 轻度向下游离：突出物位于椎间盘下缘与椎弓根上缘之间。图 16.1 展示了不同的脱出类型。

16.3　经皮内镜下腰椎髓核摘除术治疗椎间盘脱出

16.3.1　PELD 经髂骨入路

与其他腰椎节段不同，L5~S1 节段有特殊的解

图 16.1 椎间盘脱出游离分级

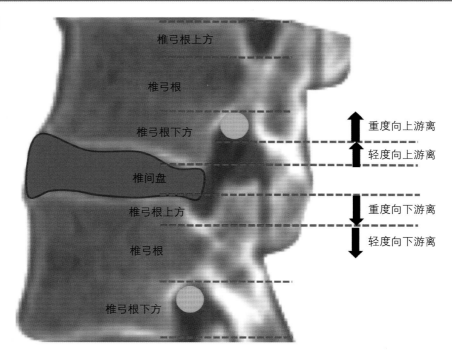

椎弓根上方

椎弓根

椎弓根下方

椎间盘

重度向上游离

轻度向上游离

椎弓根上方

重度向下游离

轻度向下游离

椎弓根

椎弓根下方

剖学特征，包括更窄的椎间孔、有髂骨翼、更大的关节面以及向前下方倾斜的椎间隙。以上的解剖学特征阻碍了经椎间孔的内镜入路方式。后外侧髂上入路采用头尾轨迹可经椎间孔到达突出的骨折块。但是当内镜向尾端操作时存在损伤出口神经根的可能。这一入路方式不能处理向上脱出的髓核块，经皮内镜下腰椎板间隙入路则不适合用于同侧的椎间孔型椎间盘突出。另一个阻碍是内镜工具在L5~S1节段的可操作空间不足，由于椎间孔狭窄以及髂嵴的阻挡，工作通道操作受限，如杠杆般移动管道难以摘除脱出的髓核。

　　在大多数外科医生看来，髂嵴阻挡是L5~S1节段经椎间孔入路到达椎间盘过程最主要的障碍。髂嵴高度是了解髂嵴解剖结构及其对腰椎内镜椎间孔入路方式影响的重点，其定义是在前后（AP）位影像中髂嵴最高点切线和S1椎弓根中点间的垂直距离。在AP像中可将髂嵴高度做以下分级（图16.2）：

- 1级：髂嵴最高点位于骶骨上终板以下。
- 2级：髂嵴最高点位于L5下终板与骶骨上终板之间。
- 3级：髂嵴最高点位于L5椎弓根下缘与L5下终板之间。
- 4级：髂嵴最高点位于L5椎弓根中点与L5椎弓根下缘之间。

- 5级：髂嵴最高点位于L5椎弓根上缘与L5椎弓根中点之间。
- 6级：髂嵴最高点位于L4下终板与L5椎弓根上缘之间。

　　Choi和Park研究了100例L5~S1经椎间孔入路PELD患者，当突出位于L5~S1时，他们认为髂嵴高度是影响手术方式选择的因素。因此，如果髂嵴最高点位于L5椎弓根中点以下时可选择传统后外侧手术方式入路。若髂嵴最高点高于L5椎弓根中点，经椎间孔入路的手术方式需要额外操作以放置工作通道并准确地摘除脱出髓核。

　　经椎间孔入路成功完成PELD取决于工作通道的位置是否合适。L5~S1髓核向上脱出时，需要自尾端向头端方向操作。因此，皮肤进针点需选在较低位置。

　　1977年Osman和Marsolais的尸体研究探讨了L5~S1经髂骨入路到达椎间盘的可行性，作者认为经髂骨入路可以到达L5~S1椎间孔和椎间盘，但没有说明这种操作是否对神经结构造成损伤。

　　Choi等报道了2例L4~L5椎间盘向上游离的高髂嵴患者采用经髂骨PELD治疗。这种方法是在髂骨上建立一个直径大小满足内镜操作空间的通道，通道方向自头端向背侧，以通道前下缘为杠

图 16.2　髂嵴高度分级

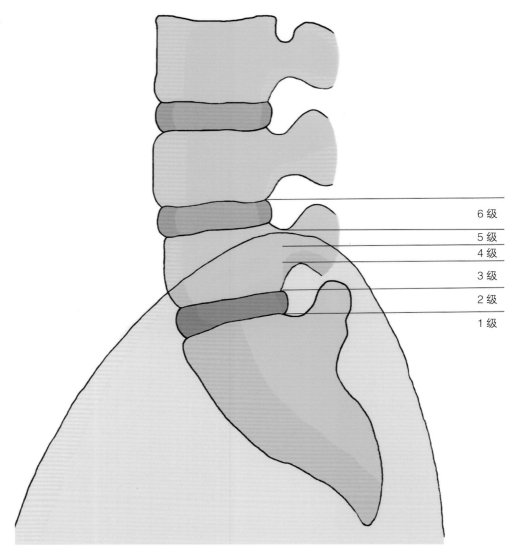

6 级
5 级
4 级
3 级
2 级
1 级

杆中心，使内镜管道能到达向上游离髓核的部位（图 16.3）。Lu 等通过尸体探讨髂骨与臀上动脉及其分支的解剖关系，得出了髂后上棘（PSIS）与臀上皮神经、臀上血管的平均距离分别为 68.8mm 和 62.4mm。

　　因此，为了避免损伤臀上血管、臀上皮神经以及骶髂关节，皮肤进针点需更偏外侧，使经髂骨隧道尽可能靠近 PSIS（图 16.4）。

　　髂嵴下方区域横截面较短，是由薄的皮质骨组成的。髂骨隧道定位于此能减少术中出血并且能更好地止血。髂骨钻孔建立隧道后，实施常规经椎间孔内镜手术操作。这一技术的并发症是髂骨骨折，用逐级环钻可避免并发症。术中撬动内镜的力量不宜过大。髂骨隧道选取在髂嵴下方薄的皮质骨处，

远离臀上血管并且尽量靠近 PSIS 能有效避免出血。术中用逐级扩张管道能避免损伤臀肌或髂肌。

16.3.2　经椎间孔对侧入路 PELD

　　相对于开放手术，PELD 治疗腰椎间盘突出症有更好的疗效。然而，对脊柱外科医生而言，传统的经椎间孔同侧入路 PELD 的一项重大挑战是髓核重度向下游离。这一脱出类型髓核会被解剖结构如椎弓根阻挡，内镜的视野受限，难以完整地取出脱出髓核块。在椎间孔内过度操作容易损伤背根神经节（DRG），从而引起术后感觉障碍。经椎间孔同侧入路 PELD 的皮肤进针点需要更偏头侧，工作管道达到 30° 甚至更大，以到达重度向下游离髓核的位

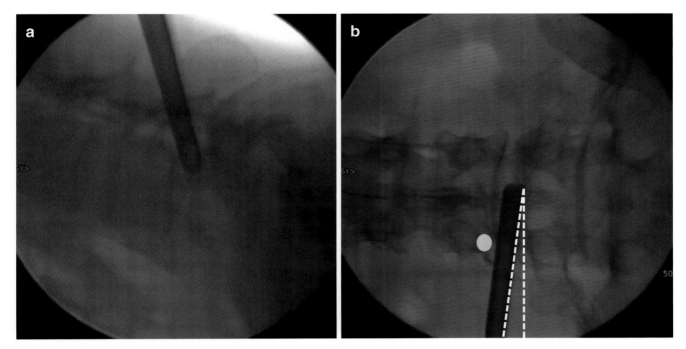

图 16.6 a. 侧位透视图：工作套管越过椎体后缘到达纤维环破裂口。b. 正位透视图：工作套管头尾向成角＜30°（虚线），对侧出口神经根处于安全位置（黄色圆圈）

同侧孔镜组患者随访时平均腰痛 VAS 评分从 5.81 分下降到 1.97 分，下肢痛从 7.16 分降至 2.00 分。板镜组腰痛 VAS 从 5.41 分降至 2.07 分，下肢痛从 7.19 分降至 2.33 分。对侧孔镜组腰痛 VAS 从 5.53 分降至 1.93 分，下肢痛从 6.47 分降至 2.07 分。同侧孔镜组平均 ODI 评分从 54.5 分改善至 18.2 分，板镜组则从 55.0 分降至 13.1 分，对侧孔镜组从 57.2 分降至 14.4 分。3 组均获得良好临床结果，所有满意度为 90.4%。然而，对侧孔镜组有 1 例患者出现并发症，而同侧孔镜组有 3 例，板镜组有 2 例。可以认为，椎间孔对侧入路 PELD 的主要适应证是高度向下游离的椎间盘突出症，因为这种技术可以获得更好的角度到达突出的椎间盘。

这一术式应注意以下事项：
- 根据术前 CT 和 MRI 影像制订正确的术前计划。
- 评估对侧椎间孔空间是否足够工作套管进入。
- 侧隐窝和中央椎管狭窄阻碍内镜沿硬膜囊腹侧向对侧椎弓根移动。
- 在某些情况下，需要进行椎间孔成形术。
- 注意硬膜外大量出血或硬膜外血肿。

16.3.3 经椎弓根入路

PELD 治疗高度向下游离椎间盘突出的另一种方式是经椎弓根入路。如前文所述，高度向下游离椎间盘突出的位置表明，需要克服的主要解剖学障碍是椎弓根。

Krzok 等认为经椎弓根入路技术是与对侧经椎间孔内镜入路、带椎间孔成形术和椎弓根切除术的经椎间孔同侧入路，以及更适合于 L5~S1 水平的椎板间入路不同的选择，这将在本章后面讨论。

经椎弓根入路包括通过椎弓根创建一个通道到达椎弓根的内侧壁。继而进入硬膜外间隙，切除向下游离的椎间盘。

患者置于侧卧位或俯卧位，局部麻醉，根据术前影像学检查（CT 和 MRI）来规划进针点：L5 椎弓根中线外侧约 12cm，L4 椎弓根中线外侧约 11cm，L3 椎弓根中线外侧约 10cm。将 25cm、18 号脊柱穿刺针置入椎体和横突之间的椎弓根外缘。置入克氏针，取出穿刺针。全程在 C 臂正侧位透视下进行，置入逐级扩张器在肌肉建立工作通道，取出逐级扩张器，沿克氏针置入穿刺针。

针尖置于椎弓根外缘中点并穿入到达椎弓根内缘。置入克氏针，取出穿刺针，用扩孔钻或镜下磨钻在椎弓根建立 8mm 的通道，获得游离髓核视野，用髓核钳取出（图 16.7）。Krzok 等报道了 21 例行经椎弓根 PELD 病例，所有患者随访 12 个月时下肢痛 VAS 评分从 8.1 分下降至 1.7 分。2 例患者经椎弓根入路太过倾斜，需通过经椎间孔入路进行髓核摘除。一例足下垂患者术后 4 周再经椎间孔入路翻修。而其他病例中，游离椎间盘突出可以完全移除，且没有出现椎弓根骨折。

该技术需注意以下问题：

- 该技术主要应用于重度向下游离的椎间盘突出症。虽然它可以用于重度向上游离的椎间盘突出，但不应作为首选，因为这些椎间盘突出通常不能达到上椎体椎弓根的上切迹。由于内镜不能向下倾斜，很难到达向上游离髓核位置，如果经椎弓根通道的直径较大，可能发生椎弓根骨折。熟练使用各类钳子有助于手术操作。该技术可以直接到达椎弓根内侧

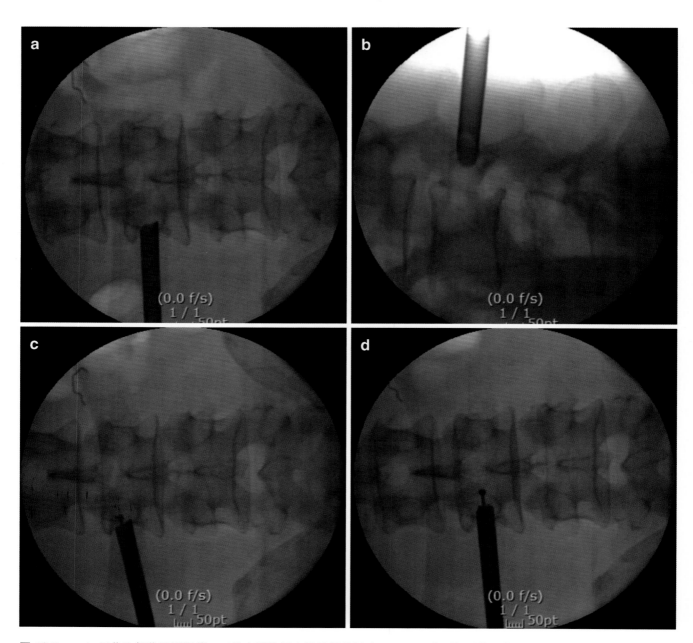

图 16.7　a、b. 正位和侧位透视图像。工作套管放置在椎弓根的侧壁。c、d. 正位透视图像。使用镜下磨钻建立一个 8mm 的经椎弓根通道，直到穿透椎弓根内侧壁。e、f. 正位和侧位透视图像。工作套管通过经椎弓根通道进入。g、h. 正位透视图像。行 PELD

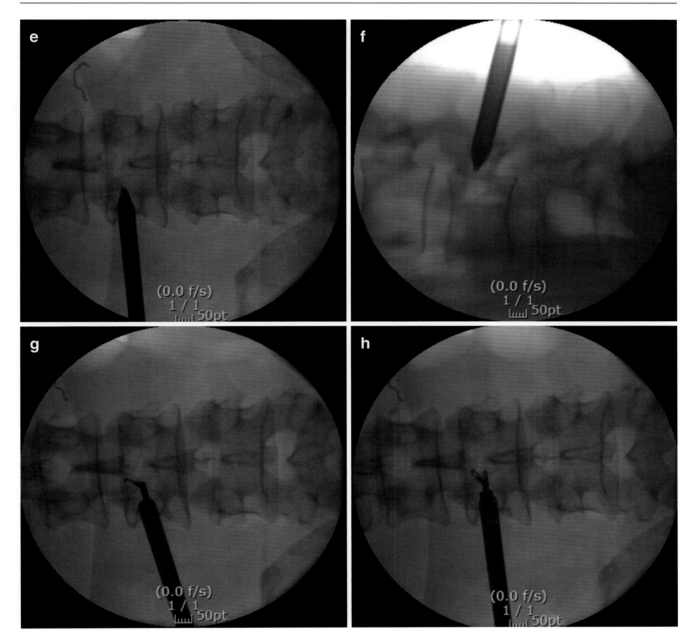

图 16.7 （续）

突出髓核位置（图 16.8）。

- 椎弓根骨折是这种入路最需要关注的问题之一。
Torun 等对椎弓根进行测量，发现 L5 的椎弓根较宽
（17、14.2mm），L1 的椎弓根较近（8、41.8mm）。因此，
建议在 L3~L5 椎弓根处选择该方法，因为所需的工
作通道直径至少为 8mm。另一个问题是在使用铰刀
进行经椎弓根穿刺时要小心，因为在这一步可能会
导致椎弓根骨折。

- 对内镜技术有丰富经验的脊柱外科医生可以尝试经
椎弓根入路内镜。经椎弓根入路内镜是一种高度精

确的手术入路。当通过椎弓根工作时，内镜的移
动受到限制，以减少椎弓根骨折或内镜系统损坏的
风险。

- 在手术过程中，两个关键的时刻容易出血：当进行
工作通道成形时和椎间盘摘除时。这种出血有时难
以控制，可能导致硬膜外血肿。带磨砂磨头的磨钻
系统可防止椎弓根出血。在硬膜外正确使用射频刀
头也有助于控制出血。

- 这种方法的优点之一是它不经过 Kambin 三角。因
此，不存在损伤出口神经根的危险。这项技术的指

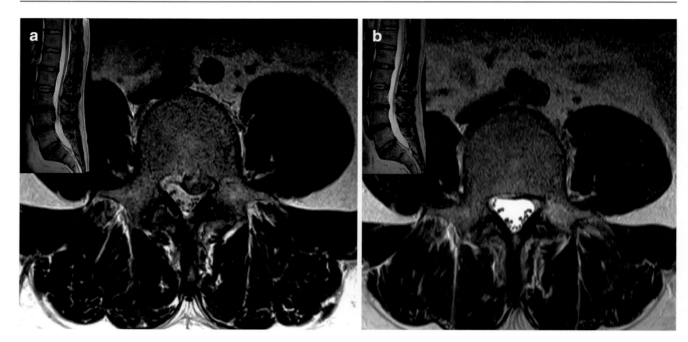

图 16.8　轴位和矢状位 T2WI MRI。a. L3~L4 节段重度向下游离型椎间盘突出。b. 左侧 L4 经椎弓根 PELD 术后

征是需要重点考虑的：椎弓根旁重度向下游离至行走神经根肩部的椎间盘突出。行走神经根腋下椎间盘突出是可切除的，但不能完全掌控行走神经根、硬膜囊、硬膜腹侧的空间，可能造成神经、硬膜、血管等损伤。

• 建议采用 Choi 等提出的横突后入路到达椎弓根。此路径与置入经椎弓根螺钉的路径相似，可通过更倾斜的路径到达游离椎间盘。

• 由于这种技术的高度精确性，它不可能使用纤维环成形术。

• 椎弓根的孔洞往往随着时间的推移会长出新骨（图 16.9）。

此技术的风险包括：

• 行走神经根损伤。
• 脑脊液漏。
• 无法获得椎间盘病理组织。
• 椎弓根骨折。
• 硬膜外血肿。
• 椎弓根和硬膜外出血。

16.3.4　内镜下腰椎间孔成形术

内镜下椎间孔成形术是由 Knight 等在 1998 年报道的，使用侧向激光完成。他们使用这一新技术完成了小关节下部切除、椎间盘切除、松解出口神经根和行走神经根，以及骨赘消融。

经椎间孔 PELD 患者中，有 1.0%~8.9% 的并发症是神经根损伤。8mm 内镜管道经过狭窄的椎间孔时，由于套管对神经的压迫或套管反复移动，增加了出口神经根损伤的风险。Hurday 等报道，椎间孔高度、椎间孔直径和神经根 - 椎间盘的距离在靠近尾端会降低。因此，在腰椎下段，有可能损伤出口神经根；而增大椎间孔空间可以降低这种风险。

2016 年，Henmi 等报道了 15 例诊断为 L4~L5 椎间盘突出行椎间孔成形术和经椎间孔 PELD 患者的影像学结果。在所有手术病例中，术后椎间孔面积均有所增大。在 50% 的病例中，使用椎间孔成形术后，椎间孔的平均面积由术前的 58.6mm^2 增加到术后的 88.4mm^2。

椎间孔成形术不仅可以切除上关节突（SAP）的腹侧和非关节面部分，增加椎间孔的空间，而且还可以行椎间孔和侧隐窝减压。当主要问题是重度向

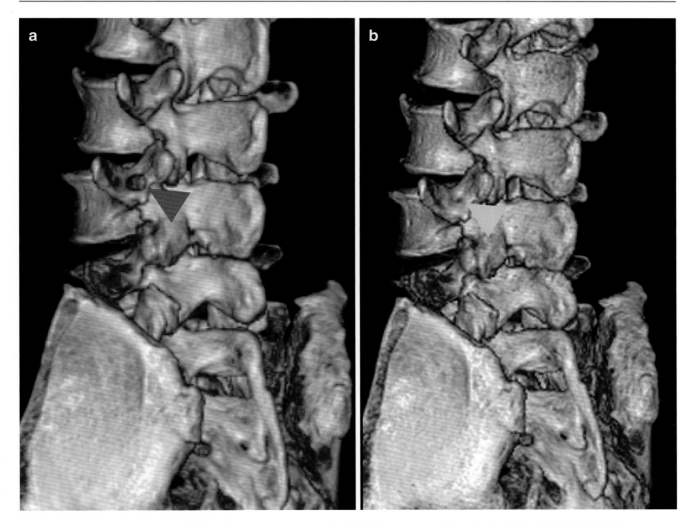

图 16.9　a. 经椎弓根 PELD 术后腰椎三维 CT 重建。红色三角表示通道入口。b. 术后 5 个月，通道内已经充满了新骨

下游离椎间盘突出时，成形有助于进入硬膜腹侧空间，同时保护出口神经根安全。

Kim 等在 2010 年描述了 25 例行椎间孔成形后经硬膜腹侧入路的高髂嵴 L5~S1 椎间盘突出患者。Kim 等提出的主要概念是切除 SAP 基底部腹侧部分，用铰刀向前切除至椎弓根内侧，以避免损伤神经。接着便可行经椎间孔 PELD（图 16.10）。

Schubert 和 Hoogland 详细描述了手术过程，并加入了椎弓根上切迹的椎弓根切除术。脊柱穿刺针位于下位椎体椎弓根上切迹处，头倾角度为 20°~30°。切除椎间孔韧带，观察行走神经根的情况。

Choi 等描述了使用内镜下磨钻完成椎间孔成形治疗重度游离椎间盘突出症，并探讨了该入路的纤维环韧带穿刺位置和倾斜角度。

对于纤维环穿刺部位，较低节段（L4~L5 及以下）椎间盘突出患者，正位透视下针尖位于椎弓根内缘。如果椎间盘突出发生在高位节段（L3~L4 及以上），针尖应位于椎弓根中线。这能减少神经损伤的风险，由于上一节段椎弓根的直径比下一节段小，硬膜囊也更大。在侧位透视时，针尖应始终位于椎体后缘。

对于穿刺针的倾斜角，如果是向下游离的椎间盘，就应该从头端向尾端方向穿刺；如果是向上游离的椎间盘突出，就应该从尾端向头端方向穿刺。与上、下终板的夹角分别为 30° 左右。

Choi 等在 2017 年发表的另一篇文章，评估了椎间孔成形术的有效性及其在不同类型椎间盘突出症中的适用性，其中 36 例患者使用铰刀或镜下磨钻进行椎间孔成形术。

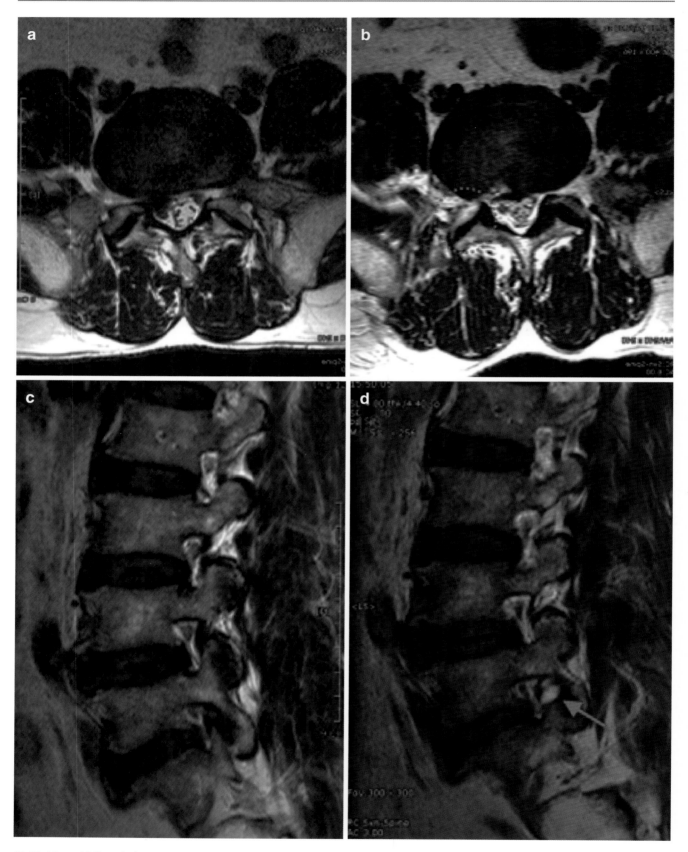

图 16.10 a. 轴位 T2 加权 MRI，显示 L5~S1 左侧下关节突位置椎间盘突出和椎间孔狭窄。b. MRI 显示上关节突（SAP）的下缘（红色虚线圈出）。c. 本病例的矢状位 T2 加权 MRI，显示 L5~S1 椎间孔狭窄。d. 红色箭头指向手术区域。切除 SAP 腹侧部分和椎间孔韧带

研究结果报道，椎间孔成形术尤其适用于椎间隙高度下降、重度向下游离、下方阻挡、复发性椎间盘突出、高髂嵴 L5~S1 椎间盘突出、中央型突出伴较宽的椎板角度。使用铰刀或镜下磨钻的优点和缺点如下：

- 透视下使用逐级铰刀操作时间相对较短，但会有神经根损伤和大量出血等并发症。因此，操作时不能越过椎弓根内缘。
- 在磨除 SAP 时，镜下磨钻操作可直视下进行，磨除一定范围的 SAP，使用磨砂磨头能有效控制出血。但是需要更长的操作时间。

16.3.5 椎板间隙入路技术治疗 L5~S1 游离型椎间盘突出症

重度游离或轻度游离的 L5~S1 腰椎间盘突出比较特殊，因为它是一个与腰椎上段有显著解剖学差异的节段；这些差异已经在前面叙述过了。后外侧经椎间孔内镜技术并不能轻松克服这些解剖学障碍。在这种情况下，椎板入路 PELD 对于治疗重度向上/向下游离的椎间盘和高髂嵴的轻度向上/向下游离的椎间盘具有优势。使用这种技术，可以在椎间隙的相邻节段去除头尾端方向最多 8mm 的游离椎间盘。这取决于 L5 椎板下缘和 S1 椎板上缘之间的垂直距离。

进行 L5 或 S1 椎板成形或关节面内侧切除时有必要使用镜下磨钻。此外，内镜的路径应适应特定的治疗病例。如果是向上游离，内镜应该有一个尾端向头端倾斜的角度；如果是向下游离，这个角应该是头端向尾端倾斜的角度。这种技术很难在内镜下清晰地看到上位或下位椎弓根中部以外的游离椎间盘碎块。

向上游离时，进针点应靠近椎板间隙的外侧缘，向下游离时，进针点更靠近中线。需要注意的是，广泛的关节面内侧切除可能导致医源性不稳定。对于椎板入路 PELD，向上游离首选肩上操作，向下游离首选腋下进行。这是因为向下游离的椎间盘突出扩大了硬膜囊和 S1 行走神经根之间的空间，使得通过腋下能有效地移除髓核碎片。在 L5~S1 椎板间隙经神经根肩上进入会损伤 S1 行走神经根，因为 S1 神经根恰好在那个位置从硬膜囊中分出。

脊柱外科医生熟悉的开放手术正常解剖与这一入路方式相同。对比同侧经椎间孔、对侧经椎间孔和经椎板间隙入路治疗游离性椎间盘突出，发现椎板间入路的手术时间和透视时间较短。而这些方法在最终的临床和满意度上均无显著差异。

16.3.6 经椎板间隙入路治疗重度游离型椎间盘突出症

Di Lorenzo 等在 1998 年报道了经椎板间隙入路技术治疗椎间孔型椎间盘突出症。该技术包括在相邻关节突外侧边缘开窗，从上方进入椎间孔。而这种技术是在显微镜下通过后正中入路来进行的。作者强调了进入 L5~S1 椎管的难度，这主要是因为对峡部大量切除可能导致医源性骨折和不稳定。

Dezawa 等在 2012 年报道了使用单纯内镜的经椎板间隙入路技术，并将其命名为经皮椎板间入路内镜手术（PETA）。

重度向上或向下游离的椎间盘突出是这种技术的特殊适应证。在 CT 上辨认游离髓核的钙化是很必要的。在透视引导下，在椎板上方做一个 8mm 的皮肤切口，越过解剖阻碍直接进入位于椎板腹侧和椎弓根内侧的隐蔽区域（图 16.11）。在这项技术中，使用镜下磨钻和 Kerrison 咬骨钳进行 4~8mm 的经椎板开窗，用内镜髓核钳取出髓核（图 16.12）。

这种技术的一些优点如下：

- 不需要进行广泛的半椎板切除或黄韧带切除。在这一入路中，黄韧带不是解剖阻碍，因为它没有覆盖在硬膜囊上。
- 不会损伤小关节。因此，不存在医源性不稳定的风险（图 16.13）。
- 使用 PETA 对椎旁肌的破坏最小。

此技术通过后方入路直接到达游离的椎间盘碎片。因此，椎板入路管道内部与手术目标之间的距离非常短，操作时存在损伤神经的风险。此外，它要求术者能在狭窄空间中操作内镜。这一操作可发生硬膜撕裂、神经根损伤、术后硬膜外血肿或感染等并发症。这一技术难以进行纤维环成形术。该技术是治疗重度向上/向下椎间盘突出的又一种选择。目前的适应证是它的主要局限性，因为它不能摘除其他位置的椎间盘突出。

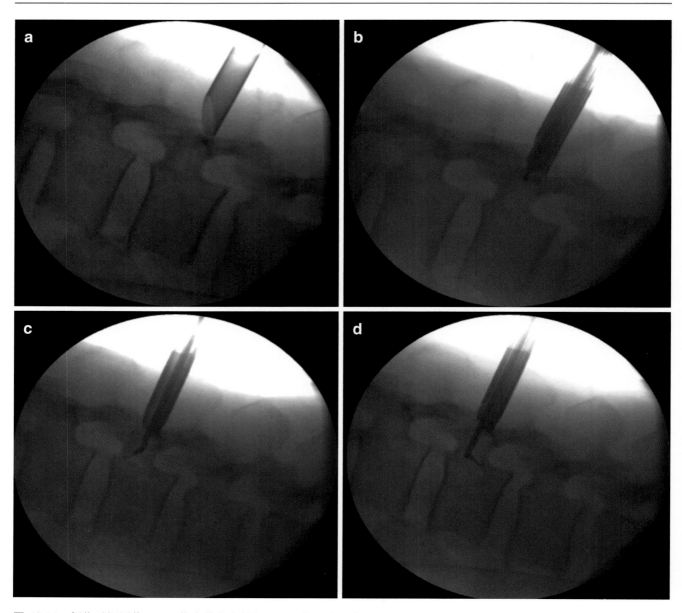

图 16.11　侧位透视图像。a. 工作套管定在椎板上。b. 使用镜下磨钻进行椎板间开窗。c、d. 经椎板间隙入路 PELD 可以通过椎板间隙完成

16.4　PELD 治疗下肢痛和腰痛

16.4.1　PELD 和纤维环成形术

　　一些学者报道了椎间盘切除术后轴性疼痛的事件。Parker 等发现 32% 的患者在椎间盘切除术后会出现轴性疼痛，而 Hanley 和 Shapiro 研究发现 14% 的患者在椎间盘切除术后出现下腰痛并丧失腰部功能。因此，椎间盘源性腰痛患者通常需要另一种治疗方法。对椎间盘突出患者椎间盘源性疼痛的原因进行了研究。其中一个原因是纤维环破裂口愈合后组织中有丰富的新血管，这些新血管受到神经支配并引起疼痛性刺激。其他学者提到，椎间盘突出压迫硬膜囊或后纵韧带（PLL）也会引起腰痛。

　　Kim 等在 2011 年报道了一项对 58 例椎间盘突出患者前瞻性研究的结果。所有患者均有神经根症状和轴性疼痛。这些患者接受了经皮内镜下腰椎间盘切除术和纤维环成形术（PELDA）的治疗。

　　这项技术的目标包括：

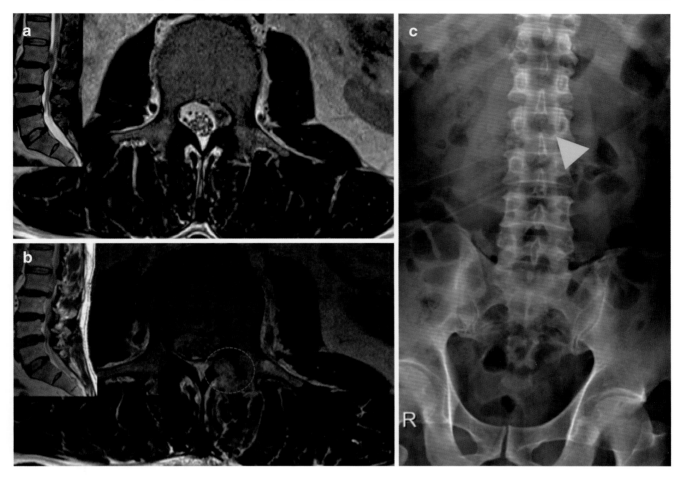

图 16.12 轴位和矢状位 T2 加权 MRI。a. L2~L3 左侧重度游离型椎间盘突出。b. 轴位 T2 加权 MRI 可见经椎板间隙入路痕迹（红色圆圈）。c. 正位显示左侧 L2 椎板有空洞

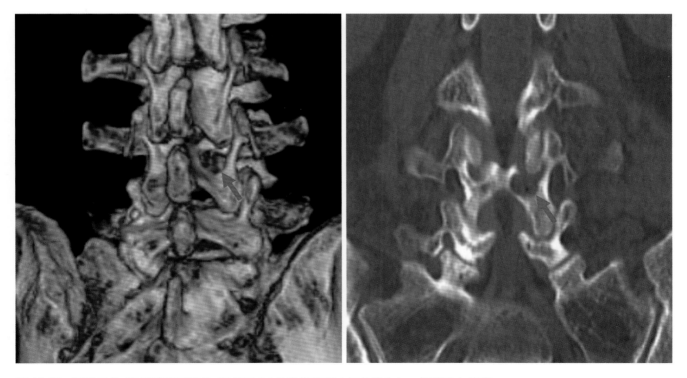

图 16.13 腰椎三维 CT 重建和冠状位 CT 显示 L4 的椎板开窗（红色箭头），保留了小关节

- 取出后方纤维环韧带的残留髓核。
- 清除肉芽组织。
- 去除纤维环组织，释放椎间盘内压力。

　　该技术包括使用射频刀头或激光治疗后方纤维环发炎并显露含有游离神经末梢和新血管的纤维组织。采用经椎间孔入路内镜下椎间盘切除后，再进行纤维环成形术。工作套管应尽量靠近后纵韧带，而不要位于硬膜外间隙（图 16.14）。在此基础上可行纤维环下成形。这样可以直接在内镜下切除纤维环破裂口中的纤维组织，保留髓核（图 16.15）。

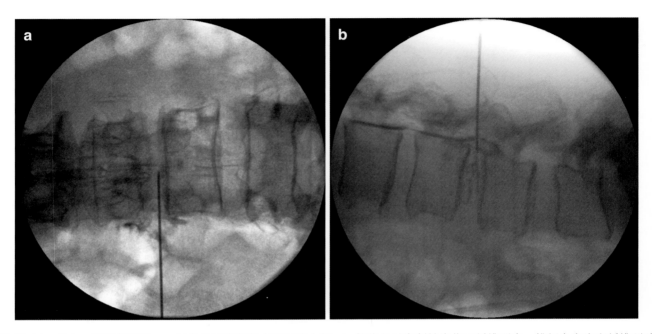

图 16.14　术中 C 臂透视图像。a. 正位显示穿刺针在椎间隙中部。b. 侧位显示穿刺针尖位于纤维环内。椎间盘突出和纤维环破裂可由术前硬膜外造影和椎间盘造影确认

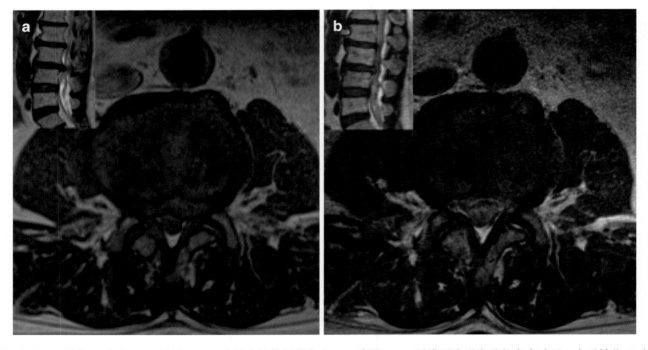

图 16.15　a. 轴位 T1 加权 MRI 显示 L3~L4 水平大块椎间盘突出。b. 采用 PELD 纤维环成形术进行完全减压，术后轴位 T2 加权 MRI，红色箭头显示双侧纤维环成形术，髓核完好

纳入这项研究的患者进行了 24 个月的随访。使用腰部和下肢疼痛的视觉模拟疼痛量表（VAS）评估临床结果；采用 Oswestry 功能障碍指数（ODI）评价功能；PELDA 术后评估满意度。24 个月后，腰痛 VAS 评分从术前的（6.6±1.8）分改善至（2.5±2.0）分。24 个月后，下肢痛 VAS 评分从术前的（7.6±1.9）分 改 善 至（1.8±1.1） 分。ODI 评 分 由 术 前 的（55.9±1.7）分改善至随访结束时的（12.7±10.9）分，采用 PELDA 技术的患者中有 65.4% 的患者有良好的临床结果。

这种技术的优势包括摘除椎间盘后硬膜囊或神经根的减压，同时降低椎间压力，清理纤维环破裂口的肉芽组织，减轻盘源性疼痛。如前所述，这一组织促进新血管的形成，并且富含神经末梢。

Lee JH 和 Lee SH 在 2017 年进行的另一项研究分析了临床结果的预测因素。作者发现，患者腰部屈曲时疼痛宜采用 PELD/ 纤维环成形术。这是因为在这个动作中椎间盘内压力增加，神经受到刺激。另一方面，Modic 改变表明 PELD/ 纤维环成形治疗后效果不理想。

16.4.2　经皮硬膜外神经成形术（PEN）辅助经椎间孔内镜手术

对于由椎间盘突出引起的神经功能缺损和神经根疼痛，PELD 是合适的治疗方法。然而，用 PELD 治疗轴性疼痛并不常见。Kim 等在 2016 年报道了使用经皮硬膜外神经成形术（PEN）和经椎间孔 PELD 治疗手术相关疼痛。

两种手术均由患者在局部麻醉下俯卧位及透视引导下完成。首先，经尾端入路置入可导航的硬膜外导管，随后沿着腹侧硬膜外隙向前推进，直到尖端位于病变节段以下。在行经椎间孔 PELD 前硬膜外造影确认了导管的正确位置后，外科医生能够看到硬膜外充盈缺损情况（图 16.16）。机械粘连松解和注射镇痛药物应在经椎间孔 PELD 前进行。该技术被认为能减少术后与手术相关的疼痛（图 16.17）。

在一些病例中，椎间盘突出与硬膜囊的腹侧有紧密的粘连。通过 PEN，可以在内镜椎间盘切除术前进行椎间盘突出与腹侧硬膜囊之间的机械粘连松解，便于摘除髓核，降低牵拉性硬膜撕裂的风险。这两种手术的另一个优点是，导管切除可能引起硬膜外纤维化和术后轴性疼痛的椎间盘残留，通过 PEN 可以在腹侧硬膜外间隙注射生理盐水对其进行清理。

外科医生还可以通过比较椎间盘切除术前后的硬膜外造影图来确定 PELD 的结束标准。与此相关的缺点是手术时间较长，辐射暴露增加，以及使用 PEN 设备的额外费用。

16.5　结论

需要注意的是，前面讨论的每一种方法都有风险和好处，这些技术应该在严格选择患者的情况下使用。由于内镜技术新器械的发展以及前面提到的其他因素，以前限制 PELD 用于不同部位椎间盘突出的解剖学障碍现在可以克服。重要的是，进行内镜手术的脊柱外科医生应该了解这些选择，以便能够充分治疗不同类型的腰椎间盘突出症。

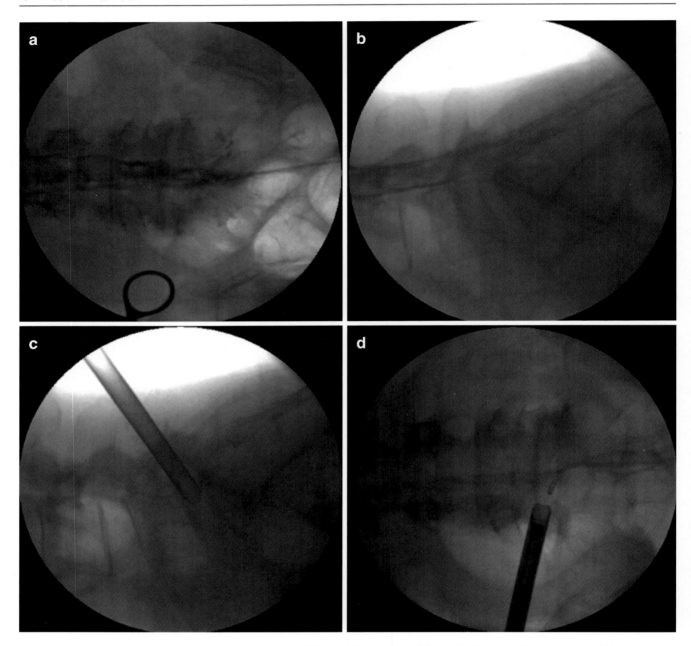

图 16.16 术中透视。a. C 臂正位透视。导管沿腹侧硬膜外间隙向前推入，其尖端刚好位于手术节段以下。硬膜外造影显示与椎间盘突出相关的充盈缺损。b. 硬膜外造影 C 臂侧位透视。在 L5~S1 中观察到一个充盈缺损。c. 工作套管经椎间孔入路到达椎间盘间隙。d. C 臂正位透视显示导管的尖端指向内镜工作套管。在 L5~S1 水平进行机械粘连松解，通过硬膜外导管注入生理盐水，协助内镜下椎间盘切除术。在经椎间孔 PELD 术中和术后使用止痛药物

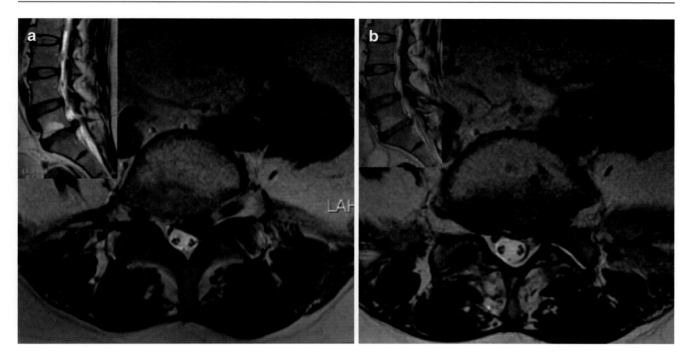

图 16.17　图 16.16 病例的 MRI。a. 轴位 T2 加权像显示 L5~S1 旁中央型椎间盘突出。b. 术后轴位 T2 加权像显示经椎间孔 PELD 术后减压良好

参考文献

[1] Kambin P, Sampson S. Posterolateral percutaneous suction-excision of herniated lumbar intervertebral discs. Report of interim results. Clin Orthop Relat Res. 1986;207:37–43.

[2] Choi KC, Kim JS, Ryu KS, Kang BU, Ahn Y, Lee SH. Percutaneous endoscopic lumbar discectomy for L5-S1 disc herniation: transforaminal versus interlaminar approach. Pain Physician. 2013;16:547–556.

[3] Choi KC, Kim JS, Park CK. Percutaneous endoscopic lumbar discectomy as an alternative to open lumbar microdiscectomy for large lumbar disc herniation. Pain Physician. 2016;19:E291–E300.

[4] Ruetten S, Komp M, Merk H, Godolias G. Full-endoscopic interlaminar and transforaminal lumbar discectomy versus conventional microsurgical technique:a prospective, randomized, controlled study. Spine (Phila Pa 1976). 2008;33:931–939. https://doi.org/10.1097/BRS.0b013e31816c8af7.

[5] Choi KC, Lee DC, Shim HK, Shin SH, Park CK. A strategy of percutaneous endoscopic lumbar discectomy for migrated disc herniation. World Neurosurg. 2017;99:259–266. https://doi.org/10.1016/j. wneu.2016.12.052.

[6] Choi KC, Park CK. Percutaneous endoscopic lumbar discectomy for L5-S1 disc herniation: consideration of the relation between the iliac crest and L5-S1 disc. Pain Physician. 2016;19:E301–E308.

[7] Osman SG, Marsolais EB. Endoscopic transiliac approach to L5-S1 disc and foramen. A cadaver study. Spine (Phila Pa 1976). 1997;22:1259–1263.

[8] Choi G, Kim JS, Lokhande P, Lee SH. Percutaneous endoscopic lumbar discectomy by transiliac approach:a case report. Spine (Phila Pa 1976). 2009;34:E443–E446. https://doi.org/10.1097/BRS.0b013e31817c4f39.

[9] Lu J, Ebraheim NA, Huntoon M, Heck BE, Yeasting RA. Anatomic considerations of superior cluneal nerve at posterior iliac crest region. Clin Orthop Relat Res. 1998;347:224–228.

[10] Mayer HM, Brock M. Percutaneous endoscopic discectomy:surgical technique and preliminary results compared to microsurgical discectomy. J Neurosurg. 1993;78:216–225.

[11] Yeom KS, Choi YS. Full endoscopic contralateral transforaminal discectomy for distally migrated lumbar disc herniation. J Orthop Sci. 2011;16:263–269. https://doi.org/10.1007/s00776-011-0048-0.

[12] Choi G, Lee SH, Lokhande P, Kong BJ, Shim CS, Jung B, et al. Percutaneous endoscopic approach for highly migrated intracanal disc herniations by foraminoplastic technique using rigid working channel endoscope. Spine (Phila Pa 1976). 2008;33:E508–E515. https://doi.org/10.1097/BRS.0b013e31817bfa1a.

[13] Kim JS, Choi G, Lee SH. Percutaneous endoscopic lumbar discectomy via contralateral approach: a technical case report. Spine (Phila Pa 1976). 2011;36:E1173–E1178. https://doi.org/10.1097/BRS.0b013e3182264458.

[14] Liu C, Chu L, Yong HC, Chen L, Deng ZL. Percutaneous endoscopic lumbar discectomy for highly migrated lumbar disc herniation. Pain Physician. 2017;20:E75–E84.

[15] Krzok G, Telfeian AE, Wagner R, Iprenburg M. Transpedicular lumbar endoscopic surgery for highly migrated disk extrusions: preliminary series and surgical technique. World Neurosurg. 2016;95:299–303. https://doi.org/10.1016/j.wneu.2016.08.018.

[16] Torun F, Tuna H, Buyukmumcu M, Caglar S, Baysefer A. The lumbar roots and pedicles: a morphometric analysis and anatomical features. J Clin Neurosci. 2008;15:895–899. https://doi.org/10.1016/j.jocn.2007.08.006.

[17] Uniyal P, Choi G, Khedkkar B. Percutaneous transpedicular lumbar endoscopy: a case report. Int J Spine Surg. 2016;10:31.

[18] Knight MT, Vajda A, Jakab GV, Awan S. Endoscopic laser foraminoplasty on the lumbar spine – early experience. Minim Invasive Neurosurg. 1998;41:5–9.

[19] Choi I, Ahn JO, So WS, Lee SJ, Choi IJ, Kim H. Exiting root injury in transforaminal endoscopic discectomy: preoperative image considerations for safety. Eur Spine J. 2013;22:2481–2487. https://doi.org/10.1007/s00586-013-2849-7.

[20] Hurday Y, Xu B, Guo L, Cao Y, Wan Y, Jiang H, et al. Radiographic measurement for transforaminal percutaneous endoscopic approach (PELD). Eur Spine J. 2017;26:635–645. https://doi.org/10.1007/s00586-016-4454-z.

[21] Henmi T, Terai T, Nagamachi A, Sairyo K. Morphometric changes of the lumbar intervertebral foramen after percutaneous endoscopic foraminoplasty under local anesthesia. J Neurol Surg A Cent Eur Neurosurg. 2017; https://doi.org/10.1055/s-0037-1599059.

[22] Lee SH, Kang HS, Choi G, Kong BJ, Ahn Y, Kim JS, et al. Foraminoplastic ventral epidural approach for removal of extruded herniated fragment at the L5-S1 level. Neurol Med Chir (Tokyo). 2010;50:1074–1078.

[23] Schubert M, Hoogland T. Endoscopic transforaminal nucleotomy with foraminoplasty for lumbar disk herniation. Oper Orthop Traumatol. 2005;17:641–661.

[24] Choi KC, Shim HK, Park CJ, Lee DC, Park CK. Usefulness of percutaneous endoscopic lumbar foraminoplasty for lumbar disc herniation. World Neurosurg. 2017;106:484–492. https://doi.org/10.1016/j.wneu.2017.07.035.

[25] Ruetten S, Komp M, Merk H, Godolias G. Use of newly developed instruments and endoscopes: full-endoscopic resection of lumbar disc herniations via the interlaminar and lateral transforaminal approach. J Neurosurg Spine. 2007;6:521–530.

[26] Cohen MS, Wall EJ, Brown RA, Rydevik B, Garfin SR. 1990 AcroMed award in basic science. Cauda equina anatomy. II: Extrathecal nerve roots and dorsal root ganglia. Spine (Phila Pa 1976). 1990;15:1248–1251.

[27] Di Lorenzo N, Porta F, Onnis G, Cannas A, Arbau G, Maleci A. Pars interarticularis fenestration in the treatment of foraminal lumbar disc herniation: a further surgical approach. Neurosurgery. 1998;42:87–89.

[28] Dezawa A, Mikami H, Sairyo K. Percutaneous endoscopic translaminar approach for herniated nucleus pulposus in the hidden zone of the lumbar spine. Asian J Endosc Surg. 2012;5:200–203. https://doi.org/10.1111/j.1758-5910.2012.00142.x.

[29] Du J, Tang X, Jing X, Li N, Wang Y, Zhang X. Outcomes of percutaneous endoscopic lumbar discectomy via a translaminar approach, especially for soft, highly down-migrated lumbar disc herniation. Int Orthop. 2016;40:1247–1252. https://doi.org/10.1007/s00264-016-3177-4.

[30] Parker SL, Xu R, McGirt MJ, Witham TF, Long DM, Bydon A. Long-term back pain after a single-level discectomy for radiculopathy: incidence and health care cost analysis. J Neurosurg Spine. 2010;12:178–182. https://doi.org/10.3171/2009.9.SPINE09410.

[31] Hanley EN Jr, Shapiro DE. The development of low-back pain after excision of a lumbar disc. J Bone Joint Surg Am. 1989;71:719–721.

[32] Rauschning W. Pathoanatomy of lumbar disc degeneration and stenosis. Acta Orthop Scand Suppl. 1993;251:3–12.

[33] Ohtori S, Yamashita M, Yamauchi K, Inoue G, Koshi T, Suzuki M, et al. Low back pain after lumbar discectomy in patients showing endplate Modic type 1 change. Spine (Phila Pa 1976). 2010;35:E596–E600. https://doi.org/10.1097/BRS.0b013e3181cd2cb8.

[34] Choi KC, Kim JS, Kang BU, Lee CD, Lee SH. Changes in back pain after percutaneous endoscopic lumbar discectomy and annuloplasty for lumbar disc herniation: a prospective study. Pain Med. 2011;12:1615–1621. https://doi.org/10.1111/j.1526-4637.2011.01250.x.

[35] Lee JH, Lee SH. Clinical efficacy and its prognostic factor of percutaneous endoscopic lumbar annuloplasty and nucleoplasty for the treatment of patients with discogenic low back pain. World Neurosurg. 2017;105:832–840. https://doi.org/10.1016/j.wneu.2017.06.112.

[36] Lee HJ, Kim JS, Ryu KS. Transforaminal percutaneous endoscopic lumbar diskectomy with percutaneous epidural neuroplasty in lumbar disk herniation: technical note. World Neurosurg. 2017;98:876.e23–e31. https://doi.org/10.1016/j.wneu.2016.11.078.

第 17 章　腰椎内镜目前的局限与未来可行的改良

Hyeun Sung Kim, Byapak Paudel, Jee Soo Jang, Seong Hoon Oh, Il-Tae Jang

17.1　引言

研究表明，与开放手术相比，经皮内镜下腰椎间盘切除术能够最大限度地减少周围软组织的损伤和手术相关并发症，并能立即减轻疼痛，确保术后尽早康复。正因为如此，越来越多的医生采用腰椎全经皮内镜，适应证也在扩大。目前，经皮内镜被广泛用于腰椎间盘切除术。经皮内镜下腰椎间盘切除术的指征与开放手术没有太大区别。全经皮内镜椎间盘切除术有望成为治疗腰椎间盘突出症的金标准。然而，显微镜下腰椎间盘切除术仍是治疗椎间盘突出症的标准方法。不过，为了充分理解经皮内镜下腰椎间盘切除术，需要理论、技术、器械和其他的辅助设备的升级取得巨大进步。这是因为目前还缺乏强有力的证据。很少有随机对照试验、系统评价和 Meta 分析试图解决这个问题。对于治疗、预后和结果评估，我们仍缺乏一个好的分类标准。

在处理相同疾病的方法和技术上没有达成共识，我们正在运用不同的方法和技术处理同一种疾病。例如，我们用经椎间孔或椎板间入路来处理旁中央型椎间盘突出。在经椎间孔入路中，我们可以采用 InSide-Out 或者 OutSide-In 技术。在椎板间入路中，我们采用黄韧带切除术或运用结构保留的技巧。但我们仍不知道哪一种方法更好。同样我们在使用不同的切骨或磨骨设备去扩大椎间孔（椎间孔成形）时，仍不知道哪一种更安全、更有效。手术设备发展日新月异，但是，在内镜技术中，我们仍不知道需要多少种和什么类型手术器械能够成功地摘除各种类型的椎间盘突出。

对于内镜手术，陡峭的学习曲线是一项挑战。

为了克服这一难题，需要很好地规划培训课程和组织脊柱内镜学会。主管部门对内镜手术的批准是另一个问题。这个问题可以通过高质量的研究报告来解决，比如随机对照研究。

在内镜下椎间盘切除术中，除了神经和血管损伤的风险外，早期的复发率比显微镜下椎间盘切除术略高。为了解决这个问题，我们需要更加详细的研究来确定复发的原因，然后我们需要使用减少复发的材料，或有利于椎间盘退变的再生材料，或能预防复发的植入物或操作流程。目前我们正在开展经皮内镜下腰椎间盘切除术和减压术，但仍缺乏对椎间盘疾病进行生物治疗的认识。随着人类寿命的增加，椎间盘的退变也会加剧。未来需要更多的处理椎间盘退变的再生技术。内镜技术在这个过程中扮演重要角色。除非我们有可靠的证据，否则很难预测经皮内镜下腰椎间盘切除术未来的绝对改变。时间将会决定它的未来和方向。不过，我们相信，经皮内镜下腰椎间盘切除术将会成为腰椎间盘突出症治疗方法的金标准，而经皮内镜治疗其他脊柱病变的适应证也即将到来，比如经皮内镜下的融合手术和矫形手术。

因此，在本章中，我们讨论目前的证据、复发事件、学习曲线、椎间孔成形术、内镜设备和方法，提出腰椎间盘突出症的内镜难度等级分类，提出手术成功的等级分类、法律问题，除椎间盘切除术以外的适应证，如退变椎间盘的再生方面，也讨论了脊柱内镜手术的未来。

17.2　目前的研究证据

目前有关经皮内镜下腰椎间盘切除术的文献主

要包括病例系列、技术要点或个人经验。高质量的研究很少，由于研究的局限性，这些随机对照试验（RCT）、系统评价和 Meta 分析的结论存在争议。Ruetten 等的随机对照试验得出结论，与标准的显微技术相比，经椎板间入路或经椎间孔入路内镜下椎间盘切除术治疗腰椎间盘突出症，其结局和复发方面没有差异。但是，他们评论道："这项试验的结果是基于来自单中心技术精湛的外科医生手术，缺乏经验的外科医生不一定能达到同样的结果。"Gibson 等的一篇综述文章总结："基于目前的证据，对于伴有或不伴有椎间孔狭窄的腰椎间盘脱出，有好的理由支持更广泛地采用经椎间孔内镜手术治疗。"另一方面，Anichini 等在他们的综述文章中得出结论："有越来越多低等级证据表明，内镜下腰椎间盘切除术能够安全有效地替代标准开放式显微镜下椎间盘切除术。需要从随机对照试验（如果是多中心研究更佳）中获取可靠的统计数据进一步证实这些结果。"

　　但是，这篇论文目的不是作为系统评价或 Meta 分析，或关于这个主题的全面回顾。近期，Fan 等做的 Meta 分析得出结论："经皮内镜下腰椎间盘切除术是治疗腰椎间盘突出症的一种安全有效的手术方法，在不久的将来，它会被脊柱外科医生广泛应用，并可能成为椎间盘切除术新的金标准。"然而，这篇 Meta 分析也提出它的局限性，比如纳入的文章质量较低，分析的患者数量较少，异质性较高。因此，未来需要设计合理、多中心的高质量研究。

17.3　早期复发

　　早期的复发直接影响经皮内镜下腰椎间盘切除术的预后。关于复发的定义，以及如何定义早期与延迟复发，目前尚无共识。既往的研究使用了不同的复发标准。Lee 等将复发定义为术后无疼痛并间隔一段时间后，同一节段椎间盘再突出的病例。还有一些研究把早期复发当作是经皮内镜下腰椎间盘切除术后 6 个月内的复发。另外，Kim 等定义早期再手术为首次手术后 90 天内再次手术。我们必须区分早期复发的症状是由于手术切除不彻底还是真正的复发。为了避免这种复发时的混淆，我们应该在所有的病例中行术后 MRI 检查，以确保成功摘除病变椎间盘。文献报道经皮内镜下腰椎间盘切除术后的首次复发率（第一次手术后复发率）为 2%~7%。

　　Mahesha 等在他们的 100 例患者中报道了 2% 的复发率。Lee 等在他们的研究中报道了 2.5% 的复发率。经皮内镜下经椎板间入路腰椎间盘切除术的复发率为 0.1%~6.6%。在二次复发（术后复发后再复发）的对照研究中，PELD 和开放显微镜下腰椎间盘切除术（OLM）的复发率分别为 4% 和 10.3%。Yao 等的研究得出结论："肥胖［身体质量指数（BMI）$\geq$ 25kg/m^2］是经皮内镜下腰椎间盘切除术复发最稳定的危险因素。高龄（> 50 岁）、外科医生的学习曲线（< 200 例）、中央型突出与经皮内镜下腰椎间盘切除术后复发密切相关。"Kim 等的另一项研究发现，与无复发组相比，平均年龄为 47.4 岁及以上、BMI 为 25kg/m^2 及以上、椎间盘脱出、存在 Modic 改变是复发的重要统计学因素。

　　Wang 等针对失败手术的研究发现，采用 PELD 治疗腰椎间盘突出症的手术失败率为 10.3%。高龄（年龄 $\geq$ 60 岁）和糖尿病患者会增加 PELD 手术失败的风险，尤其是开展该手术方式的早期。这显示椎间盘退变本身就是复发的原因。关于减少复发的技术研究很少。经椎板间入路中，提倡采用纤维环缝合和保留结构的技术以减少复发。然而，到目前为止还没有一种技术能够减少经椎间孔入路内镜下椎间盘切除术后的复发。充分的卧床休息能够使术口愈合，有助于减少早期的复发。因此，对于复发的定义、早期复发与延迟复发的分类以及减少经皮内镜椎间盘切除术后复发的技术，未来有必要达成共识。

17.4　学习曲线

　　经皮内镜下椎间盘切除术存在学习曲线。对于椎间孔入路，学习曲线是陡峭的，容易入门；然而，对于椎板间入路，学习曲线扁平，难以精通。困难的学习曲线与一些因素相关。目前，脊柱内镜手术在世界上只在少数几个中心开展，并且由一部分脊柱内镜外科医生实施。教学和培训的项目也只在少数中心进行。另一方面，内镜设备和配件，程序化的手术操作方法和技术还未实现统一和标准化。

克服学习曲线是很重要的，因为手术的结局受到手术指征和操作手术的外科医生经验的影响。Ahn等建议在尝试 PELD 前练习经椎间孔硬膜外阻滞术，这使初学者能够建立稳定的学习曲线。但现在最重要的是，内镜教学应纳入脊柱课程，并且将培训计划流程全球化，以最大限度地降低学习难度。未来还需要设备、配件、流程以及技术的标准化。

17.5　椎间孔成形

尸体解剖研究清晰地表明，椎间孔成形术以更偏内侧的通道进入 Kambin 三角，提供了安全的通道达到椎管或椎间孔，并能防止出口神经根损伤。经椎弓根上缘入路扩大椎间孔能有利于摘除向下重度脱出的椎间盘。但目前描述的不同椎间孔成形术在工具上也有不同。Choi 等描述了用铰刀或磨钻切除上关节突的椎间孔成形术摘除椎管内重度脱出的椎间盘。另一方面，Lee 等报道了用铰刀经椎间孔上切迹入路行椎间孔成形术弥补经皮内镜下腰椎间盘切除术的有限适应证。Kim 等使用弯头的射频刀头经椎弓根上缘入路处理向下重度脱出的椎间盘。Lee 等采用腹侧硬膜外入路行椎间孔成形术摘除 L5~S1 突出的椎间盘碎片。Knight 等使用激光进行椎间孔成形术治疗腰背部疼痛。Schubert 等使用铰刀行椎间孔成形术处理突出的腰椎间盘。经椎间孔入路行椎间孔成形术仍有一些争议，例如：①经椎间孔入路的椎间孔成形术是否足够？②经椎间孔入路的椎间孔成形术如何处理椎管内的病变？③经椎间孔入路的椎间孔成形术是否侵犯了已经存在不稳定的节段？④经椎板间入路可行吗？与经椎间孔入路相比是否更有优势？因此，这仍是一个值得研究的课题。我们仍不知道哪一种椎间孔成形术相对其他的技术更安全有效且经济。我们也必须在这方面努力使经皮内镜手术标准化。

17.6　内镜、内镜设备和配件

市场上有不同种类可供选择的内镜。它们具有多样的光学特性。它们可提供不同的视角、放大倍数和工作通道直径。目前使用的内镜多为 25°和30°视角。

目前，硬性内镜被广泛应用于经椎间孔和经椎板间入路内镜手术。但由于解剖结构的遮挡，存在许多限制。它不能达到椎管的内部、椎间孔和椎弓根下方区域。尤其是，有弹性的内镜可通过骶骨入路作为硬膜外腔镜来使用。半硬性内镜可用于经椎间孔激光成形术。在这种情况下，柔性内镜可以通过椎间孔入路或椎板间入路或骶骨入路切除隐藏在角落的突出椎间盘。

17.7　内镜设备

脊柱内镜设备也不统一。有多种内镜设备可用于经皮手术。它在设计和口径上因不同公司而异。这些内镜设备的设计具有不同的技术规格和指征。将研制出可触及脊柱各个角落的内镜设备。

切骨设备：可提供（不同规格的）钻头、磨头、铰刀、环锯、尖刀、圆刀等。

止血设备：凝血设备，我们现在所用的如射频探头等止血设备对神经结构并不完全是安全的。我们必须找到对神经结构安全的止血新技术和新设备。

神经监测设备：在疑难的手术病例中，它很有用。

总而言之，我们仍不知道哪种内镜最适合脊柱手术。未来我们可能需要同时使用硬性和柔性内镜以获得最优化的结果。同样地，对于内镜手术，我们仍不知道需要多少器械以及哪一种器械是必要且安全的。这是将来我们对于内镜、内镜设备及配件所需要思考的。

17.8　入路和技术

目前对于腰椎间盘突出症的手术入路尚未达成共识。对于相同的疾病，经报道有不同的入路和技术。例如，向下脱出的 L4~L5 椎间盘可采用经椎间孔入路或椎板间入路，也可采用经椎弓根上入路或椎间孔成形技术，或对侧入路，或下位椎间隙的椎板间入路。

因此，在研究证据的基础上，未来应该对每一种类型的椎间盘突出症的治疗形成共识和指南。

17.9　提出内镜手术的难度分级 / 评分分级

每种类型的椎间盘突出都有自己的特征，应被区别对待。比如，当骨质增生导致椎间孔狭窄和 / 或高髂嵴时，尽管是较小的旁中央型破裂型椎间盘突出，经椎间孔入路进行椎间盘的切除也是不太容易的。反之，如果髂嵴不高，椎间孔大小也是合适的，我们也可以通过经椎间孔入路切除椎管内重度占位的突出椎间盘。因此，所有的椎间盘突出都不是一样的，在术前应该制订个性化方案。为不同程度的椎间盘突出制订手术方案是所有外科医生面临的困难。这主要是由于内镜下的固有解剖学特点、外科医生的专业技能（学习曲线）和突出椎间盘的特征。另外，特殊手术器械的可获得性也是很重要的。

在经椎间孔入路中，刚性的经皮内镜工作通道 / 套管能够到达多个椎间盘节段的有限区域，包括旁中央突出的节段，突出向上游离的节段和部分突出向下游离的节段。传统的后外侧入路不能完全到达中度至重度向下游离的椎间盘。因此，中度至重度向下游离的椎间盘需要更先进的技术。

考虑到这些参数和椎间盘突出的特点，我们制定了手术难度分级 / 评分分级，如表 17.1 所示。这一分级有利于区分不同类型的腰椎间盘突出症，也为外科医生根据技术专长选择适合内镜治疗的病例提供了指南。

17.10　结果评估：提出内镜手术成功分级和评分

在 2018 年我们对内镜下椎间盘切除术的结果评估进行描述之前并没有这方面的描述。我们遵循我们制定的内镜手术成功与否的分级和评分分级，如表 17.2 所示。它把影像学和临床症状同时考虑在内。而且，我们制定的成功分级 / 评分分级的评价成功率与已验证的 MacNab 标准相比没有区别。

17.11　管理机构的批准

由于缺乏充分的证据，内镜下椎间盘切除术并没有被所有国家的医疗保险系统和管理机构批准。完善

表 17.1　硬的经皮内镜下腰椎间盘切除术治疗椎间盘突出症的手术难度分级 / 评分分级

分数	分级	描述	类型
1	Ⅰ 级	低难度	旁中央型 LDH
2	Ⅱ 级	中等难度	轻度向下游离 LDH
			中央型 LDH
3	Ⅲ 级	高难度	椎间孔型 LDH
			极外侧型 LDH
			轻度向上游离 LDH
			L2~L3 以上高位节段
			椎管严重占位 LDH
			PETLD 翻修
4	Ⅳ 级	极高难度	重度向下游离 LDH
			重度向上游离 LDH
			PEILD 翻修
			钙化型 LDH

注：LDH，腰椎间盘突出；PETLD，经皮内镜下经椎间孔腰椎间盘切除术；PEILD，经皮内镜下经椎板间腰椎间盘切除术

附加项：每项加 1 分

·高髂嵴 / 椎间孔骨性狭窄 / 椎管狭窄 / 椎间盘囊肿
　总分数：椎间盘特征的最高得分 + 附加分数

·最高分 4 分

表 17.2　经皮内镜下腰椎间盘切除术（PELD）手术成功的分级 / 评分分级

分数	分级	描述	MRI 显示椎间盘的残留	症状
1	Ⅰ 级	失败	全部残留	仍有症状
2	Ⅱ 级	部分失败	部分残留	仍有症状
3	Ⅲ 级	成功	部分残留	明显改善
			完全切除	仍有症状
4	Ⅳ 级	非常成功	完全切除	明显改善

的多中心随机临床试验和共识指南是该术式能被医疗保险系统普遍接受和覆盖的依据。尽管经皮内镜手术已有大约20年的历史，但最近才得到美国的批准。

17.12　椎间盘切除术外的指征

经皮全脊柱内镜手术的适应证一直在不断扩展。有文献报道其在不稳定、多节段手术、复发性椎间盘突出、椎管狭窄和 Bertolotti 综合征中都有应用。另外，也有报道其在脊柱滑脱、融合固定术后的神经根病、椎间盘炎、椎间盘源性腰痛、脊柱肿瘤、老年及肥胖人群中的应用。

随着技术、设备的改良和加强技能培训，内镜手术将会用于开放手术的所有适应证。

17.13　内镜下的生物治疗

随着科学技术的进一步发展，内镜手术的未来与生物治疗息息相关。内镜可能会作为生物材料的可视化和传递工具。

17.14　未来腰椎内镜的改进

17.14.1　入路和指征

由于经皮内镜腰椎间盘切除术是在经椎间孔入路的基础上发展起来的，起初适应证是有限的。但是，随着经皮脊柱内镜椎间盘切除术的不断发展，经皮内镜手术现在几乎可以治疗所有类型的腰椎间盘突出症，并且越来越受欢迎。此外，经皮内镜下经椎板间入路治疗伴狭窄的椎间盘突出已被积极尝试，未来有望进行内镜减压及内镜融合手术。经椎板间入路的脊柱手术将会和经椎间孔入路一样常用。因此，未来需要同时对经皮内镜下椎板间入路和椎间孔入路进行良好的培训。

17.14.2　器械的发展

经皮内镜下腰椎手术随着手术器械的发展而发展，相信在将来会使用更先进的手术器械实施更高效的手术。值得注意的是，可行性、安全性和并发

症最小化这3个问题是研发经皮内镜器械的基础。

目前，经皮内镜脊柱手术是单通道的，但是，双通道入路和显微镜辅助内镜手术由于操作容易和学习曲线简单，将会越来越受欢迎。然而，在脊柱手术损伤最小化和临床效果最大化方面似乎存在矛盾，经皮内镜手术，有望在互补的基础上进一步发展。

17.14.3　未来发展

在经皮内镜脊柱手术普遍实施之前，有几个问题需要解决。其中，学习曲线的问题、昂贵仪器的普及和安全保障是重要的问题。为了确保手术的安全性，术中止血设备、神经保护设备、硬脊膜修复设备和安全电凝设备是很关键的。

17.15　总结

还有许多方面需要研究。学习曲线和复发的问题尚未得到解决。未来可行的腰椎内镜改良将朝以下方向发展：协调刚性内镜和柔性内镜，开发新材料和手术器械以减少复发，开发靶向手术工具、安全的结构管理工具（止血工具，骨组织处理工具）、结构保护工具（纤维环修复，退变椎间盘的再生，脊柱失稳的再稳定）、镜下融合设备，以及替代开放手术的手术技术流程。

参考文献

[1] Ruetten S, Komp M, Merk H, Godolias G. Full-endoscopic interlaminar and transforaminal lumbar discectomy versus conventional microsurgical technique:a prospective, randomized, controlled study. Spine (Phila Pa 1976). 2008;33:931–939.

[2] Gibson JN, Cowie JG, Iprenburg M. Transforaminal endoscopic spinal surgery: the future 'gold standard' for discectomy? A review. Surgeon. 2012;10(5):290–296.

[3] Anichini G, Landi A, Caporlingua F, Beer-Furlan A, Brogna C, Delfini R, Passacantilli E. Lumbar endoscopic microdiscectomy: where are we now? An updated literature review focused on clinical outcome, complications, and rate of recurrence. Biomed Res Int. 2015;2015:417801.

[4] Fan L, Shu T, Wang Q, Wu C, Xu Y, Chen X. Percutaneous endoscopic lumbar discectomy as the new standard surgery in disc herniation: a meta-analysis. Int J Clin Exp Med. 2016;9(8):16283–16291.

[5] Kim HS, Park JY. Comparative assessment of different percutaneous endoscopic interlaminar lumbar discectomy (PEID) techniques. Pain Physician. 2014;16(4):359–367.

[6] Lee JS, Kim HS, Jang JS, Jang IT. Structural preservation percutaneous endoscopic lumbar interlaminar discectomy for L5-S1 herniated nucleus pulposus. Biomed Res Int. 2016;2016:6250247.

[7] Ruetten S, Komp M, Godolias G. A new full-endoscopic technique for the interlaminar operation of lumbar disc herniations using 6-mm endoscopes:prospective 2-year results of 331 patients. Minim Invasive Neurosurg. 2006;49(2):80–87.

[8] Lee SH, Kang BU, Ahn Y, et al. Operative failure of percutaneous endoscopic lumbar discectomy:a radiologic analysis of 55 cases. Spine. 2006;31(10):E285–E290.

[9] Kim JM, Lee SH, Ahn Y, et al. Recurrence after successful percutaneous endoscopic lumbar discectomy. Minim Invasive Neurosurg. 2007;50(2):82–85.

[10] Kim CH, Chung CK, Park CS, Choi B, Kim MJ, Park BJ. Reoperation rate after surgery for lumbar herniated intervertebral disc disease: nationwide cohort study. Spine. 2013;38(7):581–590.

[11] Mahesha K. Percutaneous endoscopic lumbar discectomy:Results of first 100 cases. Indian J Orthop. 2017;51(1):36–42.

[12] Lee DY, Shim CS, Ahn Y, Choi YG, Kim HJ, Lee SH. Comparison of percutaneous endoscopic lumbar discectomy and open lumbar microdiscectomy for recurrent disc herniation. J Korean Neurosurg Soc. 2009;46:515–521.

[13] Yao Y, Liu H, Zhang H, Wang H, Zhang C, Zhang Z, Wu J, Tang Y, Zhou Y. Risk factors for recurrent herniation after percutaneous endoscopic lumbar discectomy. World Neurosurg. 2016;95:451–455.

[14] Wang H, Zhou Y, Li C, Jun Liu J, Xiang L. Risk factors for failure of single-level percutaneous endoscopic lumbar discectomy. J Neurosurg Spine. 2015;23(3):320–325.

[15] Hsu HT, Chang SJ, Yang SS, Chai CL. Learning curve of full-endoscopic lumbar discectomy. Eur Spine J. 2013;22(4):727–733.

[16] Ahn SS, Kim SH, Kim DW. Learning curve of percutaneous endoscopic lumbar discectomy based on the period (Early vs. Late) and technique (in-and-out vs. in-and-out-and-in): a retrospective comparative study. J Korean Neurosurg Soc. 2015;58:539–546.

[17] Xin G, Shi-Sheng H, Hai-Long Z. Morphometric analysis of the YESS and TESSYS techniques of percutaneous transforaminal endoscopic lumbar discectomy. Clin Anat. 2013;26:728–734.

[18] Kim HS, Ju CI, Kim SW, Kim JG. Endoscopic transforaminal suprapedicular approach in high grade inferior migrated lumbar disc herniation. J Korean Neurosurg Soc. 2009;45(2):67–73.

[19] Choi G, Lee SH, Lokhande P, et al. Percutaneous endoscopic approach for highly migrated intracanal disc herniations by foraminoplastic technique using rigid working channel endoscope. Spine (Phila Pa 1976). 2008;33:E508–E515.

[20] Lee CW, Yoon KJ, Ha SS, et al. Foraminoplastic superior vertebral notch approach with reamers in percutaneous endoscopic lumbar discectomy: technical note and clinical outcome in limited indications of percutaneous endoscopic lumbar discectomy. J Korean Neurosurg Soc. 2016;59:172–181.

[21] Lee SH, Kang HS, Choi G, Kong BJ, Ahn Y, Kim JS, Lee HY. Foraminoplastic ventral epidural approach for removal of extruded herniated fragment at the L5-S1 level. Neurol Med Chir. 2010;50(12):1074–1078.

[22] Knight MT, Goswami A, Patko JT, Buxton N. Endoscopic foraminoplasty: a prospective study on 250 consecutive patients with independent evaluation. J Clin Laser Med Surg. 2001;19(2):73–81.

[23] Schubert M, Hoogland T. Endoscopic transforaminal nucleotomy with foraminoplasty for lumbar disk herniation. Oper Orthop Traumatol. 2005;17(6):641–661.

[24] Chae KH, Ju CI, Lee SM, Kim BW, Kim SY, Kim HS. Strategies for noncontained lumbar disc herniation by an endoscopic approach: transforaminal suprapedicular approach, semi-rigid flexible curved probe, and 3-dimensional reconstruction CT with discogram. J Korean Neurosurg Soc. 2009;46(4):312–316.

[25] Yeom KS, Choi YS. Full endoscopic contralateral transforaminal discectomy for distally migrated lumbar disc herniation. J Orthop Sci. 2011;16(3):263–269.

[26] Kim JS, Choi G, Lee SH. Percutaneous endoscopic lumbar discectomy via contralateral approach: a technical case report. Spine. 2011;36(17):E1173–E1178.

[27] Lee K, Kim HS, Jang JS, Pee YH, Kim JU, Lee JH, Jang IT. Percutaneous endoscopic lumbar discectomy for L5-S1 foraminal disc herniation with superior migration using contralateral interlaminar approach:a technical case report. J Minim Invasive Spine Surg Tech. 2016;1(1):40–43.

[28] Choi G, Prada N, Modi HN, Vasavada NB, Kim JS, Lee SH. Percutaneous endoscopic lumbar herniectomy for high-grade down-migrated L4-L5 disc through an L5-S1 interlaminar approach: a technical note. Minim Invasive Neurosurg. 2010;53(3):147–152.

[29] Kim HS, Paudel B, Jang JS, Lee K, Oh SH, Jang IT. Percutaneous endoscopic lumbar discectomy for all types of lumbar disc herniations (LDH) including severely difficult and extremely difficult LDH cases. Pain Physician. 2018;21(4):E401–E408.

[30] Jasper GP, Francisco GM, Telfeian AE. Transforaminal endoscopic discectomy with foraminoplasty for the treatment of spondylolisthesis. Pain Physician. 2014;17(6):E703–E708.

[31] Hur JW, Kim JS, Shin MH, Ryu KS, Park CK, Lee SH. Percutaneous endoscopic lumbar discectomy and annuloplasty for lumbar disc herniation at the low two contiguous levels: single-portal, double surgeries. J Neurol Surg A Cent Eur Neurosurg. 2014;75(5):381–385.

[32] Nomura K, Yoshida M, Kawai M, Okada M, Nakao SI. A novel microendoscopically assisted approach for the treatment of recurrent lumbar disc herniation:transosseous discectomy surgery. J Neurol Surg A Cent Eur Neurosurg. 2014;75(3):183–188.

[33] Ahn Y. Percutaneous endoscopic decompression for lumbar spinal stenosis. Expert Rev Med Devices. 2014;11(6):605–616.

[34] Xu BS, Tan QS, Xia Q, Ji N, Hu YC. Bilateral decompression via unilateral fenestration using mobile microendoscopic discectomy technique for lumbar spinal stenosis. Orthop Surg. 2010;2(2):106–110.

[35] Kim HS, Paudel B, Jang JS, Oh SH, Lee S, Park JE, Jang IT. Percutaneous full endoscopic bilateral lumbar decompression of spinal stenosis through uniportal-contralateral approach: techniques and preliminary results. World Neurosurg. 2017;S1878-8750(17)30453–30459.

[36] Paudel B, Kim HS, Jang JS, Choi JH, Chung SK, Lee JS, Kim JH, Oh SH, Jang IT. Percutaneous full endoscopic treatment of Bertolotti's syndrome: a report of three cases with technical note. J Neurol Surg A Cent Eur Neurosurg. 2017;78(6):566–571. https://doi.org/10.1055/s-0037-1598173.

[37] Telfeian AE, Veeravagu A, Oyelese AA, Gokaslan ZL. A brief history of endoscopic spine surgery. Neurosurg Focus. 2016;40(2):E2.

第四部分

椎管狭窄的内镜治疗策略

第 18 章　全内镜技术单侧椎板间入路双侧减压治疗中央型腰椎管狭窄症

Martin Komp, Sebastian Ruetten

18.1　引言

腰椎减压手术是最常见的脊柱手术。它治疗的患者不仅包括中年腰椎间盘突出症患者，更包括老年退行性腰椎管狭窄症患者。近年来，由于社会人口结构的变化和老年患者对生活质量期望的提高，外科治疗从激进转变为有选择性的手术方法。在退变性腰椎管狭窄症进行减压手术方面，关于各种微创手术的有效性和围手术期发病率方面的优势已经被介绍。

退变性腰椎管狭窄症的病因来自骨、椎间盘、硬膜、韧带等结构。从狭窄部位上，可以将其分为侧隐窝狭窄和中央管狭窄。退行性腰椎管狭窄产生的压迫可导致典型的单侧或双侧的神经放射症状、神经性跛行和神经损害。而腰背痛可能是伴随退变症状产生的。但是影像学上的狭窄程度与临床症状之间没有明确的相关性。

早在 20 世纪初，就有文献描述了通过椎板间入路进入椎管。1970 年底，外科显微镜问世。经椎间孔入路的内镜技术和内镜辅助技术在 20 世纪 90 年代开始被使用。全内镜技术单侧椎板间入路也在同一时间发展，虽然这种术式也有一定的技术局限性。作为最新发展的用于单独进行椎间盘减压的技术，骨动力切割系统的初次应用使充分的骨切除成为可能，从而可以有效地进行侧隐窝和中央型狭窄的手术治疗。这也是进一步发展全内镜进行颈椎和胸椎减压手术的先决条件。

本章概述了全内镜减压手术治疗中央型腰椎管狭窄症的现状和原理。

18.2　手术的目标

这里介绍的手术方法描述了一种使用全内镜下单侧椎板间入路进行中央型腰椎管狭窄症双侧减压的技术。这项技术可以用于有双侧症状的患者，但是不能用于入路对侧的腹侧减压。

如果还需要进行对侧的腹侧减压，我们推荐使用双侧椎板间入路减压。而侧隐窝狭窄或中央型狭窄的患者同时伴有单侧神经症状，可以采用同侧椎板间入路减压。

18.3　准备

18.3.1　患者须知

除了一般的手术风险，所有患者都应当被告知潜在的继发的退变和可能的相关疾病进展。须知包括手术的技术特点，还包括与标准微创手术的区别。除了神经结构损伤及后果，硬脊膜的损伤和后果也应被提及，包括翻修。必须告知患者如果术中未能发现冲洗液留出受阻的情况下，可能会导致椎管内压力的升高，这种情况理论上会导致神经的损伤。对于全内镜手术技术，需告知患者除了有关术中出血、术后出血、感染和伤口愈合不良外，还需告知手术导致的脊柱不稳、持续疼痛和神经功能缺损、椎管狭窄复发、进行性腰痛和术中出现问题时改用开放手术的可能性。

18.3.2　术前准备

应准备最新的腰椎 X 线片与磁共振成像（MRI）。

根据结果，可选择额外的检查方法：计算机断层扫描（CT）、功能性脊髓造影 / 脊髓 CT、腰椎功能成像和髋关节的盆腔放射学检查。患者的神经电生理检测可能是有必要的。

　　手术在全身麻醉下开展。患者呈俯卧位，软枕置于骨盆和胸部之下，目的是减少对腹部的挤压。患者处于俯卧位时手术的一般注意事项：保护手部、足部和膝关节免受压力；如果需要腹部也应置一软枕；眼部也是需要保护的。按照标准"单次"使用抗生素预防感染。C 臂机是手术中必须用到的机器，C 臂机必须可以自由进行术野正侧两个平面的摄影。

　　手术床必须是可透视的。根据主刀医生的喜好，手术台可以调整以达到减少患者前凸的目的。除了标准的术前铺巾，使用额外的无菌覆盖物来收集冲洗液是很有帮助的。

器械

　　内镜手术需要的一般设备：显示器、光源和光缆、摄像装置、冲洗液（包括泵水系统）和存储系统。另外，骨动力系统和射频发生器需要一个控制单元。

　　入路器械包括扩张器和工作通道。关于手术器械的选择，可以从各种咬骨钳、磨钻、剥离器、剪刀中进行选择。可弯曲双极射频电极可用于触碰、移动和止血。骨切除是通过磨钻或动力刀具进行的，这些刀具可以主动弯曲，并且可以选择使用金刚石切割头。

　　镜头和器械的选择取决于外科医生的喜好。对于同侧减压，椎管腹侧额外的减压是必需的，作者使用外径为 6.9mm 的 25° 棒状透镜和 4.1mm 的偏心工作通道。对中央型椎管狭窄进行双侧单孔减压，可以使用直径 5.6mm 的工作通道。因此置入的器械直径可以达到 5.5mm，可以使省时高效的工作成为可能。

　　以上介绍的技术，使用的镜头和器械均来自 Richard Wolf 公司（德国，克尼特林根）（图 18.1）。改良使用其他器械商的产品也是可以接受的。

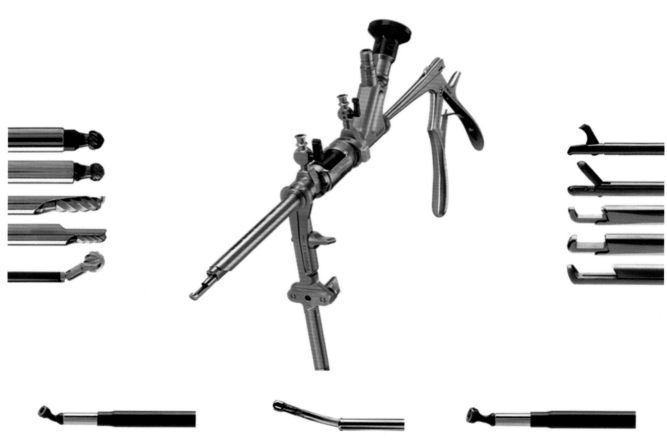

图 18.1　手术器械

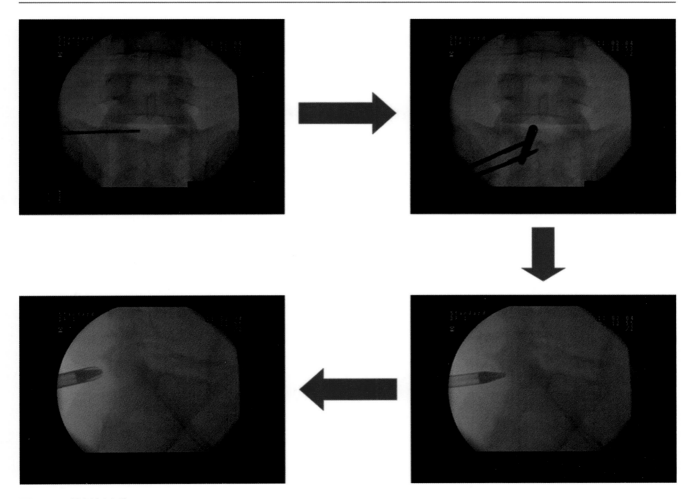

图 18.2　椎板间入路

18.3.3　手术技术

18.3.3.1　入路

入路位置的选择取决于患者的病理学特征：中央管仅涉及背侧或侧方狭窄的情况下，术者可以自由选择入路的位置。如果伴有一侧前方的狭窄，入路位置必须选择患侧。

手术开始时，C 臂位于正位，确定切口位置。切口位置标记在靠近中线的椎板间隙的皮肤上，随后进行切皮。作者建议同时切开筋膜。一般来说，椎板间隙很小，需要通过使用扩张器直接与关节突关节骨性接触。其余时间，手术是在 C 臂处于侧位透视情况下进行的。斜向管道通过扩张器置入，开口朝黄韧带方向。然后取出扩张器并插入内镜。手术的其余部分在直视和冲洗下进行（图 18.2）。

18.3.3.2　同侧减压

中央型狭窄与侧隐窝狭窄同侧减压的手术步骤是相同的。唯一的不同是需要在头侧和尾侧切除更多的骨质进行减压，像对中央型狭窄的中间部分韧带进行减压一样。

首先，充分显露出该区域的解剖结构。接着显露黄韧带（在中央型狭窄的情况下可以显露），辨别下关节突和尾端椎板。切除下关节突内下方软组织直至显露关节突关节面。如果存在椎板间隙，建议从尾侧至头侧沿下关节突方向切开浅层黄韧带。保留深部组织完整结构并保护神经结构直至切除周围骨质。

在椎管狭窄患者中，下关节突的骨赘会完全覆盖黄韧带，需要直接切除这部分骨质，直至到达尾端椎板的解剖学标志，清晰显露关节突上部和黄韧带。

接下来，要切除下关节突中间的组织，从下关节突尾端开始，往头端至上关节突尖部，这往往与头端的椎管狭窄程度相关。否则，根据术前影像继续进行椎板切除，直到消除狭窄。

这一阶段的手术，作者倾向使用带侧方防护的锥形磨钻。透视下确定磨钻的位置。使用磨钻时，上关节突对腹侧起保护作用。黄韧带仍然是完整的。需要注意出口神经根在上关节突尖部通过的位置。

在透视下，椎弓根中部的投影在尾端椎板上，这一般能反映狭窄的程度；否则，切除的范围必须与术前影像学上显示的一致。下一步是从头端到尾端切除上关节突的内侧缘。由于黄韧带附着在椎板上，在切除这里的骨质时只需要使之变薄之后再使用咬骨钳处理。

在中间剪开黄韧带，通过轻柔旋转剪刀进行切开，直至最后一层，在不施加压力的情况下轻柔旋转打开黄韧带。使用手术管道扩大黄韧带开口。接着，从中间向外与头尾侧方向充分切开黄韧带。

为了确保清晰的辨别解剖结构并显露硬膜囊和脊髓神经边缘，使用咬骨钳去除硬膜囊外脂肪组织。

然后切除外侧和尾端变薄的骨质进行减压。从背侧可以充分地显露出脊神经。

由椎间盘、纤维环或骨赘产生的腹侧压迫，则需要斜开口的工作管道。置入椎管内神经的侧面，通过旋转使神经结构保护在管壁后面，也可以移动到内侧。当手术时间较长时，应缩短此操作的时间，避免挤压损伤神经结构。神经在被推挤前必须确保周围完全没有粘连。

硬脊膜和脊神经搏动是充分减压的标志（图18.3）。

18.4 对侧减压

对侧减压使用的是与同侧减压相同的技术，源于 McCulloch 的"过顶"技术。

内镜工作管道提供了各个方向的活动性，类似于操纵杆，器械可以向背侧/内侧倾斜。在棘突间显露黄韧带。切除棘突的腹侧直到有足够的空间进行对侧减压。为了保护神经结构，应保持对侧黄韧带完整，在切除对侧关节突部分骨质后，可用剪刀从

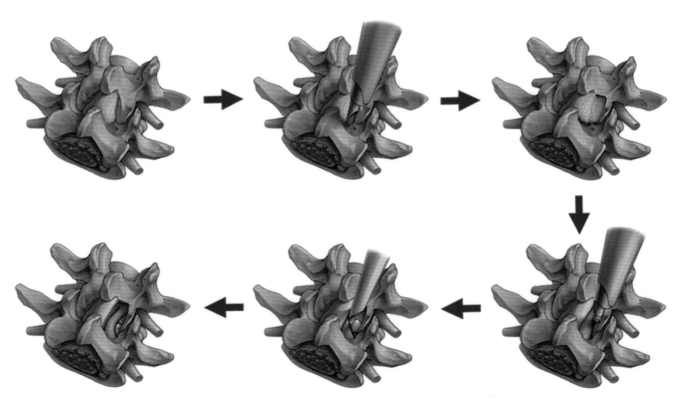

图 18.3 伴有单侧症状的侧隐窝狭窄或中央型狭窄在同侧减压的系列手术步骤

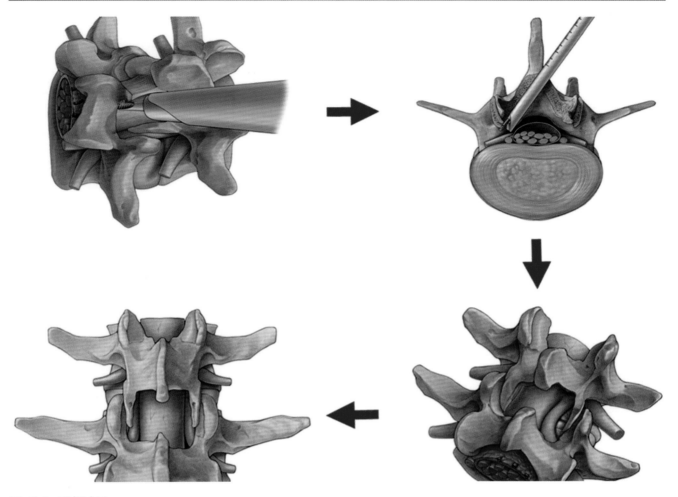

图 18.4　对侧减压

黄韧带背侧、头端、尾端切开黄韧带。

骨刀切除上下关节突内侧部分。接下来，通过切除黄韧带外侧部分来减压侧隐窝，因此对侧脊神经被完全显露并且自由搏动即表明减压充分。

一旦充分减压，再次对残留出血点进行严密止血。不需要负压引流。之后对切口进行缝合，并用敷料贴敷（图 18.4 和图 18.5）。

18.5　陷阱、技巧和诀窍

像所有新技术一样，内镜技术是需要练习的，在开始的几次手术中，必须考虑到额外的操作时间。为了成功地完成手术步骤，建议术者在充分掌握全内镜椎板间入路治疗椎间盘突出的技术之前，应优先具有丰富切骨的经验。这不仅是为了椎间盘突出症手术中扩大狭窄的椎板间隙，也是为了对侧隐窝

狭窄进行减压。只有你在这方面积累了足够的经验，才能够进行双侧减压。为了避免器械压迫造成对侧神经结构的损伤，工作通道和内镜的背侧必须有足够的空间。

术中出血阻碍视野时，应尽快止血。在大多数情况下可以通过射频电极快速止血。在骨面持续渗血的情况下，也可以用磨钻止血。如果出血更严重，主工作通道及排水管道可以使用橡胶盖临时封闭。升高椎管内的压力，为找到出血的血管并使之凝固提供充足的机会。这种方法只能短暂使用，以免对硬膜外腔造成持续过高的水压。

原则上，工作通道直径 4.1mm 的标准内镜也可用于全内镜椎板间入路技术。然而，在单纯背侧减压时工作通道直径 5.6mm 的内镜具有明显的优势。特别是如果需要在椎管内进行腹侧减压，在手术过程中可以换成小的工作通道，因为使用大工作通道

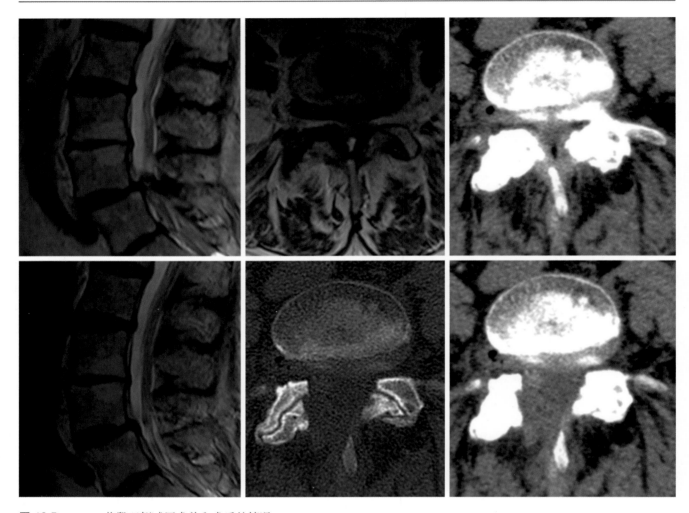

图 18.5　L4~L5 节段双侧减压术前和术后的情况

推移椎管腹侧的神经时可能受到限制，会增加牵拉神经的风险。

　　从以往经验来看，如果硬脊膜损伤＜5mm，不需要任何特殊干预。医用生物蛋白胶的应用还没有被证明是成功的。手术结束时，可以用人工硬脊膜来覆盖缺损。对于较大的缺损，如果撕裂的边缘足够容易接近，可以使用无创伤的5/0血管缝线进行硬脊膜缝合。今后将提供适当的仪器和辅助设备。对于无法全内镜下闭合的大缺损，唯一的选择是改用开放手术行硬脊膜缝合。

参考文献

[1] Abumi K, Panjabi MM, Kramer KM, et al. Biomechanical evaluation of lumbar spinal stability after graded facetectomies. Spine. 1990;15:1142–1147.

[2] Caspar W. A new surgical procedure for lumbar disc herniation causing less tissue damaging trough a microsurgical approach. In: Wüllenweber R, Brock M, editors. Advances in neurosurgery, vol. 7. Berlin, Heidelberg: Springer; 1977. p. 74–77.

[3] Wilson DH, Kenning J. Microsurgical lumbar discectomy:preliminary report of 83 consecutive cases. Neurosurgery. 1979;42:137–140.

[4] Mathews HH. Transforaminal endoscopic microdiscectomy. Neurosurg Clin Orth Am. 1996;7:59–63.

[5] Meyer HM, Brock M. Percutaneous endoscopic discectomy:surgical technique and preliminary results compared to microsurgical discectomy. J Neurosurg. 1993;78:261.

[6] Destandeau J. A special device for endoscopic surgery of lumbar disc herniation. Neurol Res. 1999;21:39–42.

[7] Komp M, Hahn P, Oezdemir S, Giannakopoulos A, Heikenfeld R, Kasch R, Merk H, Godolias G, Puchstein C, Ruetten S. Bilateral decompression of lumbar central stenosis using the full-endoscopic interlaminar technique compared with microsurgical technique: a prospective, randomized, controlled study. Pain Physician.

2015;18:61–70.

[8] Ruetten S, Komp M, Oezdemir S. Current status of full-endoscopic techniques in the surgical treatment of disk herniations and spinal canal stenosis. Chin J Bone Joint. 2014;3:571–584.

[9] Komp M, Hahn P, Oezdemir S, Merk H, Kasch R, Godolias G, Ruetten S. Operation of lumbar zygoapophyseal joint cysts using a full-endoscopic interlaminar and transforaminal approach: prospective 2-year results of 74 patients. Surg Innov. 2014;21:605–614.

[10] Birkenmaier C, Komp M, Leu HF, Ruetten S. The current state of endoscopic disc surgery: review of controlled studies comparing full-endoscopic procedures for disc herniations to standard procedures. Pain Physician. 2013;16:335–344.

[11] Ruetten S, Komp M, Hahn P, Oezdemir S. Decompression of lumbar lateral spinal stenosis:full-endoscopic, interlaminar technique. Oper Orthop Traumatol. 2013;25:31–46. https://doi.org/10.1007/s00064-012-0195-2.

[12] Komp M, Hahn P, Merk H, Godolias G, Ruetten S. Bilateral operation of lumbar degenerative central spinal stenosis in full-endoscopic interlaminar technique with unilateral approach: prospective 2-year results of 74 patients. J Spinal Disord Tech. 2011;24:281–287.

[13] Ruetten S, Komp M, Merk H, Godolias G. Surgical treatment for lumbar lateral recess stenosis with the full-endoscopic interlaminar approach versus conventional microsurgical technique: a prospective, randomized, controlled study. J Neurosurg Spine. 2009;10: 476–485.

[14] Ruetten S, Komp M, Merk H, Godolias G. Recurrent lumbar disc herniation following conventional discectomy:a prospective, randomized study comparing full-endoscopic interlaminar and transforaminal versus microsurgical revision. J Spinal Disord Tech. 2009;22:122–129.

[15] Ruetten S, Komp M, Merk H, Godolias G. Full-endoscopic anterior decompression versus conventional anterior decompression and fusion in cervical disc herniations. Int Orthop. 2008;33:1677. https://doi.org/10.1007/s00264-008-0684-y.

[16] Ruetten S, Komp M, Merk H, Godolias G. Full-endoscopic cervical posterior foraminotomy for the operation of lateral disc herniations using 5.9-mm endoscopes: a prospective, randomized, controlled study. Spine. 2008;33:940–948.

[17] Ruetten S, Komp M, Merk H, Godolias G. Full-endoscopic interlaminar and transforaminal lumbar discectomy versus conventional microsurgical technique:a prospective, randomized, controlled study. Spine. 2008;33:931–939.

[18] Ruetten S, Komp M, Merk H, Godolias G. A new full-endoscopic technique for cervical posterior foraminotomy in the treatment of lateral disc herniations using 6.9-mm endoscopes: prospective 2-year results of 87 patients. Minim Invas Neurosur. 2007;50:219–226.

[19] Ruetten S, Komp M, Merk H, Godolias G. Use of newly developed instruments and endoscopes: full-endoscopic resection of lumbar disc herniations via the interlaminar and lateral transforaminal approach. J Neurosurg Spine. 2007;6:521–530.

[20] Ruetten S, Komp M, Godolias G. A new full-endoscopic technique for the interlaminar operation of lumbar disc herniations using 6 mm endoscopes:prospective 2-year results of 331 patients. Minim Invasive Neurosur. 2006;49:80–87.

[21] Ruetten S, Komp M, Godolias G. An extreme lateral access for the surgery of lumbar disc herniations inside the spinal canal using the full-endoscopic uniportal transforaminal approach. – technique and prospective results of 463 patients. Spine. 2005;30:2570–2578.

[22] McCulloch JA. Microsurgery for lateral zone stenosis. In: McCulloch JA, Young PA, editors. Essentials of spinal microsurgery. Philadelphia, PA: Lippincott-Raven; 1998. p. 453–486.

第 19 章　经皮双通道内镜下椎间盘切除术治疗腰椎间盘突出症

Dong Hwa Heo, Choon-Keun Park

19.1　引言

双通道内镜入路的手术解剖视野与脊柱显微镜手术解剖相似。而且，常规的脊柱手术器械可以用于术中。因此，作者认为经皮双通道内镜下椎间盘切除术比其他单通道入路更容易操作。双通道内镜入路的适应证与显微镜下椎间盘切除术治疗腰椎间盘突出症的适应证相同。巨大的椎间盘突出症，包括高度移位的椎间盘突出，可以通过双通道内镜治疗，如同显微镜手术治疗那样。虽然经皮双通道内镜手术进行椎间盘切除能最大限度地减少后方肌肉韧带结构的损伤，但双通道内镜入路应进行后路减压手术，如切开椎板和黄韧带以进行椎间盘切除术。在充分暴露硬脊膜和神经根等神经结构的情况下，我们可以安全地去除病变，如囊性病变或破裂的椎间盘碎片。

作者建议，在积累显微手术和双通道内镜减压手术治疗腰椎管狭窄症的丰富经验后，尝试经皮双通道内镜入路进行腰椎间盘切除术。

19.2　适应证

经皮双通道内镜入路的基本适应证与腰椎显微手术相同。正如显微手术那样，双通道内镜系统可以进行广泛的腰椎间盘切除术：
- 中央或旁中央型椎间盘突出。
- 椎间盘脱出游离型。
- 椎间盘突出伴有中央型或侧隐窝狭窄。
- 椎间孔和椎间孔外椎间盘突出。
- 椎间盘突出致马尾综合征。

19.3　手术技术

19.3.1　中央或旁中央型椎间盘突出症（视频 19.1 和视频 19.2）

双通道内镜入路建议硬膜外或全身麻醉。手术术式与经皮双通道内镜减压治疗椎管狭窄类似。

双通道内镜入路应制作两个入路（图 19.1）。在侧位透视图上，内镜通道在椎间隙水平上方 1cm，工作通道在椎间隙水平下方 1cm。在正位透视图上，对于中央型椎间盘突出，应该在椎弓根内侧缘建立两个通道。内镜通道皮肤切口长度 5~7mm，工作通道为 7~10mm。采用逐级扩张器和剥离器显露椎板表面。连续生理盐水灌注，通过灌注压力维持椎板、

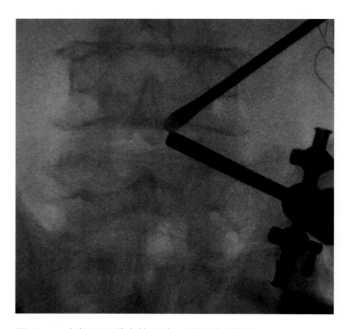

图 19.1　右侧双通道内镜入路 C 臂正位透视图

椎板间隙和肌肉层之间的操作空间。

椎板切开通过镜下磨钻和刮刀系统完成。如果患者有高度游离的椎间盘碎片，应进行扩大椎板切开术，以完全去除脱出游离的椎间盘碎片。骨出血可用射频探头或骨蜡控制。去除黄韧带暴露硬膜囊和神经根。在神经结构直接可视化下，完全切除破裂的椎间盘（图19.2和图19.3）。神经根牵开器可通过工作通道牵开硬膜囊和神经根。虽然工作通道很小，但我们可以同时使用神经根牵开器以及其他器械，如剥离器、Kerrison咬骨钳和髓核钳。如果有椎间盘突出，术者进行额外的椎间盘切除，摘除破裂的椎间盘碎片（图19.3）。在灌洗液冲洗下，细小的椎间盘碎片可通过灌注冲出，或髓核钳取出。采用射频探头进行纤维环成形术，使纤维环撕裂部位变小。

19.3.2　马尾综合征（视频19.3）

巨大的破裂椎间盘突出是马尾综合征的原因之一（图19.4a、b）。经皮双通道内镜入路可以去除大块的破裂椎间盘碎片。对于马尾综合征，在去除破裂的椎间盘碎片之前，应先行广泛后路减压手术，如椎板切除和内侧椎间孔切开术（图19.4c、d）。作者试图在不激惹硬膜囊和神经根的情况下去除破裂的椎间盘碎片。在下腰椎区域，通常在去除较大椎间盘碎片后进行额外的椎间盘切除。经皮双通道内镜入路可以实现广泛的减压，并可像常规开放手术或显微手术一样有效地去除突出的椎间盘（图19.4e、f）。

19.3.3　对侧椎板下入路（视频19.4）

上腰椎区有狭窄的椎板（间隙）和宽大的关节突关节。医源性小关节损伤引起术后背痛和节段性不稳。对侧椎板下入路首要目的是尽量减少医源性小关节损伤。对侧椎板下入路可清晰显示对侧椎弓根、神经根和椎间孔解剖。经皮双通道内镜入路可有效处理脱出游离的椎间盘和椎间孔型椎间盘突出，以减少小关节的损伤。然而，中央型椎间盘突出是对侧椎板下入路的禁忌证。此外，对侧椎板下入路

的额外椎间盘切除将受到限制，在下腰椎区应首先考虑采用同侧入路。

19.3.3.1　对侧椎板下入路

- 椎间孔型椎间盘突出。
- 上腰椎旁中央型椎间盘突出椎间盘脱出。

19.3.3.2　对侧椎板下入路手术

虽然双通道开口在正位透视中如同常规同侧入路一样位于对侧椎弓根内缘，但两个开口的侧向定位应根据椎间盘突出的类型进行调整。对于椎间孔型椎间盘突出或向上脱出的椎间盘突出症，双通道应开口于较常规手术入路区域更低的位置。同样，对于向下脱出的椎间盘，双通道开口也应较常规入路区域更高。建立双通道后，在椎板和棘突（中线椎板切开术）的交界区使用磨钻和Kerrison咬骨钳进行椎板切除。我们切除对侧黄韧带，以显露椎弓根、对侧出口神经根（出口根）或行走根（图19.5）。在高倍放大的内镜下，用弯曲的神经拉钩、剥离子和髓核钳安全地去除破裂的椎间盘组织，而不损伤神经根（图19.6）。对侧入路的解剖学标志是对侧椎弓根。以对侧椎弓根为参考，我们可以探查破裂的椎间盘组织是否完全切除，以及神经根是否充分减压。用射频和小块吸收性明胶海绵进行止血。笔者常规置入一根细引流管，以预防硬膜外血肿。

19.4　并发症的处理和预防

双通道内镜下椎间盘切除术的并发症与双通道内镜下减压治疗椎管狭窄症以及显微镜下椎间盘切除术相似。特别是硬膜囊损伤和硬膜外血肿是严重的围手术期并发症。

在我们的经验中，术后感染的发生率是非常低的。持续灌注和最小的肌肉损伤可以防止术后手术部位感染。长时间的硬膜囊和神经根牵拉可能导致术后神经受损的症状，如肌力和感觉减退。椎间盘切除术中神经结构的间断性牵拉对于预防神经损伤具有重要意义。

笔者常规在硬膜外腔置入引流管，以预防术后硬膜外血肿。

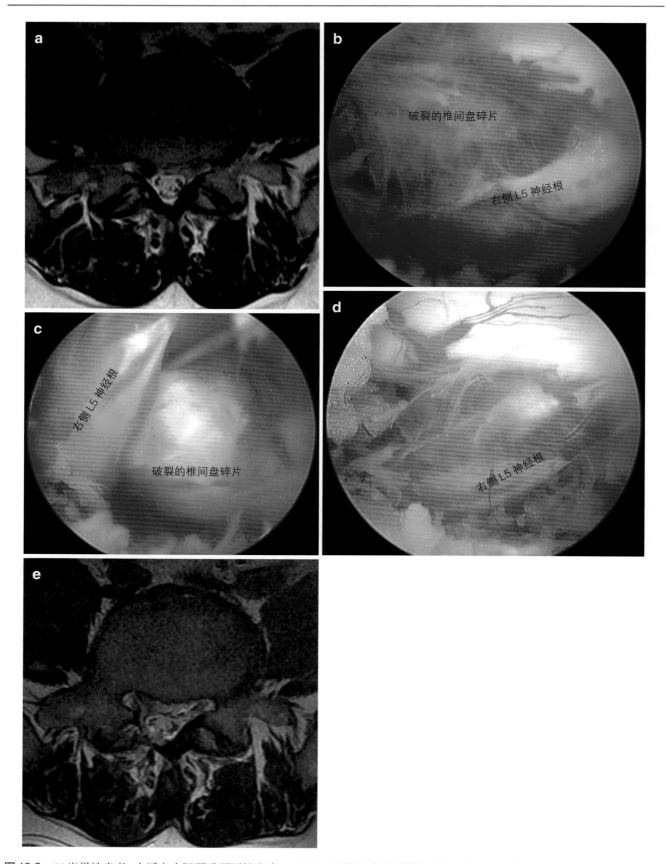

图 19.2 55 岁男性患者，主诉右小腿严重顽固性疼痛。a. MRI 显示椎间盘破裂碎片压迫右侧 L5 神经根。b、c. 术中内镜图像显示，破裂的椎间盘碎片压迫右侧 L5 神经根。d. 椎间盘切除后，L5 神经根充分减压。e. 术后 MRI 显示破裂椎间盘碎片完全去除

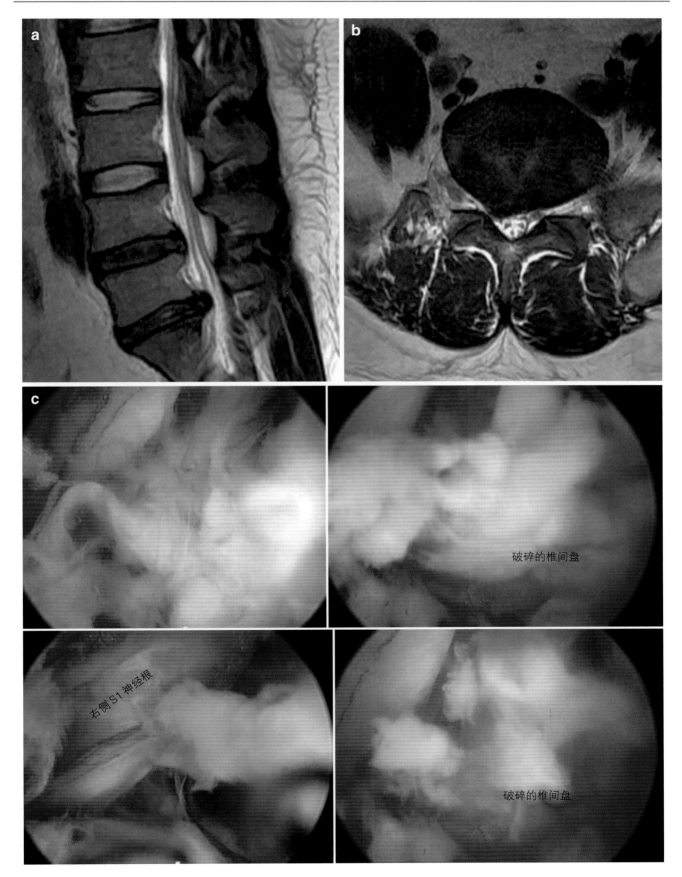

图 19.3 33 岁男性患者，右腿疼痛保守治疗效果不佳。a、b. 术前 MRI 显示右侧旁中央型椎间盘突出伴椎间盘退变。c. 术中内镜图像显示 S1 神经根下方和退变破碎的椎间盘

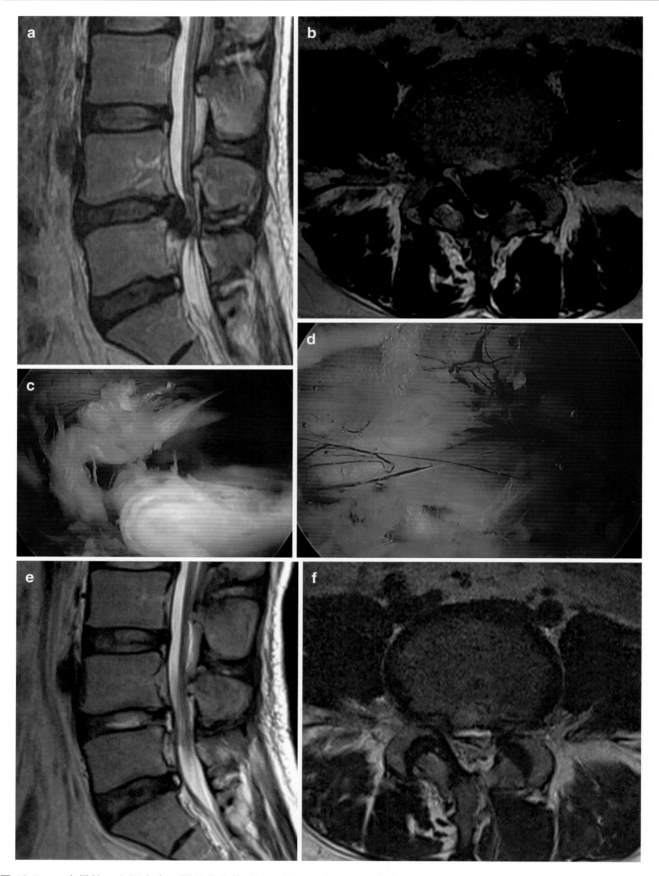

图 19.4 32 岁男性，左腿疼痛，踝关节背伸无力，排尿困难。a、b. 术前 MRI 显示硬膜囊因巨大椎间盘突出严重受压。c、d. 经双通道内镜入路将破裂的椎间盘碎片完全去除，而不影响硬膜囊。e、f. 术后 MRI 显示硬膜囊减压良好

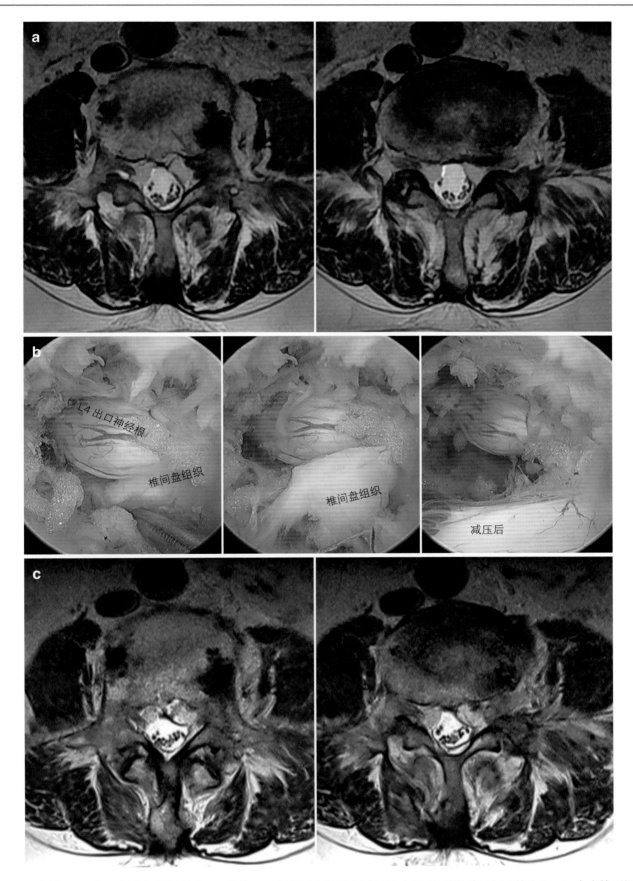

图 19.6 男性，74 岁，主诉左侧腿疼痛。a. 术前 MRI 显示破裂的椎间盘压迫左侧 L4 出口神经根（箭头）。b. 术中镜下视野显示 L4 出口根被破裂的椎间盘组织压迫。c. 术后，破裂的椎间盘组织被完全切除

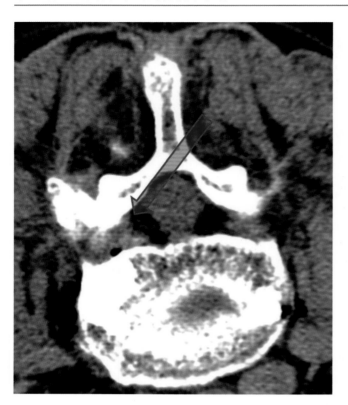

图 19.5　双通道内镜的对侧椎板下入路小的硬膜囊撕裂可用如 TachoComb 或 TachoSil 等的硬膜囊密封材料处理。在水流环境中，TachoComb 可保持黏性。因此，可将数片 TachoComb 或 TachoSil 应用于硬膜囊缺损区。小的硬膜囊切开不需要直接修复，临床上绝对卧床 5~7 天通常可自行愈合。大的硬膜囊缺损应采用直接修复，包括缝合和密封材料。如果出现大的硬膜囊撕裂或缺损，笔者建议将内镜手术转为显微手术

19.5　结论

我们认为经皮双通道内镜下腰椎间盘切除术的适应证可能与腰椎显微手术相同，是治疗各种类型腰椎间盘突出症的有效方法。

参考文献

[1] Heo DH, Son SK, Eum JH, Park CK. Fully endoscopic lumbar interbody fusion using a percutaneous unilateral biportal endoscopic technique: technical note and preliminary clinical results. Neurosurg Focus. 2017;43(2):E8.

[2] Hwa Eum J, Hwa Heo D, Son SK, Park CK. Percutaneous biportal endoscopic decompression for lumbar spinal stenosis: a technical note and preliminary clinical results. J Neurosurg Spine. 2016;24(4):602–607.

[3] Eun SS, Eum JH, Lee SH, Sabal LA. Biportal endoscopic lumbar decompression for lumbar disk herniation and spinal canal stenosis: a technical note. J Neurol Surg Part A Cent Eur Neurosurg. 2017;78(4):390–396.

[4] Todd NV. Cauda equina syndrome: is the current management of patients presenting to district general hospitals fit for purpose? A personal view based on a review of the literature and a medicolegal experience. Bone Joint J. 2015;97-B(10):1390–1394.

[5] Hwang JH, Park WM, Park CW. Contralateral interlaminar keyhole percutaneous endoscopic lumbar surgery in patients with unilateral radiculopathy. World Neurosurg. 2017;101:33–41.

第 20 章 经皮单侧双通道内镜减压治疗腰椎中央管狭窄和椎间孔狭窄

Dong Hwa Heo, Choon-Keun Park

20.1 双通道脊柱内镜手术的历史

1998 年，Antoni 医生首次提出双通道脊柱内镜方式，并命名了腰椎退变性疾病（图 20.1）。Antoni 医生使用硬膜外内镜经双通道行椎板腰椎间盘切除术。这是经皮双通道内镜手术的首次尝试。但是，这种手术方式并未在脊柱外科领域广泛流行并发展。约 10 年前，韩国医生们尝试施行经皮双通道内镜术。在一开始，经皮双通道内镜术式仅尝试应用于中央型腰椎管狭窄的治疗。得益于内镜系统及射频系统的蓬勃发展，双通道内镜技术可以实现从颈椎到腰骶部的手术。近年来，许多韩国脊柱外科医生施行了经皮双通道内镜术式。此外，经皮双通道内镜术式也可运用于内镜下腰椎融合。一些有关经皮双通道内镜手术的论文也已发表。

20.2 经皮双通道内镜术式的概念

经皮双通道内镜手术是一种微创术式，术中采用两个通道。此术式与肩关节腔外关节镜手术及经皮椎板间内镜手术非常相似。一侧通道用于内镜，另一侧为工作通道（图 20.2）。脊柱手术器械通过工作通道操作。双侧通道需能在手术区域连接起来，例如椎板或椎间孔。为了预防肌肉损伤，应通过松弛的骨膜上平面和肌肉间隙区域建立两个通道（图 20.3a）。我们需要在肌肉和骨结构（棘突、椎板、小关节）之间留出空间建立经皮双通道内镜入路

Technical Note

Translaminar Lumbar Epidural Endoscopy: Anatomy, Technique, and Indications

Daniel Julio De Antoni, M.D., Maria Laura Claro, M.D., Gary G. Poehling, M.D., and Steven S. Hughes, M.D.

图 20.1 首篇关于双通道脊柱内镜手术的论文。1998 年 Antoni 医生首次发表应用双通道内镜手术治疗腰椎退变性疾病的文章

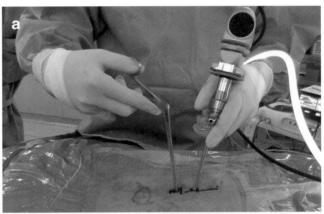

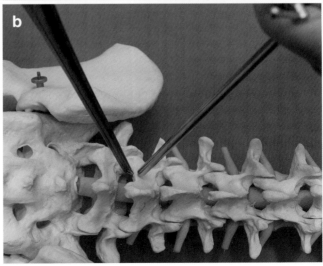

图 20.2 a、b. 经皮双通道内镜手术概览

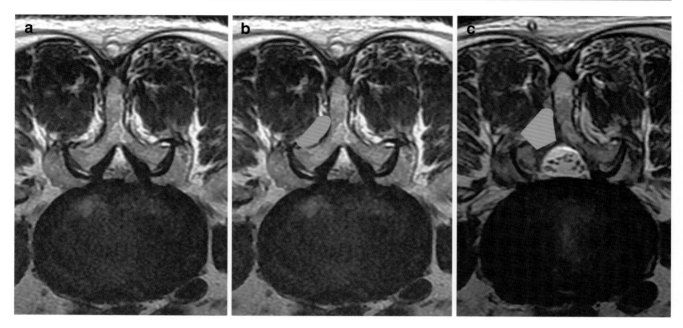

图 20.3　a. 两个通道制造于骨膜上平面及肌束间。b. 初始的手术空间位于椎板和肌肉之间。c. 在椎板切开后，手术空间增大，视野更清晰

（图 20.3b）。持续冲洗有助于构造和维持工作空间。当手术进行时，椎管外操作便转化为椎管内操作（椎管内，图 20.3c）。随着手术的进行，术野变得越来越清晰。

必须使用持续冲洗系统以使术野清晰及控制出血。冲洗液从内镜通道流向工作通道（图 20.4）。为了维持灌注压力，冲洗袋应当置于 170cm 高度或使用灌注泵系统。推荐的生理盐水灌注压力为 30~50mmHg（高度压力控制：170cm）。在手术过程中冲洗液应当由工作通道持续顺畅排出。如果生理盐水冲洗液未持续排出，应检查工作通道的通畅度并利用牵开器对抗肌肉和筋膜的收缩。

通过工作通道，我们能使用常规的脊柱手术器械，例如椎板咬骨钳、髓核钳、拉钩以及剥离子，同时也能使用内镜专用器械。

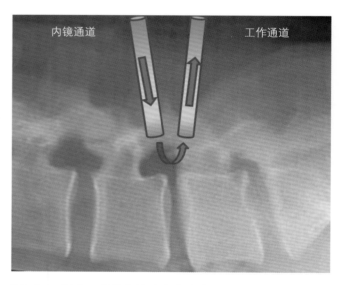

图 20.4　经皮双通道内镜手术连续冲洗系统。冲洗液从内镜通道排至工作通道

20.3　手术设备

经皮双通道内镜手术的准备工作和手术设备与膝关节或肩关节内镜手术相似。我们在肩关节镜手术或经皮椎间孔或椎板间内镜手术使用防水手术洞巾。像关节镜手术一样，一个内镜配有连接持续冲洗液的套管针（图 20.5）。0° 直径 4mm 的内镜是

最常用的。

一个 30° 的内镜有助于对侧椎板下减压术。射频系统对于肌肉剥离和出血是必要的。内镜钻头或刨削系统常用于椎板切开术。我们使用一整套双通道内镜器械，包括连续扩张器、椎板剥离子、剥离器以及可旋转椎板咬骨钳（图 20.6）。

• 内镜系统。直径为 4mm 的 0° 及 30° 内镜。

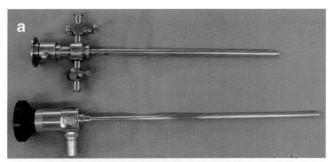

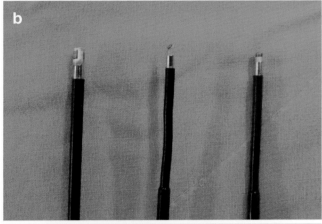

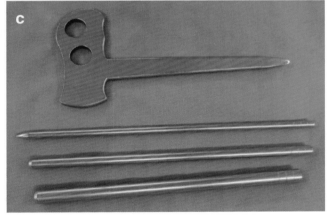

图 20.5 a. 用于双通道路内镜手术的内镜及其套管针和射频系统。b. VAPR，Ellmann 和 Arthrocare 系统可用。c. 连续扩张器和剥离子

- 灌注泵系统（或高度压力控制）。
- 用于椎板间入路的内镜钻头或刨削系统。
- 射频系统。
- 一整套双通道内镜特殊器械。
- 常规脊柱手术器械。
- 吸引管。

20.4 手术技术

在经皮双通道内镜术中，我们首选气管插管全身麻醉。硬膜外麻醉也是可行的。我们给那些有基础病或气管插管全身麻醉有死亡风险的患者使用硬膜外麻醉。经皮双通道内镜手术在俯卧体位下进行。

20.4.1 经皮双通道单侧椎板切开双侧减压术治疗腰椎中央管狭窄

患者在麻醉后取俯卧位。常规无菌备皮后，覆盖一层防水洞巾（肩关节镜洞巾或者 U 形脊柱内镜洞巾）。在 C 臂透视引导下建立两个通道。于正位透视下，在同侧的椎弓根内侧缘做两个皮肤切口。若患者无偏侧症状，我们推荐右利手外科医生使用左侧入路。在侧面透视视角下，在椎间隙上方及下方 1cm 处做两个皮肤切口，上方的皮肤切口为内镜通道，下方的皮肤切口为工作通道。首先，我们在切开 7~10mm 的皮肤后建立工作通道。用一把尖刀或者蚊式止血钳切开筋膜。然后置入连续扩张器。我们置入连续扩张器，使其触及棘突和上位椎板（图20.7c）。置入连续扩张器后，为了在椎板和椎板间

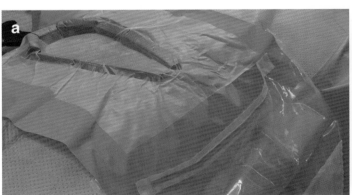

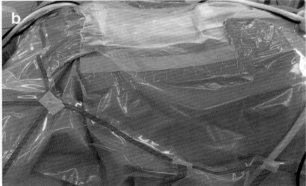

图 20.6 经皮双通道内镜手术用防水洞巾。U 形洞巾（a）和肩关节镜洞巾（b）

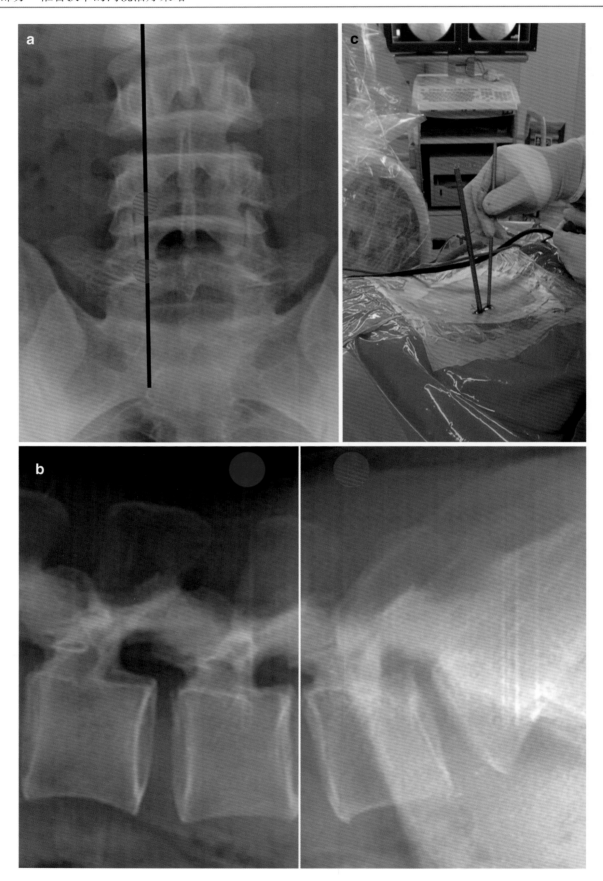

图 20.7　中央管狭窄行双通道内镜手术的两个皮肤切口点（a，前后位；b，侧位）。c. 置入连续扩张器建立两个通道的术中图像

创造出工作空间（静水压腔），我们用一个专用通道的椎板剥离子对椎板做仔细剥离。接着，在上部区域切开大小为5mm的内镜皮肤切口。我们在放置了一个小直径扩张器后再置入一个套管针。内镜应当与上位椎板区域的脊柱手术器械接触，如小号剥离子或者神经剥离子。如果在内镜下在上位椎板区域能观测到脊柱手术器械，生理盐水冲洗液就能从工作通道不断排出（图20.4）。身体同侧部分的半椎板切除术可用椎板咬骨钳或骨钻。对侧椎板下减压常常切除部分棘突基底部。应进行部分半椎板切除，直到暴露黄韧带近端。用骨蜡及射频探头控制骨面出血。然后，我们用剥离子、刮匙和射频探头显露下位椎体椎板上缘。黄韧带由两层组成（表层及深层，图20.8）。浅层黄韧带贴附于下位（尾侧）椎体的前上表面（图20.8）。我们用椎板咬骨钳及髓核钳移除黄韧带的浅层。浅层黄韧带移除后深层黄韧带便显露出来。下椎板的上部被部分移除，以暴露深层黄韧带的远端。硬膜有时黏附在深层黄

韧带上。在移除深层黄韧带前，必须用神经剥离子将其与硬膜分离。应从头端到尾端完全切除黄韧带使中央管和行走根充分减压。我们行内侧小关节切除术及椎间孔扩大术以对同侧神经根减压。如果患者伴有椎间盘突出，我们会在减压术后行椎间盘切除术。

我们切除对侧黄韧带以减压对侧神经根。如果稍微倾斜内镜，就能清晰展示对侧。有时，我们会移除对侧上关节突及周围的骨赘。最后，我们置入一根小直径引流管以防止术后的硬膜外血肿。在中央管及双侧行走根完全减压后完成手术（图20.9）。

20.4.1.1 病例1（视频20.1）

69岁女性患者诉双下肢放射性疼痛及间歇性跛行。磁共振成像（MRI）显示L4~L5中央及侧隐窝狭窄（图20.9a、b）。术中内镜图像（图20.9c）及MRI（图20.9d、e）显示L4~L5减压良好。术后患者疼痛及跛行减轻。

20.4.1.2 病例2（视频20.2）

患者48岁女性，间歇性神经性跛行症状。近期左下肢疼痛加重。MRI显示L4~L5的椎间盘破裂伴中央管狭窄（图20.10a、b）。术中内镜图像显示腰椎间盘破裂突出并椎管狭窄（图20.10c）。术后MRI显示L4~L5减压良好，患者症状明显改善（图20.10d、e）。

20.4.2 经皮双侧内镜入路椎旁外侧椎间孔切除术（Wiltse 入路）治疗腰椎间孔狭窄

这个入路类似椎旁Wiltse入路。正位透视下，在椎弓根外侧缘旁开1~2cm的区域做两个切口（图20.11）。而在侧位透视下，两个切口位于椎间孔中部上方和下方1cm处。在左侧入路中，头侧内镜通道通常形成在上位椎体横突处开。在下位椎体终板上方制作尾侧工作通道。切开7~10mm皮肤后，置入连续扩张器制作工作通道。在C臂透视的引导下，我们使用剥离子经皮剥离横突、峡部外侧缘和小关节外侧缘。内镜通道与工作通道在上位椎体横突或峡部周围容易连接起来（图20.12）。

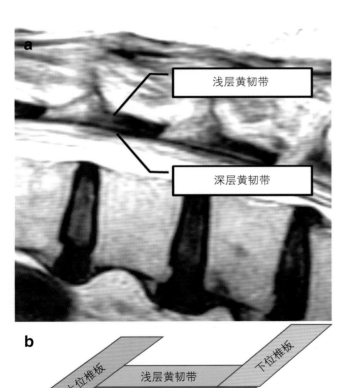

图20.8 浅层黄韧带附着在下位（尾端）椎板的前上表面。深层黄韧带附着于下位（尾端）椎板的下半部。a.黄韧带MRI。b.黄韧带解剖示意图

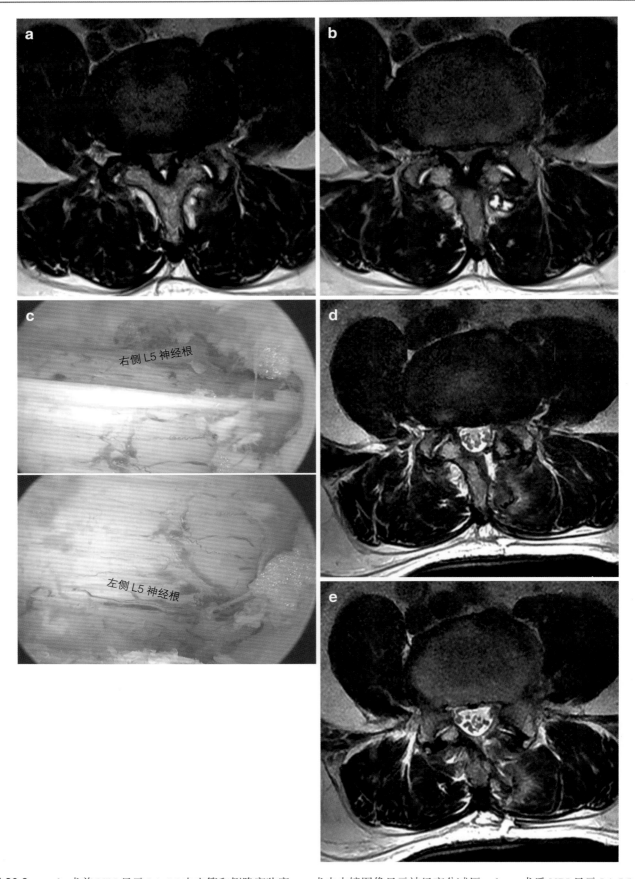

图 20.9　a、b. 术前 MRI 显示 L4~L5 中央管和侧隐窝狭窄。c. 术中内镜图像显示神经充分减压。d、e. 术后 MRI 显示 L4~L5 椎管减压状态良好

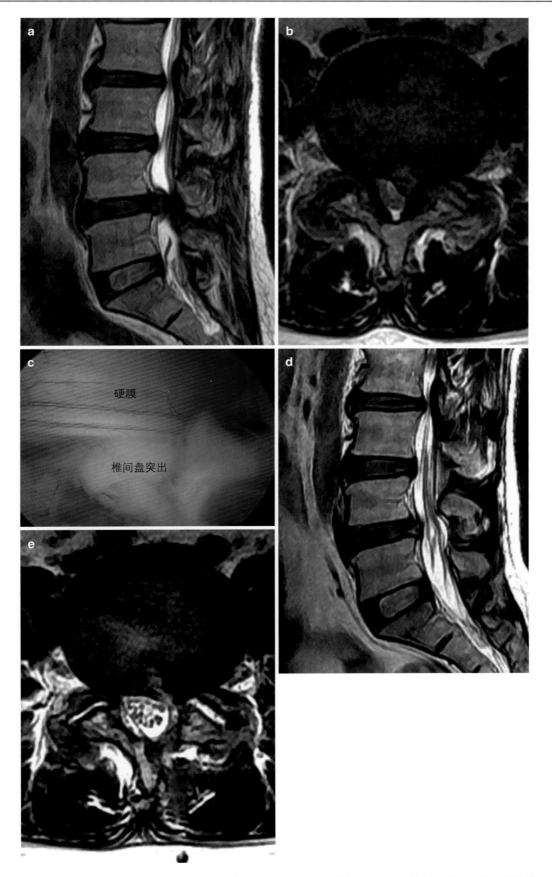

图 20.10　a、b. 术前 MRI 显示中央管狭窄，腰椎间盘破裂。c. 术中内镜图像示腰椎间盘突出，腰椎间盘左侧狭窄。d、e. 术后 MRI 显示椎管减压良好，腰椎间盘突出清除

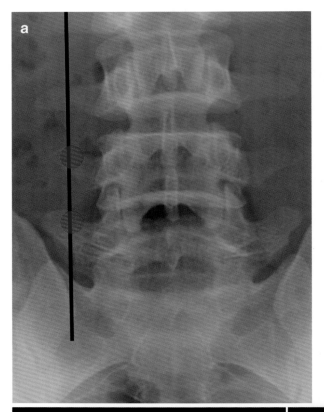

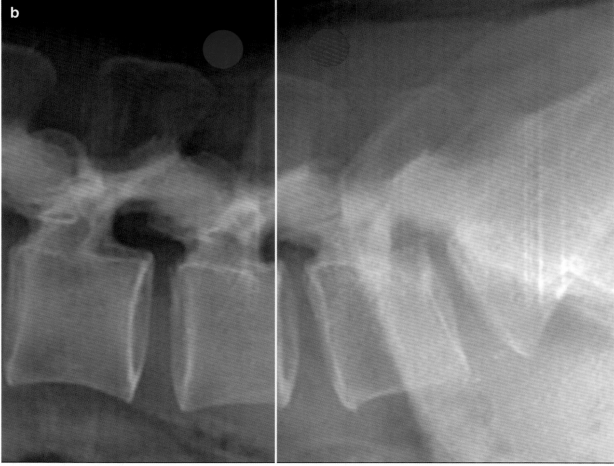

图 20.11　a、b. 经皮双通道内镜椎旁肌间隙入路皮肤切口点

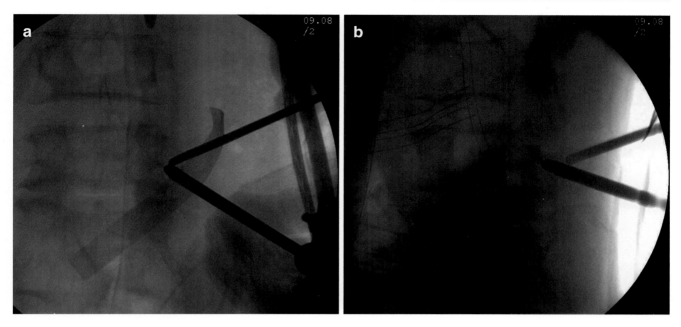

图 20.12　椎旁肌间隙入路术中透视图像（a，前后位；b，侧位）。目标点为峡部和椎间孔

在上位椎体横突周围的内镜下，我们可以很容易观测到脊柱手术器械。然后，我们把内镜和器械移到峡部和小关节。我们用磨钻和咬钳部分切除横突的下缘、关节突关节和峡部的侧缘。我们显露并确认了上关节突的尖部。部分切除上关节突后，切除黄韧带和横突间韧带就容易了。切除韧带结构后能暴露出神经根。如果患者有椎间孔型或椎间孔外型椎间盘突出，我们就进行椎间盘切除术。我们从节前区到节后区进行了充分减压。尤其在 L5 神经根卡压的情况下，我们切除了骶骨翼的下半部以充分减压 L5 神经根。

20.4.2.1　病例3（视频 20.3）

62 岁男性，表现为严重右下疼痛，经保守治疗无效。术前 MRI 显示右侧椎间孔狭窄伴 L3~L4 椎间盘突出（图 20.13a~c），术后 L4~L5 右侧椎间孔狭窄减压良好（图 20.13d，术中内镜视图；图 20.13e、f，术后 MRI）。

20.4.2.2　病例4（视频 20.4）

61 岁男性主诉左下肢根性疼痛及麻刺感严重。术前 MRI（图 20.14a）和 CT（图 20.14b）显示骶骨翼下方椎间孔外狭窄，L5~S1 区椎间盘破裂。术后 L5

神经根减压良好（图 20.14c、d），术后下肢疼痛消失。

20.5　并发症

（1）术后头痛：持续灌洗可影响颅内压。术后灌洗液量大、手术时间长可能引起术后头痛或颈痛。在运行过程中，灌洗液必须通过工作通道持续排出。冲洗液压力应控制在 50mmHg 以下。

（2）硬膜损伤（图 20.15）：像传统的脊柱手术一样，内镜手术过程中可能发生意外的硬膜切开或损伤。在内镜手术中直接修复硬膜是困难的。出现硬膜撕裂时如果持续液体灌注可直接升高颅内压，术后可引起癫痫发作。

如果双通道内镜手术早期出现硬脊膜缺损或较大的硬膜撕裂，我们建议将内镜手术转为开放显微手术直接修复硬脊膜。如果是小的硬膜切口，我们尝试使用硬膜密封材料（Tachcomb）或硬膜夹来进行直接硬膜修补，或进行双通道内镜手术而不修补硬脊膜。硬膜撕裂常发生在黄韧带切除过程中。切除黄韧带前应仔细分离硬膜和黄韧带。此外，我们并没有全层剥除黄韧带，而是做了逐层的剥除以预防硬膜损伤。我们先去除浅层的黄韧带，再去

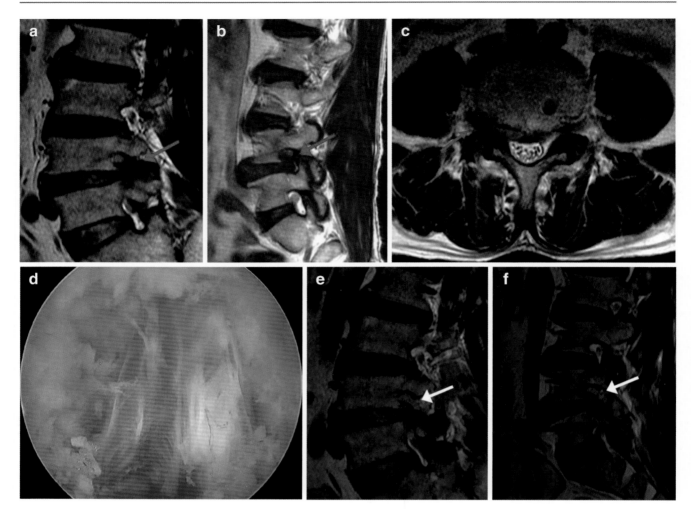

图 20.13　术前 MRI 示右 L4~L5 椎间孔狭窄伴椎间盘破裂（a，椎间孔图像；b，斜位旁图像；c，轴位图像，箭头）。d. 术中内镜图像显示右侧 L4 神经根的减压状态。e、f. 术后 MRI 图像显示右侧 L5 神经根及其周围椎间孔的减压状态良好

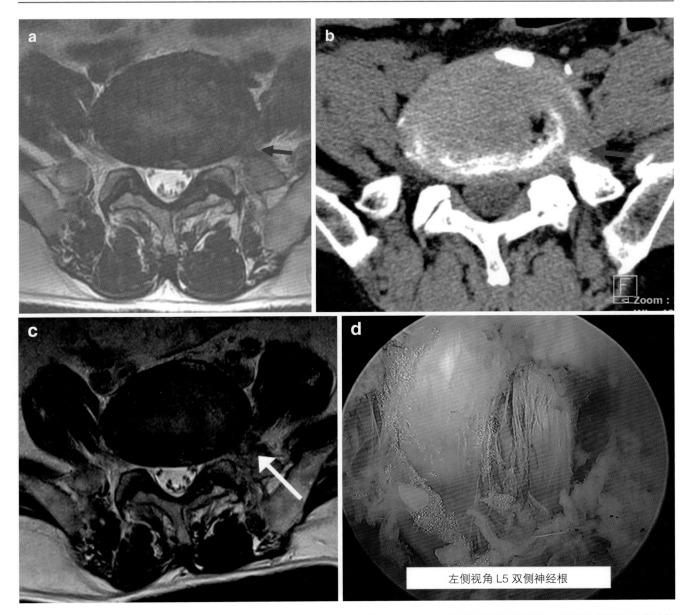

图20.14　术前 MRI（a）和 CT（b）显示在左侧 L5~S1 椎间孔外区域，左侧 L5 神经根被肥厚的骶骨翼和破裂的椎间盘包裹（箭头）。c. 术后 MRI 显示部分黄韧带被移除，破裂的椎间盘突出被移除（箭头）。d. 术中内镜图像显示 L5 神经根充分减压状态。术中观察到 L5 双侧神经根

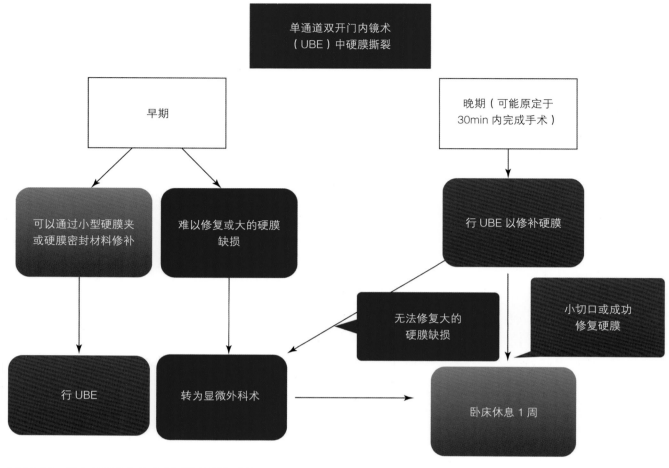

图 20.15　经皮双通道内镜手术腰椎硬膜撕裂处理图

除内部的深层黄韧带，以防止切除黄韧带损伤硬膜（图 20.8）。对于硬脊膜损伤的患者，我们建议卧床休息 7 天。

（3）术后硬膜外血肿：像常规脊柱手术一样，双通道内镜术也会发生硬膜外血肿。细致的止血是预防术后硬膜外血肿的重要措施。我们常规置入小直径引流管。保留引流管可有效预防硬膜外血肿的发生。在我们的大量经验中，有症状的硬膜外血肿的发生率可能很低。

20.6　结论

我们认为经皮双通道内镜手术可能是治疗腰椎管中央型或椎间孔型狭窄的有效方法。我们可以像传统的开放手术一样，通过双通道内镜手术来实现充分的神经减压。双通道内镜手术的其他优点还有学习曲线短和易于掌握的手术解剖。经皮双通道内镜手术仍处于发展阶段，而且双通道内镜手术的器械尚需进一步完善。

参考文献

[1] De Antoni DJ, Claro ML, Poehling GG, Hughes SS. Translaminar lumbar epidural endoscopy:anatomy, technique, and indications. Arthroscopy. 1996;12(3):330–334.

[2] Heo DH, Son SK, Eum JH, Park CK. Fully endoscopic lumbar interbody fusion using a percutaneous unilateral biportal endoscopic technique: technical note and preliminary clinical results. Neurosurg Focus. 2017;43(2):E8.

[3] Choi D, Choi C, Jung J, Lee S, Kim Y. Learning curve associated with complications in biportal endoscopic spinal surgery: challenges and strategies. Asian Spine J. 2016;10(4):624–629.

[4] Olszewski AD, Yaszemski MJ, White AA. The anatomy of the human lumbar ligamentum flavum. New observations and their surgical importance. Spine (Philadelphia, Pa 1976). 1996;21(20):2307–2312.

[5] Choi G, Kang H, Modi HN, et al. Risk of developing seizure after percutaneous endoscopic lumbar discectomy. J Spinal Disord Tech. 2011;24(2):83–92.

第 21 章 对侧"Keyhole"内镜手术

Jae Ha Hwang, Cheul Woong Park

21.1 引言

椎管狭窄是老年患者最常见的腰椎疾患。腰椎管狭窄是由退行性改变引起的，退行性改变导致椎间盘退变、黄韧带肥厚/钙化、骨赘和小关节肥大。当使用保守治疗如非甾体类抗炎药物、止痛剂、口服类固醇、物理治疗和硬膜外类固醇注射失败后，建议手术治疗。开放减压手术是为了减少因腰椎管狭窄引起的神经压迫所造成的疼痛，它被认为是解决有临床症状的腰椎管狭窄症的金标准。手术治疗的目的是实现神经的充分减压，同时保留骨性和肌肉结构，减少继发性脊柱不稳。常规的开放手术包括广泛椎板切除和上关节突内侧的部分切除。虽然传统的技术提供了最大的手术操作空间，但术后仍有椎旁肌、棘间韧带、棘上韧带、棘突和小关节的损伤。因此，常规椎板切除术偶尔会导致腰背肌无力和脊柱术后失稳，这时，则需行腰椎融合手术。1988 年，Young 等首次介绍了单侧入路双侧椎板减压（ULBD）。随后将 ULBD 改良为微创单侧入路双侧减压手术。Weiner 等评估了 30 例经微创单侧入路双侧减压的患者的临床结果，在平均 0.75 年随访期后，87% 患者的临床效果良好。Niggemeyer 等报道了一项 Meta 分析结果，与常规开放手术相比，ULBD 对于腰椎管狭窄症患者的疗效更好。

经皮内镜下腰椎间盘切除术（PELD）已进展为治疗腰椎管狭窄症的一种合理的选择，可以替代开放显微手术。PELD 有几个优点，包括更少的椎旁肌损伤，更少的术后背部疼痛和更短的住院时间。然而，对于术后脊柱不稳定，PELD 会基于 ULBD 采用单侧或双侧入路。因此，术后脊柱不稳可能是由于广泛切除同侧小关节或峡部而引起的。虽然通过

对侧椎板间入路是一种不常见的方法，但已有报道通过对侧椎板间入路进行显微镜减压治疗腰椎管狭窄症或椎间盘突出症。Alimi 等强调了与同侧入路相比，对侧入路更容易进入侧隐窝，并通过保护小关节从而保持脊柱生物力学稳定。高速内镜钻头等手术器械的出现，使得经对侧椎板间入路的经皮内镜减压手术变得容易。在本章中，我们将介绍用于治疗腰椎管狭窄症的对侧入路脊柱内镜下 Keyhole 技术（CKES），该手术可以最大限度地保留小关节并防止节段不稳定。

21.2 适应证/禁忌证

CKES 是通过对侧椎板间入路进行硬膜外减压的最微创的技术。对侧椎板间入路的目的是减少对小关节的破坏及减少椎旁肌和后方韧带复合体损伤。小关节损伤的关节突肥大患者及椎板间隙较宽的患者是单侧入路技术的理想手术对象。在以下临床情况下可以考虑使用 CKES：侧隐窝狭窄、椎管狭窄、小关节滑膜囊肿、黄韧带骨化、椎间盘突出或游离。CKES 禁用于以下几种情况：马尾综合征，严重的神经功能损伤，Ⅱ 度以上的滑脱，节段不稳定，以及既往同一节段手术（表 21.1）。

表 21.1 适应证和禁忌证

适应证	禁忌证
侧隐窝狭窄	马尾综合征
椎管狭窄	严重的神经损伤
小关节滑膜囊肿	Ⅱ 度以上的滑脱
黄韧带骨化	节段不稳定
椎间盘突出或游离	既往同一节段手术

21.3 手术器械

以下手术器械对于 CKES 是必要的：外径 8.1mm 的工作套管，逐级扩张器，椎体成形穿刺针（Guardian®, BMKOREA, Co., Korea）（图 21.1），内镜（Vertebris lumbar, Richard Wolf, Germany），镜下磨钻（Primado 2, Nakanishi, INC., Japan）和双极射频（Ellman®, Elliquence, LLC, NY, USA）（图 21.2，表 21.2）。

表 21.2 器械

器械
外径 8.1 mm 工作套管（图 21.1a）
逐级扩张器（图 21.1b）
椎体成形穿刺针（Guardian®, BMKOREA, Co., Korea）（图 21.1c）
内镜（Vertebris lumbar, Richard Wolf, Germany）（图 21.2a）
镜下磨钻（Primado 2, Nakanishi, INC., Japan）（图 21.2b）
双极射频（Ellman®, Elliquence, LLC, NY, USA）（图 21.2c）

21.4 手术技术

21.4.1 进针点定位

根据术前轴位 T2 加权磁共振成像（MRI）的测量结果确定进针点。进入对侧的角度取决于每个腰椎节段的棘突椎板角度。上腰椎区离中线 1~2cm 处标记进针点，下腰椎区离中线 2~3cm 处标记进针点（图 21.3）。

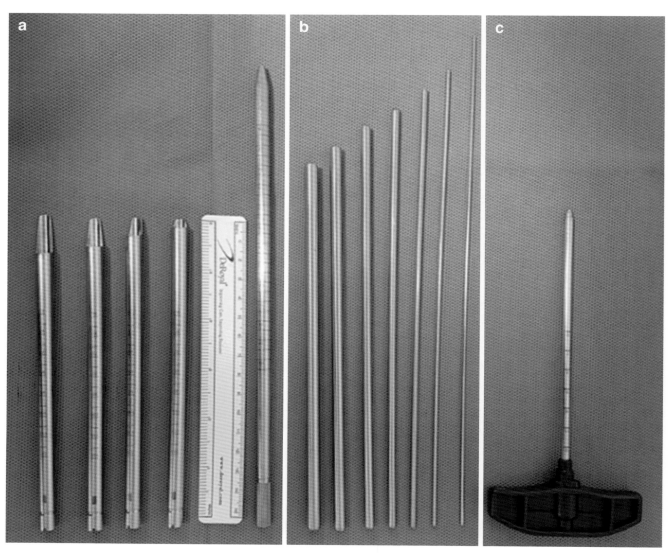

图 21.1 CKED 手术器械。a. 工作套管。b. 逐级扩张器。c. 椎体成形穿刺针

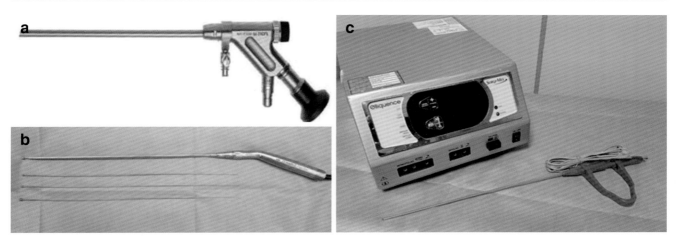

图 21.2 CKED 手术器械。a. 内镜。b. 高速镜下磨钻。c. 双极射频

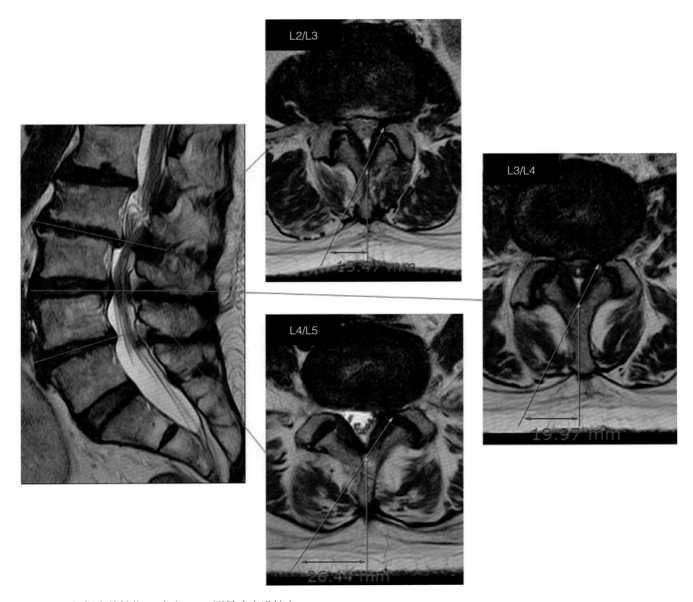

图 21.3 根据术前轴位 T2 加权 MRI 测量确定进针点

21.4.2 对侧经椎板间硬膜外入路

在硬膜外麻醉下，患者俯卧在可透视手术台上。手术医生站在患侧的对面。手术节段是通过C臂机透视确定的。椎板间隙应在前后位透视下找到椎板间隙空间最大处。在椎板间隙水平的中点，用记号笔在皮肤上标记出中线和进针点，在进针点做一个7~8mm的皮肤切口（图21.4）。在C臂透视的引导下，从皮肤入口处向椎管中间方向将穿刺针置入。锋利的脊柱穿刺针极易损伤硬膜囊。为避免损伤硬膜，建议用钝头穿刺针代替锋利的脊柱穿刺针置入。针尖位于棘间韧带和黄韧带的交界处。穿刺针进入黄韧带，感受黄韧带的阻力，并逐渐向对侧的硬膜外空间前进。一旦针尖穿透黄韧带，就可进行侧位透视，以确保针尖停留在背侧硬膜外空间。取出穿刺针的内芯，一根钝的导丝从穿刺针穿过。取出椎体成形穿刺针，通过导丝放入逐级扩张器（图21.5）。保护套管插入最后一级的扩张器中。保护套管的斜面开口首先朝向硬膜外间隙（斜面向下），然后旋转以保护硬膜囊和神经根（斜面向上）。取出最后一个扩张器，放置一个外径为6.9 mm的内镜（图21.6）。

21.4.3 打锁孔

为避免神经受压损伤，术中始终采用下压技术。双极射频和髓核钳用于移除覆盖在椎板和椎间区域的任何残余肌肉和软组织。此时，确定内镜手术解剖结构是很重要的，包括椎板、黄韧带和黄韧带下面的硬膜囊。使用内镜高速磨钻将上椎板的下缘、下椎板的上缘和棘突的基底部分圆形切除。然后，用篮钳、咬骨钳和髓核钳将黄韧带的中线部分和小部分棘间韧带去除(我们称这部分手术为"打锁孔")。背侧正中硬膜外间隙增宽的锁孔使内镜的操作更加自由（图21.7）。

21.4.4 对侧椎板成形术和黄韧带切除术

在上椎板下缘切除及下椎板上缘打磨时需十分小心，特别是打磨下椎板靠近出口神经根上方时。然后从椎板上将黄韧带分离出来。黄韧带留下作为

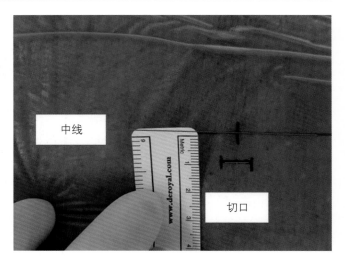

图21.4 定位：皮肤标记

硬膜和硬膜外静脉的保护屏障。然而，黄韧带通常在到达侧隐窝前被切除，因为增厚的黄韧带本身会压迫神经结构（图21.8a~c）。当内镜到达侧隐窝时，保护套管通常被替换成0.5~1.5mm的长舌套管（图21.8d~f）。椎板成形及黄韧带切除需完全显露出走行神经根及出口神经根才可进行。内镜下可直视硬膜囊和神经根，以确认减压（图21.9，视频21.1）。

21.5 讨论

在同侧入路腰椎减压术中，为了完全减压，解除侧隐窝狭窄或椎间孔狭窄，可能需要广泛切除小关节。这可能导致脊柱不稳定，并导致术后背部疼痛。大量研究报道，椎旁肌肉分离和小关节切除相关可能导致术后不稳定或融合手术。

2008年，Yeom等报道了一项研究，2例患者使用管状牵开器经对侧入路进行显微镜下椎间盘切除术治疗L5~S1椎间孔内椎间盘突出。他们提到，由于髂嵴限制了管道的角度，L5~S1椎间盘不能轻易通过同侧入路到达。他们可以通过对侧入路轻易地切除椎间盘，并且最小限度地切除骨性和韧带结构。Berra等描述了一种改良的手术方法，用于从对侧到达椎间孔，最大限度地减少肌肉损伤，最小限度地切除骨性和韧带结构。他们成功治疗了9例椎间孔内突出或椎间孔外侧突出的腰椎间盘突出症患者。

James等报道了16例关节突囊肿患者，他们采用保留关节面经对侧微创手术治疗关节突囊肿，中

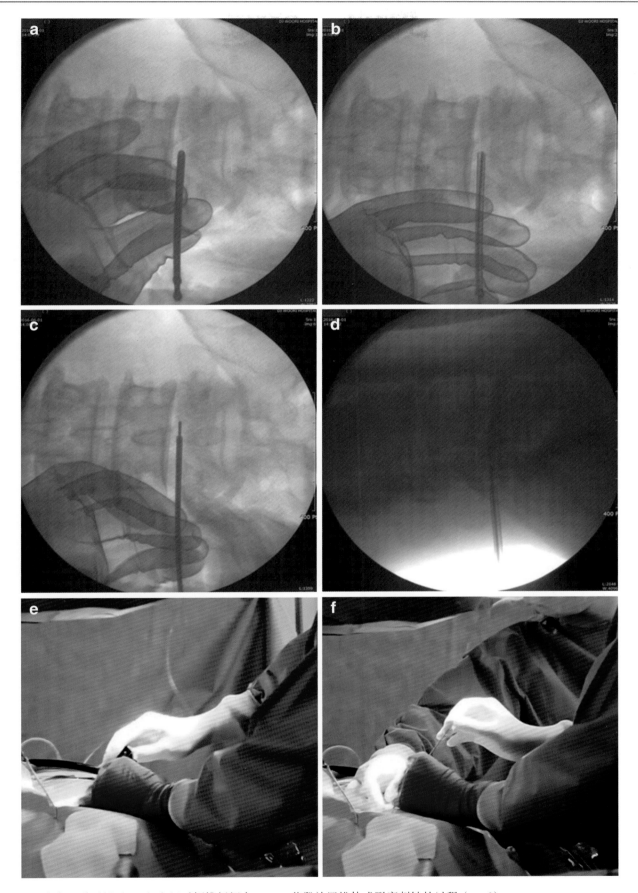

图 21.5　术中 C 臂透视（a~d）和经对侧椎板间在 L4~L5 节段放置椎体成形穿刺针的过程（e、f）

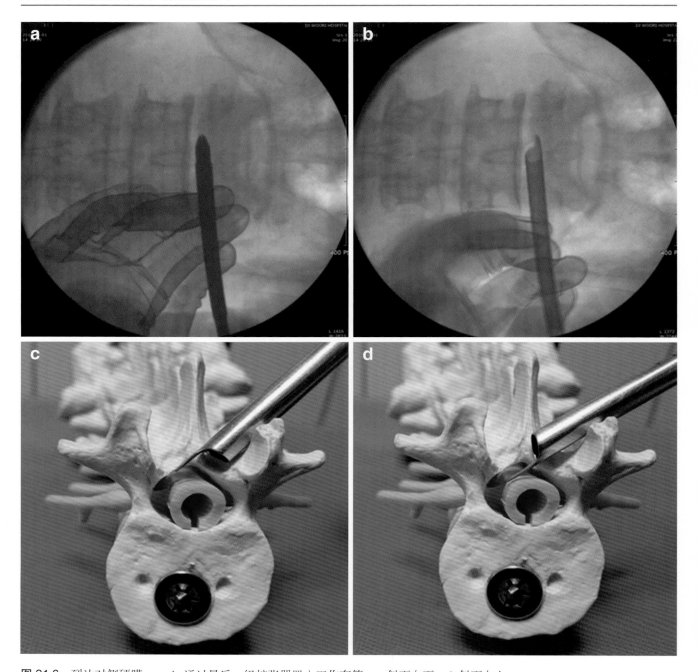

图 21.6　到达对侧硬膜。a、b. 通过最后一级扩张器置入工作套管。c. 斜面向下。d. 斜面向上

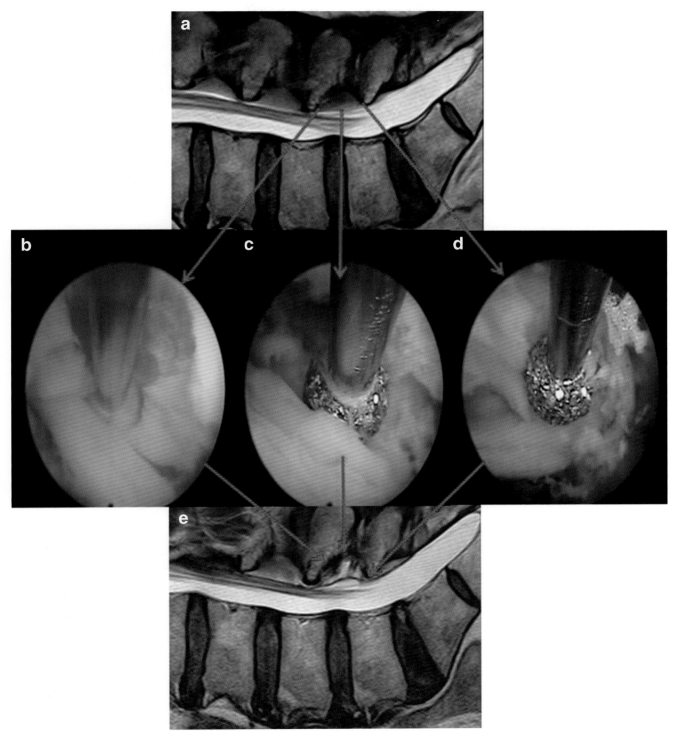

图 21.7 术前（a）和术后（e）显示锁孔的矢状位 T2 加权 MRI。术中锁孔在内镜图像显示为上椎板下缘（b）、棘突基底部（c）和下椎板上缘（d）

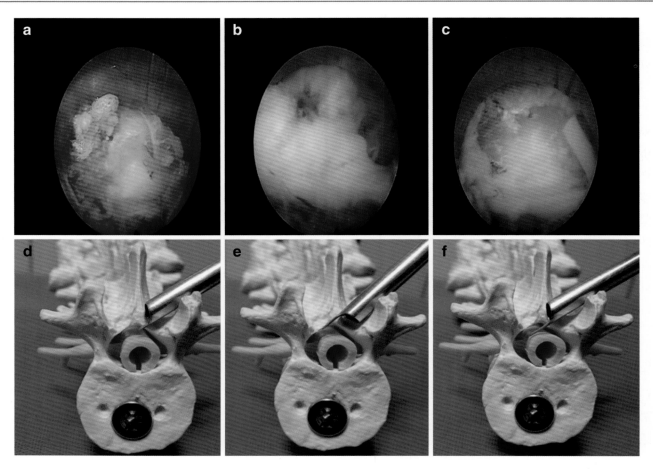

图 21.8　a. 初始，使用髓核钳和双极射频去除软组织和肌肉。b. 用高速磨钻进行椎板下成形术。注意黄韧带保持完整，以保护下面的硬脊膜。c. 黄韧带需在到达侧隐窝前被切除。工作套管被替换为 0.5~1.5mm 的长舌套管以保护神经

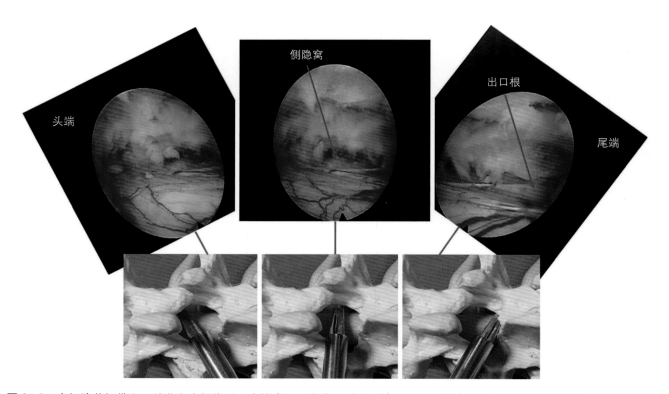

图 21.9　在切除黄韧带和上关节突内侧缘后，内镜直视下充分显露出口神经根及走行神经根，以确认完全减压

位随访期为 18 个月。在 16 例患者中，14 例患者的预后良好。在这些病例中，他们得出结论，使用管状牵开器经对侧入路可以很好地显示小关节囊肿壁，从而在不损伤关节面的情况下安全切除囊肿和神经根减压。Alimi 等报道了 32 例使用管状牵开技术行对侧入路以治疗单侧神经根病患者的回顾性队列研究。在这项研究中，95.2% 的患者预后良好。如上所述，他们强调对侧入路比同侧入路更容易进入侧隐窝病变处。他们指出，从理论上讲，使用内镜是最微创的，但是器械的移动是有限的。我们之前描述了使用 CKES 治疗 14 例单侧神经根病变的技术细节。为了解决内镜在椎板间，特别是上腰椎的活动限制的问题，作者设计了一个内镜可以自由活动的"锁孔"。因此，可以实现充分的神经根和硬膜囊减压，而做到最小的肌肉及小关节突的损伤。

Kim 等综述了与后路腰椎手术相关的脊柱微创手术的科学依据。他提到微创手术的目的是减少对肌肉的牵拉损伤，避免破坏椎旁肌的腱-骨复合体，最终保持脊柱的动态稳定。在本研究中，他简要介绍了 1 例双侧旁正中入路治疗 L4~L5 椎管狭窄的病例。对侧旁正中入路减压在双侧进行，以避开多裂肌在棘突处的肌腱附着，并且在侧隐窝减压时允许最小限度的关节面切除。随后，Shin 等对 17 例腰椎管狭窄症患者进行了经椎板间显微镜下双侧减压手术，随访 17.5 个月（图 21.10）。平均手术时间为 89.11min。他们在术后 6 个月和 12 个月的随访中报告了良好的临床结果，并证实术后双侧关节突关节保存良好，椎管充分扩大。术后无影像学上的不稳定。我们行 CKES 经双侧减压术治疗腰椎管狭窄症 9 例（图 21.14），平均手术时间 115min（未发表数据）。虽然经皮内镜比管道牵开器手术更加微创，但手术时间长仍然是一个需要克服的困难。

对侧入路相对少见，因此 CKES 有一个陡峭的学习曲线。这项技术可能难以应用于所有类型的腰椎管狭窄症，如严重椎管狭窄伴 II 度滑脱。然而，CKES 对仔细选择适应证的患者是一种安全可靠的技术，它可以保护椎旁肌和后方韧带复合体，并将小关节的损伤最小化。

21.6 病例展示

21.6.1 病例 1

一名 53 岁女性，长期的腰痛和右侧坐骨神经痛。症状于 1 年前出现，加重 3 个月。MRI 显示 L4~L5 节段右侧隐窝狭窄。经保守治疗 2 个月后，患者症

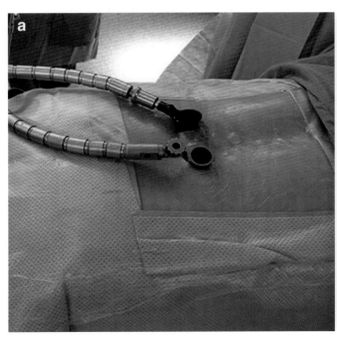
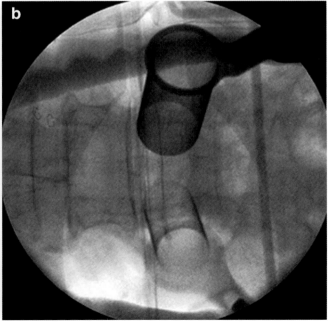

图 21.10 经椎板间双侧显微管道减压。a. 术中照片。b. 术中 C 臂透视图像

状未见改善。我们行 CKES 手术治疗右侧隐窝狭窄。术后患者神经根疼痛消失，术后 MRI 显示侧隐窝减压充分（图 21.11）。

21.6.2　病例 2

一位 61 岁的女性，有 6 个月进行性加重的背痛、右臀痛和右下肢放射痛的病史。MRI 显示关节突囊肿及 L4~L5 节段椎管狭窄。神经根阻滞仅缓解数天。术后 MRI 显示在选择性地切除小关节囊肿后，硬膜囊充分减压（图 21.12）。

21.6.3　病例 3

一位 73 岁的女性患者于 5 年前开始出现腰痛，3 个月前出现右下肢 L4 皮节区放射痛。术前 MRI 显示 L3~L4 节段右侧黄韧带骨化伴侧隐窝狭窄。患者

经 CKES 后症状立即完全消退。术后 MRI 显示骨化的黄韧带全部切除（图 21.13）。

21.6.4　病例 4

一名 65 岁女性，腰痛及双下肢疼痛伴间歇性跛行（跛行距离 30m）6 个月。MRI 显示 L4~L5 节段椎管狭窄，左侧关节突肥大。保守治疗 1 个月后，患者症状未见改善。我们进行了双侧 CKES 手术治疗 L4~L5 椎管狭窄症。腰椎减压手术后，患者双下肢疼痛消失。术后 MRI 显示椎管充分减压并切除了肥大的关节突（图 21.14）。

21.6.5　病例 5

一位 42 岁的女性，有 3 周右下肢放射痛的病史。她出现了进行性腰痛和右臀痛。X 线片显示 L5~S1

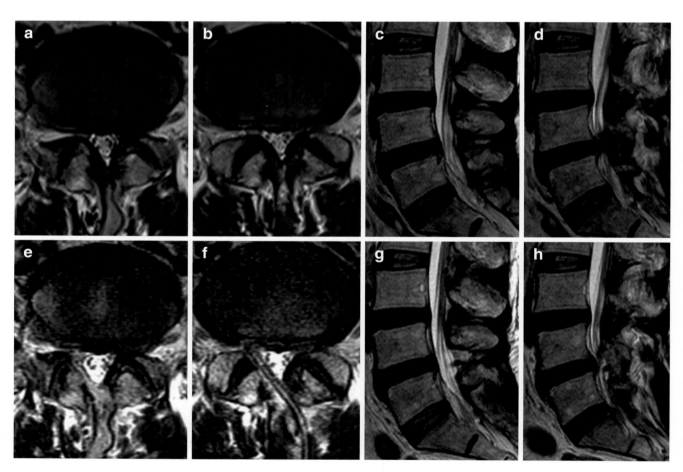

图 21.11　一位 53 岁老年女性患者右大腿外侧放射痛，a~d. 术前 T2 加权 MRI 显示 L4~L5 节段右侧隐窝狭窄。e~h. 术后 T2 加权 MRI 显示侧隐窝狭窄完全减压

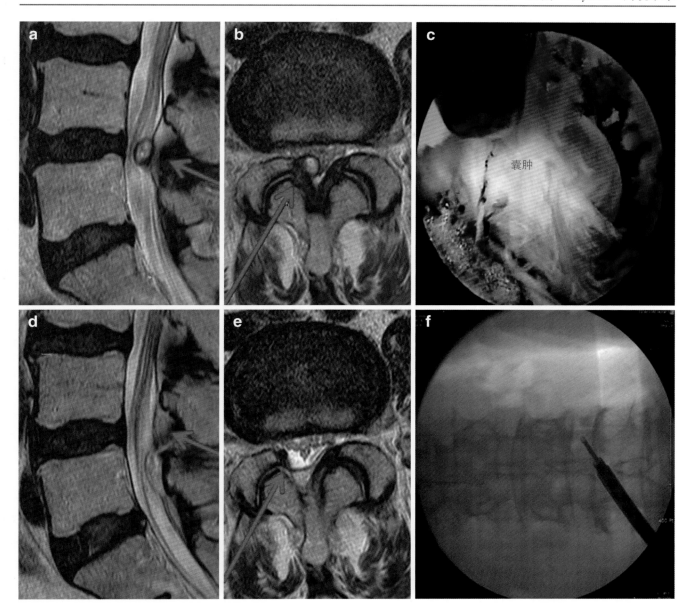

图 21.12 一名 61 岁女性。a、b. 术前 T2 加权 MRI 提示 L4~L5 节段的关节突囊肿。d、e. 术后 T2 加权 MRI 提示囊肿完整切除。c. 术中内镜图像清晰地显示完整的囊肿壁。f. 内镜器械的尖端到达侧隐窝

节段右侧椎间盘游离。采用对侧椎板间入路切除向上重度游离脱出的椎间盘。术后，患者症状即刻改善（图 21.15）。

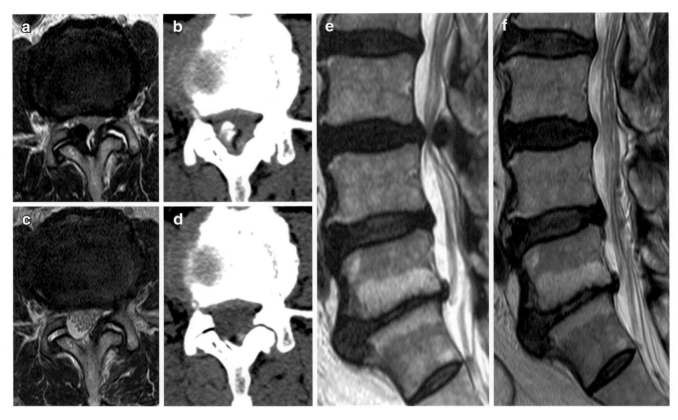

图 21.13　术前轴位（a）和矢状位（e）T2 加权 MRI 和 CT（b）显示一位 73 岁单侧神经根病患者的黄韧带骨化伴硬膜囊压迫。术后轴位（c）和矢状位（f）T2 加权 MRI 和 CT（d）显示骨化黄韧带完全切除

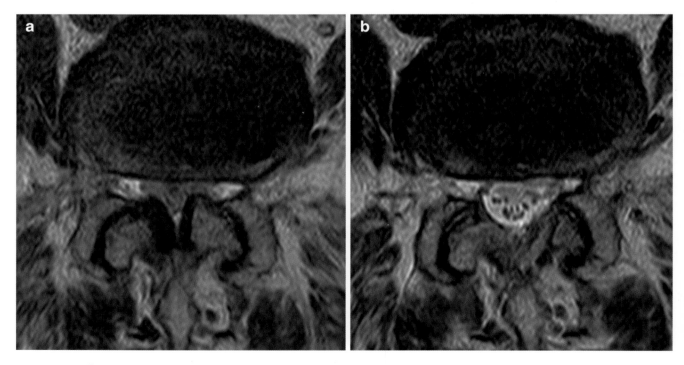

图 21.14　一位 65 岁女性的术前轴位 T2 加权 MRI（a）显示左侧硬膜囊明显受压伴关节突肥大。术后轴位 T2 加权 MRI（b）显示充分的椎管减压且双侧最小限度的小关节切除。术中照片（c）显示双侧椎板间通道。椎体成形穿刺针的尖端与鞘管在硬膜囊上接触（d）

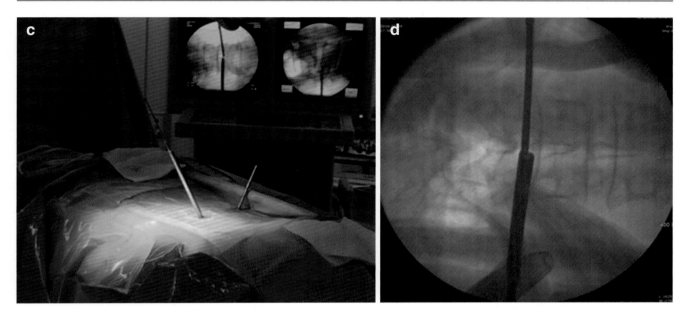

图 21.14 （续）

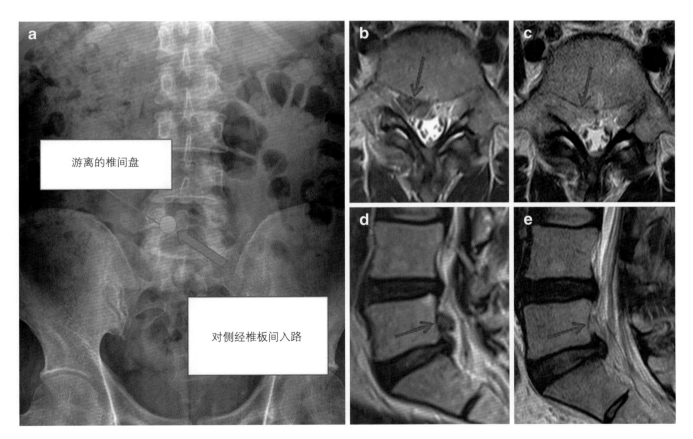

图 21.15　a. CKES 可用于游离型椎间盘突出症患者。b、d. 一位 42 岁女性的术前 T2 加权 MRI 显示 L5~S1 水平的椎间盘游离。c、e. 术后 T2 加权 MRI 显示突出的椎间盘完全摘除

参考文献

[1] Deyo RA, Ciol MA, Cherkin DC, Loeser JD, Bigos SJ. Lumbar spinal fusion: a cohort study of complications, reoperations, and resource use in the Medicare population. Spine. 1993;18(11):1463–1470.

[2] Weinstein JN, Tosteson TD, Lurie JD, Tosteson AN, Blood E, Hanscom B, et al. Surgical versus nonsurgical therapy for lumbar spinal stenosis. N Engl J Med. 2008;358(8):794–810.

[3] Thongtrangan I, Le H, Park J, Kim DH. Minimally invasive spinal surgery: a historical perspective. Neurosurg Focus. 2004;16(1):1–10.

[4] K-e J, Willner S, Johnsson K. Postoperative instability after decompression for lumbar spinal stenosis. Spine. 1986;11(2):107–110.

[5] Young S, Veerapen R, O'laoire SA. Relief of lumbar canal stenosis using multilevel subarticular fenestrations as an alternative to wide laminectomy: preliminary report. Neurosurgery. 1988;23(5):628–633.

[6] Sanderson P, Wood P. Surgery for lumbar spinal stenosis in old people. Bone Joint J. 1993;75(3):393–397.

[7] Poletti CE. Central lumbar stenosis caused by ligamentum flavum: unilateral laminotomy for bilateral ligamentectomy. Neurosurgery. 1995;37(2):343–347.

[8] Weiner BK, Walker M, Brower RS, McCulloch JA. Microdecompression for lumbar spinal canal stenosis. Spine. 1999;24(21):2268.

[9] Niggemeyer O, Strauss J, Schulitz K. Comparison of surgical procedures for degenerative lumbar spinal stenosis: a meta-analysis of the literature from 1975 to 1995. Eur Spine J. 1997;6(6):423–429.

[10] Ahn Y. Percutaneous endoscopic decompression for lumbar spinal stenosis. Expert Rev Med Devices. 2014;11(6):605–616.

[11] Hwa Eum J, Hwa Heo D, Son SK, Park CK. Percutaneous biportal endoscopic decompression for lumbar spinal stenosis: a technical note and preliminary clinical results. J Neurosurg Spine. 2016;24(4):602–607.

[12] Komp M, Hahn P, Merk H, Godolias G, Ruetten S. Bilateral operation of lumbar degenerative central spinal stenosis in full-endoscopic interlaminar technique with unilateral approach: prospective 2-year results of 74 patients. Clin Spine Surg. 2011;24(5):281–287.

[13] Minamide A, Yoshida M, Yamada H, Nakagawa Y, Kawai M, Maio K, et al. Endoscope-assisted spinal decompression surgery for lumbar spinal stenosis. J Neurosurg Spine. 2013;19(6):664–671.

[14] Ruetten S, Komp M, Merk H, Godolias G. Surgical treatment for lumbar lateral recess stenosis with the full-endoscopic interlaminar approach versus conventional microsurgical technique: a prospective, randomized, controlled study. J Neurosurg Spine. 2009;10(5):476–485.

[15] Torudom Y, Dilokhuttakarn T. Two portal percutaneous endoscopic decompression for lumbar spinal stenosis: preliminary study. Asian Spine J. 2016;10(2):335–342.

[16] Wiltse L, Spencer C. New uses and refinements of the paraspinal approach to the lumbar spine. Spine. 1988;13(6):696–706.

[17] Yeom JS, Kim KH, Hong SW, Park K-W, Chang B-S, Lee C-K, et al. A minimally invasive technique for L5–S1 intraforaminal disc herniations: microdiscectomy with a tubular retractor via a contralateral approach. J Neurosurg Spine. 2008;8(2):193–198.

[18] Shin M-H, KiM J-S, Ryu K-S, HuR J-W. Bilateral decompression via microscopic tubular crossing laminotomy (MTCL) for lumbar spinal stenosis:technique and early surgical result. Neurol Med Chir. 2015;55(7):570–577.

[19] Kim CW. Scientific basis of minimally invasive spine surgery: prevention of multifidus muscle injury during posterior lumbar surgery. Spine. 2010;35(26S):S281–S286.

[20] James A, Laufer I, Parikh K, Nagineni VV, Saleh TO, Härtl R. Lumbar juxtafacet cyst resection: the facet sparing contralateral minimally invasive surgical approach. Clinical Spine Surgery. 2012;25(2):E13–E17.

[21] Alimi M, Njoku I Jr, Cong G-T, Pyo SY, Hofstetter CP, Grunert P, et al. Minimally invasive foraminotomy through tubular retractors via a contralateral approach in patients with unilateral radiculopathy. Oper Neurosurg. 2014;10(3):436–447.

[22] Alimi M, Hofstetter CP, Pyo SY, Paulo D, Härtl R. Minimally invasive laminectomy for lumbar spinal stenosis in patients with and without preoperative spondylolisthesis: clinical outcome and reoperation rates. J Neurosurg Spine. 2015;22(4):339–352.

[23] Berra LV, Foti D, Ampollini A, Faraca G, Zullo N, Musso C. Contralateral approach for far lateral lumbar disc herniations: a modified technique and outcome analysis of nine patients. Spine. 2010;35(6):709–713.

[24] Schöller K, Steingrüber T, Stein M, Vogt N, Müller T, Pons-Kühnemann J, et al. Microsurgical unilateral laminotomy for decompression of lumbar spinal stenosis:long-term results and predictive factors. Acta Neurochir. 2016;158(6):1103–1113.

[25] Müslüman AM, Cansever T, Yılmaz A, Çavuşoğlu H, Yüce İ, Aydın Y. Midterm outcome after a microsurgical unilateral approach for bilateral decompression of lumbar degenerative spondylolisthesis. J Neurosurg Spine. 2012;16(1):68–76.

[26] Caputy AJ, Luessenhop AJ. Long-term evaluation of decompressive surgery for degenerative lumbar stenosis. J Neurosurg. 1992;77(5):669–676.

[27] Hwang JH, Park WM, Park CW. Contralateral interlaminar keyhole percutaneous endoscopic lumbar surgery in patients with unilateral radiculopathy. World Neurosurg. 2017;101:33–41.

第 22 章　ENDO-LIF: 内镜引导下脊柱椎间融合

Yue Zhou, Wenjie Zheng

22.1　经皮椎间孔内镜腰椎间融合术（PELIF/ENDO-LIF）的历史回顾

传统的开放式后路腰椎间融合术通常是直接进行后路神经减压融合，但手术中会对后方肌肉和韧带复合体造成严重破坏，可能导致肌肉萎缩、术后背部疼痛和功能障碍。因此，各种类型的微创椎间融合技术被开发出来，以最大限度地减少与手术入路相关的损伤，从而改善术后康复并消除早期或长期并发症。最常用的微创经椎间孔椎间融合术（MIS-TLIF）采用后正中旁切口的Wiltse肌间隙入路，以减少对软组织结构的损伤。到目前为止，已有不少研究表明，MIS-TLIF技术与传统开放TLIF临床效果相当甚至优于TLIF，具有出血量少、住院时间短、功能恢复快、医疗成本较低等优点。

然而，尽管切口相对较小且保留了软组织，MIS-TLIF为实现令人满意的神经减压、椎间隙准备和融合器置入、植骨，它与开放TLIF的骨切除和黄韧带剥离的范围相似。一些临床试验报道了一种侵入性更小的融合术——经皮椎间孔内镜腰椎间融合术（PELIF/ENDO-LIF）的可行性和有效性。它像标准的经椎间孔内镜手术一样，利用非常小的Kambin三角入路。融合部分包括椎间隙准备和融合器植入，通过< 15mm的皮肤切口，逐级组织扩张和椎间孔成形，从而进一步减少骨和软组织损伤。相关研究表明，与传统的MIS-TLIF技术相比，其下地活动更早、恢复更快。同时，该手术的微创性也使得手术不需要全身麻醉，这可能对降低老年患者的麻醉风险有很大的益处。随着经皮腰椎间融合技术的发展，已有各种医疗器械和融合器被设计开发并报道。

22.2　PELIF/ ENDO-LIF 概念

基于前期文献，这两种不同类型的融合技术被称为"经椎间孔内镜腰椎间融合术"。这些技术中的一些流程是从典型的MIS-TLIF技术演变而来的，该技术使用较小的管状牵开器，通过Wiltse入路和内镜辅助，无须生理盐水冲洗，本节将不进行讨论。在本章中，我们主要介绍基于全内镜经椎间孔技术的经皮椎间孔内镜腰椎间融合术（PELIF/ENDO-LIF），该技术通过Kambin三角进行，其手术方式和操作方法与经皮内镜下腰椎间盘切除术（PELD）相似。

PELIF/ENDO-LIF手术入路由于在一个非常小的切口内进行连续扩张，提供了组织保护和肌纤维之间软组织无创扩张的可能性。然后置入工作管道并将其固定在椎间盘上。通过工作管道，在内镜辅助和X线透视控制下完成椎间隙的准备和融合器置入，不需要去除后方骨性结构。因此，融合可在不损伤骨骼或多裂肌的情况下实现，这对脊柱稳定性和功能恢复至关重要。

德国的Joimax®也在研究一种全内镜下经椎间孔腰椎间融合的方法，名为ENDO-LIF®技术。它与经过验证的椎间孔镜技术TESSYS®入路系统一起使用，可以在常规的椎间盘切除术后进行，也可以单独使用。

在下面的手术操作演示中，将使用Joimax®的ENDO-LIF®技术作为示例。

22.3　患者选择

ENDO-LIF技术的适应证包括：

- 退行性椎间盘疾病。
- 退行性 / 峡部裂性滑脱。
- 腰椎的术后不稳定或腰椎手术失败综合征（FBSS）。
- L3/L4~L5/S1 单节段融合手术。

　　禁忌证包括但不限于以下情况：

- 任何不利于脊柱植入物潜在特征的情况，如先天畸形、骨吸收、骨量减少、骨质量差和骨质疏松、感染、椎间盘炎或局部炎症、椎体骨折和全身性疾病的迹象。
- 因椎间孔 / 椎间盘高度塌陷或神经发育异常导致的 Kambin 三角极度狭窄。
- 经皮椎间孔内镜下不能获得满意减压的严重中央型椎管狭窄。
- 重度脊柱滑脱。

22.4　术前准备

　　在 Jackson 手术台上或类似的手术台上可以实现正确的患者体位和不被遮挡的视野。不应使用前后面和侧面均不透射线的手术台。患者取俯卧位，将 C 臂机放置于 PELIF 入路对侧。

　　通过增加髋前屈曲，避免将腰椎前凸矫正为后凸，调整患者在台上的位置以便于进入椎间盘，特别是在 L5/S1 水平。这是通过体位辅助工具（体位垫等）或 Wilson 架来实现的。

22.5　麻醉选择

　　有几种可供选择的麻醉方法，包括局部麻醉加 / 不加镇静、低剂量硬膜外麻醉和全身麻醉。麻醉方法的使用由医生自行决定。全身麻醉时，建议进行神经监测。

22.6　手术管理和技术（这里我们使用德国 Joimax® 的 ENDO-LIF® 技术作为示例）

　　在此过程中使用的 ENDO-LIF®O-Cage 由一种与 MRI 兼容的钛合金（Ti6Al4V ELI）组成，该合金的骨传导性表面形成了最佳细胞生长的基础。菱形单元结构增加了 Cage 的表面积，并有利于最佳的骨长入。值得一提的是 ENDO-LIF®O-Cage 并非设计为 "Stand-Alone" 的植入物。融合应始终结合着经皮椎弓根螺钉和 / 或经关节螺钉的后方固定。

　　经皮椎弓根螺钉先内固定后撑开，以增加椎间隙高度和椎间孔体积，以便于随后的内镜操作。

　　传统的经椎间孔穿刺针采用 18G 针，入针点在棘突外侧 8~14cm（L4 /L5 处 10~12cm）处，角度为 55°~65°，尽可能与椎间隙平行。轴向 MRI 和 CT 图像可用于设计穿刺针的轨迹并计算皮肤进针点离中线的距离。

　　扩张：将 18G 针推进椎间隙，取出导针，并通过套管插入 0.8mm 的导丝。随后按照传统 PELD 步骤将组织扩张到 TESSYS® 工作通道的直径。切开纤维环，在内镜下进行椎间盘切除（图 22.1）。

　　抽出 TESSYS® 工作通道，在椎间盘区域放置 1 根 2.0mm 的导丝。所有器械以及 O-Cage 都可以使用这种导丝进行完美定位。用 ENDO-LIF® 扩张器进行扩张，直到达到所需的工作通道直径（直径为 15mm 或 18mm）。

　　工作管道以逆时针方向沿扩张器进入，直到与椎体接触。随后，将工作通道顺时针旋转（最多旋

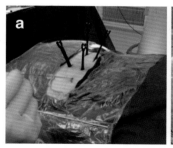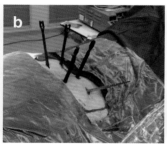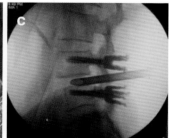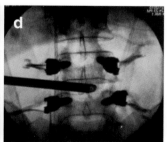

图 22.1　经皮椎弓根螺钉固定后的工作置管及初步椎间盘切除术。a. 经皮椎弓根螺钉固定后经椎间孔穿刺针进入椎间盘。b. 逐级扩张。c、d. 置入工作通道

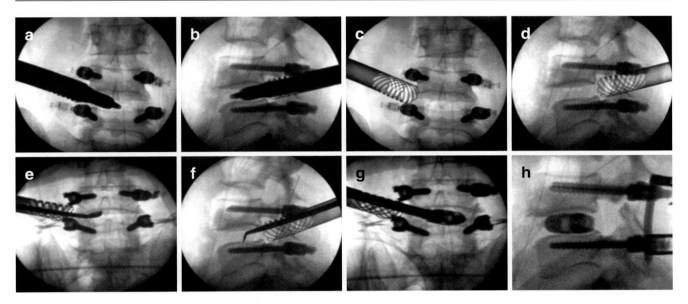

图 22.2　a~h. 二次逐级扩张、EndoLIF® 工作通道和 EndoLIF®O–Cage 置入

转一圈）固定在椎体骨和软组织上。随后将扩张器从工作通道中取出。

所述内镜接头置于工作管道，以便在内镜下进一步切除椎间盘组织。如果需要，也可以进行神经减压以及运用钻或镜下磨钻进行选择性椎间孔成形术。

如有必要，使用骨钻（7.5mm 和 8.5mm）可以扩大到椎间隙，使 Cage 的置入更加容易。

终板准备：通过使用 2.0mm 金属丝作为导向，将骨刀放置在终板之间。通过重复旋转至少 90°，依次使用大小不同的骨刀来准备终板。在透视下，这些骨刀也可用于确定植入物的大小。

将 Cage 连接到置入器械的尖端，并将其锁定到位。通过调节置入器械的远端旋钮，可以实现高达 35° 的 Cage 角度，以轻松放置 Cage。然后在 X 线控制下轻轻敲击器械手柄的背面，通过工作管道将 Cage 置入椎间隙，同时放置 2.0mm 导丝。在本节中，应仔细观察清醒患者的神经反馈或进行神经监测。当 Cage 处于适当位置时，松开 Cage 上的连接器械。

检查植入物位置，逆时针旋转工作通道，将其取出。最后，将经皮椎弓根螺钉和 / 或经关节螺钉加压并锁定（图 22.2）。

22.7　术后管理

术后处理与 MIS– TLIF 相似，但由于骨去除和软组织损伤少，因此鼓励并允许在手术当天进行更早的下肢活动。一些研究建议使用引流管来预防术后血肿，因为生理盐水冲洗的压力可能导致外科医生忽略潜在的硬膜外出血。患者一般在术后 1~2 天出院。

22.8　文献回顾

MIS-TLIF 技术可获得与传统开放手术相当的结果，其优点是更快的下地行走，更少的住院时间、更小的失血量和更短的恢复时间。然而，为了获得足够的椎间隙和便于 Cage 的置入，仍然需要采取一些侵入性方案，包括部分椎板切开、关节面切开和黄韧带切开术。PELIF 技术是近 10 年来从 PELD 手术发展而来的一种新兴技术。与传统的 PELD 技术一样，PELIF 通过在 Kambin 三角中的经皮椎间孔内镜入路进行腰椎间融合。PELIF 是通过软组织逐级扩张进行的，与 MIS-TLIF 相比，几乎没有去除骨质，理论上具有侵入性更小的优点。

在 PELIF 的初步实践中，Stand–Alone B–Twin 可扩融合器（Disc–O–Tech Medical Technologies Ltd.,

Herzliya, Israel）是常见的椎间盘融合器。B-Twin 是一个钛制圆柱形融合器，直径为 5mm，长度为 25mm，最终可扩展为梯形形状。小尺寸的 B-Twin 可扩张融合器便于将其从小切口和工作管道中置入，并将神经损伤的风险最小化。2017 年，Sang-Ho Lee 报道 18 例患者使用 B-Twin 可扩张融合器进行 PELIF 的临床和影像学结果，平均随访 46 个月。Sang-Ho Lee 描述了至少 80% 的髓核切除同时保持纤维环的完整性。在置入融合器前，先将脱矿骨基质（DBM）、同种松质骨移植物或自体髂骨移植物置入椎间隙。多数病例为 L4/L5 和 L5/S1 水平，仅 1 例为 L2/L3 水平。术后早期，椎间隙高度恢复令人满意，从术前的（8.3±1.6）mm（范围为 5.2~11.5mm）到（11.4±1.8）mm（范围为 8.8~14.7mm）。并发症包括 2 例骨不连，1 例出现暂时性感觉障碍，但后来完全恢复。然而，只有 72.2% 的患者获得优秀或良好的结局，笔者个人认为这可能是因为样本量小。使用 B-Twin 可扩张融合器进行经皮 LIF 研究的其他文献报道令人满意（其中有 86%、91% 和 83.2% 的患者报告了优良结局），但放射学结果，包括椎间隙塌陷和部分患者植入物断裂，单独使用可扩张融合器（不进行任何后路固定）存在争议。

2013 年，Frederic Jacquot 报道了 PELIF 的最大规模病例系列，有 57 例患者，对该技术持负面评价。作者利用刚性 Cage 通过 Stand-Alone 方式治疗 46 例，联合后路钢板固定治疗 11 例。患者均在局麻下俯卧位手术。虽然有 50 例经双侧内镜入路放置双侧 Cage，但手术时间明显缩短，据报道为（60±30）min。本研究报道了极高的 Cage 移位发生率，包括 13 例有症状的移位和 2 例无症状的移位以及再手术率。翻修手术在平均 8 个月（范围为 3 ~ 36 个月）后按常规方法进行。同时，另有 8 例患者（14%）出现术后麻痹和疼痛综合征。作者还提到，在没有上述并发症的情况下，其余患者在非常快的康复和很短的住院时间之后也取得了出色的效果。Frederic Jacquot 总结说，PELIF 技术在目前的状态下不推荐使用，因为除了技术上的改进之外，尽管具有显著的快速恢复，但其并发症极高。尽管未提供详细的手术流程，我们怀疑与其他 PELIF 报告相比，融合器移位和术后轻瘫的极高并发症发生率可能与以下术中因素有关：由于快速手术导致的椎间隙准备不足，磷酸钙

替代物填充在融合器中而没有自体移植物或其他替代物在置入融合器前填充；在这个临床试验中使用的是不能扩张的独立融合器，且没有报道椎间孔成形术的使用；另外，相当多的患者在上腰椎节段进行手术，解剖上有狭窄的 Kambin 三角。

考虑到与具有额外的椎弓根螺钉固定的融合器相比，Stand-Alone 融合器可能会增加移位和 / 或下沉的风险，一些近期研究倾向于应用额外的经皮椎弓根螺钉和 / 或经关节螺钉。

Rudolf Morgenstern 报告了他的 30 例病例，其中 10 例患者在全身 / 局部麻醉下置入了刚性植入物，其余 20 例在全身 / 局部麻醉下置入了可扩张的钛制植入物。所有患者在手术的第一步均接受了后路补充固定，以在置入融合器之前保持腰椎前凸。通过后外侧入路进行椎间隙准备，使用特殊设计的伸缩器械来通过后外侧入路准备椎间盘，以取出至少 80% 的髓核，并用刮匙和锉刀去除终板软骨。在置入融合器前，将脱矿骨基质（DBM）、磷酸三钙（β-TCP）或自体骨移植物置入椎间隙。置入植入物的总体平均手术时间为 1（0.5）h，后路固定为 1h，翻修和后路固定为 3（1.5）h。术后至下床活动的平均时间为 6h（范围为 4~20h）。术后至出院的平均时间为 26h（20~68h）。经过平均 38 个月（范围为 11~67 个月）的随访，18 例患者的临床结果为优，10 例为良，2 例为一般。没有评价为差的报道。术后出现了一些暂时性的神经根损伤表现，并采取了神经监测和神经根保护措施。1 例患者出现短暂感觉障碍并中度下肢无力，但已恢复。2 例暂时性感觉障碍患者经口服皮质类固醇激素治疗后缓解。所有患者均通过 CT 扫描证实融合。主要的并发症（如硬膜撕裂、渗漏、假关节、下沉，或感染）没有被报道，故无须翻修手术。基于令人满意的临床结果，作者认为 PTLIF 技术安全可行，与常规 MIS-TLIF 技术相比具有显著的微创优势，是治疗椎间盘退变性疾病的一种有前途的外科技术。

Michael 也报告了 10 例未经全麻的 PELIF 手术的成功经验，采用可扩张的融合器和后路椎弓根螺钉固定。然后患者被持续注射丙泊酚（得普利麻）和氯胺酮，以给外科医生提供实时的神经反馈。平均手术时间为（113.5±6.3）min（范围为 105~120min），术中出血量为（65±38）mL（范围

为 30~190mL）。平均住院时间为（1.4±1.3）天。随访 1 年的数据显示 ODI 评分和 SF-36 评分（PCS）有显著改善。所有病例均获得融合，椎间隙的异体骨不透射线，达到坚强的关节融合，没有临床或放射学上的不愈合征象。未观察到围手术期并发症。作者还得出结论，由于非常积极的初始临床和影像学结果，在更大的患者群体中进一步应用并取得长期效果值得探讨。

根据相关文献的描述，自扩张融合器设计似乎是 PELIF 技术的一个更好的选择。首先，自扩张融合器的初始尺寸较小，便于置入融合器，减少可能对神经系统的侵犯。Rudolf Morgenstern 的研究表明，与 PEEK 相比，可扩张融合器治疗的患者对腿痛的改善程度略高。其他可能的优点如下：可扩张的融合器可通过恢复椎间隙高度来间接进行神经减压和扩张椎间孔，同时也可增强固定结构的即时稳定性。如果需要较大直径的融合器，纤维环切开应足够宽，而对于可自行扩张的融合器则不需要。在脊柱滑脱的情况下，经皮扩张的椎间植入物可以提供方便的撑开和复位。

尽管到目前为止，只有很少的小样本研究报告了 PELIF 的手术技术和临床结果，但是几乎所有现有的临床研究都报告了优于 MIS-TLIF 的显著微创优势，例如，7~15mm 的较小切口，在手术当天即可站立和行走，无须额外的护理，没有围手术期的导尿管，并大大减少了住院时间。相比之下，据报道，MIS-TLIF 需要切开 30mm 的切口，手术后直至下床和出院的时间平均分别最长为 3.2 天和 9.3 天。术前出血和引流极少。未见包括深静脉血栓、肺栓塞等一般并发症的报告。其他并发症如脑脊液漏和术后血肿等少见。由于可选择局部麻醉，可以消除麻醉风险。

尽管有上述所有优点，但 PELIF 似乎是一个不成熟、要求很高且有争议的手术，适应证有限，可能存在特定并发症。由于 Kambin 三角空间非常狭窄，会导致难以进行彻底的椎间隙准备和安全置入融合器会导致神经根损伤、骨不连或融合器移位等并发症。其他障碍包括陡峭的学习曲线，需要丰富的全内镜经验，由于很少的骨切除而缺乏自体移植，以及过度的辐射暴露增加了患者和外科团队的恐惧。

神经系统并发症和预防：术后神经根损伤造成的轻瘫是 PTLIF 技术的一种并发症，与 PELD 相似，但比 PELD 更为常见，因为置入融合器会占用更多的椎间孔空间。Rudolf Morgenstern 建议在全麻下常规进行神经监测，在整个手术过程中使用体感诱发电位（SEP）和运动诱发电位（MEP）监测所有相关的周围神经。另外还进行额外的神经刺激，以确保在特殊情况下如置入融合器时神经根不会受到损害。应该使用一个前端斜面端工作管，小心旋转斜面可能有助于在手术过程中保护出口根。椎间孔成形术并不总是必要的，但可能需要在 L5/S1 水平或任何需要的情况下进行。

22.9　结论与要点

目前使用可扩张融合器的 PELIF/ENDO-LIF 技术似乎是一种有前途的手术技术，可用于治疗椎间盘退变性疾病伴或不伴椎间盘突出和不稳，轻度退行性 / 峡部裂性滑脱和腰椎术后综合征的患者。

在失血、早期行走和住院方面，PELIF 技术的临床结果支持了比 MIS-TLIF 更好的微创优势。局部麻醉的可能性为老年患者特别是全身疾病患者提供了额外的益处。

需要具有丰富的 PELD 经验的陡峭学习曲线。

由于 Kambin 三角的空间有限，因此 PELIF 技术仍然是一个具有挑战性的手术。器械和融合器设计的未来发展和进步对于该技术的应用和普及至关重要。

对于 PELIF 技术，仍需要大样本的前瞻性、随机、对照研究来证明其安全性、有效性和微创优势。

参考文献

[1] Lee WC, Park JY, Kim KH, et al. minimally invasive transforaminal lumbar interbody fusion in multilevel: comparison with conventional transforaminal interbody fusion. World Neurosurg. 2016;85:236–243.

[2] Schwender JD, Holly LT, Rouben DP, et al. Minimally invasive transforaminal lumbar interbody fusion (TLIF): technical feasibility and initial results. J Spinal Disord Tech. 2005;18(Suppl)(Suppl):S1.

[3] Wang J, Zhou Y, Zhang ZF, et al. Minimally invasive or open transforaminal lumbar interbody fusion as revision surgery for patients previously treated by open discectomy and decompression of the lumbar spine. Eur Spine J. 2011;20(4):623.

[4] Wang MY, Grossman J. Endoscopic minimally invasive transforaminal interbody fusion without general anesthesia: initial clinical experience with 1-year follow-up. Neurosurg Focus.

2016;40(2):E13.

[5] Heo DH, Choi WS, Park CK, Kim JS. Minimally invasive oblique lumbar interbody fusion with spinal endoscope assistance: technical note. World Neurosurg. 2016;96:530–536.

[6] Morgenstern R, Morgenstern C, Jané R, et al. Usefulness of an expandable interbody spacer for the treatment of foraminal stenosis in extremely collapsed disks: preliminary clinical experience with endoscopic posterolateral transforaminal approach. J Spinal Disord Tech. 2011;24(8):485–491.

[7] Morgenstern R, Morgenstern C. Percutaneous Transforaminal Lumbar Interbody Fusion (pTLIF) with a posterolateral approach for the treatment of degenerative disk disease: feasibility and preliminary results. Int J Spine Surg. 2015;9(41):41.

[8] Choll W, Kim JS, et al. The current state of minimally invasive spine surgery. J Bone Joint Surg. 2011;93-A(6):582–596.

[9] He EX, Guo J, Ling QJ, et al. Application of a narrow-surface cage in full endoscopic minimally invasive transforaminal lumbar interbody fusion. Int J Surg. 2017;42:83–89.

[10] Heo DH, Son SK, Eum JH, et al. Fully endoscopic lumbar interbody fusion using a percutaneous unilateral biportal endoscopic technique: technical note and preliminary clinical results. Neurosurg Focus. 2017;43(2):E8.

[11] Lee SH, Erken HY, Bae J. Percutaneous transforaminal endoscopic lumbar interbody fusion: clinical and radiological results of mean 46-month follow-up. Biomed Res Int. 2017;2017(6):3731983.

[12] Jacquot F, Gastambide D. Percutaneous endoscopic transforaminal lumbar interbody fusion: is it worth it? Int Orthop. 2013;37(8):1507–1510.

[13] Gepstein R, Werner D, Shabat S, Folman Y. Percutaneous posterior lumbar interbody fusion using the B-Twin expandable spinal spacer. Minim Invasive Neurosurg. 2005;48(6):330–333.

[14] Xiao L, Xiong D, Zhang Q, et al. Percutaneous posterolateral lumbar interbody fusion for degenerative disc disease using a B-Twin expandable spinal spacer. Eur Spine J. 2010;19(2):325–330.

[15] Folman Y, Lee S-H, Silvera JR, Gepstein R. Posterior lumbar interbody fusion for degenerative disc disease using a minimally invasive B-twin expandable spinal spacer: a multicenter study. J Spinal Disord Tech. 2003;16(5):455–460.

[16] Morgenstern R. Full endoscopic TLIF approach with percutaneous posterior transpedicular screw fixation in a case of spondylolisthesis grade I with L4-L5 central stenosis. J Crit Spine Cases. 2010;3:115–119.

[17] Morgenstern R, Morgenstern C. Endoscopically assisted transforaminal percutaneous lumbar interbody fusion. Endoscopic Spinal Surg. 2013:129–134.

[18] Shunwu F, Xing Z, Fengdong Z, et al. Minimally invasive transforaminal lumbar interbody fusion for the treatment of degenerative lumbar diseases. Spine. 2010;35(17):1615.

[19] Kim JS, Jung B, Lee SH. Instrumented minimally invasive spinal-transforaminal lumbar interbody fusion (MIS-TLIF); minimum 5-years follow-up with clinical and radiologic outcomes. J Spinal Disord Tech. 2012.

第五部分

脊柱内镜手术治疗慢性腰痛

第 23 章　一种存在争议的经皮脊柱内镜缓解疼痛的手术

Sang Chul Lee

23.1　经骶管裂孔硬膜外内镜下激光减压术（SELD）

　　骶尾部硬膜外内镜检查的诊断目的是评估神经根，并通过柔性硬膜外内镜观察硬膜外腔来识别粘连、炎症和其他病变。该技术的治疗目的是将导致疼痛的粘连或纤维化溶解或消除。用于 SELD 可操纵的视频引导导管有 2 个管道——上管道用于纤维镜，下管道用于激光或切割钳（图 23.1）。这种可操纵导管能减少神经损伤并易于到达目标病灶。

　　SELD 用于治疗腰椎手术失败综合征的硬膜外纤维化、神经周围纤维化、腰椎间盘突出等。对慢性

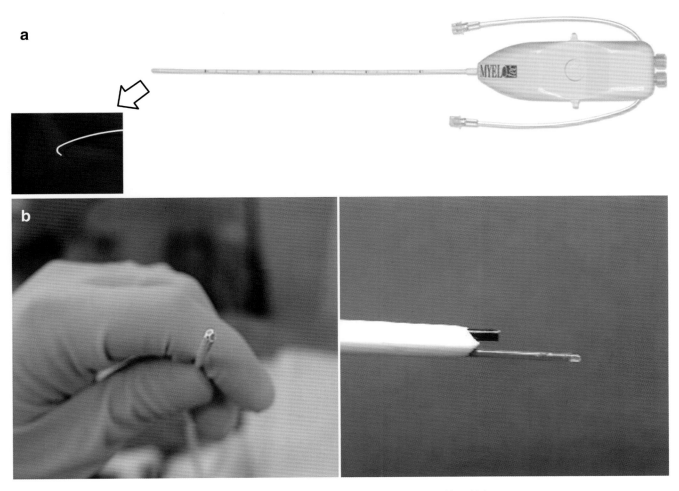

图 23.1　a. 用于 SELD 的可操纵视频导管。b. 这种导管有两个通道，用于置入纤维镜和激光

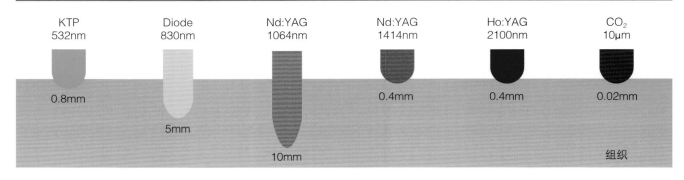

图 23.2　激光穿透深度。SELD 采用 Ho：YAG 激光。经椎间孔硬膜外内镜下激光成形术采用 Nd：YAG 激光

腰骶神经根痛和 / 或保守治疗效果不佳的腰痛患者有诊断价值。与 MRI 相比，硬膜外内镜检查硬膜外纤维化更敏感。SELD 手术中激光治疗的优点是能有效地松解粘连和切除病灶（例如突出的椎间盘，黄韧带）。既往 SELD 采用前向激光，但有损伤神经血管或腰椎硬脊膜的风险。侧向激光（Ho:YAG）的应用，可以对病灶区域进行精确治疗。Ho:YAG 激光器的穿透深度约为 0.4mm（图 23.2）。在松解粘连或切除病灶后，也可以将药物（带或不带抗炎类固醇的局部麻醉药）准确地注射在硬膜外腔。

　　然而，所有的硬膜外内镜技术都会升高颅内压和眼压。硬膜外腔的手术时间应限制在 45~60min。

23.1.1　适应证和禁忌证

　　SELD 的适应证如下：
- MRI 诊断为非特异性硬膜外粘连或病理性病变。
- 腰椎手术失败综合征。
- 椎间盘突出症。
- 椎管狭窄症。

　　SELD 的禁忌证如下：
- 巨大腰椎间盘突出合并神经根病。
- 椎间盘钙化。
- 严重的椎管狭窄。
- 感染。

23.2　恶性

23.2.1　手术室设备和器械

　　手术室设备如下：
- 可透射线的手术床。
- C 臂机。
- 摄像监控系统。
- 直径 0.8~1.0mm 的光纤镜（硬膜外腔镜）及光源（图 23.3 和图 23.4）。

　　器械（图 23.4）如下：
- 带探针的金属导管。
- 手术刀。
- 可操纵的视频导管（3.0mm，2 管道，Myelotec，Roswell，GA）。

23.2.2　手术流程（图 23.5）

- 应考虑术前预防性注射抗生素（例如头孢唑林 1g，静脉滴注）。
- 患者俯卧位，下腹部垫枕头。

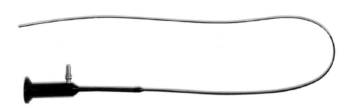

图 23.3　SELD 采用的光纤镜及光源

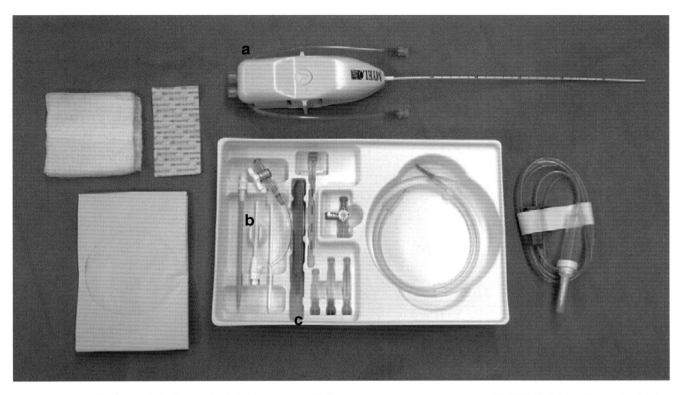

图 23.4 SELD 器械。a.可操纵的视频导管（3.0mm，2 管道，Myelotec, Roswell, GA）。b.带探针的金属导管。c.手术刀，Ho:YAG 激光（2100nm，深度 0.4mm），直径 0.8~1.0mm 的光纤镜

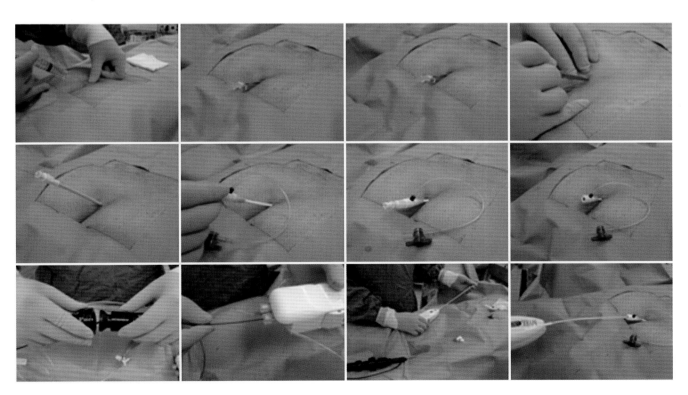

图 23.5 SELD 手术流程

- 运用 C 臂机在侧位片上明确骶管裂孔的位置。
- 在皮肤定位点施以局麻药浸润。骶尾部注射少量的局麻药（如 1% 利多卡因 5~6mL）可明显减轻置入导管时的不适感。
- 用手术刀切开皮肤。
- 带探针的金属导管插入骶管裂孔，向头侧推进。导管尖端应在骶管内。建议经常通过正位（AP）和侧位检查，以确定导管的前进方向。
- 拔出导管探针后，可操纵的视频导管置入导管。连接上方管道的侧方通道，并用生理盐水冲洗（全程推荐用量＜100mL）。
- 在 S2 水平，在侧位和正位透视下行硬膜外造影。硬膜外造影的诊断价值是确定粘连或病理部位（图23.6）。
- 尝试进入前方的硬膜外腔。
- 光纤镜（硬膜外腔镜）沿导管的一个管道置入。
- 通过直视硬膜外间隙来操作导管进行粘连松解术。用生理盐水冲洗有助于显示更好的视野。
- 如果有必要的话，可以将药物（含/不含类固醇的局麻药、透明质酸酶）直接注射在病变部位（图

23.7）。此外，激光可以置入另一个管道，它可以靶向清除粘连、突出的椎间盘和神经周围的纤维（图 23.8）。

23.2.3　术后管理

- 术后应进行神经学检查。如果发现任何新的神经损伤，应考虑 MRI 检查和神经科会诊。
- 预防性使用抗生素 3 天。

23.2.4　并发症

- 出血，血肿。
- 神经损害（如果神经或血管损伤）。
- 头痛（由于灌水压力高或灌水量大）。
- 感染。
- 有视网膜出血和一过性失明的报道。它是由于硬膜外间隙压力突然增大，脑脊液压力升高引起血管受压，导致视网膜血管破裂。

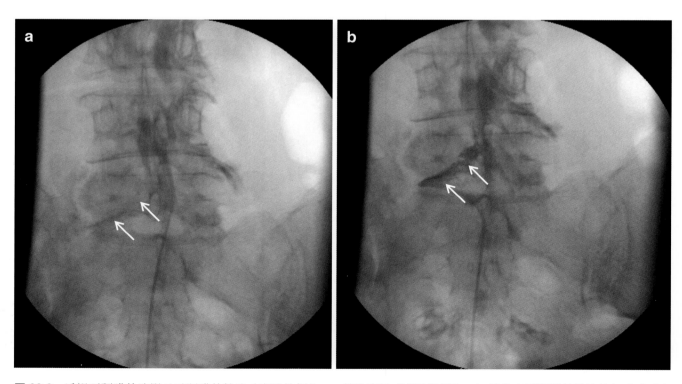

图 23.6　透视下硬膜外造影显示硬膜外粘连（充盈缺损）。a. 箭头表示"充盈缺损"。b. 箭头表示硬膜外粘连松解后"对比可见良好"

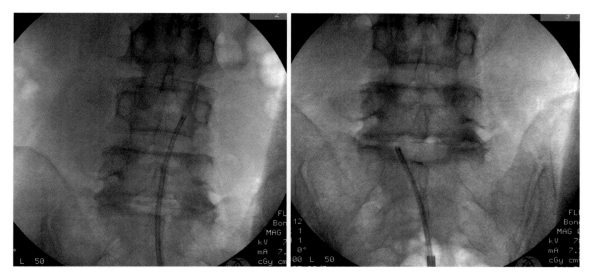

图 23.7 采用可操纵导管行硬膜外粘连松解术

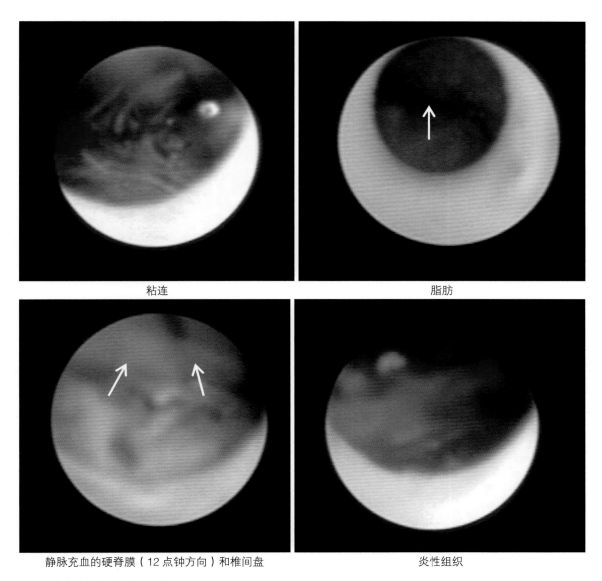

粘连	脂肪
静脉充血的硬脊膜（12 点钟方向）和椎间盘	炎性组织

图 23.8 经骶管裂孔硬膜外内镜下所见

23.3　经椎间孔硬膜外内镜下激光纤维环成形术（TELA）

TELA 采用内置光纤的硬膜外内镜下经椎间孔入路，并且仅使用激光（Nd:YAG）切除病灶。然而，SELD 有两个管道，管道内插入纤维镜和激光（Ho:YAG 型）。骶尾部入路的 SELD 主要治疗椎管中央区域（硬膜外腔腹侧），难以治疗旁中央、椎间孔、椎间孔外的病灶。另一方面，TELA 硬膜外内镜虽然是金属镜和直镜，但可以通过附带的夹具弯曲到每个患者的经椎间孔路径（图 23.9）。可弯曲的硬膜外内镜皮肤进针点距离中线较近（10~14cm），通过椎间孔可以很容易地进入腹侧硬膜外腔（图 23.10）。可弯曲的硬膜外腔镜能轻易从椎管进入椎间孔外区域。使用 TELA 的纤维环成形术可治疗盘源性腰痛。虽然盘源性腰痛一直存在争议，但它被认为是慢性腰痛的原因之一。Crock 在 20 世纪 70 年代首次提到了椎间盘内部破裂（IDD）。Crock 将椎间盘内部破裂定义为"无椎间盘突出或神经根压迫等阳性迹象的椎间盘内部结构破坏。"Schwarzer 对 92 例患者行椎间盘造影，40% 患者符合 IDD 标准。急性或慢性损伤后纤维环撕裂或破裂，就会出现 IDD。纤维环破裂是指从髓核到纤维环的破裂，常被认为是造成 IDD 的原因。由于纤维环破裂，Peng 等认为椎间盘肉芽组织的生长可能导致盘源性腰痛。

若发生纤维环破裂，髓核与窦椎神经（SVN）末梢相接触（图 23.11）。撕裂的纤维环刺激 SVN，引起炎症和疼痛。神经生长进入纤维环破裂口是疼痛的来源。此外，对 SVN 的机械压迫可引起盘源性腰痛。TELA 激光的目标是阻止 SVN 进入纤维环裂口，而激光可以消融环状撕裂。TELA 采用侧射激光（Nd:YAG），能准确、安全地治疗病变部位（图 23.12）。

然而，关于 IDD 的存在仍有相互矛盾的报道。

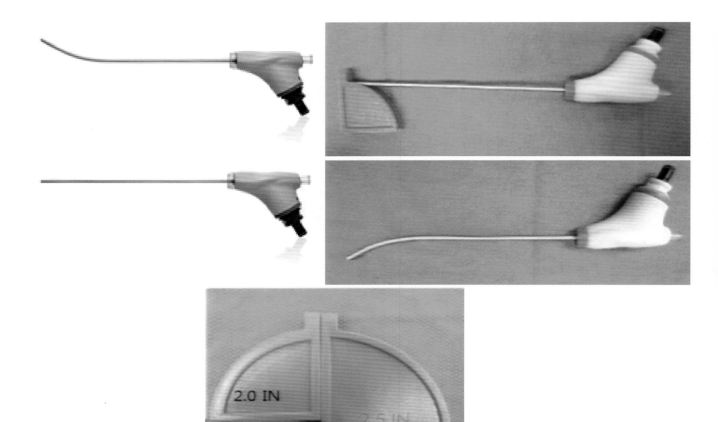

图 23.9　经椎间孔硬膜外内镜下激光纤维环成形术。它是灵活的，可以通过夹具弯曲到达每个椎间孔

直镜
- 水平距离 > 14cm
- 更广阔的视野
- 有损伤神经根、椎间盘的风险
- 不能从后方执行（L5~S1）

弯镜
- 皮肤进针点距离中线 10~14cm
- 视野较狭窄
- 更安全，更容易通过椎间孔（IVF）
- 通过椎间孔进入腹侧硬膜外腔并不困难，即使在 L5~S1 节段

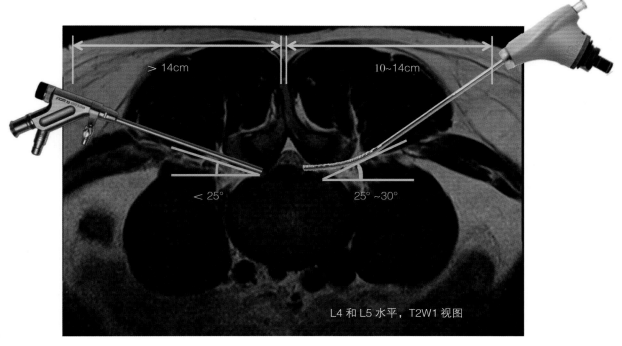

图 23.10 可弯曲的硬膜外腔镜的优点。可弯曲的硬膜外腔镜（经椎间孔硬膜外腔镜）距中线 10~14cm，较容易通过椎间孔进入腹侧硬膜外腔

图 23.11 IDD 的疼痛来源。若发生纤维环破裂，髓核与窦椎神经（SVN，白色箭头）所含有的神经末梢相接触。采用纤维环成形术可以有效地阻断 SVN 的生长

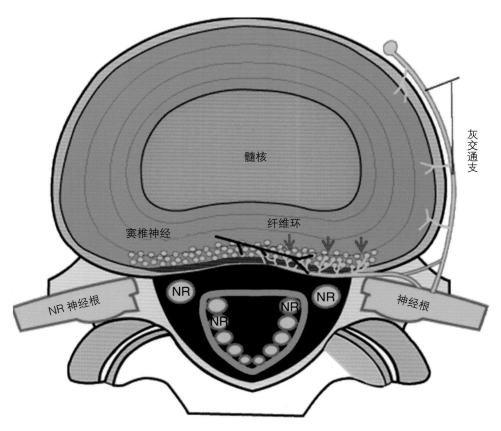

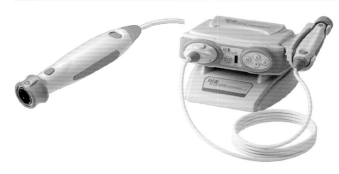

图 23.12　经椎间孔硬膜外内镜下纤维环成形术的光源

因此，如果对 IDD 患者进行有创操作，应严格符合 IDD 指南中的诊断标准。与 SELD 一样，TELA 也会升高 ICP 和眼压。整个手术过程的时间应限制在 45~60min。

TELA 的适应证如下：

- 椎间盘源性腰痛：椎间盘造影术或 CT 椎间盘造影术诊断为腰椎间盘退变和纤维环破裂。
- 硬膜外腔粘连：如腰椎手术失败综合征。
- 腰椎间盘突出症（椎管内小突出，突出至椎间孔、椎间孔外）。

TELA 的禁忌证如下：

- 巨大的腰椎间盘突出合并神经根病。
- 椎间盘钙化。
- 重度椎管狭窄。
- 腰椎不稳。
- 严重椎间盘退变（例如终板炎）。
- 病变在 L5~S1，但是髂嵴过高者。

23.4　恶性

23.4.1　手术室设备和器械

手术室设备如下：

- 可透过射线的手术床。
- C 臂机。
- 摄像监控系统。
- 光源。

器械如下（图 23.9，图 23.12，图 23.13）：

- 14 号、18 号硬膜外穿刺针（带探针）。
- 手术刀。

- 导丝。
- 保护套管和可扩张套管。
- 内置光纤镜（外径 3.4mm）。
- 弯曲的夹具。
- 止血阀适配器。
- 工作套管。
- Nd：YAG 激光（1414nm，深度 0.4mm）。

23.4.2　手术流程（图 23.14）

（1）应考虑术前预防性注射抗生素（例如头孢唑林 1g，静脉滴注）。

（2）患者俯卧位，下腹部放一个枕头。

（3）运用 C 臂机调整位置，直至正位（AP 位）片可见椎体终板平行。然后将 C 臂机斜向同侧旋转 45°~55°，从而获得上关节突的最佳视野。确定并标记皮肤进针点（图 23.14a）。这个进针点即 Kambin 三角（脊神经、上关节突、椎板）。

（4）在 C 臂机引导下，在皮肤进针部位进行局部麻醉浸润。

（5）硬膜外穿刺针通过管道视野推进到目标点（图 23.14b）。然后针推进到目标纤维环。

（6）导丝经硬膜外穿刺针插入，沿纤维环向腹侧硬膜外腔推进（图 23.14c）。

（7）取出针后，用手术刀沿导丝做皮肤切口（图 23.14d）。

（8）扩张导管沿着导丝进入腹侧硬膜外腔。

（9）沿着导丝插入可扩张套管（图 23.14e）。

（10）然后，将硬膜外腔镜弯曲至椎间孔（图 23.14f）。取出扩张器，将硬膜外腔镜插入腹侧硬膜外腔（图 23.14g）。此前，将硬膜外腔镜弯曲至椎间孔。

（11）生理盐水（冲洗液）通过止血阀适配器与硬膜外腔镜连接，从而获得硬膜外视野。冲洗液通过阀门流出来。然后，硬膜外腔镜与中央监测仪连接。医生可以同时看到中央监测仪和手术过程。

（12）采用侧射激光进行粘连松解和纤维环凝固（激光成形术）（图 23.14h、i）。

（13）如有需要，可直接给药（带/不带类固醇的局麻药、透明质酸酶）到病变部位。

图 23.13　经椎间孔硬膜外内镜下纤维环成形术的手术器械。a. 3.4mm 的硬膜外腔镜。b. 手术刀。c. 硬膜外穿刺针。d. 可扩张管道。e. 止血阀适配器。f. 导丝。g. 工作套管

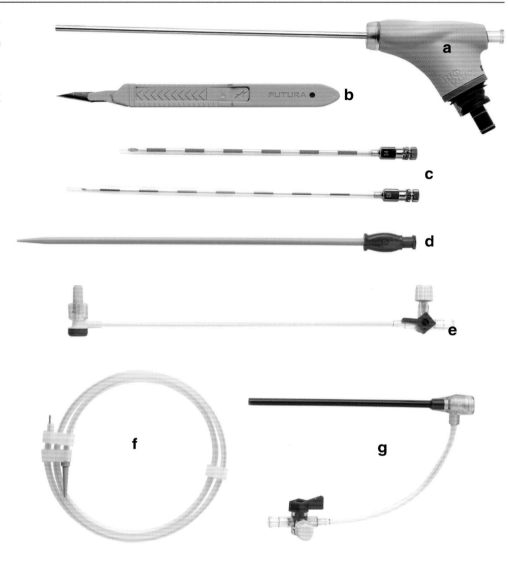

23.4.3　术后管理

- 术后应进行神经学检查。如果发现任何新的神经症状，应考虑 MRI 检查和神经科会诊。
- 预防性使用抗生素 3 天。

23.4.4　并发症

- 出血，血肿。
- 纤维环破裂。
- 神经损伤（如果激光、硬膜外腔镜损伤了神经或血管）。
- 头痛（由于灌水压力高或灌水量大）。

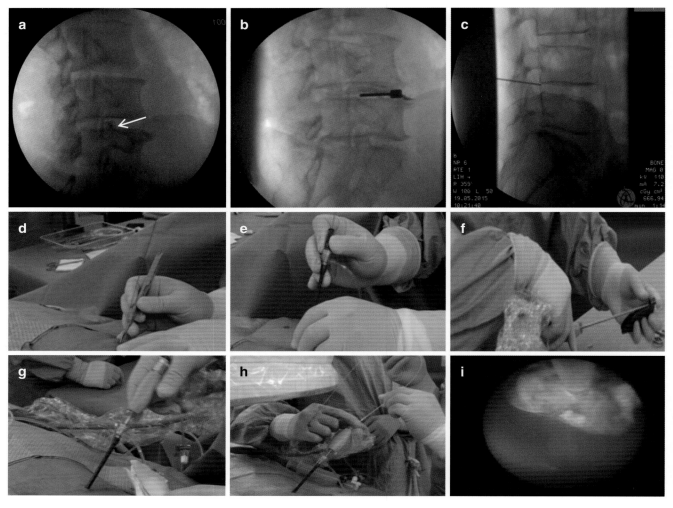

图 23.14 经椎间孔硬膜外内镜下纤维环成形术的手术流程：a. 明确并标记皮肤进针点（白色箭头）。b. 管道视野下将硬膜外穿刺针推进到目标点。c. 导丝沿着硬膜外穿刺针插入，沿纤维环向腹侧硬膜外腔推进。d. 用手术刀沿导丝做皮肤切口。e. 沿着导丝插入可扩张套管。f. 将硬膜外腔镜弯曲至椎间孔。g. 硬膜外腔镜进入腹侧硬膜外腔。h. 用侧射激光进行纤维环成形术。i. 中央显示器显示侧射激光工作状态

参考文献

[1] Kallewaard JW, et al. Epiduroscopy for patients with lumbosacral radicular pain. Pain Pract. 2014;14(4):365–377.

[2] Bosscher HA, Heavner JE. Incidence and severity of epidural fibrosis after back surgery: an endoscopic study. Pain Pract. 2010;10(1):18–24.

[3] Amirikia A, et al. Acute bilateral visual loss associated with retinal hemorrhages following epiduroscopy. Arch Ophthalmol. 2000;118(2):287–289.

[4] Moschos MM, et al. Acute visual loss and intraocular hemorrhages associated with endoscopic spinal surgery. Clin Ophthalmol. 2008;2(4):937–939.

[5] Schwarzer AC, et al. The prevalence and clinical features of internal disc disruption in patients with chronic low back pain. Spine (Phila Pa 1976). 1995;20(17):1878–1883.

[6] Crock HV. Internal disc disruption. A challenge to disc prolapse fifty years on. Spine (Phila Pa 1976). 1986;11(6):650–653.

[7] Peng B, et al. The pathogenesis of discogenic low back pain. J Bone Joint Surg Br. 2005;87(1):62–67.

[8] Bogduk N. Practice guidelines for spinal diagnosis & treatment procedure: International Spine Intervention Society; 2004.

[9] Merskey H, Bogduk N. Classification of chronic pain. Descriptions of chronic pain syndrome and definitions of pain terms. 2nd ed. Seattle, Washington, DC: IASP Press; 1994. p. 180–181.

第 24 章 脊柱内镜下内侧束支消融术

Kutbuddin Akbary, Jin-Sung Kim

24.1 引言

腰痛的终身患病率为 60%~80%。慢性腰痛（CLBP）是指持续 3 个月或更长时间的腰痛,据报道其终身患病率为 4%~10%,与之相伴的是昂贵的医疗费用。确定慢性腰痛的来源并选择合适的治疗方法是脊柱外科医生以及康复和疼痛介入专家非常关心的问题。

椎间盘、关节突关节和骶髂关节是引起慢性腰痛的 3 种主要结构。在 15%~45% 的病例中,腰痛的病因可以追溯到关节突关节。1911 年 Goldthwait 首次指出,"关节突关节的特殊性"是导致慢性腰痛和腰椎不稳的原因。1933 年 Ghormley 首次描述"关节突综合征"。

关节突关节有滑膜层和关节囊。因为滑膜层和关节囊有游离的神经末梢,所以受神经高度支配。关节突关节炎症可进展为关节退化。关节突源性疼痛的诊断是基于未发现其他明显慢性腰痛病因的临床症状和影像学检查。关节突痛的临床症状包括患者因伸展、旋转活动加剧的疼痛,臀肌和膝关节以上大腿的放射痛,或腰椎僵硬,偶尔还有其他症状。在 MRI 上证实的放射学表现包括关节水肿、关节液增多和关节体积增大。在影像学引导下进行关节突浸润,用麻醉剂阻断背根内侧支,可提高诊断准确率。

关节内注射和内侧束支阻滞易于实施,是一种非手术治疗方式,且具有额外的诊断价值。然而由于缓解时间较短,患者可能会出现症状复发,并且反复注射类固醇可能会导致局部和全身并发症。

背支内侧支连续射频和脉冲射频消融术,是一种用于治疗关节突介导的轴性背痛的介入外科手术,也是用于治疗慢性轴性腰背痛疼痛管理的通用方法。

临床上,在透视引导下的射频消融即使成功,症状缓解也只是短暂的。

关节突关节内侧束支射频消融术（MBB-RFA）是 Shealy 于 1975 年首次提出的一种治疗关节突关节疼痛的方法,并已作为一种微创技术用于促进长时间的疼痛缓解。这包括使用射频范围内的能量使特定神经（腰椎关节突源性疼痛患者背支的内侧支）坏死,避免疼痛的神经传递。内侧束支射频消融术的目的是减轻疼痛和减少复发的可能性。

虽然透视引导下的内侧束支射频消融术确实比类固醇浸润提供更持久的效果,但由于退行性或术后脊柱以及正常脊柱的内侧支通道的变化,通常需要广泛的消融术以获得满意的疼痛缓解。广泛的消融也会给邻近的肌肉和韧带结构留下瘢痕,这本身就可能成为慢性腰痛的来源。为了克服这些缺点,我们设计了内镜引导下的内侧束支射频消融术,通过直接观察内侧束支进行消融。它有助于更精确的消融和有效的去神经支配,而不损害附近的结构。根据内镜椎间孔手术的经验和对慢性腰痛发病机制的进一步了解,我们开发了一种背侧和椎间孔镜内侧束支射频消融技术,可视地靶向背侧支的内侧、中间和外侧支,或背侧支本身。

24.2 解剖学特点

为了更好地了解这些结构的靶向性,回顾关节突关节神经支配的相关解剖学是有意义的。

关节突关节由背支内侧支在其自身水平和以下水平上进行神经支配（图 24.1）。因此,对于成功的关节突关节内侧束支射频消融术,应切除同一平面及该关节突关节上方一个水平的内侧支以减轻慢性腰痛。

内侧支在横突基底部交叉且与上关节突相连。该神经由腰椎乳突副韧带固定，该副韧带连接每个

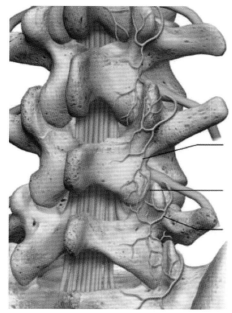

分布于 L4/L5 关节突关节上部的脊神经内侧支

L4/L5 关节突关节

分布于 L4/L5 关节突关节下部的脊神经内侧支

图 24.1　关节突关节的双重神经支配

腰椎的乳突和副突，并在骨纤维隧道中包围背支的内侧支。该韧带可能在 10% 以上的下腰椎中骨化。这可能会干扰内侧束支射频消融术，尤其是在透视下。因此，内镜技术的优势在于，这种结构在直视下可进行更有效的内侧束支射频消融技术。

在内侧束支通路中，偶尔会遇到头向 L3~L4 的变异。背支及其神经分支也可在腹侧横突间韧带的神经孔内看到。在上腰椎，有时可能很难在同一位置找到始终在关节突基底部的内侧支。关节突关节的神经不一定总是穿过横突。一些分支在穿过靠近上关节突顶端的横突前进入关节突关节。这种神经可能被误认为是分叉神经或椎间孔韧带。L3~L4 水平以上的神经消融可能需要背支消融或靶向关节面、椎弓根或关节囊上的支配神经。

背支也发出一个侧支（很少有中间支）（图 24.2），虽然它们主要不支配关节突关节，但它们提供髂腰肌群和皮肤神经支配，可能有助于产生背痛和偶然性地引起不自主的疼痛。

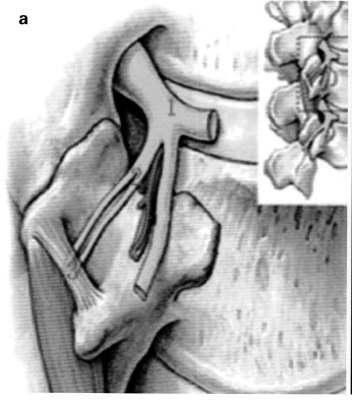
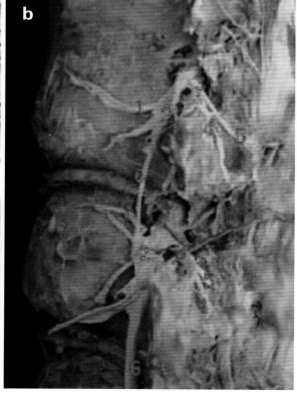

图 24.2　a. 脊髓背支（1）及其分为内侧支和外侧支，横突根部的内侧支（2），形成纤维骨管的乳突副韧带（3）。b. 脊髓背支的分支（侧视）：脊神经交通支（1），腹支（2），背支（3），背支外侧支（4），背支内侧支（5），交通丛（6）

当内侧束支射频消融术完成后，去神经支配的目标是穿过位于这个乳突副韧带下方的近端横突的内侧支。多裂肌和最长肌之间的肌间隙位置提供了通往背支分支的手术通路。

24.3　适应证和患者选择

要进行内镜内侧束支射频消融术，患者必须患有会导致他们功能紊乱、限制日常生活活动的慢性腰痛，且必须至少 2 个月的保守和药物治疗包括止痛药和物理疗法无效。如果这些方法失败，患者可以在麻醉剂下进行内侧束支阻滞试验（共两次，第二次试验在第一次阻滞效果开始消失后进行），以确认关节突源性的慢性腰痛。如果患者在两个部位的慢性腰痛缓解超过 50%，则他们被认为适合行内镜内侧束支射频消融术。一些作者提出了更严格的纳入指南，将诊断性麻醉阻滞的疼痛缓解率提高至最初 CLBP 的 70% 以上，并将背部疼痛的视觉模拟量表（Visual Analogue Score）评分提高至 ≥ 7 分，这些指南已证明可改善这些患者的长期无痛状态。

有邻近节段病变的患者，主要有轴性疼痛（没有严重的椎管狭窄或不稳定），融合后也适合进行 MBB-RFA，使用上述相同的纳入标准，内侧分支阻滞明显缓解。

有以下指征的患者，不适合进行内侧束支射频消融术：有明确的腰椎不稳需要手术固定、显著的腿部放射痛、退行性脊柱侧凸超过 15°、矢状序列失衡需要矫形手术、代谢性骨病、椎体骨折或肿瘤，以及未解决的继发性获益或人工补偿问题的患者。对于这类患者，应考虑其他可明确缓解慢性腰痛的方法。

一般来说，椎间盘造影术并不能将椎间盘源性慢性腰痛的原因排除在外，因为据报道，这种手术与椎间盘退变的加速进展有关。

24.4　外科手术

24.4.1　患者体位

患者俯卧在可透射线的手术台上。应注意对不同的骨性突出位置填充适当的体位垫，以避免发生压疮。手术部位的标准消毒和铺巾按照现有方案进行。

24.4.2　麻醉

患者通常在内镜消融过程中保持清醒，以帮助外科医生了解当神经受到刺激时背部疼痛的加重情况，以及在适当消融该神经后疼痛的缓解情况。这是内侧束支射频消融术的主要优点之一。用 22 号脊柱穿刺针注射 1% 利多卡因（一处注射量不超过 10mL）来麻醉皮肤和内镜入路。

如果患者在术前感到不安，可以用芬太尼静脉注射进行轻度麻醉。

24.4.3　外科技术

神经消融的靶点是横突与上关节突（SAP）基底的交界处。当 C 臂处于倾斜位置以检查穿刺针轨迹时，将一根 18 号的脊柱穿刺针穿过消毒的皮肤并固定在目标点上（图 24.3）。获得目标最大曝光的正位（AP 位）透视图并保存图像。接下来用 11 号手

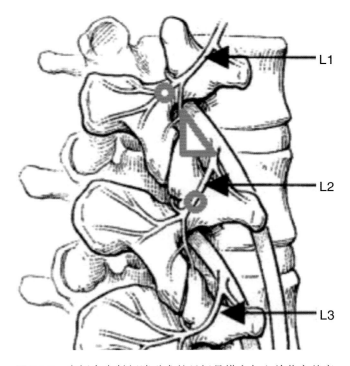

图 24.3　内侧束支射频消融术的目标是横突与上关节突基底部（蓝色圆圈）的交界处，Kambin 三角（蓝色三角）的轮廓与内侧分支的关系

术刀切开皮肤，使其稍微加宽，然后依次将穿刺针、铅笔头和倾斜的工作套管插入该开口。在确认 C 臂下套管的正确位置后（图 24.4），在 3.6mm 的工作通道中使用套管推进 TIP 脊柱内镜（Karl Storz GmbH & Co., Tuttlingen, Germany），低温超高频（1.7~4.0MHz）双极能量射频源（Elliquence Int, Hewlett, NY）在内镜的工作通道中推进（图 24.5）。切除横突基底部的软组织，包括腰椎乳突副韧带。对横突与上

关节突基底交界处的内侧支进行目测确认后（图 24.6），在保持持续生理盐水灌注的同时，用射频双极探头尖刺激内侧支，观察是否引起与患者平时相一致的疼痛。如果诱发一致性疼痛，则在保持持续生理盐水冲洗的同时，使用射频探头选择性地切断分支。使用持续的生理盐水冲洗有助于防止对周围组织的热损伤，从而避免局部组织瘢痕。

在内镜下，可以安全地切除 1mm 或更小的神经，还可以进一步细致地识别和消融背支的分支以及背支的中间支和外侧支，包括松解骨化的乳突副韧带。

也有中间支、外侧支和内侧支不能明显区分的病例。然而，与其试图精确定位内侧支可能会延长手术时间，不如刺激可能为内侧支的区域，并与患

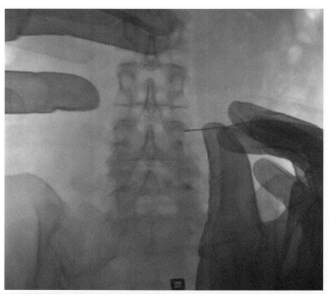
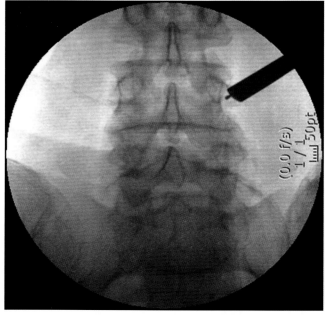

图 24.4　显示 L4 节段套管位置的过程中透视图像。随后将脊柱内镜和射频探头放在同一水平面进行神经消融。同样的过程在 L5 节段重复，以完成 L4~L5 关节突关节的内侧束支消融

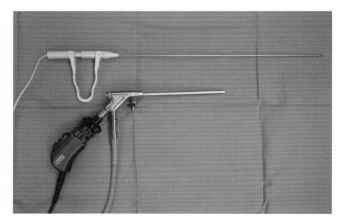

图 24.5　手术过程中使用的脊柱内镜和射频探头

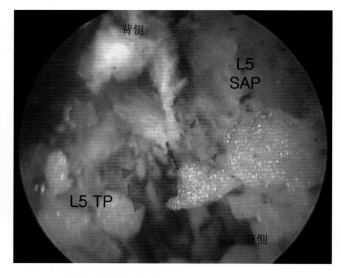

图 24.6　内镜示背支内侧支（红色三角），从 L5 上关节突（SAP）和 L5 横突（TP）之间的横突和上关节面交界处尾端走行

者沟通，看是否引起疼痛，一旦引起疼痛，就可以消融。

半径约为 3mm 的区域可在不改变内镜位置的情况下进行去神经支配。这种技术被称为"功能性视觉化"，可以大大缩短手术时间，同时有效地切断神经分支及其疼痛来源。

手术结束的标志是刺激先前消融的区域不引起任何显著的疼痛。切口用丝线缝合一针。

24.4.4　术后护理

一般建议患者术后卧床休息 3h。在此之后，患者可以逐渐在房间内活动。根据手术部位疼痛的缓解情况，患者可以在当天或次日出院。如果有轻微的残余疼痛，患者可以在术后 3 天内服用一些镇痛药。术后 2 周内，建议患者不要举重物或向前过度弯曲。

24.5　临床结果和并发症

与类固醇注射相比，射频消融治疗关节突源性疼痛一般效果更好。内镜辅助下内侧束支射频消融术的具体结果通常是更好的，尽管文献中没有报道过对比研究或高质量的随机对照试验。这些研究报告慢性腰痛缓解超过 1 年或至少 2 年，患者满意度高，接受度高，术中或术后无并发症。

内镜辅助内侧束支射频消融术相对于传统的透视引导下的射频消融和类固醇浸润的优势已经在本文的其他地方讨论过，但是值得在这里再次强调它们。射频消融与传统类固醇相比的优势已经被证实。类固醇的使用基于这样一个基本原理，即它可以减少由于骨性关节炎引起的炎症，而骨性关节炎被怀疑是在退化的关节突关节及其周围组织内。这并不能有效地消除从关节突关节传递疼痛感的疼痛源，从而一些患者在类固醇作用消失后慢性腰痛复发。有研究表明类固醇注射对长期缓解慢性腰痛无效。射频消融提供了一个更好的结果，因为目标神经损伤导致神经死亡（以及其中相关的疼痛源）。很少有患者会因为神经再生或神经靶向不当而导致疼痛复发，这些人需要重复射频消融。

内镜引导下的内侧束支射频消融与传统的射频消融相比具有明显的优势，因为可以高质量地显示

目标神经，这可以显著提高消融的成功率。这有助于进一步降低疼痛复发率。而且，传统的射频消融只能完成目标内侧支的对点消融，在内镜引导下射频消融术中，操作者可以通过使用内镜和射频双极探头的操作，使内镜视野内的多个目标内侧支去神经支配。即使在背支存在解剖变异的情况下，操作区清晰的视野使外科医生能够从视觉上区分目标内侧支和背支的其他分支。

尽管文献中很少有关于内镜辅助内侧束支射频消融术的研究，报道其任何患者都没有并发症，但总体上很少有关于关节突关节射频消融并发症的报道。很少有报道接受射频消融治疗的患者出现表面烧伤，但研究中并未提及患者数量。本研究中的两名患者（射频消融组 50 例患者中）出现腰痛和烧灼感的短暂恶化。虽然从未报道过，但无意中将射频探头放置在神经孔附近可能会损伤周围的神经结构并导致毁灭性的并发症。这是可以避免的，根据骨性标志正确放置初始脊柱穿刺针在精确的解剖位置，并在整个手术过程中持续使用透视引导。内镜在射频消融中的应用也有助于减少射频消融探头错位的概率，进一步提高手术的安全性。

24.6　局限性

由于一些慢性腰痛患者可能具有关节突源性、椎间盘源性和有时骶髂关节疼痛的混合特征，因此不可能一次完全消除所有这些疼痛源。这项手术的目的是在对周围结构造成极小损害的情况下，精确定位患处关节突关节的疼痛源，并消除携带这些感觉的神经。

由于关节突源性疼痛的诊断仍以临床为主，并辅以影像学检查，因此在某些患者中，必然会残余有椎间盘源性或骶髂关节疼痛的成分。这些患者需要用类似的技术来消除这些疼痛源，这在本书的其他地方已经描述过了。

24.7　结论

内镜下射频消融背支内侧支可显著改善患者术后 1~2 年的慢性腰痛，患者满意度高，手术接受率高。到目前为止，还没有报告与手术相关的并发症。

内镜下射频消融术可以被认为是一种安全有效的替代治疗方法，可以长期缓解关节突源性慢性腰痛。

参考文献

[1] Boswell MV, Trescot AM, Datta S, Schultz DM, Hansen HC, Abdi S, et al. Interventional techniques:evidence-based practice guidelines in the management of chronic spinal pain. Pain Physician. 2007;10:7–111.

[2] Freburger JK, Holmes GM, Agans RP, Jackman AM, Darter JD, Wallace AS, et al. The rising prevalence of chronic low back pain. Arch Intern Med. 2009;169:251–258.

[3] Katz JN. Lumbar disc disorders and low-back pain:socioeconomic factors and consequences. J Bone Joint Surg Am. 2006;88:21–24.

[4] Manchikanti L, Pampati V, Fellows B, et al. Prevalence of lumbar facet joint pain in chronic low back pain. Pain Physician. 1999;2:59–64.

[5] Ghormley RK. Low back pain: with special reference to the articular facets, with presentation of an operative procedure. JAMA. 1933;101:1773–1777.

[6] McLain RF, Pickar JG. Mechanoreceptor endings in human thoracic and lumbar facet joints. Spine. 1998;23:168–173.

[7] Bogduk N. International spinal injection society guidelines for the performance of spinal injection procedures. Part 1: zygapophysial joint blocks. Clin J Pain. 1997;13:285–302.

[8] Yeung A, Gore S. Endoscopically guided foraminal and dorsal rhizotomy for chronic axial back pain based on cadaver and endoscopically visualized anatomic study. Int J Spine Surg. 2014;8:23.

[9] Jeong SY, Kim JS, Choi WS, et al. The effectiveness of endoscopic radiofrequency denervation of medial branch for treatment of chronic low back pain. J Korean Neurosurg Soc. 2014;56(4):338–343.

[10] Jo H, Kim JS. Minimally invasive treatment for back pain. J Minimally Invasive Spine Surg Tech. 2017;2(1):7–14.

[11] Shealy CN. Percutaneous radiofrequency denervation of spinal facets. Treatment for chronic back pain and sciatica. J Neurosurg. 1975;43:448–451.

[12] Bogduk N. The lumbar mamillo-accessory ligament. Its anatomical and neurosurgical significance. Spine (Phila Pa 1976). 1981;6(2):162–167.

[13] Shuang F, Hou SX, Zhu JL, et al. Clinical anatomy and measurement of the medial branch of the spinal dorsal ramus. Medicine (Baltimore). 2015;94(52):e2367.

[14] Vialle R, Court C, Khouri N, Olivier E, Miladi L, Tassin JL, et al. Anatomical study of the paraspinal approach to the lumbar spine. Eur Spine J. 2005;14:366–371.

[15] Carragee EJ, Don AS, Hurwitz EL, Cuellar JM, Carrino JA, Herzog R. 2009 ISSLS prize winner:does discography cause accelerated progression of degeneration changes in the lumbar disc: a ten-year matched cohort study. Spine (Phila Pa 1976). 2009;34:2338–2345.

[16] Lakemeier S, Lind M, Schultz W, et al. A comparison of intra-articular lumbar facet joint steroid injections and lumbar facet joint radiofrequency denervation in the treatment of low back pain: a randomized, controlled, double-blind trial. Anesth Analg. 2013;117:228–235.

[17] Civelek E, Cansever T, Kabatas S, et al. Comparison of effectiveness of facet joint injection and radiofrequency denervation in chronic low back pain. Turk Neurosurg. 2012;22:200–206.

[18] Bogduk N. A narrative review of intra-articular corticosteroid injections for low back pain. Pain Med. 2005;6:287–296.

[19] Boswell MV, Colson JD, Sehgal N, Dunbar EE, Epter R. A systematic review of therapeutic facet joint interventions in chronic spinal pain. Pain Physician. 2007;10:229–253.

[20] Boswell MV, Colson JD, Spillane WF. Therapeutic facet joint interventions in chronic spinal pain: a systematic review of effectiveness and complications. Pain Physician. 2005;8:101–114.

第 25 章 脊柱内镜下骶髂关节消融

Javier Quillo-Olvera, Jin-Sung Kim

缩写

AP 位，前后位（正位）

BMI，身体质量指数

CT，计算机断层扫描

FABER，屈曲、外展、外旋

K-ODI，韩国 Oswestry 残疾指数

LB，外侧支

LBB，外侧支阻滞

LBP，腰痛

MB，内侧支

MRI，磁共振成像

NRS，数字评分量表

NSAIDs，非甾体类抗炎药

ODI，功能障碍指数

PET，正电子发射计算机断层造影术

PRF，脉冲射频

PSIS，髂后上棘

PSN，骶后神经丛

RF，射频

RSA，放射立体测量分析

SAP，上关节突

SIJ，骶髂关节

SPECT，单光子发射计算机断层扫描

STIR，短时间反转恢复序列

T1CE，对比增强 T1 加权成像

T2FS，脂肪饱和 T2 加权成像

VAS，视觉模拟量表

25.1 引言

腰痛是成年人最常见的疼痛，也是职业病的重要原因，在美国需要每年花费 500 亿美元来解决这个问题。这种疼痛可能有几种发生机制，可能与脊柱有关，也可能与脊柱无关。骶髂关节（SIJ）是导致腰骶疼痛的重要但被低估的原因。据 Bernard 和 Kirkaldy-Willis 报道，在 1293 例患者中，骶髂关节痛发病率达 22.5%。其他研究者也报道了骶髂关节痛发病率为 15%~30%。但有研究表明：在腰椎融合术后患者中，由骶髂关节引起的腰痛发病率高达 32%~43%。骶髂关节痛的患者群呈双峰分布，在年轻运动员和老年人中发病率较高。骶髂关节是一个复杂的关节，其稳定性由肌肉和韧带结构维持。此外，该关节的神经支配存在争议。骶髂关节痛的诊断是基于仔细体格检查和诊断性关节注射。目前的治疗方式是骶背支射频消融术。然而，由于患者背部神经分布存在差异，使透视引导下的射频消融术在一些患者中并没有达到预期的效果。本章介绍了内镜辅助射频消融术作为另一种治疗骶髂关节疼痛的选择，但在此之前我们将讨论关于骶髂关节的一般情况，与骶髂关节痛的相关诊断和射频消融治疗。

25.2 骶髂关节的局部解剖与功能

骶髂关节是由骶骨和髂骨两个骨面组成的微动关节。该关节包括骶骨 S1~S3 节段，但在女性中有时不包括骶骨 S3 节段。骶髂关节的表面积估计为 $17.5cm^2$，但在不同人群中有很高的变异性。髂骨关节面为 C 形，而骶骨为 L 形（图 25.1）。它的表面是不规则的，这表明它的功能是稳定而不是运动。

骶骨的关节面是凹的，腹侧常有骨性结节。髂骨表面突出。然而，在大小、形状和轮廓方面，不同人群之间存在差异。

关节宽 12mm，关节表面衬有透明软骨。其上 1/3 表现为纤维软骨特征，而下 1/3 表现为滑膜关节特征。骶髂关节面可分为 3 个部分，对应与之相吻合的 3 个骶段（S1~S3）。其中 S1 段最长，S3 段最短（图 25.2）。分别称为头端、中部和尾端。而在站立姿势中，称为腹侧、中部和背侧更恰当。S1 的角度为 40°，S2 为 25°，S3 为 10°。一些肌肉与骶髂关节相互作用，包括梨状肌、股二头肌、臀大肌和臀小肌、竖脊肌、背阔肌、髂肌以及胸腰筋膜。所有这些肌肉都有可能成为原发病灶，发生炎症反应，引起疼痛。在 19 世纪中叶，Duncan 观察到骶髂关节的运动与髂骨粗隆相关，这是一个位于骶髂关节耳部背侧的骨性结构。Sturesson 等通过使用 RSA（立体摄影测量分析或放射立体测量分析）证明发生了 2.5° 旋转和 0.7mm 平移。此外，在活动期间，关节运动在横向和纵向平面不超过 2°~3°。这些动作被称为点头（前屈）和仰头（后伸）。关节的稳定归功于它的韧带，因为它的韧带能承受剪切应力和负重（图 25.2）。

骶髂关节的功能有：

- 将脊柱和骨盆连接起来。
- 它有助于承接重力，并将其传递到骨盆和下肢，反之亦然。骨盆位于躯体中心，能将力量吸收并将其分散。

Lee 和 Vleeming 在 2007 年研究了步态机制，并得出结论认为骶髂关节可以有效地将盆腔内力量传递到腰椎和下肢。

其他研究表明，双下肢相差 1cm 会使骶髂关节的负荷增加 5 倍。

骶髂关节的韧带包括：前表面的骶髂前韧带，关节内的骶髂骨间韧带，后表面的骶髂后韧带。骶髂后韧带可分为上（短）和下（长）两条（图 25.3）。骶髂后长韧带连接骶骨和髂后上棘。它也与棘肌、胸腰筋膜的后层，以及部分连接坐骨结节和骶骨的骶结节韧带有关。Bakland 和 Hansen 详细描

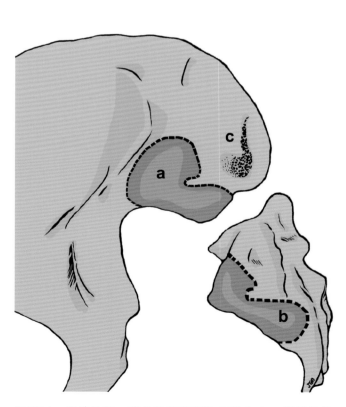

图 25.1　骶髂关节。髂骨的关节面为 C 形（a）、骶骨的关节面为 L 形（b）、骶骨粗隆（c）示意图

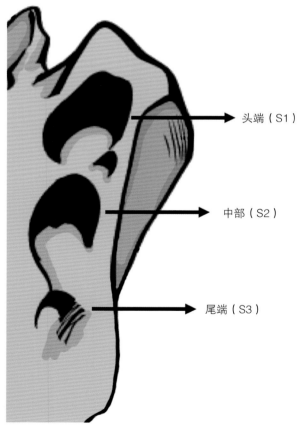

图 25.2　骶髂关节分为头端（S1）、中部（S2）和尾端（S3）3 个部分

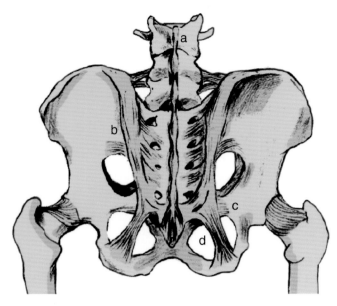

图 25.3 骶髂关节背面韧带。a. 棘上韧带。b. 长和短的骶髂后韧带。c. 骶棘韧带。d. 骶结节韧带

述了骶髂关节的一个附属部分，并命名为轴部，它被一个突起的骨间韧带所包围。骶髂关节的轴部位于骶骨的背侧表面。在其髂侧有一个大的凸结节，在其骶侧有一个小的凹结节与之相对应。这个附属部分负责前屈和后伸运动。骨间韧带是最坚强的支撑韧带。这个韧带包绕着骶髂关节的轴部，并填充关节滑膜背侧和头侧间隙。该韧带女性比男性更长，并为骶髂关节提供多方向稳定。韧带和肌肉一起工作，以防止关节分离和骨盆运动。

　　骶髂关节（SIJ）的神经支配非常复杂，目前尚无研究对其进行全面的解释。骶髂关节是一个真正的滑膜关节，由无髓鞘的游离神经末梢和后背侧支组成。Fortin 等和 Vilensky 等报道了在关节内存在痛觉感受器和机械感受器，主要分布在 S1~S3 背侧支。Cohen 和 Abdi 认为骶髂关节的神经支配主要来自骶后支。2014 年，Cox 和 Fortin 发表了一项尸体研究的观察结果，研究包括 12 例半骨盆解剖。该作者通过显露骶髂后韧带和骶髂关节外侧，观察 L5~S4 骶后支的外侧分支。研究报告 79% 的骶后孔有一个以上的外侧分支。外侧分支的出口点表现出相当大的变异性。右侧是 12—6 点钟方向，左侧是 6—12 点钟方向。12 例半骨盆中有 9 例有 L5 神经支配，5 例有臀上神经吻合。Yin 等报告了同样的变异。本研究观察到的侧支出口点为右侧 2—6 点，左侧 6—10 点。Willard

等观察到骶后支的外侧分支在向外侧走行前是相互吻合的，并穿过或越过长骶髂后韧带。Roberts 等研究了 25 例尸体半骨盆，切除了短的和长的后骶髂后韧带和骶结节韧带以暴露神经分支。研究了神经的路径、分支模式和分布。同时测量神经横径。作者观察到 L5~S4 侧支吻合形成的神经网络，并将其命名为骶后神经丛络（PSN）。S1 和 S2 侧支占 PSN 的 100%，S3 占 88%，L5 仅占 8%，S4 占 4%。因此，骶髂关节的主要神经支配来自 S1~S3。在骶后孔和骶外侧嵴之间，PSN 的外侧分支和内侧部分位于骨膜和骶髂短韧带下方。在骶外侧嵴的外侧，PSN 穿过骨间骶髂韧带支配关节。在骶髂后长韧带和骶结节韧带下方也可见到 PSN 的外侧部分。骶椎间孔 / 骶后孔骶外侧支横径为 0.21~1.51mm。在大多数解剖中，我们可以看到 S1 外侧分支来自骶后孔的下外侧象限，S2 外侧分支来自上外侧和下外侧象限，S3 外侧分支来自上外侧象限。形成 PSN 的大部分分支在骶横结节 S2~S3 处穿过骶外侧嵴（图 25.4）。骶髂关节的腹侧神经支配比背侧神经支配更具争议性。大多数研究表明，腹侧神经支配来自 L5~S2 的腹侧支，也可能是 L4。其他研究也提到了臀上神经和闭孔神经的参与。

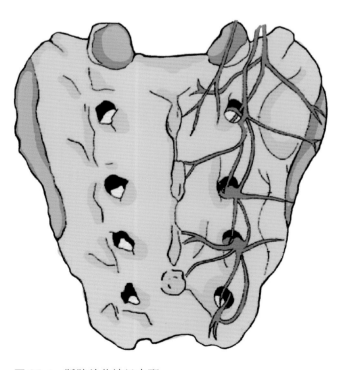

图 25.4 骶髂关节神经支配

25.3　1例骶髂关节疼痛患者的临床考虑

25.3.1　诊断

对骶髂关节疼痛的诊断是基于体格检查和诊断性注射治疗。

当出现下列情况时，骶髂关节功能障碍的可能性增加：

- 3次或更多的激发性试验呈阳性。Broadhurst和Bond报告了3种阳性体征在诊断骶髂关节疼痛中的敏感性为77%~87%。Laslett等发现，有3种或以上激发性试验阳性的患者中，骶髂关节阻滞阳性的可能性为28倍。
- 单侧疼痛比双侧疼痛更常见。
- Dreyfuss等报道L5或以下疼痛，患者诊断性注射反应阳性，提示疼痛定位是一项重要诊断工具。
- 疼痛随坐位起身而加重。
- 已经排除了其他疼痛来源。应该排除髋部和脊柱来源的疼痛。

通常，骶髂关节疼痛患者体检是正常的。当存在真正的神经源性衰弱、敏感性障碍与骶髂关节功能障碍相关区域疼痛伴随反射改变时，应排除其他诊断。

文献描述的临床体格检查可以辅助诊断。如髋关节屈曲、外展、外旋（FABER）试验、大腿推力试验、牵张或骨盆分离试验、骨盆挤压试验、床边试验、指示髂后上棘（PSIS）损伤的Fortin finger试验。髂后上棘触诊压痛、同侧Trendelenburg试验阳性（单腿站立时，对侧骨盆下降而不能保持水平）、仰卧位抵抗主动直腿抬高试验时髂后上棘疼痛。

有关骶髂关节功能障碍的一些事实是，单侧疼痛比双侧疼痛更常见，比例为4∶1。44%~58%的骶髂关节疼痛患者通常有创伤史。骶髂关节疼痛在孕妇中很常见，因为激素效应使骨盆扩张和活动度增大。

鉴别诊断包括：梨状肌综合征、髋关节病变、椎间盘源性疼痛、关节突关节疼痛、类风湿性关节炎、强直性脊柱炎、肌筋膜疼痛、外侧转子滑囊炎、牵涉性疼痛、恶性肿瘤、内脏牵涉性疼痛和神经根病。

25.3.2　骶髂关节疼痛类型

Fortin等在1944年描述了与骶髂关节相关的疼痛模式，2007年Jung等评估了160例有或无下肢放射痛的腰痛患者，根据骶髂关节疼痛分布模式进行分类。这一分类是通过绘制200例脊柱疾病患者的疼痛模式发展而来的。随后，对160例患者采用关节内或骨间深韧带阻滞和骶髂关节连续射频治疗。作者报告的疼痛类型包括：A型，疼痛分布于腰背部、臀部和大腿外侧。B型，与A型相似，腹股沟疼痛。C型，腰背部和臀肌疼痛。D型，伴有C型和腹股沟疼痛。E型，与上述任何一种类型相关的非特异性疼痛。采用数字评分量表（NRS）对基于该诊断分类的治疗进行评估，治疗后NRS由6.4降至3.5。

骶髂关节疼痛模式可能是诊断的重要工具。它还有助于优化提供给患者的治疗决策。典型的疼痛模式在阻滞或射频消融后能获得良好的疗效。然而，这只是脊柱外科医生或疼痛介入专家在诊断由骶髂关节引起的腰痛时的另一项工具。其他验证方法的使用在下文讨论。

25.3.3　影像学诊断

正位和侧位平片比较常用。骨盆的正侧位平片也有助于诊断髋关节的骨性关节炎。腰椎X线片可显示腰椎滑脱或腰骶矢状位平衡等病理改变。腰骶骨盆或脊柱的计算机断层扫描（CT）和磁共振成像（MRI）可排除感染、椎间盘病变、退行性关节病、肿瘤或骨折。

然而，影像学研究结果与骶髂关节功能障碍症状之间的联系是有争议的。Elgafy等报道了出现骶髂关节疾病症状的患者的CT敏感性为57%，特异性为69%。

对于疑似脊柱关节疾病和骶髂关节炎症状的患者，磁共振成像有70%的敏感性，短时间反转恢复序列（STIR）、脂肪饱和T2加权成像（T2FS）和对比增强脂肪饱和T1加权成像（T1CE）等序列可能有助于评估骨髓水肿、滑膜炎、肌腱炎和关节囊炎。

另一项可能有助于诊断骶髂关节炎的影像学研究是用锝-99m标记的亚甲基二磷酸盐进行骨显像。

这种方法表明核素摄取增加的区域，可能显示任何原因导致骨转换的加速。

Song 等研究了 207 例单侧或双侧、双侧、单侧孤立性骶髂关节炎患者骨显像的敏感性和特异性，敏感性分别为 64.9%、40.2% 和 24.7%，特异性分别为 50.5%、57.7% 和 92.8%。

单光子发射计算机断层扫描（SPECT）提高了骨显像的敏感度。本研究对骶髂关节炎的敏感性为 80%，特异性为 97%。

其他用于诊断骶髂关节炎的研究包括：SPECT/CT 联合成像、正电子发射计算机断层选影术（PET）、用锝 –99m 标记的抗 TNF–α 或人免疫球蛋白进行骨显像。

25.3.4 骶髂关节阻滞

1938 年，骶髂关节注射开始被用于诊断和治疗骶髂关节疼痛。然而，这类操作都是盲目的，依赖于体表标志。1979 年开始使用透视下造影，1982 年开始使用关节内造影剂。

骶髂关节注射目前被认为是诊断骶髂关节疼痛的金标准。关节内注入类固醇可减轻由骶髂关节引起的腰痛。然而，疼痛缓解的持续时间是短期的。

2002 年，Cohen 和 Abdi 研究了 L4/L5 的内侧分支以及 S1~S3 背支的外侧支阻滞效果。研究对象为 18 例临床诊断为骶髂关节疼痛的患者。在临床评估后，作者使用关节内注射类固醇和麻醉剂来明确诊断。如果疼痛减轻了 80% 及以上，测试结果为阳性。关节内注射缓解持续时间为 3.5 周至 2.5 个月。缓解期结束后，患者行 L4/L5 的内侧分支阻滞，以及 S1~S3 背侧支的外侧支阻滞（LBB）。如果患者症状缓解超过 50%，予射频消融去神经治疗。超过 90% 的患者在接受骶髂关节 LBB 治疗后得到缓解，但只有 72% 的患者得到显著缓解。射频消融改善了 89% 的患者在接受 LBB 治疗后的疼痛。研究表明，LBB 与关节内注射的缓解效果相当。同时，对 LBB 有阳性反应的患者，射频消融去神经治疗可以获得更好缓解疼痛的结果。

最近的一项系统回顾基于 11 个明确诊断为骶髂关节疼痛并行关节注射的病例，该研究提供了 II 级证据证明对照的诊断性阻滞或者双向阻滞有

至少 70% 的疼痛缓解可作为诊断标准，假阳性为 22%~26%。基于 4 项研究，III 级证据表明单一阻滞至少 75% 的疼痛缓解可作为诊断标准。最后，有治疗目的的关节内和关节周围注射具有证据 III~IV 水平。

综上所述，骶髂关节阻滞的临床适应证为：
- 高度怀疑腰痛或 L5 以下疼痛的原因是由骶髂关节引起的。
- 躯体性或非神经根性疼痛在视觉模拟量表（VAS）评分中 > 5 分。
- 二级伤残。
- 保守治疗失败。
- 影像学研究缺乏可能引起疼痛的证据，如腰椎间盘源性疾病或退行性小关节疾病。
- 对于在骶髂关节阻滞中使用的药物，如麻醉剂、类固醇或造影剂，无禁忌证。
- 凝血检查正常。
- 穿刺部位无感染。
- 无使用抗血小板药物或抗凝剂的病史。
- 没有妊娠。

25.4 射频消融术

射频消融术被用来对周围神经系统造成治疗性损伤，以阻止伤害性信号到达中枢神经系统。治疗性损伤是通过放置在神经上的带有活性金属尖端的绝缘针来实现的。当对神经施加电流时，疼痛的传导就被阻断了。1931 年首次记载了电治疗疼痛，它被应用于半月神经节，以治疗三叉神经痛。

随后利用高频电流控制射频消融产生的损伤面积。Shealy 在 1975 年首次将射频技术用于脊柱疼痛的治疗。射频消融术治疗关节突关节疼痛，以内侧支为目标神经。

Sluijter 在 1980 年使用了一个 22 号套管，通过它可以插入热电偶探针来治疗脊柱疼痛。这种方法可以监测患者的并发症。

连续射频消融术一直使用到 20 世纪 90 年代末，因为它产生了沃勒氏变性并破坏了所有的神经纤维，因此对某些神经纤维不适用。脉冲射频（PRF）消融术作为连续射频的替代品被引入。与连续法相比，这种方法的破坏性较小，因为它阻止了电极周围的热量积累，因此阻断了脉冲通过小的无髓鞘纤维传

递，同时阻断了疼痛信号。

RF 的作用机制是将电流集中在电极的活性尖端。这种能量激活带电分子，主要是蛋白质在电极活性端周围振荡并产生热量。

在连续射频中，电压和电流根据所需温度进行调节，温度与计划损伤的区域有关。然而，在脉冲模式下，阻抗和电流是相关的。电压和阻抗可以在产生脉冲损伤期间进行调节。用发电机调节电压，用生理盐水溶液降低阻抗。其目标是对两者进行调整，以产生大约 200mA 的电流。温度必须低于神经溶解水平（图 25.5）。

25.4.1 连续射频

在连续射频模式下，产生的热量导致在针的活动尖端周围凝固。只有很少的能量能延伸到末端。因此，损伤区域是围绕电极纵轴的。活动端应与神经平行放置，以使大面积神经纤维凝固。连续射频释放的能量对神经造成非选择性热损伤，损伤区域取决于几个因素。

- 组织温度：90℃以上的温度可使组织烧伤，可能会导致空洞和无菌脓肿的发生。
- 凝血时间：时间与病灶的体积相关，主要在第 1min。清理病灶的 2~3min 可用于单极、双单极、双极和冷却 RF 的增加损伤。
- 电极长度和活性电极尖端的规格：较大的规格和活性电极尖端会产生较大的损伤。
- 组织阻抗：损伤前注射生理盐水可降低组织阻抗，允许更多能量的转移，从而增大损伤的范围。
- 冷却射频：增加凝固组织。ISIS 实践指南第二版推荐在 85~90℃温度下至少 90s 才会损伤。

25.4.2 脉冲射频

这种方法产生强烈的电场和热量，认为其治疗效果主要是由电场产生的。C 型神经纤维的损伤是通过每秒两次 20ms 的能量爆发来实现的，随后是 480ms 的静止阶段。这使得组织的温度保持在 45℃以下，这是神经损伤的阈值。

在脉冲射频（PRF）中，最好将电极垂直放置在

图 25.5 a. 射频探头。b. 射频设备

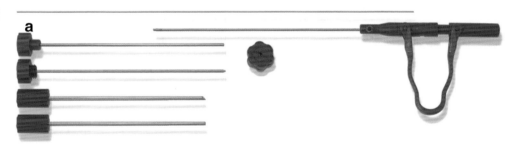

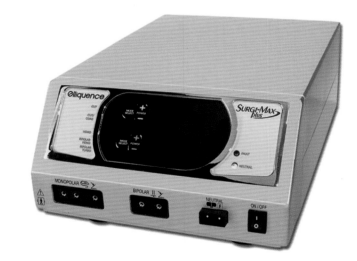

目标神经上，利用针的活性尖端的电场。脉冲射频被认为比连续射频更安全，并且其使用没有神经并发症的报道。

25.4.3　冷却射频

冷却射频理论上是通过设计来防止烧焦组织，用水降低射频温度。在这种射频中，水在电极内部循环。因此，电极和组织从中心向外冷却。冷却射频消融的目标温度为 60℃。电极的主动冷却阻止其获取周围组织的温度，并允许电流持续流动，从而产生更大的热损伤。

25.5　骶髂关节射频消融术的循证医学

目前，人们对射频治疗骶髂关节引起的腰痛越来越感兴趣。因此，文献中有大量的回顾性和前瞻性研究报道了射频治疗骶髂关节疼痛的短期和长期疗效。

Stelzer 等报道了 160 例慢性腰痛患者在治疗后 1 个月、6 个月和 12 个月行射频神经切断术治疗腰内侧支（MB）或骶髂关节（SIJ）外侧支（LB）的临床结果。他们还报道了手术对阿片类和非甾体类抗炎药（NSAIDs）使用的影响。在这项研究中，他们还分析了身体质量指数（BMI）和体育活动与治疗成功之间的关系。在 160 例患者中，109 例患者从后支 S1~S3 的骶髂关节外侧支和 L5 的背支接受射频治疗。所有的手术都是在 X 线透视引导下的骶髂关节内阻滞治疗疼痛缓解超过 50% 的阳性反应后进行的。

作者观察到 61% 的患者减少了非甾体类抗炎药的使用，38% 的患者减少了阿片类药物的使用。BMI 分为 BMI ≤ 30 和 BMI > 30 两组。12 个月后，健康体重组平均 VAS 从 8.022 分降至 3.978 分，肥胖组平均 VAS 从 8.060 分降至 5.159 分。无运动组与活动组（每周运动 1 次和 3 次）对比，无运动组 VAS 在术前和术后分别从 8.1 分下降到 5.5 分，活动组 VAS 从 8.1 分下降到 4.2 分。

考虑到骶髂关节射频消融术是骶髂关节相关腰痛一个很好的长期治疗（12 个月），与 BMI < 30kg/m² 和配合体育活动疗效更佳。

Cohen 等进行的一项使用常规射频的回顾性研究报告称，在手术后 6 个月，52% 的患者疼痛改善了 50%。Cheng 等进行的一项回顾性研究对常规射频和冷却射频进行了比较，报告称常规射频在干预后 3 个月疼痛缓解 50%，6 个月疼痛缓解 40%。在研究结束时，冷却的射频组也有类似的结果。

Mitchell 等评估了射频消融术对 L5 背侧支和 S1~S3 外侧支的疗效。该研究收集了 5 年内共 215 例患者的数据。纳入该研究的患者均为关节内阻滞术阳性并且以疼痛减轻 80% 为标准，随访（14.9 ± 10.9）个月。射频治疗后 NRS 减少（2.3 ± 2.1）分。在所有患者中，57% 的患者疼痛减轻，47.5% 的患者减少了阿片类药物的使用，66% 的患者对治疗感到满意。这项研究证实了传统射频消融术治疗骶髂关节疼痛的有效性。

最近的研究报道，使用冷却射频可能会在骶外侧支产生大量热损伤。

一项对照研究报道，在使用冷却射频损伤 L5 背侧支和 S1~S3 的外侧支后，有 64% 的患者在治疗 3 个月后有效，有 57% 的患者在治疗 6 个月后有效。

在另一项随机的安慰剂对照试验中，作者将 51 例患者分成两组，评估冷却射频对骶髂关节疼痛的疗效。冷却射频组有 34 例，假手术组有 17 例。分别在 1、3、6、9 个月对患者进行随访。接受射频冷却消融的分支为 L5 背侧支和 S1~S3 外侧支。研究显示，在治疗 3 个月时，冷却射频组患者的身体功能、伤残情况和生活质量都有所改善。9 个月时，59% 的患者症状得到缓解。

一项基于两组高质量随机对照试验和两组观察性研究的系统评价报道了冷却射频的证据水平为 Ⅱ ~ Ⅲ 级。然而，由于纳入该系统评价的研究存在异质性，因此常规射频消融的证据水平为 Ⅲ 级。

25.6　脊柱内镜下骶髂关节消融

手术技巧

患者胸部垫枕，俯卧于可投射线 Jackson 手术台上。手术可以在患者清醒的情况下进行，并对重要指标进行监测。

在无菌消毒和铺巾后，使用 C 臂进行前后位透视。球管向头侧倾斜 10° ~15°，同时向对侧倾斜

10°~15°，以获得骶髂关节的最佳后面观。皮肤进针点位于后方骶髂关节的下缘，在进针点周围进行局部麻醉注射。将18号穿刺针刺入后方骶髂关节的骨间韧带上。然后，沿穿刺针置入导丝，并取出穿刺针，在进针点做长约0.5cm的皮肤切口。通过皮肤切口沿导丝置入铅笔头，并沿铅笔头置入直径7.9mm的远端斜面或非斜面的工作套管，直至到达骶髂关节后方。在退出铅笔头后，通过套管置入内镜（5.6~6.9mm）。透视下确定套管的最终位置。通过内镜的工作通道置入扳机-弯曲双极射频探头，在镜下视野中消融骶髂后韧带及其上覆盖的软组织。消融支配SIJ后囊的穿支。在直视下确认骶髂后韧带后，可沿韧带头端方向至髂后上棘水平进行射频消融（图25.6）。调整透视机以获得前后位透视图。然后，将工作套管的远端沿皮下组织向S1~S3骶孔外侧区域移动，沿S1~S3骶孔外侧缘连线形成多深度线性

损伤（图25.7）。当不确定射频探头远端的位置时，可以透视确认。应确认骶后支外侧分支穿出骶孔，并向骶髂关节方向移动，以确保适当的神经消融（图25.8）。在整个手术过程中，与患者保持持续沟通是很重要的，以此来评估与每个刺激相关的疼痛程度，并辨认哪个刺激区域引起了最大的疼痛。整个过程应持续进行生理盐水灌注，以减少对周围结构的热损伤。目标神经消融后，取出内镜和套管。用尼龙线缝合一针，并用无菌敷料覆盖。

25.7 讨论

在本章中，我们讨论了射频治疗骶髂关节病变引起腰痛的有效性。一般来说，射频消融有两种经皮技术，即椎间孔周围入路和骶外侧嵴入路。第一种方法是用单极或双极射频探头在S1~S3孔周围进

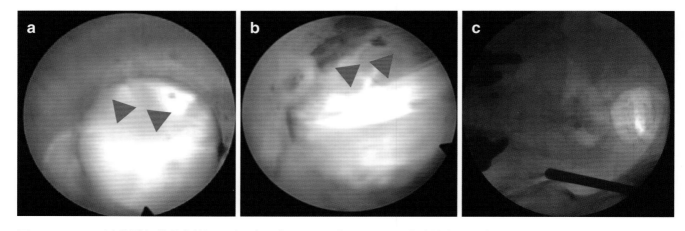

图25.6　a、b.后方骶髂韧带的内镜视野（红色三角）。c.正位透视图，工作套管位于骶髂关节尾端1/3处

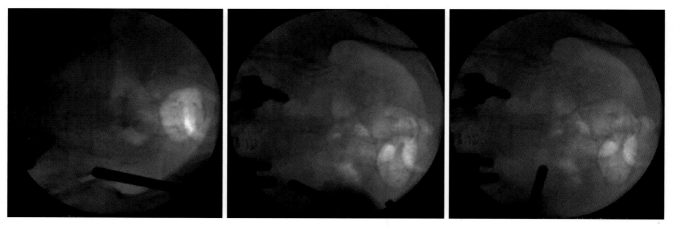

图25.7　术中工作套管的不同位置。应操作内镜到达骶后孔和后外侧支

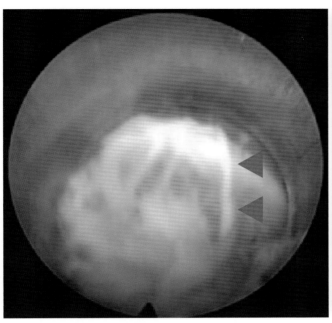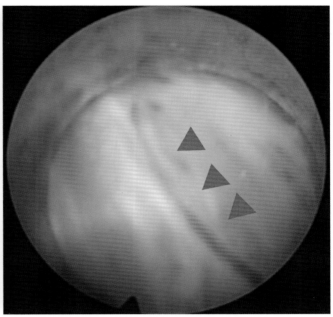

图25.8　a、b. 内镜下可见骶外侧支（红色三角）。内镜可以使射频消融直接到达手术部位

行一系列的消融。但有时很难清楚地透视到骶孔。骶外侧嵴入路包括沿骶外侧嵴进行条带状消融。然而，透视下也很难识别骶外侧嵴。这两种技术都需要多次穿刺，这可能会导致患者术后疼痛。

另一个有关情况是在关节神经支配中存在的广泛变异性，这与射频手术的成功相关。L5~S4外侧支，特别是S1~S3外侧支，支配骶髂关节，但支配神经的位置、走行以及区域解剖，使透视引导下的射频消融术成为外科医生的一大挑战。因此，为了优化射频消融术治疗SIJ的效果，需要精准定位疼痛来源。

在这一概念下，对需要消融的手术目标神经（可能情况下，特别是韧带结构和S1~S3外侧支）进行直接可视化就显得尤为重要。内镜辅助射频治疗骶髂关节疼痛则是满足上述要求的新技术。

内镜已在其他情况下用于辅助小关节的去神经支配。Young等在2014年进行了一项大体研究，旨在评估内镜下背神经根切断术治疗慢性轴性痛的可行性，研究指出小关节神经支配中存在的解剖变异，与透视引导下传统射频消融术的疗效密切相关。因此，内镜技术对手术目标具有更好的视野。

Kim等报道了一种内镜辅助下的小关节神经根切断技术。在2014年进行的一项研究中，52例患者接受了内镜下射频去神经支配术。视觉模拟量表

（Visual Analogue Scale, VAS）评分＞7分、病程超过2个月、保守治疗无效、两个内侧支阻滞试验为阳性且疼痛减轻超过50%的患者被纳入研究。患者在术前和术后6、12、24个月进行VAS和韩国Oswestry残疾指数（K-ODI）评估。在末次随访中也进行了满意度问卷调查。手术目标是水平侧背支的内侧支，其上一层位于每个去神经腰椎平面横突与上关节突基部交界处。所有患者均无并发症报告。术前平均VAS评分为7.1分，术后平均VAS评分为2.0分。K-ODI从术前的26.5%改善到术后的7.7%。两项结果均有统计学意义。共有49%的患者对手术非常满意，31%的患者仅表示满意。该技术最显著的优点是使用内镜可以清晰地看到消融的结构，以及通过单一通路可以去除多个神经病灶。

在另一项前瞻性研究中，对58例患者随访1年，比较分析了背侧内镜下根尖切开术和保守治疗对慢性关节源性疼痛的影响。在接受内镜技术治疗的组中，腰痛比接受保守治疗的组得到了更大的缓解。两组患者的治疗后满意度评分采用McNab问卷进行评估，其中98.7%的患者接受内镜下根尖切开术，结果均为优秀/良好。

此外，还观察到背支的数量、厚度和位置的变化。

上述研究是内镜下骶髂关节切除术的基础。

2016 年 Kim 等对内镜辅助骶髂关节去神经术进行了描述，其目的是更好地显示骶髂关节的疼痛来源，而这在使用透视引导的射频消融技术时是困难的。

内镜技术提供了相对以前消融区域的直接可视化。与传统技术相比，这是一个显著的优势，因为通过内镜观察损伤组织可以避免术后并发症，如过度组织损伤引起的继发性疼痛或感觉障碍（图 25.9）。

内镜引导的射频消融也肯定会损伤引起患者疼痛的结构，如骶后韧带。通过用射频探针在短时间内刺激这些结构，患者可以感受到与手术前同样的疼痛。因此，我们当然可以消融真正的疼痛源。同时，当额外的刺激没有引起进一步的疼痛时，我们可以停止射频消融。

该技术的另一个优点是能够使用射频探针利用单一方法执行多次烧灼。置入内镜沿皮下平面移动，并沿 S1~S3 停靠在骶孔外侧缘附近。即使没有比较内镜引导的射频消融和透视引导的技术的研究，也可以合理地认为，内镜技术将比传统技术产生较少的不适，在传统技术中需要进行多次皮肤穿刺。

最后，关于有效性，Kim 等报道了 17 例接受内镜辅助射频消融术的患者的结果。随访时间为 6 个月。

右侧 8 例（47.1%），左侧 5 例（29.4%），双侧 4 例（23.5%）。平均每侧手术时间为（26.6 ± 22.5）min。作者没有报告并发症。住院时间为 1 天。

腰痛 VAS 评分从术前的（6.7 ± 1.41）分下降到随访结束时的（3.1 ± 1.78）分。此结果有统计学意义。ODI 评分从术前的（22.2 ± 3.36）分下降到随访结束时的（12.0 ± 4.69）分。这一结果也有统计学意义。患者平均满意度为 86.6%。

因此，这个过程不仅提供了直接的可视化手术目标，也让我们观察到传统透视技术在解剖细节不可行，射频探头的正确位置具体在关节周围的韧带和骶神经背侧支的分支，以及适当消融这些结构周围组织的最安全的方法。

25.8　结论

内镜下射频消融术是一种安全可行的治疗方法。它不仅允许手术目标的直接可视化，而且可帮助术者识别文献中提到的作为关节疼痛来源的解剖学标志。这项技术允许直接观察射频探针的位置和组织消融的量。

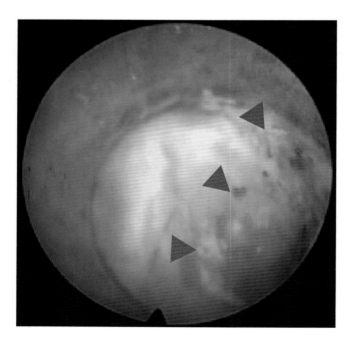

图 25.9　消融区域的内镜视图。内镜的手术图像可以确定哪些区域已经消融，并避免消融相关的损伤

参考文献

[1] Sembrano JN, Reiley MA, Polly DW Jr, Garfin SR. Diagnosis and treatment of sacroiliac joint pain. Curr Orthop Pract. 2011;22:344–350. https://doi. org/10.1097/BCO.0b013e31821f4dba.

[2] Bernard TN Jr, Kirkaldy-Willis WH. Recognizing specific characteristics of nonspecific low back pain. Clin Orthop Relat Res. 1987;(217):266–280.

[3] Stelzer W, Stelzer V, Stelzer D, Braune M, Duller C. Influence of BMI, gender, and sports on pain decrease and medication usage after facet-medial branch neurotomy or SI joint lateral branch cooled RF-neurotomy in case of low back pain: original research in the Austrian population. J Pain Res. 2017;10:183–190. https://doi.org/10.2147/JPR. S121897.

[4] Sembrano JN, Polly DW Jr. How often is low back pain not coming from the back? Spine (Phila Pa 1976). 2009;34:E27–E32. https://doi. org/10.1097/BRS.0b013e31818b8882.

[5] Ha KY, Lee JS, Kim KW. Degeneration of sacroiliac joint after instrumented lumbar or lumbosacral fusion:a prospective cohort study over five-year follow-up. Spine (Phila Pa 1976). 2008;33:1192–1198. https://doi. org/10.1097/BRS.0b013e318170fd35.

[6] Katz V, Schofferman J, Reynolds J. The sacroiliac joint: a potential cause of pain after lumbar fusion to the sacrum. J Spinal Disord Tech.

2003;16:96–99.

[7] DePalma MJ, Ketchum JM, Saullo TR. Etiology of chronic low back pain in patients having undergone lumbar fusion. Pain Med. 2011;12:732–739. https://doi. org/10.1111/j.1526-4637.2011.01098.x.

[8] Vleeming A, Schuenke MD, Masi AT, Carreiro JE, Danneels L, Willard FH. The sacroiliac joint: an overview of its anatomy, function and potential clinical implications. J Anat. 2012;221:537–567. https://doi. org/10.1111/j.1469-7580.2012.01564.x.

[9] Cohen SP, Chen Y, Neufeld NJ. Sacroiliac joint pain:a comprehensive review of epidemiology, diagnosis and treatment. Expert Rev Neurother. 2013;13:99–116. https://doi.org/10.1586/ern.12.148.

[10] Foley BS, Buschbacher RM. Sacroiliac joint pain:anatomy, biomechanics, diagnosis, and treatment. Am J Phys Med Rehabil. 2006;85:997–1006.

[11] Polly DW Jr. The Sacroiliac Joint. Neurosurg Clin N Am. 2017;28:301–312. https://doi.org/10.1016/j. nec.2017.03.003.

[12] Sturesson B, Selvik G, Udén A. Movements of the sacroiliac joints. A roentgen stereophotogrammetric analysis. Spine (Phila Pa 1976). 1989;14:162–165.

[13] Sturesson B, Uden A, Vleeming A. A radiostereometric analysis of movements of the sacroiliac joints during the standing hip flexion test. Spine (Phila Pa 1976). 2000;25:364–368.

[14] Sturesson B, Uden A, Vleeming A. A radiostereometric analysis of the movements of the sacroiliac joints in the reciprocal straddle position. Spine (Phila Pa 1976). 2000;25:214–217.

[15] Lee D, Vleeming A. An integrated therapeutic approach to the treatment of the pelvic girdle. In: Vleeming A, Mooney V, Stoeckart R, editors. Movement, stability and lumbopelvic pain: integration and research. Edinburgh: Churchill Livingstone; 2007. p. 621–638.

[16] Kiapour A, Abdelgawad AA, Goel VK, Souccar A, Terai T, Ebraheim NA. Relationship between limb length discrepancy and load distribution across the sacroiliac joint—a finite element study. J Orthop Res. 2012;30:1577–1580. https://doi.org/10.1002/jor.22119.

[17] Bakland O, Hansen JH. The "axial sacroiliac joint". Anat Clin. 1984;6:29–36.

[18] Fortin JD, Dwyer AP, West S, Pier J. Sacroiliac joint:pain referral maps upon applying a new injection/arthrography technique. Part I: asymptomatic volunteers. Spine (Phila Pa 1976). 1994;19:1475–1482.

[19] Fortin JD, Aprill CN, Ponthieux B, Pier J. Sacroiliac joint: pain referral maps upon applying a new injection/arthrography technique. Part II: Clinical evaluation. Spine (Phila Pa 1976). 1994;19:1483–1489.

[20] Fortin JD, Kissling RO, O'Connor BL, Vilensky JA. Sacroiliac joint innervation and pain. Am J Orthop (Belle Mead NJ). 1999;28:687–690.

[21] Vilensky JA, O'Connor BL, Fortin JD, Merkel GJ, Jimenez AM, Scofield BA, et al. Histologic analysis of neural elements in the human sacroiliac joint. Spine. Spine (Phila Pa 1976). 2002;27:1202–1207.

[22] Cohen SP, Abdi S. Lateral branch blocks as a treatment for sacroiliac joint pain: a pilot study. Reg Anesth Pain Med. 2003;28:113–119.

[23] Cox RC, Fortin JD. The anatomy of the lateral branches of the sacral dorsal rami: implications for radiofrequency ablation. Pain Physician.

[24] Yin W, Willard F, Carreiro J, Dreyfuss P. Sensory stimulation-guided sacroiliac joint radiofrequency neurotomy: technique based on neuroanatomy of the dorsal sacral plexus. Spine (Phila Pa 1976). 2003;28:2419–2425.

[25] Willard F, Carreiro J, Manko W. The long posterior interosseous ligament and the sacrococcygeal plexus. In: Vleeming A, editor. Low back and pelvic pain (3rd Interdisciplinary World Congress). Rotterdam: ECO; 1998. p. 207–209.

[26] Roberts SL, Burnham RS, Ravichandiran K, Agur AM, Loh EY. Cadaveric study of sacroiliac joint innervation: implications for diagnostic blocks and radiofrequency ablation. Reg Anesth Pain Med. 2014;39:456–464. https://doi.org/10.1097/AAP.0000000000000156.

[27] Forst SL, Wheeler MT, Fortin JD, Vilensky JA. The sacroiliac joint: anatomy, physiology and clinical significance. Pain Physician. 2006;9:61–67.

[28] Nakagawa T. Study on the distribution of nerve filaments over the iliosacral joint and its adjacent regio n in the Japanese. Nihon Seikeigeka Gakkai Zasshi. 1966;40:419–430.

[29] Broadhurst NA, Bond MJ. Pain provocation tests for the assessment of sacroiliac joint dysfunction. J Spinal Disord. 1998;11:341–345.

[30] Laslett M, Young SB, Aprill CN, McDonald B. Diagnosing painful sacroiliac joints: a validity study of a McKenzie evaluation and sacroiliac provocation tests. Aust J Physiother. 2003;49:89–97.

[31] Dreyfuss P, Michaelsen M, Pauza K, McLarty J, Bogduk N. The value of medical history and physical examination in diagnosing sacroiliac joint pain. Spine (Phila Pa 1976). 1996;21:2594–2602.

[32] Bernard TN Jr. The sacroiliac joint syndrome: pathophysiology, diagnosis, and management. In: Frymoyer JW, editor. The adult spine. Principles and practice. New York: Raven; 1991. p. 2107–2130. 33. Chou LH, Slipman CW, Bhagia SM, Tsaur L, Bhat AL, Isaac Z, et al. Inciting events initiating injection-proven sacroiliac joint syndrome. Pain Med. 2004;5:26–32.

[34] Ross J. Is the sacroiliac joint mobile and how should it be treated? Br J Sports Med. 2000;34:226.

[35] Jung JH, Kim HI, Shin DA, Shin DG, Lee JO, Kim HJ. Usefulness of pain distribution pattern assessment in decision-making for the patients with lumbar zygapophyseal and sacroiliac joint arthropathy. J Korean Med Sci. 2007;22:1048–1054.

[36] Elgafy H, Semaan HB, Ebraheim NA, Coombs RJ. Computed tomography findings in patients with sacroiliac pain. Clin Orthop Relat Res. 2001;382:112–118.

[37] Sung S, Kim HS, Kwon JW. Assessment of sacroiliitis for the diagnosis of spondyloarthropathy: fat-saturated T2-weighted imaging with STIR versus fat-saturated contrast-enhanced T1-weighted imaging. Br J Radiol. 2017; https://doi.org/10.1259/bjr.20170090.

[38] Zilber K, Gorenberg M, Rimar D, Boulman N, Kaly L, Rozenbaum M, et al. Radionuclide methods in the diagnosis of sacroiliitis in patients with spondyloarthritis:an update. Rambam Maimonides Med J. 2016; https://doi.org/10.5041/RMMJ.10264.

[39] Song IH, Brandt H, Rudwaleit M, Sieper J. Limited diagnostic value of unilateral sacroiliitis in scintigraphy in assessing axial spondyloarthritis. J Rheumatol. 2010;37:1200–1202. https://doi.org/10.3899/jrheum.091216.

[40] Koç ZP, Kin Cengiz A, Aydın F, Samancı N, Yazısız V, Koca SS, et al. Sacroiliac indicis increase the specificity of bone scintigraphy in the diagnosis of sacroiliitis. Mol Imaging Radionucl Ther. 2015;24:8–14. https://doi.org/10.4274/mirt.40427.

[41] Haldeman KO, Soto-Hall R. The diagnosis and treatment of sacroiliac conditions by the injection of procaine (Novocain). J Bone Joint Surg. 1938;20:675–685.

[42] Miskew DB, Block RA, Witt PF. Aspiration of infected sarco-iliac joints. J Bone Joint Surg Am. 1979;61:1071–1072.

[43] Hendrix RW, Lin PJ, Kane WJ. Simplified aspiration or injection technique for the sacro-iliac joint. J Bone Joint Surg Am. 1982;64:1249–1252.

[44] Simopoulos TT, Manchikanti L, Gupta S, Aydin SM, Kim CH, Solanki D, et al. Systematic review of the diagnostic accuracy and therapeutic effectiveness of sacroiliac joint interventions. Pain Physician. 2015;18:E713–E756.

[45] Calodney A, Rosenthal R, Gordon A, Wright RE. Targeted radiofrequency techniques. In: Racz GB, Noe CE, editors. Techniques of neurolysis. Switzerland: Springer; 2016. p. 33–73.

[46] Shealy CN. Percutaneous radiofrequency denervation of spinal facets. Treatment for chronic back pain and sciatica. J Neurosurg. 1975;43:448–451.

[47] Van Zundert J, Sluijter M, van Kleef M. Thermal and pulsed radiofrequency. In: Raj PP, Lou L, Erdine S, Staats PS, Waldman SD, Racz G, et al., editors. Interventional pain management: image-guided procedures. Philadelphia: Saunders; 2008. p. 56–65.

[48] Bogduk N. International Spine Intervention Society Practice guidelines for spinal diagnostic and treatment procedures. 2nd ed. San Francisco: International Spine Intervention Society; 2013.

[49] Malik K, Benzon HT, Walega D. Water-cooled radiofrequency: a neuroablative or a neuromodulatory modality with broader applications? Case Rep Anesthesiol. 2011;2011:263101. https://doi.org/10.1155/2011/263101.

[50] Patel N, Gross A, Brown L, Gekht G. A randomized, placebo-controlled study to assess the efficacy of lateral branch neurotomy for chronic sacroiliac joint pain. Pain Med. 2012;13:383–398. https://doi.org/10.1111/j.1526-4637.2012.01328.x.

[51] Cohen SP, Strassels SA, Kurihara C, Crooks MT, Erdek MA, Forsythe A, et al. Outcome predictors for sacroiliac joint (lateral branch) radiofrequency denervation. Reg Anesth Pain Med. 2009;34:206–214. https://doi.org/10.1097/AAP.0b013e3181958f4b.

[52] Cheng J, Pope JE, Dalton JE, Cheng O, Bensitel A. Comparative outcomes of cooled versus traditional radiofrequency ablation of the lateral branches for sacroiliac joint pain. Clin J Pain. 2013;29:132–137. https://doi.org/10.1097/AJP.0b013e3182490a17.

[53] Mitchell B, MacPhail T, Vivian D, Verrills P, Barnard A. Radiofrequency neurotomy for sacroiliac joint pain:a prospective study. Surgical Science. 2015;6:265–272. https://doi.org/10.4236/ss.2015.67040.

[54] Cohen SP, Hurley RW, Buckenmaier CC 3rd, Kurihara C, Morlando B, Dragovich A. Randomized placebo-controlled study evaluating lateral branch radiofrequency denervation for sacroiliac joint pain. Anesthesiology. 2008;109:279–288. https://doi.org/10.1097/ALN.0b013e31817f4c7c.

[55] Ho KY, Hadi MA, Pasutharnchat K, Tan KH. Cooled radiofrequency denervation for treatment of sacroiliac joint pain: two-year results from 20 cases. J Pain Res. 2013;6:505–511. https://doi.org/10.2147/JPR.S46827.

[56] Yeung A, Gore S. Endoscopically guided foraminal and dorsal rhizotomy for chronic axial back pain based on cadaver and endoscopically visualized anatomic study. Int J Spine Surg. 2014; https://doi.org/10.14444/1023.

[57] Jeong SY, Kim JS, Choi WS, Hur JW, Ryu KS. The effectiveness of endoscopic radiofrequency denervation of medial branch for treatment of chronic low back pain. J Korean Neurosurg Soc. 2014;56:338–343. https://doi.org/10.3340/jkns.2014.56.4.338.

[58] Li ZZ, Hou SX, Shang WL, Song KR, Wu WW. Evaluation of endoscopic dorsal ramus rhizotomy in managing facetogenic chronic low back pain. Clin Neurol Neurosurg. 2014;126:11–17. https://doi.org/10.1016/j.clineuro.2014.08.014.

[59] Choi WS, Kim JS, Ryu KS, Hur JW, Seong JH, Cho HJ. Endoscopic radiofrequency ablation of the sacroiliac joint complex in the treatment of chronic low back pain: a preliminary study of feasibility and efficacy of a novel technique. Biomed Res Int. 2016;2016:2834259. https://doi.org/10.1155/2016/2834259.

第六部分

硬膜外内镜入路

第 26 章 经骶骨硬膜外内镜的解剖学和技术上的考量

Elmer Jose Arevalo Meceda, Kang Taek Lim

26.1 引言

腰椎经骶骨硬膜外内镜下激光减压术是一种通过骶管裂孔入路，旨在松解神经根，进行椎间盘髓核摘除术或消融生长在纤维环撕裂处敏化的窦椎神经，从而治疗硬膜腹侧源性疼痛的新技术。它利用 0.9mm 超高清纤维内镜（硬膜外内镜），1mm 直射 550μm Ho:YAG 激光和 1.2mm 柔性髓核钳，这些都是通过一个长 30cm，直径 3.0~3.3mm 的可调节套管到达硬膜腹侧。

该技术最初是用于治疗有症状性腰椎间盘突出症，无论是突出的还是游离的椎间盘。这一适应证已扩展到治疗纤维环撕裂综合征引起的慢性盘源性腰腿痛，并可用于松解术后综合征或腰椎手术失败综合征的粘连。如果可用的影像学检查无法确定慢性腰腿痛的原因，那么直接硬膜外内镜下可视化检查可能找到原因。它具有微创优势，并且在局部麻醉下进行。

26.2 历史

经骶管裂孔硬膜外内镜下激光减压术（SELD）的历史可追溯至 1931 年纽约关节疾病医院的骨科医师 Michael Burman 发表的一项研究，该研究使用了关节镜设备来观察尸体中的椎管内容物。随着他成功观察到硬脊膜、血管和马尾神经后，作者认为观察椎管内容物在确定肿瘤或炎症的诊断中尤其重要。从 20 世纪 30 年代末到 90 年代初，少数先驱者致力于开发一种通过椎板间和椎间孔路径的脊柱内镜（硬膜外内镜）来辅助脊柱疼痛的术前诊断和改善预后的微创方法。而手术器械、镜头和照明技术限制其发展。随着纤维光学技术的出现，纤维光学内镜电缆的微型化，视频成像／记录的改进，以及使用可调节的微导管经骶管裂孔入路的出现，引领了该技术的发展，使经骶骨入路的治疗方法成为可能。

通过物理粘连松解和硬膜外注射镇痛药及类固醇药物，硬膜外内镜手术已被接受（证据评分 2B+）作为缓解腰椎手术失败综合征引起腰背部疼痛的介入治疗手段之一。

2002 年 Reutten 等首次报道了使用钬：钇铝石榴石（Ho:YAG）激光联合硬膜外内镜用于粘连松解术。在随后的一项研究中，他发现该方法与其他治疗术后疼痛综合征的研究结果相同，该方法取得了 45.9% 的良好结果。Reutten 坚持认为，干预治疗是可行的，但由于技术困难，其临床应用受到限制。通过骶管裂孔置入内镜尤受限制。1996 年，Witte 等报道了一种通过骶管的激光椎间盘切除术。他们对 100 块骶骨进行了形态学分析，以确定激光椎间盘摘除所需仪器的直径和曲度。2002 年，Snoke 获得了经骶骨入路硬膜外手术的专利（美国）。随着 Lee、Lee 和 Lim 在 2016 年发表了关于 SELD 的第一篇文章，硬膜外穿刺技术的应用范围得到扩大，不仅能够进行粘连松解或精准给药，而且成为主流微创脊柱外科手术（硬膜外手术）的一部分。该研究证实了 SELD 在治疗腰椎间盘突出症中的价值，数据表明，SELD 能够立即缓解疼痛，改善生活质量，降低发病率，而且从影像学发现椎间盘突出确切地减小。表明该术式对于症状性腰椎间盘突出症是一种安全有效的治疗方法。

要开展 SELD，必须掌握经骶骨入路的解剖学，包括骶管裂孔、骶管和腰椎腹侧硬膜外间隙（VES）的解剖。

26.3　骶管裂孔

骶管裂孔（图 26.1）是儿科和成人行神经外科手术和麻醉操作时进入椎管的入口。可以通过触摸两个骶角（有时是尾骨角）之间的后正中线凹陷处来手动定位。一些研究表明，只有 38%~79% 的患者可以触摸到骶角。骶管裂孔上方的皮肤、皮下组织和脂肪层厚度可达 3~10mm，且无大的血管或神经结构分布。它被骶尾后浅韧带（也称为骶尾部膜）覆盖，必须穿过它才能进入骶管。Kilicaslan 等在对 300 块骶骨的研究中发现，骶骨存在解剖学变异，如骶管

缺失（0.3%）、完全性发育不全（1%）和骨间隔（2.6%）。

SELD 手术的第一步是进入骶管。患者俯卧于可透视 Wilson 架上以减小腰骶角。使用 C 臂侧位透视来定位骶管裂孔。以 8~10mL 2% 的利多卡因从皮肤向下浸润麻醉至骶管裂孔并通过骶尾韧带。在骶管裂孔上方做 1 个 3~5mm 的皮肤穿刺切口，并使用 1 个 4.0mm 的金属导引（图 26.2），以 45° 通过骶骨裂孔，当进入骶管后逐渐减小角度穿刺至 S3 椎体中部水平（图 26.3~ 图 26.4）。我们使用金属导引，有效代替传统的针、导丝和逐级扩张。如果进入时遇到困难，可以用锤子轻击导引。

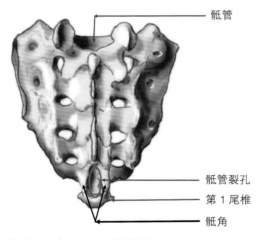

图 26.1　与 SELD 相关的骶骨标志

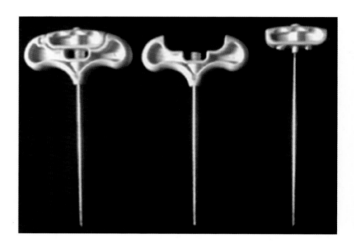

图 26.2　用于骶管裂孔穿刺的直径 4mm 的金属导引

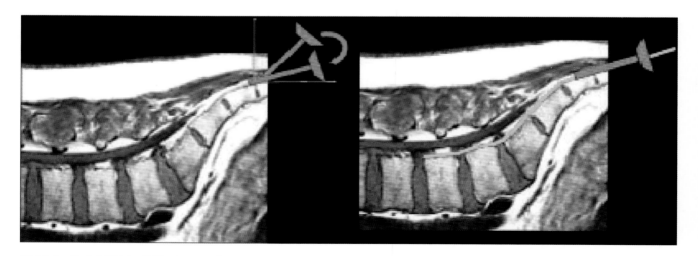

图 26.3　将穿刺针插入骶管裂孔。沿着骶管在 C 臂引导下，先 45° 穿刺，再逐渐减小角度。黄线表示 SELD 导管沿腹侧硬膜外腔的运动轨迹

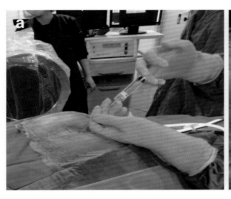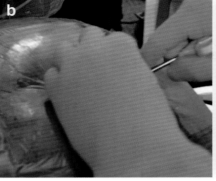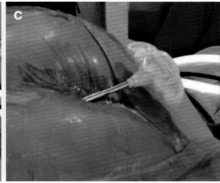

图 26.4　置入金属导引。a. 局部麻醉皮肤、皮下组织至骶管裂孔。b. 用双手置入金属导引和终点（c）

图 26.5　将 S1 和 S2 椎体分为 3 个部分，并用字母 A~C 标记。硬膜末端位于 S1C 和 S2A 的占 51.2%。在 S3 水平未见硬膜末端

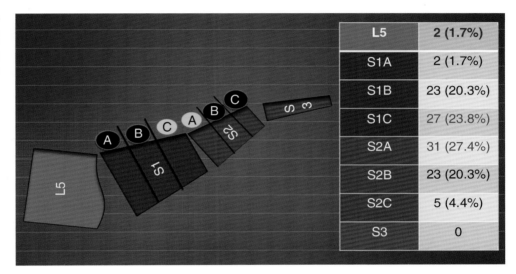

L5	2 (1.7%)
S1A	2 (1.7%)
S1B	23 (20.3%)
S1C	27 (23.8%)
S2A	31 (27.4%)
S2B	23 (20.3%)
S2C	5 (4.4%)
S3	0

26.4　骶管和硬膜囊末端的位置

在将金属导管置入骶管之前，我们有必要了解硬膜末端或硬膜囊末端的位置，以防止意外刺破硬膜。在患者的 MRI 研究中，T1 序列很容易识别硬膜末端。

Porzionato 等报道，成年人骶管裂孔到硬膜囊的平均距离为 45~60.5mm，而儿童为 31.4mm。Park 等最近报道这个距离为（62.8±9.4）mm。然而，由于骶椎椎体在 C 臂 X 线侧位投影中更容易观察，因此用骶椎椎体作为定位硬膜囊末端的标志更为实用。1991 年，Larsen 和 Olsen 利用脊髓造影技术，发现其研究对象中有 83.4% 的硬膜囊终止于 S1 的上半部分到 S2 的下半部分。Aggarwal 等发现硬膜囊终止于 S3 椎体水平；因此，将金属套管放置到 S3 椎体中部水平是安全的。

26.5　硬膜末端的结构

第二步也是最重要的一步是进入腰椎腹侧硬膜外腔（VES）。腰椎腹侧硬膜外腔是适合大多数退行性病变行 SELD 的部位（图 26.6）。①可以处理游离或脱出的中央 - 旁中央型椎间盘突出（由经验丰富的术者进行操作也可以处理椎间孔型突出）；②生长在纤维环撕裂口周围的过敏窦椎神经；③椎间盘囊肿；④炎症后或术后粘连。

初学者可能遇到的常见困难是无法将 SELD 导管引向 VES。考虑到这一点，我们进行了一项研究，以确定不同的腰骶管形态结构变化与硬膜外内镜成功进入 VES 相关性。

我们观察到两种常见的硬膜末端的结构变化形式（包括形态和方向）。A 型是逐渐尖细的硬膜囊末端，

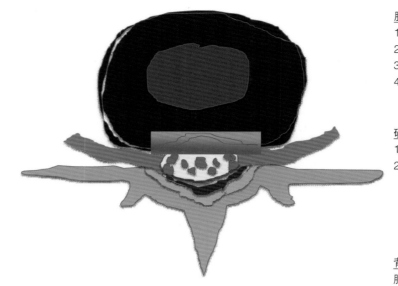

腹侧硬膜外腔
1. 中央 – 旁中央型椎间盘突出
2. 纤维环破口
3. 椎间盘囊肿
4. 粘连

硬膜外侧间隙
1. 关节型椎间盘突出
2. 椎间孔狭窄
　– 过度肥厚的韧带
　– 骨赘

椎间盘
后纵韧带
神经孔内的神经根
硬膜囊中的神经根
硬膜外脂肪
黄韧带

背侧硬膜外腔
肥厚的黄韧带

图 26.6　在硬膜外腔的不同位置的退行性病变

a. 硬膜末端的类型

b. 方向（锥形硬膜末端）

c. 方向（钝形硬膜末端）

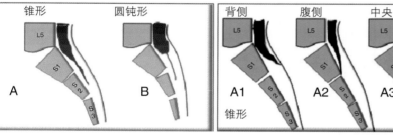

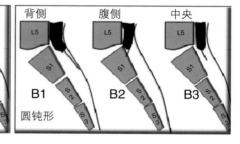

图 26.7　硬膜末端的结构和变化。a. 两种主要类型：锥形（A 型）和圆钝形（B 型）。b、c. 根据硬膜囊末端的尾部附着的方向，可分为子类型：亚型 1，硬膜末端朝向骶管背侧；亚型 2，硬膜末端朝向骶管腹侧；亚型 3，硬膜末端朝向骶管中央

而 B 型则是圆钝形的。这两种类型还可以根据硬膜末端的方向和附着点方向进一步分型：其中亚型 1 硬膜末端朝向骶管背侧，亚型 2 朝向骶管腹侧，而亚型 3 为朝向骶管中央（A1，A2，A3，B1，B2，B3）（图 26.7）。为了解释这一现象，我们认为硬膜末端的形状和方向差异是受腰骶管中脑膜 – 椎韧带的存在和分布以及末端外丝尾部附着的影响的。Scapinelli 基于尸体研究，证实了这些由腹侧和外侧的节段性纤维带组成的韧带的存在，它们连接硬脊膜的外表面和椎管的内骨膜。其中最典型的是腹侧部分，从硬膜囊前壁到后纵韧带和椎体骨膜。由于其锚定功

能，这些韧带在硬脊膜圆锥水平发育成 Trolard 韧带和 Hofmann 韧带。

我们还发现，硬膜末端朝向骶管背侧（A1 和 B1）占 44.2%，朝向骶管腹侧（A2 和 B2）占 9.8%，朝向骶管中央（A3 和 B3）占 46%。此外，我们的测量表明，A1 和 B1 在硬膜末端水平有最宽的平均 VES（前后距离）（5.3mm），其次是 A3 和 B3（3.3mm）。A2 和 B2 在硬膜末端最窄。

在我们的研究结果中发现，硬膜末端（特别是其构造）可能能够预测可调节导管是否能进入硬膜外腔的背侧或腹侧。我们的结果表明，朝向骶管背

侧或中央方向逐渐变细的锥形硬膜末端是有利于进入 VES 的结构。幸运的是，根据这项研究，大多数患者的硬膜末端形态良好，63% 的患者硬膜末端逐渐变细，90.2% 的患者硬膜末端为朝向骶管背侧（亚型 1）和朝向骶管中央（亚型 3）。

综合我们的研究结果，针对 SELD 手术最有利的硬膜末端结构可能是朝向骶管背侧的锥形结构（A1 型），而最不利的可能是"圆钝形"和朝向腹侧（B2 型）。这些结果可作为术者（尤其是初学者）的围手术期指南，以便能够安全、成功地进入腰椎 VES。

26.6　骶管和腰椎腹侧硬膜外腔

骶管远端仅含有硬膜外脂肪、椎静脉丛、骶下神经根和外终丝。在 C 臂机前后位透视的辅助下，只要沿中线进入骶管裂孔，就是安全的。

只要 SELD 可调节导管的尖端在 C 臂引导下到达 S1 的上终板（图 26.8a），就可以通过侧位透视来确定其在 VES 的位置。造影剂在 VES 中会紧贴椎体后部轮廓流动，并流向上关节突的前方（椎间孔的顶部），从而使椎间孔在 C 臂侧位图中清晰可见（图 26.8b）。确认导管在 VES 中的位置准确后，就可以开始硬膜外内镜检查。为了使 VES 扩张，并为硬膜外内镜上留出 3~5mm 的可视空间，需要持续的生理盐水灌注。

硬膜外内镜只能为术者提供有限的视野。术前可以通过患者症状、体格检查和相关 MRI 研究，从而克服这一限制。对于初学者来说，硬膜外内镜下结构的识别可能也很困难，必须具备正常的硬膜外内镜解剖学知识（图 26.9），才能区分和识别异常和病理结构（图 26.10）。

这种手术的优点在于术中患者是清醒的，而且非常安全。可以用激光探针或导管本身接触椎间盘突出或病变层面，以证实可诱发与术前一致的疼痛，这将有助于定位。退变性椎间盘疾病患者可能会在不同的椎间盘水平出现多种病理变化，SELD 可以通过一个单一的入路点到达并处理这些病变（图 26.11）。我们能够到达的最高层面是 L1/L2 椎间盘水平。

SELD 术其余步骤包括应用 Ho:YAG 激光消融椎间盘突出，使受压的神经根减压，用 1mm 的微型镊子将大块的椎间盘从 VES 中取出，并确定手术终点。这些都是在 C 臂引导下在硬膜外内镜下直接观察的。但是，本文不涉及对完整技术的讨论，并将在后续章节中进行讨论。

26.7　结论

解剖学和形态测量学研究是开发新外科技术和流程的要求。本文以简洁但详细的方式展示了与 SELD 相关的解剖学和形态测量注意事项。在进入骶管的过程中，将用作套管针和工作通道的金属导引

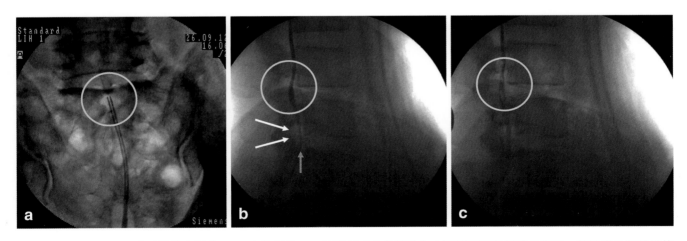

图 26.8　a. SELD 可调节导管的尖端位于 S1 上终板处。b. 造影剂（蓝色箭头）在腹侧硬膜外间隙的流动，其特征是紧贴椎体后缘的轮廓，向上关节突前流动（白色箭头），侧位透视清晰地看到椎间孔顶部。c. 行硬膜外造影以确认椎间盘突出缩小，标志着 SELD 的完成

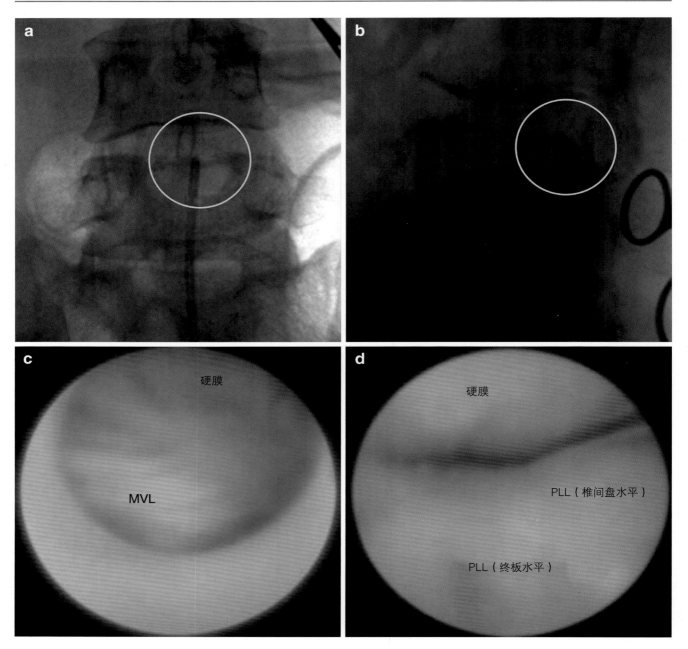

图 26.9 SELD 导管的尖端位于 L5 上终板（a、b）。硬膜外内镜下常见的正常结构（c、d）。MVL，硬脊膜 – 椎体韧带；PLL，后纵韧带

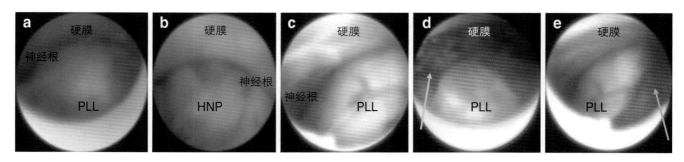

图 26.10 a~e. 硬膜外内镜下常见的病理结构：硬脊膜和神经根被突出的髓核（HNP）压迫，髓核位于后纵韧带（PLL）隆起处，在 b 图中，髓核已经穿过了变薄的后纵韧带。d 图中黄色箭头表示 PLL 旁的炎性粘连。e 图中的蓝色箭头表示手术过程中可能出现的小出血点

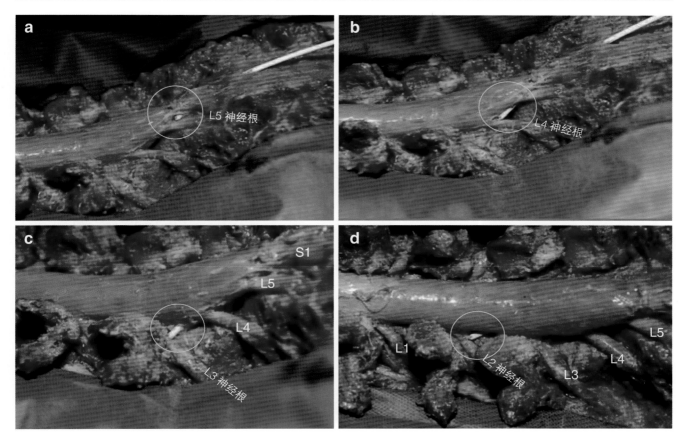

图 26.11 尸体研究证实 SELD 能够处理上至 L2/L3 水平的病变

放置到 S3 椎体中部水平是安全的。VES 是 SELD 的工作空间。要成功进入 VES，必须对患者的 MRI T1 序列中硬膜末端进行评估。初学者应选择硬膜末端朝向骶管背侧且呈锥形结构的患者，用于掌握内镜下正常和病理的硬膜外解剖结构，入路更容易，对患者来说也更安全。

参考文献

[1] Saberski LR, Brull SJ. Spinal and epidural endoscopy:a historical review. Yale J Biol Med. 1995;68(1–2):7–15. PubMed PMID: 8748461.

[2] Saberski LR. Advances in pain medicine: epiduroscopy. J Back Musculoskelet Rehabil. 1998;11(2):131–140. https://doi.org/10.3233/BMR-1998-11203. PubMed PMID: 24572504.

[3] Blomberg R. A method for epiduroscopy and spinaloscopy. Presentation of preliminary results. Acta Anaesthesiol Scand. 1985;29(1):113–116.

[4] Shutse G, Kurtse G, Grol O, Enns E. Endoscopic method for the diagnosis and treatment of spinal pain syndromes. Anesteziol Reanimatol. 1996;(4):62–64. Russian.

[5] Geurts JW, Kallewaard JW, Richardson J, Groen GJ. Targeted methylprednisolone acetate/hyaluronidase/clonidine injection after diagnostic epiduroscopy for chronic sciatica: a prospective, 1-year follow-up study. Reg Anesth Pain Med. 2002;27(4):343–352.

[6] Igarashi T, Hirabayashi Y, Seo N, Saitoh K, Fukuda H, Suzuki H. Lysis of adhesions and epidural injec-tion of steroid/local anaesthetic during epiduroscopy potentially alleviate low back and leg pain in elderly patients with lumbar spinal stenosis. Br J Anaesth. 2004;93(2):181–187. Epub 2004 Jun 11.

[7] Sakai T, Aoki H, Hojo M, Takada M, Murata H, Sumikawa K. Adhesiolysis and targeted steroid/local anesthetic injection during epiduroscopy alleviates pain and reduces sensory nerve dysfunction in patients with chronic sciatica. J Anesth. 2008;22(3):242–247. https://doi.org/10.1007/s00540-008-0616-4. Epub 2008 Aug 7.

[8] Schutze G. Epiduroscopy: spinal endoscopy. first ed. Heidelberg: Springer; 2008.

[9] Snoke, PJ. Method of epidural surgery. Inventor. United States Patent No. US 6,464,682 B1, 15, October, 2002. Doc.

[10] Kallewaard JW, Vanelderen P, Richardson J, Van Zundert J, Heavner J, Groen GJ. Epiduroscopy for patients with lumbosacral radicular pain. Pain Pract. 2014;14(4):365–377. https://doi.org/10.1111/papr.12104. Epub 2013 Aug 14.

[11] Witte H, Hellweg S, Witte B, Grifka J. Epiduroscopy with access via the sacral canal. Some constructional equipment requirements from the anatomic and biomechanical viewpoint. Biomed Tech (Berl). 1997;42(1–2):24–29. German.

[12] Ruetten S, Meyer O, Godolias G. Epiduroscopic diagnosis and treatment of epidural adhesions in chronic back pain syndrome of patients with previous surgical treatment: first results of 31 interventions. Z Orthop Ihre Grenzgeb. 2002;140(2):171–175.

[13] Reutten S, Meyer O, Godolias G. Application of holmium:YAG laser in epiduroscopy: extended practicabilities in the treatment of chronic back pain syndrome. J Clin Laser Med Surg. 2002;20(4):203–206.

[14] Ruetten S, Meyer O, Godolias G. Endoscopic surgery of the lumbar epidural space (epiduroscopy): results of therapeutic intervention in 93 patients. Minim Invasive Neurosurg. 2003;46(1):1–4.

[15] Lee SH, Lee SH, Lim KT. Trans-sacral epiduroscopic laser decompression for symptomatic lumbar disc herniation: a preliminary case series. Photomed Laser Surg. 2016;34(3):121–129. https://doi. org/10.1089/pho.2015.4000. @Mary Ann Liebert, Inc.

[16] Kao SC, Lin CS. Caudal epidural block: an updated review of anatomy and techniques. Biomed Res Int. 2017;2017:9217145. https://doi. org/10.1155/2017/9217145. Epub 2017 Feb 26.

[17] Porzionato A, Macchi V, Parenti A, De Caro R. Surgical anatomy of the sacral hiatus for caudal access to the spinal canal. Acta Neurochir Suppl. 2011;108:1–3. https://doi. org/10.1007/978-3-211-99370-5_1.

[18] Kilicaslan A, Keskin F, Babaoglu O, Gok F, Erdi MF, Kaya B, Ozbiner H, Ozbek O, Koc O, Kacira BK. Morphometric analysis of the sacral canal and hiatus using multidetector computed tomography for interventional procedures. Turk Neurosurg. 2015;25(4):566–573. https://doi.org/10.5137/1019-5149.JTN.10942-14.0.

[19] Park TS, Hwang BW, Park SJ, Baek SY, Yoon S. Morphometric analysis of distances between sacral hiatus and conus medullaris using magnetic resonance image in Korean adult. Korean J Phys Anthropol. 2016;29(4):145–154. https://doi. org/10.11637/kjpa.2016.29.4.145. Korean. Published online December 30, 2016.

[20] Larsen JL, Olsen KO. Radiographic anatomy of the distal dural sac. A myelographic investigation of dimensions and termination. Acta Radiol. 1991;32(3):214–219.

[21] Aggarwal A, Kaur H, Batra YK, Aggarwal AK, Rajeev S, Sahni D. Anatomic consideration of caudal epidural space: a cadaver study. Clin Anat. 2009;22(6):730–737. https://doi.org/10.1002/ca.20832.

[22] Binokay F, Akgul E, Bicakci K, Soyupak S, Aksungur E, Sertdemir Y. Determining the level of the dural sac tip: magnetic resonance imaging in an adult population. Acta Radiol. 2006;47(4):397–400.

[23] Scapinelli R. Anatomical and radiologic studies on the lumbosacral meningo-vertebral ligaments of humans. J Spinal Disord. 1990;3(1):6–15.

[24] Rajani S. Classification, causes and clinical implications of sacral spina bifida occulta in Indians. Basic Sci Med. 2013;2(1):14–20. https://doi.org/10.5923/j. medicine.20130201.03. p-ISSN: 2167-7344 e-ISSN:2167-7352.

第 27 章　适应证

Chun-Kun Park

在 20 世纪 90 年代初，虽然 Heavner 和 Schutze 分别报道了使用小直径柔性脊柱内镜来观察硬膜外腔，但内镜在硬膜外腔中缺乏可操作性，且内镜进入腰椎硬膜外腔角度过大，以及经常因出血导致潜在空间闭塞。这些可能是硬膜外内镜在临床上广泛应用的障碍。经骶管裂孔硬膜外内镜下激光减压术（SELD）可克服上述障碍。SELD 的设备是真正高科技的产物。在 SELD 规格中，视频引导下可控的柔性硬膜外内镜导管和光学柔性导管的直径分别为 3.0mm 和 0.9mm，而且工作管道端口仅 1.2mm。并且通过工作通道应用镭射激光、Ho：YAG 激光和 1mm 的手术钳对突出椎间盘进行减压，分割致密的纤维环。脊柱内镜（硬膜外内镜）的发展得益于光纤技术和激光科学等高科技以及电子和计算机科学。SELD 设备正在根据外科医生的规范进行改造，升级后的设备使医生拥有直径更大的设备，如总直径 3.3mm 的硬膜外内镜导管，2.3mm 的工作通道端口和 0.7mm 的光纤端口，通过这些器械，医生可以扩大手术适应证的选择标准，使用更大的手术钳和更高效的激光来切除更大的病灶。

SELD 手术适应证的选择标准，应考虑 SELD 设备器械与相关硬膜外病变，以及普通医生的技术学习曲线、对手术及硬膜外腔解剖学的熟悉程度。这里针对 SELD 管理目标列出了 SELD 的适应证（表 27.1）。在 SELD 推出之前，硬膜外内镜被认为是仅用于输送类固醇等药物和进行松解粘连的设备。无论既往手术史如何，早期硬膜外内镜确定的适应证是硬膜外纤维化和粘连引起的神经根病。腰椎手术失败综合征（FBSS）也可以考虑为 SELD 的指征之一。在接受腰椎手术的患者中，有 40%~80% 的人仍在抱怨腰部和 / 或下肢疼痛，这通常被称为 FBSS。还包括不明原因的慢性腰痛患者。换言之，SELD 可用于诊断目的。没有什么比医生本人通过硬膜外内镜看到病灶更佳。这些患者中的大部分在影像中没有观察到明显的病变，尽管既往未做过脊柱手术，但通过探查性硬膜外内镜检查可以显示出广泛的硬膜外纤维化和粘连。对于既往无手术史的患者，这种病理可能是由于髓核中细胞因子渗漏到硬膜外腔或纤维环撕裂引起的炎症反应。SELD 另一个选择标准是椎间盘源性腰痛，这可能是最好的适应证之一。椎间盘源性腰痛可以通过使用 SELD 的激光消融椎间盘后方的窦椎神经丛来治疗。这部分的纤维环撕裂受窦椎神经丛支配，从而引发椎间盘源性腰痛。

目前，据报道，SELD 是一种视频引导下的可导向柔性导管，采用 Ho:YAG 激光和手术钳对突出到硬膜外腔的椎间盘进行减压。

考虑到 Ho：YAG 的穿透深度只有 0.4 mm，而手

表 27.1　手术目的相关的 SELD 适应证

松解粘连和分离硬膜外纤维
神经根疼痛
腰椎手术失败综合征
腰背部和 / 或下肢原因不明疼痛
激光消融病灶
椎间盘源性腰痛
病灶移除和减压
椎间盘突出，脱出或未脱出
椎间盘囊肿
其他囊性硬膜外病变
诊断
探查

术钳的大小为 1mm，不难理解，SELD 更适合小尺寸的椎间盘，而非大尺寸的椎间盘。脱出椎间盘碎片也包括在内，无论是向上或向下脱出（图 27.1）。

SELD 辅以手术钳加激光是一种有前景且微创的安全治疗方式，不仅可用于治疗由硬膜外纤维化引起的病变，而且还可用于伴或不伴有脱出和疼痛性神经根病的小块椎间盘突出。此外，SELD 一定是硬膜外腔直接观察病变的良好诊断方法。

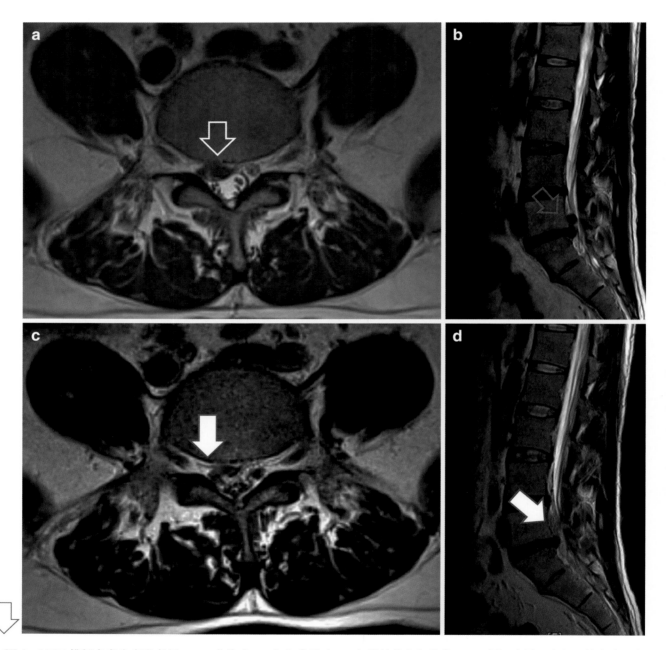

图 27.1　L5/S1 椎间盘突出症患者行 SELD 术前（a、b）和术后（c、d）的轴位和矢状位 MRI：图 a 和图 b 中空心箭头表示向上脱出的椎间盘碎片，图 c 和图 d 中的白色箭头表示术后没有脱出的椎间盘碎片

参考文献

[1] Heavner JE, et al. Percutaneous evaluation of the epidural and subarachnoid space with the flexi fiberscope. Reg Anesth. 1991;15:85.

[2] Schulze G. Direct observation of the epidural space with flexible catheter secured endoscopic unit. Reg Anesth. 1994;19:85–89.

[3] Gillespie G, MacKenzie P. Epiduroscopy—a review. Scott Med J. 2004;49:79.

[4] Weber H. The natural course of acute sciatica with nerve root symptoms in a double blind placebo controlled trial evaluating the effect of piroxicam. Spine. 1993;18:1433–1438.

[5] Wagner R, Myers RR. Endoneurial injection of TNF alpha produces neuropathic pain behaviours. Neuroreport. 1996;7:2897–2901.

[6] Saal JS, Saal JA. Management of chronic discogenic low back pain with a thermal intradiscal catheter. A preliminary report. Spine. 2000;25:382–388.

第 28 章 经皮硬膜外神经成形术

Dong Ah. Shin

28.1 经皮硬膜外神经成形术的历史

经皮硬膜外神经成形术（Percutaneous Epidural Neuroplasty，PEN）由 Gabor Racz 于 1989 年研发，当时的名称为经皮硬膜外粘连松解术。最初的目的是去除脊柱手术后综合征和椎管狭窄中的纤维粘连。Gabor Racz 认为，硬膜外纤维粘连占脊柱手术后症状性复发的 60%（Racz，1989）。1999 年，Racz 将该手术的名称改为经皮硬膜外神经成形术，并拓展了手术适应证，包括脊柱手术后综合征、腰椎间盘突出、纤维环撕裂和脊柱慢性疼痛。PEN 最初需要 3 天，现简化为 1 天（Manchikanti，1999k）。近年来认为神经减压是其作用机制之一。

28.2 适应证

为保证手术效果最大化，选择理想的患者和 PEN 的操作技术至关重要。基于目前的证据，推荐使用 PEN 治疗的适应证为：通过物理治疗、药物治疗、运动计划和常规注射等保守治疗无效的脊柱手术后综合征，腰椎管狭窄症，腰椎间盘突出症和慢性腰痛。根据 USPSTF 标准，有证据表明粘连松解术对脊柱手术后综合征和椎管狭窄有效。使用同样的标准，粘连松解术治疗腰椎间盘突出和脊柱慢性疼痛有效的证据是有限的。

28.3 手术技术

PEN 应在手术室严格无菌条件下进行。具备资质的医疗人员应全程参与 PEN 手术的操作过程。操作前后可预防性使用脑脊液浓度高的广谱抗生素（静脉注射头孢曲松 1g 或口服左氧氟沙星 500mg）。同样的剂量也可以在手术后给予。

患者取俯卧位，腹部放置软垫以减少腰椎前凸，脚踝下放置软垫以使患者舒适。患者被要求脚趾并拢，脚跟分开。这样可以放松臀肌，有助于确认骶管裂孔。消毒铺巾后，通过触摸骶骨角的尾端可以发现骶管裂孔。此步也可在超声或透视引导下进行。确定骶管裂孔位置，在骶管裂孔稍偏侧方（已证实的神经根病变的对侧）、尾端用局部麻醉药（2% 利多卡因）打出皮丘。尾端入路理论上能减少脑膜炎的发生，因为尾端局部皮肤感染比靠近硬膜外腔的感染更容易处理。用 18 号切割针刺破皮肤，在透视或触感引导下用 15 号硬膜外穿刺针经刺口以 45° 角穿入骶管裂孔（图 28.1）。

当针通过裂孔时，针的角度下降到大约 30° 并向前。针尾端开口的后缘被设计成允许操作导管进出的非切面。Tuohy 针（R.K. needle，Epimed，TX，USA）尾端开口的后缘是一个切面，更容易折断导管。理想的穿刺针位置是正位（AP 位）和侧位的透视图像中，在 S3 骶后孔水平以下的骶管内。针放置在 S3

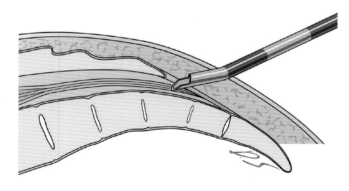

图 28.1 经骶管裂孔穿入 15 号硬膜外穿刺针

骶后孔的水平以上可能刺穿低位的硬脊膜。针尖应越过骶骨中线，朝向神经根病变的方向。

放置针后，使用3mL非离子型水溶性造影剂（碘海醇）进行硬膜外造影。在注射造影剂或药物之前，确认回抽无血液或脑脊液。意外注射到蛛网膜下腔可导致严重的不良事件，如癫痫发作甚至死亡。慢慢注射造影剂，观察是否有充盈缺损。正常的硬膜外造影将呈现"圣诞树"状，树干为中央椎管，神经根轮廓构成树枝（图28.2）。病变部位表现为造影剂充盈缺损。这些区域推测应该是瘢痕，通常对应于患者的神经根症状。如果观察到造影剂进入血管，就需要调整针的方向。

在将针的远端开口转向腹侧外侧后，插入一根弹性导管（TunL-XL，Epimed，TX，USA）。弯曲处距离导管顶端2.5cm，并成30°角（图28.3a）。弯曲能使导管被引导到目标水平。在连续的正位透视引导下，将导管尖端推进至所需水平硬膜外腔的腹侧、外侧（图28.3b）。通过顺时针或逆时针方向轻轻旋转导管，可以操纵导管。如果我们将导管绕一个圈，转向可以更容易（图28.4）。避免推进尖端（导管尖端绕圈），因为这会使导管更难进入。不要将导管推进到骶骨中部，因为这会使导管更难引导到硬膜外腔的腹侧、外侧。正位透视中导管尖端的理想位置是在椎弓根投影中部下方的骶后孔内。侧位透视，确认导管尖端位于硬膜外腔腹侧（图28.5）。

在实时透视下，通过导管再注入2~3mL造影剂，尝试勾勒出"有瘢痕的"神经根的轮廓。如果发现

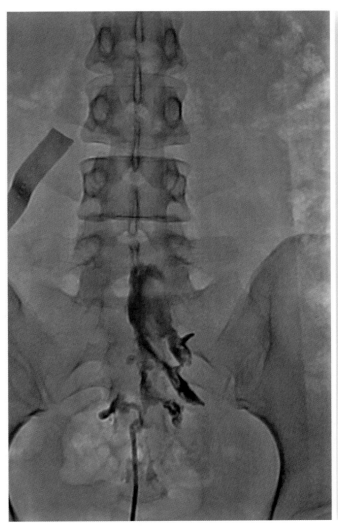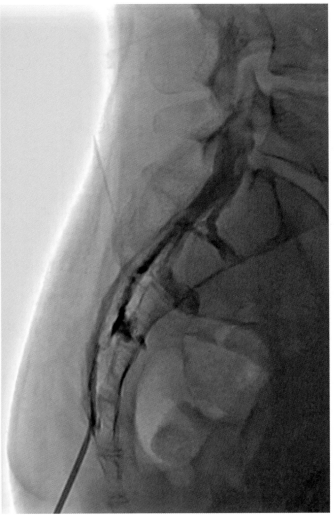

图28.2　1例用3mL碘海醇的硬膜外造影的案例。不对称的硬膜外造影可能由于微小粘连造成，而不是呈现正常的树状图

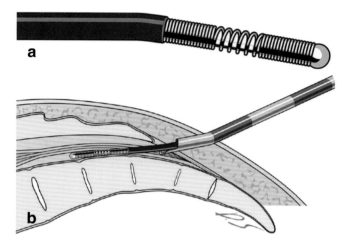

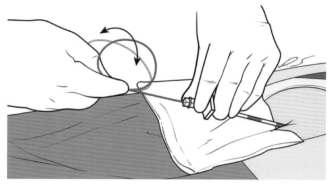

图 28.4　将导管绕一个圈，转向可以更容易

图 28.3　a. 针的末端有弯曲的弹性导管（TunL-XL, Epimed, TX, USA）。弯曲处通常距离导管顶端 2.5cm，成 30° 角。b. 之后，引导导管前进到目标水平

扩散都需要重新定位导管。柔软有弹性的导管尖端不应该放置在动脉内。注射 1500U 透明质酸酶溶于 10mL 不含防腐剂的生理盐水中。一个较新的进展是透明质酸酶的使用，据报道，与牛重组透明质酸酶相比，这种透明质酸酶具有在机体正常 pH 下提高效力的优势。注射可能会引起一些不适，所以最好缓慢注射。在可视化状态下观察"有瘢痕的"神经根的"显影"情况，然后将总共 10mL 的局部麻醉药 / 类固醇溶液先注射 3mL 进行测试。本机构使用 4mg 地塞米松和 9mL 0.2% 罗哌卡因混合液。用罗哌卡因代替布比卡因有两个原因：前者优先产生感觉而不是运动阻滞，而且它比消旋布比卡因的心脏毒性小。如果 5min 后，没有出现鞘内或血管内注射药物，则注射剩余的 7mL 溶液。在连续的透视引导下取出

造影剂渗入血管，需要重新定位导管并再次注射造影剂。最好不应有血管径流，硬膜外造影偶尔可见继发于静脉充血的少量血管扩散。只要造影剂渗入的是静脉而不是动脉，就是可以接受的。注射局麻药时应额外小心，以防止局麻药毒性。局麻药的毒性与体积和剂量有关，到目前为止还没有任何由少量静脉扩散引发并发症的报道。任何造影剂的动脉

图 28.5　椎间孔狭窄患者的导管头端位置示意图。目标病灶通常位于硬膜外腔腹侧

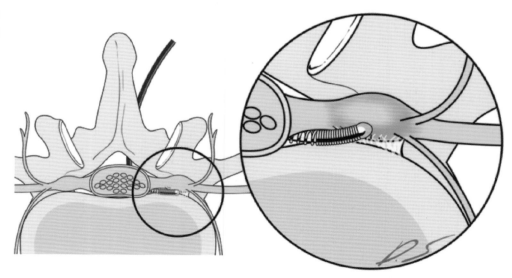

穿刺针，以确保导管保持在目标水平。使用不可吸收缝线将导管固定在皮肤上，并在皮肤穿刺部位涂上抗菌药膏。用无菌敷料包扎导管，并在导管末端安装 0.2μm 的过滤器。用胶带将导管裸露的部分固定在患者身上，并将患者运送到复苏室。起初，导管在硬膜外腔停留 3 天，每天注射不同的药物。随后，将该技术改为 1 天，与传统硬膜外类固醇注射（Epidural Steroid Injection，ESI）相似，即注射类固醇、局麻药、透明质酸酶和高渗盐水混合液后立即拔出导管（图 28.6）。

28.4　并发症

和任何程序性干预一样，出血、感染和神经损伤是 PEN 相关的一些常见并发症。与进入硬膜外腔相关的附加风险包括脑脊液漏和继发的硬膜穿刺后头痛，以及由血肿或大量注射给药压迫造成的神经后遗症。从理论上讲，顺着骶尾管内韧带进入硬膜外腔并将导管向上推进至病变部位可以减少刺破硬膜的发生率。虽然这还需要正式的检验，但由于硬膜外腔的进入点较浅，在透视引导下的偏尾侧入路，血肿形成导致严重神经并发症发生的风险可能较小；该区域相对腰椎和颈椎区域具有更多的可压缩空间；并且支配下肢和大部分肠和膀胱的神经根位于头侧。回顾 250 例接受 PEN 的患者，发现了针尖弯曲（4.8%）、拔管时导管撕裂（1.2%）、导管断裂残留（0.4%）、硬膜囊内置管（4.4%）、硬膜外脓肿（1.2%）等各种并发症。在另一项大型研究中，对 10 000 例硬膜外注射的前瞻性评估发现，在 839 例接受粘连松解治疗的患者中，血管内注射（11.6%）、一过性神经刺激（1.9%）和穿刺到硬膜（1.8%）的发生率显著高于常规 ESI。这种差异可能与给药量、针头大小、导管置入和操作方式有关，因为接受尾部硬膜外注射而没有粘连松解的患者的并发症发生率要低得多，例如：血管内注射（3.1%）、一过性神经刺激（0）和穿刺到硬膜（0）{Park:2015cy}。

28.5　结局

硬膜外粘连松解术作为难治性颈、胸、腰、腿疼痛的重要治疗选择已经发展多年。研究表明，患者能够感受到明显的疼痛缓解和功能恢复。Manchikanti 的研究表明，缓解的程度和持续时间可以通过重复手术来实现。最近对腰椎手术失败综合征和椎管狭窄的前瞻性随机双盲研究显示，在 12 个月的随访中，视觉模拟评分和功能改善分别达到 75% 和 80%。到目前为止，还没有针对硬膜外腔腹侧侧方间隙进行松解的阴性研究。在最近的前瞻性随机研究中，随着对置管位置和给药部位重要性认识的发展，以及医生需要掌握相关技能才能实施该手术的事实，使得结局得以改善。

28.6　成功的关键在于患者的选择

对保守治疗和常规注射均无效的以下任何一种情况：①脊柱手术后综合征；②椎管狭窄；③腰椎间盘突出；④慢性腰痛。当 PEN 被认为是一种合适的治疗方式时，该手术的风险和好处应与患者讨论，并获得知情同意。它的好处是减轻疼痛，改善身体功能，并可能逆转神经症状。风险包括，但不限于擦伤，出血，感染，对药物的反应（透明质酸酶，局部麻醉剂，皮质类固醇，高渗盐水），神经或血管损伤，疼痛没有或很少缓解，大小便失禁，疼痛恶化和瘫痪。有小便失禁史的患者应在手术前由泌尿科医生进行尿流动力学评估，以记录既往的尿动力学病因和病理。

28.7　外科技术成功的关键

PEN 涉及导管放置、粘连松解、局麻药、类固醇、高渗盐水、透明质酸注射等多种治疗步骤。所有步骤都应该安全有效地完成。为了将导管放置到正确的位置，术前要预先规划导管路线，并在前进过程中灵活改变导管路线。导管的处理应轻柔，不要损伤硬膜周围的结构。松解前应做硬膜外造影，以确定导管的正确位置。粘连松解的方法有 3 种：①机械粘连松解；②静水压粘连松解；③化学粘连松解。正确应用这些方法有助于硬膜外瘢痕的松解。在所有过程中，患者的安全是首先要考虑的。如果患者抱怨难以忍受的疼痛或神经功能障碍，应立即停止手术。

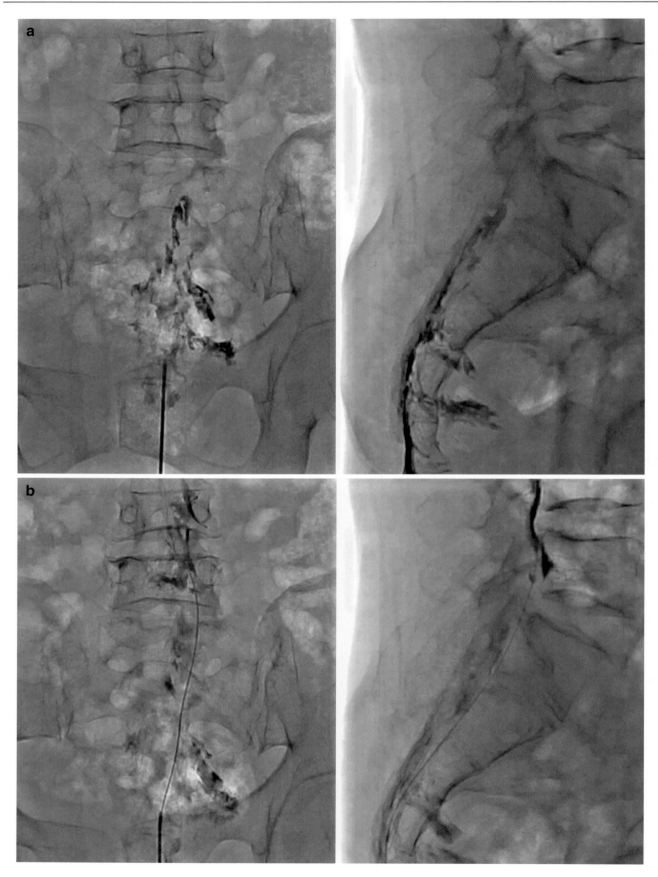

图 28.6　a.常规硬膜外造影显示 L5~S1 水平以上无造影剂。b.经液体静水压（10mL 生理盐水）、机械、化学（1500U 透明质酸酶）粘连松解后，最后行硬膜造影显示腹侧硬膜外腔

28.8 目前限制

关于硬膜外神经成形术的证据仍有争议，但许多研究支持门诊PEN治疗腰椎手术失败综合征、椎管狭窄、腰椎间盘突出和非侵入方法不易治愈的慢性腰痛。其作用机制仍有争议。PEN术式比传统的注射更具侵入性和扩张性。中度证据支持使用高渗盐水在硬膜外松解粘连，弱阳性证据支持使用透明质酸酶。尽管这个问题还没有在随机研究中得到证实解决，但有证据表明硬膜外PEN的很大一部分优点可以归因于高剂量的注射。然而，粘连与脊柱症状相关的证据尚不清楚。在证实粘连引起症状的原因之前就承认仪器和药物的作用似乎是荒谬的。一些文献认为，透明质酸酶没有额外的好处，而是带来了并发症，如过敏反应。高渗盐水虽然改善了手术效果，但其可能有严重的副作用。此外，后缀"–plasty"的意思是外科成形，不适合硬膜外注射。

28.9 未来展望

PEN是一种脊柱疾病的微创治疗形式，具有明显的优点：①避免全身麻醉；②住院时间短；③术后无硬膜外瘢痕形成；④保持脊柱稳定性；⑤对后续常规的开放性椎间盘手术无影响。经皮硬膜外神经成形术（PEN）是治疗腰痛的一项重要的介入治疗方案，以治疗传统疗法如硬膜外类固醇注射等难以治愈的腰痛。虽然关于硬膜外神经成形术的证据仍有争议，但许多研究支持可在脊柱手术后综合征、椎管狭窄、神经根痛和难治的轴性疼痛中使用PEN。

参考文献

[1] Racz G, Holubec J. Lysis of adhesions in the epidural space. In: Racz GB, Noe CE, editors. Techniques of neurolysis. Boston: Kluver Academie Publishers; 1989. p. 57–72.

[2] Manchikanti L, Manchikanti L, Singh V, Singh V, Cash KA, Cash KA, Pampati V. Assessment of effectiveness of percutaneous adhesiolysis and caudal epidural injections in managing post lumbar surgery syndrome: 2-year follow-up of a randomized, controlled trial. J Pain. 2012;5:597.

[3] Manchikanti L, Director PD, Singh V, Vidyasagar KY, Cash KA, Pampati V, Datta S. A comparative effectiveness evaluation of percutaneous adhesiolysis and epidural steroid injections in managing lumbar post surgery syndrome: a randomized, equivalence controlled trial. Pain. 2009;12(6):E355–E368.

[4] Heavner JE, Racz GB, Raj P. Percutaneous epidural neuroplasty: prospective evaluation of 0.9% NaCl versus 10% NaCl with or without hyaluronidase. Reg Anesth Pain Med. 1999;24(3):202–207.

[5] Manchikanti L, Manchikanti L, Rivera JJ, Rivera JJ, Pampati V, Pampati V, Damron KS, McManus CD, Brandon DE, Wilson SR. One day lumbar epidural adhesiolysis and hypertonic saline neurolysis in treatment of chronic low back pain: a randomized, double-blind trial. Pain. 2004;7:177–186.

[6] Veihelmann A, Veihelmann A, Devens C, Devens C, Trouillier H, Trouillier H, Birkenmaier C, Gerdesmeyer L, Refior HJ. Epidural neuroplasty versus physiotherapy to relieve pain in patients with sciatica:a prospective randomized blinded clinical trial. J Orthop Sci. 2006;11(4):365–369.

[7] Manchikanti L, Manchikanti L, Cash KA, Cash KA, McManus CD, McManus CD, Pampati V, Singh V, Benyamin R. The preliminary results of a comparative effectiveness evaluation of adhesiolysis and caudal epidural injections in managing chronic low back pain secondary to spinal stenosis:a randomized, equivalence controlled trial. Pain. 2009;12(6):E341–E354.

[8] Park CH, Lee SH, Jung JY. Dural sac cross-sectional area does not correlate with efficacy of percutaneous adhesiolysis in single level lumbar spinal stenosis. Pain Physician. 2011;14(4):377–382.

[9] Ji GY, Oh CH, Moon B, Choi SH, Shin DA, Yoon YS, Kim KN. Efficacy of percutaneous epidural neuroplasty does not correlate with dural sac cross-sectional area in single level disc disease. Yonsei Med J. 2015;56(3):691–697.

[10] Manchikanti L, Abdi S, Atluri S, Benyamin RM, Boswell MV, Buenaventura RM, Bryce DA, Burks PA, Caraway DL, Calodney AK, Cash KA, Christo PJ, Cohen SP, Colson J, Conn A, Cordner H, Coubarous S, Datta S, Deer TR, Diwan S, Falco FJE, Fellows B, Geffert S, Grider JS, Gupta S, Hameed H, Hameed M, Hansen H, Helm S, Janata JW, Justiz R, Kaye AD, Lee M, Manchikanti KN, McManus CD, Onyewu O, Parr AT, Patel VB, Racz GB, Sehgal N, Sharma ML, Simopoulos TT, Singh V, Smith HS, Snook LT, Swicegood JR, Vallejo R, Ward SP, Wargo BW, Zhu J, Hirsch JA. An update of comprehensive evidence-based guidelines for interventional techniques in chronic spinal pain. Part II: guidance and recommendations. Pain Physician. 2013;16(2 Suppl):S49–S283.

第 29 章　经骶管裂孔硬膜外内镜下激光减压术（SELD）

Sang Gu Lee

29.1　引言

硬膜外内镜激光减压术是一种新型解决脊柱源性疾病的微创技术。硬膜外内镜手术是一种可视化下治疗脊柱疾病的微创技术，且可在局麻下进行。理论上它有以下优势，包括：①例如松解粘连组织和瘢痕组织等病变；②通过生理盐水冲洗减少对椎间盘的化学刺激；③可以额外使用类固醇药物抗炎。与物理治疗和尾端硬膜外注射相比，硬膜外内镜手术具有更佳疗效。

然而，近期的系统综述表明该手术仍具有争议，一些研究显示该手术在短期和中期有着较好的止痛作用，但另一些研究则报道了相反的结果。随着内镜技术的不断提高，硬膜外内镜手术是一种有效治疗椎间盘疾病的微创手术，而辅助性使用激光是一种理想的选择。硬膜外内镜图像质量的提高，为脊柱相关的慢性疼痛疾病提供了更准确的诊断和治疗。由于这些进步，最近有报道称硬膜外内镜下辅助激光疗法可以治疗各种病变，例如椎间盘切除。

SELD 是指经骶管裂孔硬膜外内镜下激光减压术。即使是注射类固醇药物后不能有效缓解疼痛和手术后复发的顽固性腰腿痛，SELD 对于其诊断和治疗仍有望提供良好的临床疗效。

29.2　历史

可直视椎管及其内容物的硬膜外内镜，是 Michael Burman 在 1931 年首次提出的，但是要发展该技术以更广泛地应用于临床（包括 Racz 推广的粘连松解和神经成形术）还需要很长时间。遗憾的是，直到最近柔性光纤和光学器件的出现，这一点才得以实现。Hirschowitz 等于 1958 年研发出第一台柔性内镜是该技术临床应用的关键突破，且给诊断和治疗方面带来巨大进步。

1991 年，Heavner 使用柔性纤维镜和光学设备进行硬膜外内镜检查。然而，Saberski 和 Kitahata 发明的经骶管裂孔硬膜外内镜进入腰椎管的方法由于硬膜破裂的风险较低，已被大多数外科医生广泛采用。最近，随着该技术的工作通道的操作范围逐步扩大，允许使用激光等其他工具，将更有利于提高椎间盘手术的工作效率。

1996 年，美国食品和药品监督管理局（FDA）批准了硬膜外腔显像术。

激光在脊柱内镜的临床治疗中已取得良好效果，因为激光可以通过汽化部分椎间盘组织以降低椎间盘的压力，从而进一步降低突出髓核与周围组织之间的压力，使突出的椎间盘在硬脊膜和神经根之间相对回纳。

29.3　患者选择

在 SELD 中，由于内镜导管的尺寸非常小，其操作空间非常狭窄，因此，选择合适的患者非常重要。

29.3.1　适应证

SELD 的主要适应证如下：
- 腰椎间盘突出。
- 纤维环撕裂综合征。
- 硬膜外粘连。
- 腰痛伴神经根性疼痛。
- 对保守治疗无效的慢性腰背痛。

- 椎间盘突出术后复发。
- 椎间盘突出术后残留。
- 腰椎手术失败综合征。

应避免手术的适应证：
- 出血倾向或凝血功能障碍。
- 巨大的椎间盘脱出。
- 钙化性椎间盘突出。
- 严重椎管狭窄（骨性狭窄）。
- 马尾综合征。
- 明确的神经根受压造成神经功能缺损。
- 脊柱的整体或局部感染。

29.3.2 禁忌证

2006年，世界脊柱内镜基金会（WISE）共识委员会将禁忌证分为绝对和相对两种。

绝对禁忌证有：可能会影响知情同意和/或痛觉的精神疾病，视网膜病变，颅内压升高或有颅内压升高风险，肠和膀胱功能异常，S2~S4区域的功能和感觉障碍，脑血管疾病，晚期全身性疾病，骶骨区感染性或营养不良性皮肤病变（肛瘘，骶骨髓炎等），硬膜囊肿，硬膜膨出，硬膜脊髓膨出，严重呼吸功能不全（COPD），已知手术中使用药物过敏，不稳定型心绞痛，恶性肿瘤。

相对禁忌证有：可能会影响知情同意和/或痛觉的精神疾病，无法俯卧超过60min，严重呼吸功能不全（COPD），有吸毒或酗酒史等。

29.4 器械

29.4.1 硬膜外导管

硬膜外内镜导管有两种类型，它们的工作长度都为30cm，直径分别为3.0mm和3.2mm。导管有2个直径为1.15~1.75cm的工作通道，其中一个位于设备顶部，另一个位于设备底部。顶部导管用于使用高分辨率光纤摄像头，而底部导管用于使用消融突出椎间盘或硬膜外瘢痕组织的激光探针或活检钳。而导管的两侧都有控制装置，可以沿两个方向（左右）操纵导管。控制装置背面有一个看起来像双排气口的双端口（图29.1）。

29.4.2 柔性光纤硬膜外内镜

硬膜外内镜的直径为0.9mm、1.2mm和1.3mm，可以通过一个可操纵、可视化的2.7mm或3.0mm的视频导管置入。顶部工作通道通常是硬膜外通道。3000E内镜直径为0.9mm，包含1万像素的光纤束，能放大约40倍，可以和普通的影像系统一起使用（图29.2）。

29.4.3 激光设备

使用的激光装置是VersaPulse P20，即Ho:YAG激光消融，在粘连松解后进行椎间盘的激光烧灼减压（图29.3）。Ho:YAG的波长为2.1μm，在组织中到达深度< −0.5mm。组织穿透性低且汽化性良好，对周围组织（如硬脊膜或神经根）的损伤最小。

29.5 手术方式

体位和术前准备

- 该手术需要在无菌手术室或介入室中进行。
- 可以预防性使用抗生素。

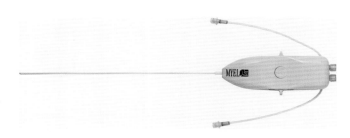

图29.1 Myelotec视频引导下导管

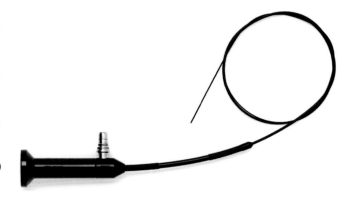

图29.2 Myelotec 3000E 柔性光纤内镜

- 建议术中监测，包括心电图、血压和脉搏血氧饱和度。
- 患者俯卧位。
- 用 Wilson 架或可透视软枕减少腰椎前凸和腰骶角（图 29.4）。
- 采取较小腰骶角的体位对于在 L3~L4 或 L4~L5 椎间隙水平处推进导管有很大帮助。
- 骶管裂孔区皮肤用消毒剂消毒。
- 用 1% 利多卡因局部麻醉。
- 用侧位透视定位皮肤进针点（图 29.5）。

29.6　制订手术入路

- 在骶管裂孔皮肤处用 11 号刀片做 1cm 长的纵向切口。
- 套管针的外径为 4.2mm，内径为 3.5mm，通过 C 臂透视引导从皮肤切口处穿入的骶管裂孔（图 29.6）。
- 当套管针进入骶管时，阻力略有下降。
- 在套管针推进过程中拍摄正位（AP 位）和侧位图像，以确保套管针的方向不会偏离中线。

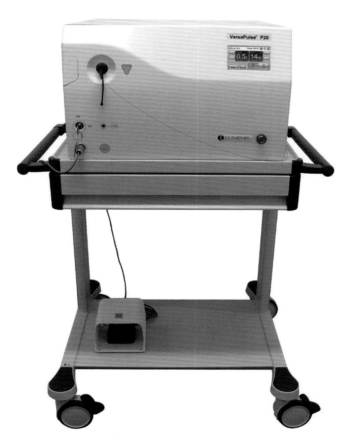

图 29.3　VersaPulse P20，Ho：YAG 激光设备

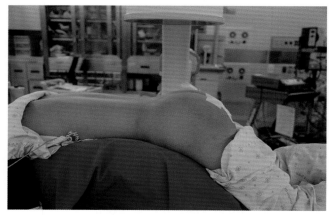

图 29.4　SELD 患者体位

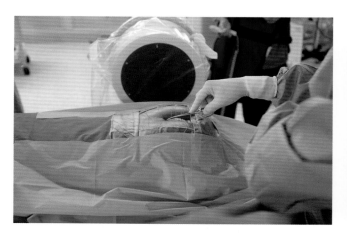

图 29.5　用侧位透视确定皮肤进针点

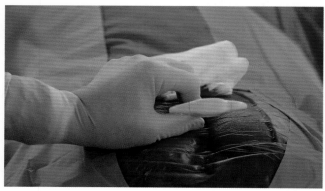

图 29.6　通过 C 臂透视图辅助套管针穿过骶管

29.7　柔性硬膜外内镜下导管推进至目标病灶

- 导引器是柔性硬膜外内镜导管（Myelotec）。
- 硬膜外内镜导管的长度为 30cm，外径为 3.0mm。导管具有 2 个直径为 1.3mm 的工作通道，其中一个在设备顶部，另一个在设备底部（图 29.7）。
- 顶部导管用于使用高分辨率光纤摄像头，而底部导管用于使用消融突出椎间盘或硬膜外瘢痕组织的激光探针或活检钳。
- 将柔性硬膜外内镜导管穿过套管针，并在 C 臂图像的引导下推进至 S1 椎体水平（图 29.8）。
- 将柔性硬膜外内镜导管向外侧旋转 90° 进入硬膜外腔的腹侧，在 C 臂侧位透视引导下通过套管针推进（图 29.9）。

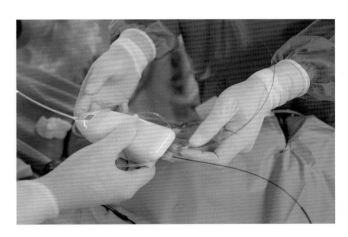

图 29.7　带硬膜外内镜和激光光纤的视频引导下导管

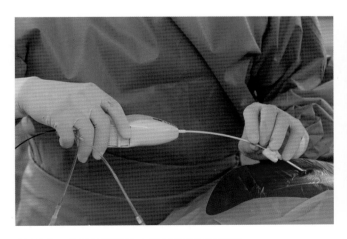

图 29.8　将柔性硬膜外内镜导管穿过套管针

- 在骶管内硬膜外的初步探查过程中，可以看到硬膜外脂肪组织。
- 导管可向两侧移动并前进至硬膜外腔的前部以定位腹侧部位。
- 在 C 臂引导下小心推进，以防损伤硬脊膜和神经根。

29.8　硬膜外造影

- 当硬膜外内镜的尖端达到 S1~S2 水平时，则开始进行硬膜外造影。
- 注射 10mL 造影剂（碘海醇或优维显）进行硬膜外造影以确认导管在腹侧（图 29.10）。
- 手术结束时可重复进行硬膜外造影，以比较和评估粘连松解和减压程度。

29.9　硬膜外内镜视野

- 操纵柔性硬膜外内镜导管到达硬膜外腔中的可疑病灶。
- 在硬膜外使用生理盐水冲洗清洁视野操作区域，以升高压力扩大硬膜外腔，并提高硬膜外内镜视野在屏幕上的清晰度。
- 缓慢推动含有生理盐水的注射器活塞（0.15~0.20mL/s），必须严密监控注入的生理盐水

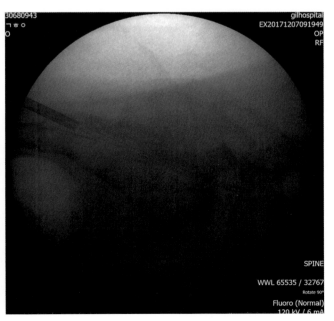

图 29.9　将硬膜外内镜导管放在椎管的腹侧

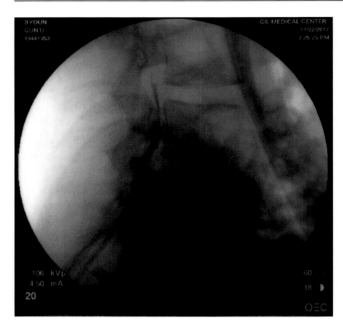

图 29.10　通过注射硬膜外造影剂确认导管在腹侧

量。生理盐水总量控制在 200~300mL。

- 这样可以可视化地显示硬脊膜和神经根周围的韧带、炎性组织、纤维结缔组织和脂肪组织，以及突出和膨出的椎间盘（图 29.11）。

29.10　椎间盘突出症

- 当硬膜外内镜进入硬膜囊腹侧时，可以看到突出或膨出的椎间盘（图 29.12）。
- 如果椎间盘膨出而无纤维环破裂，则膨出椎间盘可以向外推挤硬膜囊。而硬膜囊呈白色、淡黄色或灰白色伴有横行的血管（图 29.13）。
- 如果有纤维环破裂，可观察到黄色和红色的炎性组织和白色的髓核。

29.11　椎间盘及病变部位的激光消融

- 在硬膜外内镜下发现病变部位时，将激光导管推进至病变部位。
- 在粘连松解和椎间孔成形后采用 Ho:YAG 激光消融（ELND），进行激光烧灼减压。而在减压和粘连松解之前，我们将内镜下的导联探针通过工作通道直接穿到致压物中。

- 激光消融术中应用生理盐水冲洗以减少热灼伤。
- 测试激光功率为 0.5J，正常的减压能量为 0.7~1J（图 29.14）。
- 手术医生应通过 C 臂透视图像确认导管尖端的位置，防止对神经根和硬脊膜造成损伤。
- 当用激光消融烧灼椎间盘时，在硬膜外内镜下可以看到椎间盘体积缩小，就像进行了椎间盘切除术一样（图 29.15）。

29.12　显微外科器械

- 除了硬膜外内镜数字系统和 C 臂机，还应提供相应的无菌显微外科手术器械套件用于椎间盘的切除（图 29.16）。
- 有许多像柔性抓钳的显微外科器械，但难以通过工作通道进行操作。
- 如果没有完备的硬膜外内镜影像，则不建议进行有风险的显微外科手术。

29.13　结束手术和缝合

- 然而，SELD 有一定的局限性。在硬膜外内镜手术中，只有通过反复注入生理盐水使其膨胀，才能看到硬膜外腔。更重要的是，硬膜外内镜手术会提高颅内压和眼眶内压。腰椎硬膜外内镜手术所需的时间为 45~60min。
- 进行充分的减压操作后，取出硬膜外内镜，并用缝线缝合皮肤切口，用无菌敷料覆盖（图 29.17）。

29.14　并发症

　　尽管硬膜外内镜作为一种安全、术后创伤较小、并发症少的微创技术，但其并发症的发生将随着使用次数的增加而相应增加。而经皮硬膜外内镜治疗后的并发症主要有头痛、颈痛、抽搐、硬脊膜撕裂、神经损伤、视力减退、感染、背痛、呕吐、脑膜炎、神经放射痛、尿频尿急、头晕、食管功能减退和直肠疾病。

- 头痛是 SELD 手术期间的主要并发症之一。在硬膜外内镜操作期间，硬膜外腔需要通过反复注射生理盐水来保持充盈。更重要的是，硬膜外内镜手术会

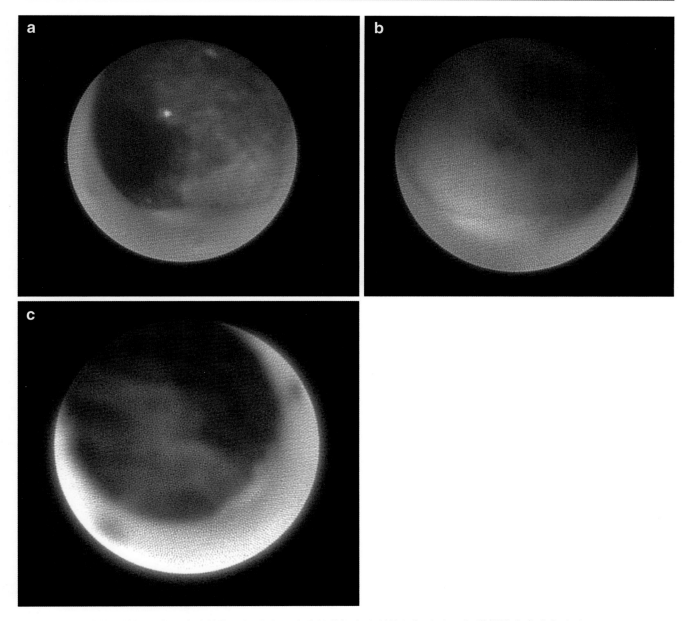

图 29.11 硬膜外内镜视野中的脂肪结缔组织（a），突出的椎间盘和纤维组织（b），韧带慢性炎症改变（c）

升高颅内压和眶内压。而腰椎硬膜外内镜检查所需的手术时间为 45~60min。

- 硬膜外腔腹侧导管推进或激光消融过程中可能发生硬脊膜撕裂。当导管位于硬膜下间隙时，内镜下可看清神经根系。但是，硬脊膜在这种情况下发生了细小撕裂，而术后可能需要卧床休息 1~2 天。

- 硬膜外血肿是一种较少见的并发症。大多数硬膜外出血可以通过生理盐水冲洗或激光凝血来控制。但我们在术前也应检查患者凝血功能。

- 激光消融治疗后，椎间盘突出可能会复发。

- 因为硬膜外内镜手术是经皮微创且需要连续的生理盐水冲洗，所以其手术相关的感染并发症较少。但是如果发生感染，则是严重的术后并发症。可以通过使用抗生素或翻修手术治疗。

- 神经损伤是 SELD 中罕见的并发症，在激光减压过程中轻柔推进硬膜外导管和使用生理盐水冲洗是避免神经损伤的重要方法。

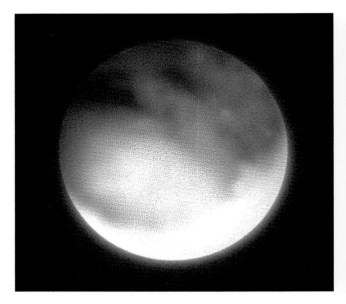

图 29.12　突出的椎间盘和硬膜外的脂肪纤维束

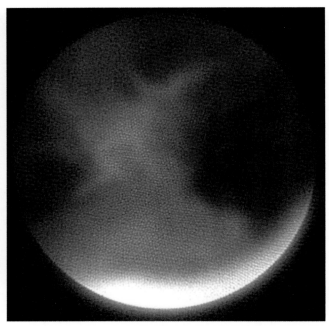

图 29.13　破裂的椎间盘伴有纤维束和炎性组织

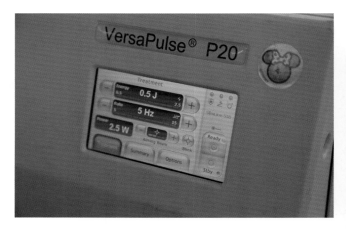

图 29.14　通常的测试功率为 0.5J

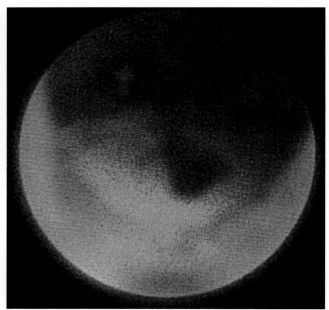

图 29.16　用微型髓核钳取出破裂的椎间盘

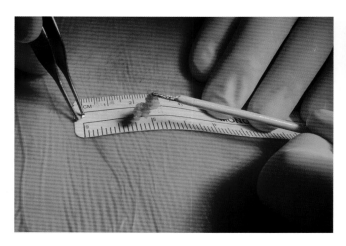

图 29.15　用激光烧灼和缩小的突出椎间盘

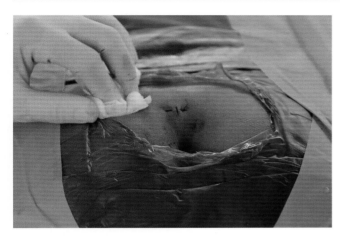

图 29.17　用针缝合皮肤切口

参考文献

[1] Ruetten S, Meyer O, Godolias G. Application of holmium:YAG laser in epiduroscopy: extended practicabilities in the treatment of chronic back pain syndrome. J Clin Laser Med Surg. 2002;20:203–206.

[2] Richter EO, Abramova MV, Cantu F, DeAndres J, Lierz P, Manchiaro PL, Van Buyten JP, Kim JD, Jang JH, Jung GH, Kim JY, Jang S, Salgado H, Salgado P, Alo KM. Anterior epiduroscopic neural decompression:eight-center experience in 154 patients. Eur J Pain Suppl. 2011;5(2):401–407.

[3] Ruetten S, Meyer O, Godolias G. Endoscopic surgery of the lumbar epidural space (epiduroscopy): results of therapeutic intervention in 93 patients. Minim Invasive Neurosurg. 2003;46(1):1–4.

[4] Beltrutti D, Groen GJ, Lloyd Saberski L, Kiesling AS, Schutze G, Weber G. Epiduroscopy Consensus Decision March, 2006. In: World Initiative on Spinal Endoscopy (WISE) Consensus Conference; 3–4 March; Graz (Austria). Austria, 2006.

[5] Avellanal M, Reganon GD, Orts A, Montero LG, Ares JA. Epiduroscopy: complications and troubleshooting. Tech Reg Anesth Pain Manage. 2014;1(8):35–39.

[6] Lee GW, Jang SJ, Kim JD. The efficacy of epiduroscopic neural decompression with Ho:Yag laser ablation in lumbar spinal stenosis. Eur J Orthop Surg Traumatol. 2014;24(Suppl 1):S231–S237.

[7] Kim JD, Jang JH, Jung GH, et al. Epiduroscopic laser disc and neural decompression. Medicine (Baltimore). 2011;3(1):43–45.

[8] Ruetten S, Meyer O, Godolias G. Application of holmium:Yag laser in epiduroscopy: extend practicabilities in the treatment of chronic back pain syndrome. J Clin Laser Med Surg. 2002;20(4):203–206.

[9] Epstein J, Adler R. Laser-assisted percutaneous endoscopic neurolysis. Pain Physician. 2000;3:43–45.

[10] Burmann M. Myeloscopy or the direct visualization on the spinal cord. J Bone Joint Surg. 1931;13:695–696.

[11] Racz G, Heavner J, Raj P. Epidural neuroplasty. Seminars in Anesthesia. 1997;16:302–312.

[12] Hirschowitz BI, Curtiss LE, Peters CW, Pollard HM. Demonstration of a new gastroscope, the fiberscope. Gastroenterology. 1958;35(1):50. discussion 51–53.

[13] Heavner J, Chokhavatia S, Kizelshteyn G. Percutaneous evaluation of the epidural and subarachnoid space with a flexible fiberscope. Reg Anesth. 1991;15(Suppl 1):85.

[14] Saberski LR, Kitahata LM. Direct visualization of the lumbosacral epidural space through the sacral hiatus. Anesth Analg. 1995;80(4):839–840.

第 30 章　脊柱硬膜外内镜手术目前的局限性 和未来可行的改进方案

Kang Taek Lim

SELD 术式要求通过骶管裂孔将光纤内镜插入腹侧硬膜外腔，对那些经保守治疗无效且引起症状的病灶，进行直接探查和治疗。外科光学设备在机械和技术上的显著进步使得手术过程中的可视化更为细致。这使得外科医生可以更详细地看到病灶情况，并通过触摸病灶以得到患者的实时反馈，从而获得更好更成功的手术结果。在我们的研究中，250 例做了 SELD 的腰痛和神经根病患者，在术后 3 个月腿部和背部疼痛的 VAS 评分分别从 7.1 分、5.9 分下降到 2.6 分、2.7 分，在同一时间内，ODI 评分从 50 分改善到 12 分。结果表明，SELD 对间盘突出髓核脱出（HNP）和椎间盘囊肿患者的 VAS 评分和 ODI 均有明显改善。术后 MRI 也显示 HNP 的大小明显减小，神经压迫减少。在我们中心，即便是那些不能忍受全身麻醉和开放手术的老年患者，以及那些与手术相关的并发症增加的患者，如糖尿病或心血管疾病患者，都可以进行 SELD。我们发现，SELD 期间出血的机会与口服抗凝剂的使用无关。在大多数情况下，我们中心已经摒弃了在该手术前几天停用口服抗凝剂的做法。

30.1　tSELD 的发展历程

30.1.1　第一阶段（骶管入路和硬膜外内镜技术的发展，20 世纪 30—90 年代）

经骶管裂孔入路已被用于小儿手术的骶管麻醉。它的使用首次报道于 1933 年。此后，经骶管裂孔入路或尾端入路被用于儿科患者的区域麻醉，并作为镇痛剂和类固醇的输送途径，用于疼痛干预。20 世纪 60—70 年代，光纤技术在医学上的引入和光纤电

缆的微型化使人们对直接观察椎管内的病变产生了兴趣。正是在这一时期，Yoshio Ooi 等以经皮腰椎穿刺的方式插入微型光缆，在有症状的患者中进行 Lesegue 试验时记录了马尾血流的变化，这种方法被称为骨髓镜检查。1991 年，Shimoji 和他的同事发表了他们使用小型柔性光学纤维镜对椎管和腰大池的观察，并介绍了硬膜外内镜的一个重要特点，即在有意识镇静的情况下进行检查，能够诱发一致的疼痛，从而查明受影响的神经根和疼痛来源。同年，Saberski 和 Kitahata 开始评估用于临床硬膜外内镜的各种纤维光学系统。它们促进了骶管入路的使用。在这一时期，由于 CT 和 MRI 等无创检查手段的出现，硬膜外内镜作为一种诊断工具并没有蓬勃发展。然而，在 G. Racz 博士开发并提倡的硬膜外腔镜粘连松解术中，经骶管裂孔入路成为提供骶管麻醉和生理盐水 / 类固醇的既定途径。

30.1.2　第二阶段（临床硬膜外腔镜的发展 20 世纪 90 年代至 2010 年）

前期有关硬膜外内镜的关注可以归纳为 3 个方面：①光纤导管仅能显示镜头前方的组织，即当焦距保持在 2mm 时，这种焦距很难看到潜在的空间，如硬膜外空间；②即使在透视引导下，器械也难以置入硬膜外腔；③光纤导管没有单独的通道，不能允许组织取样或向被探查部位输送药物。高清晰度硬膜外内镜的发展，生理盐水的标准化使用，通过保持有效的范围和组织距离来创造工作区域，进入腰椎硬膜外腔的标准导丝和扩张器技术的发展，以及一种可操纵的多通道导管的发展是这一时期的标志。这个阶段也显示了在椎管中使用钇铝石榴石

（YAG）为介质的医用钬激光器（Ho:YAG）的安全性。鉴于上一阶段观察到的硬膜外检查的问题和局限性，这一时期硬膜外腔镜的临床应用更加明显。它成为一种介入治疗疼痛的工具。

30.1.3　第三阶段（硬膜外腔镜手术的发展2011年至今）

经骶硬膜外腔激光减压手术（tSELD 或 SELD）这一术语是由主要作者在2011年首创的，但直到2016年才在已发表的文献中发现它的存在。在此期间，SELD 发展并成为一个正确的外科手术方式，借助：①标准化技术使用4mm金属套管针进入骶管和骶管间隙的技术标准化；②使用一种30cm转向器，其具有两个工作通道用于视野、激光和微型镊子，还有一个单独的端口用于生理盐水的流入和流出；③使用钬激光，经550μm尖端来消融敏感的窦椎神经和减压神经根；④用微钳取出较大的椎间盘突出或囊肿壁碎片。经骶管入路和硬膜外内镜最初是一种用于介入性疼痛治疗的诊断工具和程序，现在已成为一种具有适当适应证的手术技术。

SELD 的适应证和禁忌证的定义，为外科医生提供了明确的指南，以决定哪种病理情况将从该手术中获得最大的益处，并阐明了疗效或缓解疼痛的机制。

镇痛的机制被认为包括以下几个方面：

- 用生理盐水冲洗硬膜外腔，以减少炎症介质。
- 机械松解术后或炎症导致硬脊膜和神经根的炎性粘连。
- 在受影响的水平面上消融致敏的嵌顿的窦椎神经，并进行环形撕裂。
- 减少椎间盘突出的大小，从而减轻神经根的压迫，

SELD 的适应证	SELD 的禁忌证
1. 小 HNP（ < 25%），可能有上下游离	1. 患有精神疾病，不能保持俯卧姿势
2. 明确的纤维环撕裂症状	2. 腰 / 骶隐性脊柱裂史
3. 用于治疗术后综合征的粘连松解术	3. 钙化病变 / 黄韧带肥大 / 椎管狭窄
4. 腰椎间盘囊肿	4. 椎间孔内 / 外 HNP
5. 腰椎管腹侧硬膜外腔病变的活检	5. 腰椎不稳 / 腰椎滑脱

缓解缺血和压迫症状。

在这个历程中，可以清楚地看到 SELD 作为一种新技术的发展取决于现有的技术和在每个时期对疾病过程的持续理解。SELD 技术的开发人员和从业者通过为每一阶段出现的问题或担忧提供解决方案，使手术过程更容易理解、可重复，并为外科医生和患者所接受。

30.2　SELD 的局限性

30.2.1　陡峭的学习曲线

学习新的技术和术式都有一个学习曲线，学习 SELD 也是如此。如果一个人使用新技术处理指定病症时能持续提供良好的结果，则认为已经通过了学习曲线。为了克服学习曲线，初学者必须掌握经骶管裂孔入路的解剖学、腰骶部的影像解剖学和腰椎腹侧硬膜外腔的镜下解剖学。初学者还必须掌握进入腹侧硬膜外腔的技术，因为这是病变所在的位置。

30.2.2　解剖学的局限性

硬膜外腔镜通过人体自然开口（即骶管裂孔），可以直接看到腰椎硬膜外病变及其周围结构，且对患者肌肉骨骼结构的影响最小，使用的是柔性导管和硬膜外内镜。这种可调节的灵活的硬膜外内镜系统用于确认硬膜外病灶，同时提供精确和有针对性的治疗。然而，在进入骶管裂孔方面存在特殊的解剖学限制。

30.2.2.1　裂孔阙如
Elumalai 等研究的病例组中有2%的病例显示完全阙如的骶管裂孔，并且骶管下端由于骨的过度生长而闭合。在骶管裂孔闭合的情况下，采用4mm金属套管针在 C 臂引导下，用锤子轻敲，沿骶骨中线穿刺，进入骶管硬膜外腔。根据我们的经验，穿刺到骶骨不会引起术后骶骨或尾骨疼痛。

30.2.2.2　骶部脊柱裂
对于有骶骨隐性脊柱裂和有骶骨脊膜膨出修补史的患者，SELD 是困难且不安全的。与此相关的情

况被认为是 SELD 的禁忌证。

30.2.2.3　腰骶角

腰骶角是沿 L5 和 S1 的椎体后缘延伸线所形成的角（图 30.1）。SELD 中使用的导管是可转向的，但不是很灵活。在一个水平的空间中它可更好地调节。如果腰骶角较小，导管很难从骶管裂孔进入腰椎腹侧硬膜外腔。当腰骶角较小（< 130°）时，可增大骶管与腰椎管的夹角，使骶管与腰椎骶管几乎在同一平面，采用腹侧硬膜外入路。患者俯卧在 Wilson 架上，可减少腰椎前凸和扩大腰骶角。

30.2.2.4　巨大椎间盘突出 / 钙化病灶

不推荐使用 SELD 切除椎间盘突出占 MRI 上超过 50% 椎管横截面积的巨大椎间盘突出。这是 SELD 的另一个局限性。在我们中心，鉴于患者的强烈要求，我们尝试在几个类似的病例中使用 SELD。然而，结果并不令人满意，手术时间超过了我们设定的安全时间，即 1h 和 250mL 的灌注。为了获得良好和持久的效果，推荐 SELD 用于轻度椎管侵占的 HNP（图 30.2），其定义为椎管侵占 < 25% 的椎间盘突出。

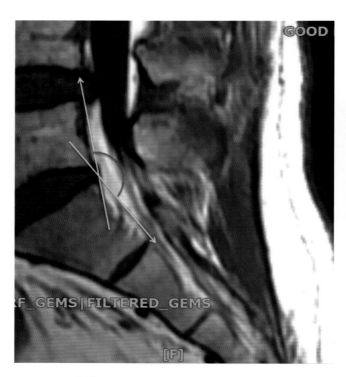

图 30.1　腰骶角

30.2.2.5　腰椎管狭窄症

退行性腰椎管狭窄症是老年患者（年龄 > 60 岁）的一种疾病，被认为是高龄患者进行脊柱手术的最常见原因之一。它是由椎间盘高度的丢失、小关节肥厚、黄韧带纤维化等因素共同导致的结果。Johnson 的研究表明，用激光消融黄韧带是可行的；然而，目前还没有已知的人体试验，而且带有硬膜外内镜和激光的 SELD 导管可能无法从腹侧硬膜外腔到达背侧。因此，不推荐 SELD 治疗腰椎管狭窄症。

30.2.2.6　工作空间解剖狭窄

SELD 的主要局限性是在腹侧硬膜外腔操作的工作空间狭窄，可转向导管的工作通道狭窄，仅允许小的激光纤维和器械通过。为了克服这一局限性，操作者必须对每个病例的解剖学有深入的了解，这只能通过对每个患者的临床和影像学相关性进行全面深入研究才能实现。除此之外，操作者必须熟悉硬膜外腔镜下腹侧硬膜外正常和病理结构。

30.2.3　技术上的局限性

30.2.3.1　辐射暴露危害

狭窄的工作空间加上小器械会使操作者迷失方向，无法确定其在腹侧硬膜外腔的位置。为了克服这一限制，操作人员必须使用 C 臂引导仪器和扩大

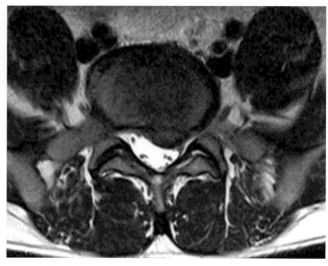

图 30.2　< 25% 无狭窄的椎管占位性病变是 SELD 的良好适应证

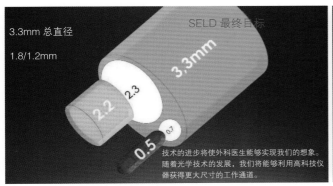
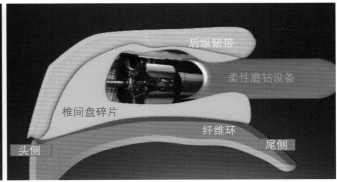

图 30.3　技术的进步将使外科医生能够实现我们的想象

视野。因此，操作者可能会暴露在大量的辐射中，包括助手和患者。在此过程中，适当地使用 X 线防护服是必要的。

30.2.3.2　小工具

　　SELD 使用的器械很小。这些器械为：3.0mm 可调节导管、两个 1.3mm 的工作通道、一个 0.9mm 的硬膜外内镜、一根 1.0mm 的激光纤维和一个 1.2mm 的柔性镊子。小器械用于骶管裂孔的小出入口和狭窄的硬膜外间隙。学习如何操作这样的小器械为学习曲线增加了另一项难度。SELD 被认为是针对上述适应证开发的用于微创脊柱手术的最小器械。因此，它不能处理大的椎间盘突出，只能用于处理椎管内病变。对于位于椎间孔和椎间孔外区域的病灶治疗是禁忌的。然而，对于体型较小的患者，它可以治疗 L5/S1~L2/L3，有时是 L1/L2 的多节段病变。

30.3　脊柱硬膜外腔镜未来可行的调整方案

　　尽管 SELD 有上述局限性，但它仍然是治疗有症状的小腰椎间盘突出症、椎间盘囊肿、术后粘连、纤维环撕裂综合征的良好选择之一，是即时缓解疼痛、提高生活质量功能的合理方法，且术后并发症发生率极低。

　　脊柱硬膜外内镜被认为在将来可作为经骶管硬膜外腔镜激光减压手术必不可少的辅助方式，或有望替代。为了解决 SELD 存在的工作空间狭窄、辐射暴露危害、小型器械限制问题，SELD 需要发展若干

领域。未来，硬膜外内镜将需要开发更大尺寸（3.3mm）的可调节导管，具有更大的工作通道（图 30.3），以插入更大尺寸的钳子和可伸缩的柔性钻头。如果能开发出具有高清晰度和宽视角的较小的 0.5mm 硬膜外内镜，这将是可能的。利用纳米技术和人工智能技术开发的混合机器人导管导航系统将消除使用有害 X 线的必要性。更大的器械和更优化的激光以及其他技术（例如可以通过导管的工作通道插入的超声吸引器的小型化）可以使手术更加精准和安全。最终，如果 SELD 要延续下来并在未来继续被脊柱外科医生使用，这项技术的开发者需要继续使其安全、有效和经济。未来的发展可能包括改良的光学技术和灵活的器械，以更大的工作通道去除病灶（图 30.3）。

参考文献

[1] Lee SH, Lee S-H, Lim KT. Trans-sacral epiduroscopic laser decompression for symptomatic lumbar disc herniation: a preliminary case series. Photomed Laser Surg. 2016;34(3):121–129. https://doi.org/10.1089/pho.2015.4000.

[2] Campbell MF. Caudal anesthesia in children. J Urol. 1933;30(2):245–250.

[3] Saberski LR, Brull SJ. Spinal and epidural endoscopy:a historical review. Yale J Biol Med. 1995;68(1–2):7–15.

[4] Ruetten S, Meyer O, Godolias G. Application of Holmium:YAG laser in epiduroscopy: extended practicabilities in the treatment of chronic back pain syndrome. J Clin Laser Med Surg. 2002;20(4):203–206.

[5] Schutze G. Epiduroscopy: spinal endoscopy. 1st ed. Berlin: Springer; 2008.

[6] Elumalai G, Thangamani M, Sanyal S, Kanagarajan P. Deficient sacral hiatus cause mechanical low back pain: a radiological study. Int

J Anat Res. 2016;4(1):1758–1764.

[7] McCall IW. Lumbar herniated disks. Radiol Clin N Am. 2000;38(6):1293–1309.

[8] Szpalski M, Gunzburg R. 7 The role of surgery in the management of low back pain. Baillieres Clin Rheumatol. 1998;12(1):141–159.

[9] Genevay S, Atlas SJ. Lumbar spinal stenosis. Best Pract Res Clin Rheumatol. 2010;24(2):253–265.

[10] Johnson MR, Codd PJ, Hill WM, Boettcher T. Ablation of porcine ligamentum flavum with Ho:YAG, q-switched Ho:YAG, and quadrupled Nd:YAG lasers. Lasers Surg Med. 2015;47(10):839–851.

第 31 章　经皮硬膜外神经成形术：经椎间孔入路

Javier Quillo-Olvera, Jin-Sung Kim

缩写

DRG，背根神经节

DSP，地塞米松磷酸钠

FBSS，腰椎手术失败综合征

FDA，美国食品和药品监督管理局

LDH，腰椎间盘突出症

LSS，腰椎管狭窄症

MRI，磁共振成像

NaCl，氯化钠溶液

NRS，数字评分量表

NSAIDs，非甾体类抗炎药

ODI，功能障碍指数

OPN，骨桥蛋白

PEN，经皮硬膜外神经成形术

SFM，简易 McGill 问卷

SIBLING，小分子整联蛋白结合配体 N– 连接糖蛋白

TA，曲安奈德

VAS，视觉模拟量表

VNRS，语言数字评分量表

31.1　引言

慢性腰痛是人群中最常见的疼痛症状，其中 15%~39% 的患者会出现腰痛。另据了解，90% 的患者一生中会出现一次这种症状，他们大约 6 周就会恢复，这与他们接受的治疗类型无关。因此，慢性腰痛是一种令人困扰的症状，影响社会和经济利益，这应该与脊柱外科医生和疼痛专家相关。椎间盘和脊柱关节疾病，以及腰椎手术失败综合征，是最常见的原因。也有报道称，20%~50% 的腰椎手术会以腰椎手术失败综合征（FBSS）告终。例如，尽管手术类型不同，但 8%~40% 的腰椎间盘手术患者的疼痛（背痛或根性痛）不能完全缓解，只有 60% 的患者能重新投入工作活动。此外，在这些情况下，只有 11% 的高水平运动员在腰椎内镜下椎间盘切除术后恢复运动。硬膜外纤维化被认为是手术治疗后慢性腰痛和复发性根性疼痛的最重要原因之一。Ross 等发现椎间盘切除术后残留硬膜外瘢痕与复发性根性疼痛有一定关系。硬膜外纤维化是所谓椎间盘切除术后综合征或 FBSS 的原因。在这项研究中作者观察到每增加 25% 的硬膜外瘢痕，手术后复发性根性疼痛的风险增加 2 倍，在有广泛硬膜外纤维化的受试者中，易感性甚至增加到 3.2 倍。临床上将 FBSS 定义为腰椎手术后腰部或下肢的持续性或复发性疼痛。引起该病的原因是多方面的，包括硬膜外纤维化、后天性椎管狭窄、复发性椎间盘突出、骶髂关节疼痛或小关节面疼痛等。但硬膜外纤维化被认为是主要原因，占所有病例的 20%~36%。腰椎手术后瘢痕的形成是由于患者术后状态下的残留血肿所致。这种血肿由骨膜和椎旁肌层深层表面的结缔组织细胞迁移而发展为纤维组织。对尸体硬膜外腔腹侧中腰椎粘连的概率和位置进行分析，发现 16% 的 L3~L4、40% 的 L4~L5 和 36% 的 L5~S1 节段有粘连的证据。腰椎手术后硬膜外纤维化的诊断通常采用钆类磁共振成像（MRI）。但在某些情况下，这种方法可能无法鉴别粘连。硬膜外造影是 1921 年由 Sicard 和 Forestier 提出的一种诊断方法，他们发现了硬膜外空间的充盈缺损和纤维化之间的关系。因此，硬膜外造影被用于评估硬膜外粘连。这种综合征通常对包括物理治疗和使用镇痛药物在内的保守治疗

无效。另外，第二次手术的成功率为30%，第三次手术的成功率为15%。选择的治疗方法是硬膜外类固醇注射。但有研究报道，经椎间孔或经骶部使用硬膜外类固醇的疼痛缓解持续时间不超过2个月。硬膜外类固醇通常失效，因为硬膜外纤维化就像一个机械屏障，阻止了药物在硬膜外腔的扩散。最后，这种药物在靶区不能达到最佳浓度。据报道，经皮硬膜外神经成形术（硬膜外粘连松解术或PEN）是一种微创治疗慢性腰痛和难治性神经根痛的方法。这种方法的优点是可以做到足量注射药物进行粘连松解，所以效果确切。将导管直接放入腹侧硬膜外腔进行神经根抗炎和缓解疼痛是另一方面的优点。在PEN手术中，在腹侧硬膜外腔内来回移动导管的尖端，机械性地清除粘连。此外，导管的尖端位于神经根鞘附近。因此，可以更准确地注入药物。另一种引起慢性腰痛和神经根病的病理是腰椎管狭窄症。在这种疾病中，硬膜外注射类固醇在长达6周的时间内都没有出现持续疼痛缓解。腰椎管狭窄症（LSS）定义为中央管、侧隐窝和椎间孔的解剖学狭窄。与LSS相关的一些原因包括先天性椎弓根短小、骨性和韧带组织增生、小关节肥厚性关节炎改变、脊柱滑脱、椎间盘膨出或突出。中央管狭窄，尤其是侧椎管（侧隐窝和椎间孔）狭窄，在一个或多个节段可导致神经源性或血管性椎管内容物压迫，出现神经源性跛行、腰痛和下肢疼痛等最常见的临床表现。LSS的发病率为1.7%~13.1%，但在老年人中发病率显著增加，60~69岁患病率达到19.4%~47.2%。下一节将介绍经椎间孔入路经皮硬膜外神经成形术方法，并综合回顾目前关于经皮粘连松解的最新证据。

31.2　腰椎粘连引起疼痛的生理病理

Kuslich等发现认识硬膜外纤维化引起的轴性和根性疼痛有重要意义。他们在研究中介绍，当肿胀、牵拉或压迫的神经受到刺激时，会产生根性痛，而背痛是由于敏化的纤维环韧带外层和后纵韧带等组织受到了刺激。但硬膜外腔的其他结构，如腹侧硬膜、椎体骨膜、硬膜附着物、神经根周围组织，可能因化学刺激而变得高度敏感，从而引起轴性疼痛。这些位于腹侧硬膜外腔的结构受神经纤维的高

度支配，通过窦椎神经与中枢神经系统相连（图31.1）。瘢痕组织本身并不疼痛。然而，当这些粘连将神经固定在一个位置时，瘢痕组织或纤维化的存在会引起疼痛。因此，神经根受到张力或压迫。用高于200mmHg的压力直接压迫神经，可引起神经纤维变形、郎飞结改变和副神经髓鞘内陷。低压压迫（5~10mmHg）可引起静脉流量改变，营养物质输送减少20%~30%，毛细血管通透性受损，导致水肿。慢性压迫产生的硬膜内水肿与纤维化形成和神经传导障碍有关。在没有压迫的情况下，神经也会受到刺激。当椎间盘髓核从破裂的纤维环韧带突出时，它就如同异物，引起水肿、炎症和纤维化。参与由椎间盘产生的炎症级联反应的物质有乳酸、糖蛋白、细胞因子和组胺。Harrington等在一项啮齿类动物的研究中报道了谷氨酸在硬膜外腔的作用。在这项研究中，作者将大鼠从椎间盘中提取的谷氨酸注入硬膜外腔，导致脊神经水肿和纤维化，即使在炎症反应消失后，水肿和纤维化仍持续存在。最后，有炎性水肿和纤维化的神经，在受到机械刺激后，会产生痛觉反应，传导至中枢神经系统，导致中枢敏化。最近骨桥蛋白（OPN）的作用已被探讨，它是1986

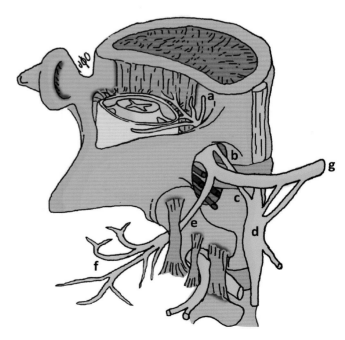

图31.1　窦椎神经及其与脊柱结构的关系图。a. 窦椎神经。b. 脊膜支。c. 从脊膜支到交感干的交感神经。d. 交感干。e. 神经根背支。f. 从背支到小关节、肌肉和皮肤的分支。g. 出口根

年命名的 SIBLING（小分子整联蛋白结合配体 N- 连接糖蛋白）的家族蛋白。在一项啮齿类动物实验研究中，OPN 在硬膜外纤维化的形成中起重要作用。接受椎板切除术的啮齿类动物不仅有硬膜外纤维组织中 OPN 的高表达，而且硬脊膜的背根神经节（DRG）神经元的厚度也发生了变化，这与啮齿类动物椎板切除术后体感诱发电位幅度的变化有关。2014 年，Pereira 等通过对 15 例患者进行硬膜外瘢痕组织活检，分析 OPN 的表达，在一定程度上认识到 OPN 在硬膜外纤维化形成中的作用；然而，亦有其他因素与痛觉相关。硬膜外纤维化可见于 3 个腔室。背侧硬膜外纤维化是由手术血肿再吸收形成的。在腹侧硬膜外间隙，纤维化可能继发于椎间盘，这种损伤可能在手术治疗后持续存在，即使在正常愈合和恢复过程后仍可引起轴性或神经根性疼痛。外侧硬膜外腔包括根管外的神经根周围结构，称为"袖"，包含出口根和背根神经节（DRG），易受到椎间盘病变、小关节肥厚和椎间孔狭窄的影响。因此，神经松解术的目的是使用抗炎药物（皮质类固醇）治疗背部疼痛和神经根疼痛，帮助减少神经水肿（高渗盐水或皮质类固醇），阻碍神经轴突传导疼痛信号的局部麻醉剂（罗哌卡因、利多卡因等），采用含透明质酸酶的液体来溶解纤维组织，并在导致炎症的特定部位准确输送这些药物。经皮硬膜外神经成形术的另一个作用机制是通过大量溶液将受影响区域的炎性细胞因子清除。

31.3 经皮硬膜外神经成形术的循证医学

31.3.1 背景

经皮硬膜外神经成形术（或称粘连松解术）是 1989 年由 Racz 在得克萨斯理工大学健康科学疼痛中心创立的。适应证包括腰椎手术失败综合征（FBSS）、椎间盘破裂、腰椎管狭窄（中央或外侧）、椎体压缩性骨折、多节段退行性关节炎、关节突疼痛和硬膜外瘢痕。Racz 手术最初被描述为 3 天内通过尾部（经骶部）入路进行。一般来说，该技术是在手术室无菌环境中，在患者清醒和术中透视影像的辅助下进行的。通过经骶骨入路，导管进入腹侧硬膜外

腔。随后，进行硬膜外造影以观察硬膜外纤维化引起的充盈缺损。然后，使用 10% 高渗水溶液或透明质酸酶等药物松解粘连，注入类固醇和生理盐水。再复查硬膜外造影，确认无充盈缺损。在复苏室保持硬膜外导管在位观察患者 30min。然后，再次注射高渗盐水或透明质酸酶，并注射类固醇和麻醉剂。这个过程又重复了两天。Manchikanti 在 1999 年证明 Racz 方案在一天内应用同样有效。Manchikanti 等（2001）发表的一项随机临床试验比较了接受经皮硬膜外神经成形术（PEN）的患者与只接受保守治疗的对照组患者。纳入研究的所有受试者均排除了关节突关节疼痛，且对硬膜外类固醇注射的疗效均不满意。本研究纳入患者数量为 45 例，分为两组，接受保守治疗的 15 例患者为对照组，接受经皮硬膜外粘连和高渗盐水溶液的患者 30 例作为治疗组。研究周期为 3 年，最短为 18 个月。如果疼痛强度改善 50% 或以上，则认为是成功的治疗。保守治疗的患者采用物理治疗、运动和药物治疗。这项研究的结果很有趣，在 PEN 组中，97% 的患者在 3 个月时疼痛改善，93% 的患者在 6 个月时疼痛有所改善，47% 的患者在 1 年时疼痛有所改善。患者的功能状态、痛感和心理状态也有积极的变化。最后，单日 PEN 治疗具有较好的成本效益。

31.3.2 用于经皮硬膜外神经成形术的解决方案

Heavner 等（1999）报道了 59 例患者经皮硬膜外粘连松解术后随访 1 年的结果。患者被随机分配到：①高渗盐水加透明质酸酶组；②高渗盐水组；③等渗（0.9%）溶液组；④等渗盐水加透明质酸酶组。所有组别都接受了相似剂量的皮质激素和局部麻醉剂。所有患者都用视觉模拟量表（VAS）对腰部和下肢疼痛进行评估，并使用简易 McGill 问卷（SFM）评估。80%~88% 的患者在术后即时评估时两个量表的评分均有提高，12 个月时有 25%~60% 的患者得分提高。使用不同溶液（0.9%、10% NaCl，或透明质酸酶）的组间无统计学差异。然而，他们观察到，接受高渗盐水或透明质酸酶与高渗盐水溶液的患者在随访期间需要其他治疗的可能性较小。具体来说，有中等证据支持在硬膜外神经成形术中使用高渗盐水，而支持使用透明质酸酶的积极证据较弱。

31.3.3 经皮硬膜外神经成形术的疗效

Ji 等（2014）在对 363 例诊断为单节段腰椎间盘突出症（LDH）患者的研究中报道，PEN 对于腰腿痛的临床效果与椎间盘突出所在的硬膜囊横截面积无关。Park 等（2011）研究了经皮粘连松解术的效果与腰椎管狭窄程度的关系。作者在一项对 66 例患者的前瞻性研究中证明两者没有关系。他们还报道了 74.2% 的患者在 2 周时腰腿痛得到改善，66.7% 的患者在 6 个月时腰腿痛得到改善。Lee 和 Lee（2014）比较了经皮硬膜外神经成形术（PEN）与向硬膜外腔注射类固醇对有腰部手术失败综合征（FBSS）病史患者的临床效果。一项对 114 例患者进行回顾性研究，在手术前、手术后 2 周和 6 个月分别进行腰痛和腿痛的数字评分量表（NRS）和 Oswestry 功能障碍指数（ODI）评分。所有纳入研究的患者均有既往腰椎手术史，接受经皮粘连溶解术组又分为两个亚组，即有腰椎融合手术史组和腰椎减压组。作者报道，在 FBSS 患者中，PEN 比注射腰椎硬膜外类固醇能更有效地治疗疼痛，尤其是在术后 6 个月。同时，经皮粘连松解术在有减压史的亚组中，比有腰椎融合手术史的亚组更有效。Manchikanti 等（2012）发表的另一项研究评估了经皮粘连松解术（PEN）和尾侧硬膜外注射对腰椎术后综合征患者的效果。120 例患者被随机分为两组，随访 2 年。第 1 组（对照组）由 60 名患者组成，他们只使用利多卡因进行尾侧硬膜外注射。第 2 组患者接受利多卡因、10% 氯化钠溶液和类固醇的经皮粘连松解术。两组患者在纳入研究前至少有 6 个月的融合或非融合腰椎手术史。两组患者均有慢性腰痛史，伴有或不伴有腰椎根性疼痛和活动障碍至少 6 个月。所有患者的保守治疗无效。腰腿痛采用数字评分量表（NRS），功能状态采用 Oswestry 功能障碍指数（ODI）评估。两种量表均在术前和术后 3、6、12、18、24 天应用。根据对前次治疗的反应，至少 3 个月后重复使用经皮粘连松解术。作者报道第 2 组 70% 的患者疼痛在 1 年后明显缓解，功能状态改善，2 年后为 82%，而对照组 1 年和 2 年后只有 5%。此外，经皮高渗盐水溶液粘连松解术在 2 年内平均缓解 78 周，每 2 年约 6 次手术或每年 3 次手术。2015 年，由美国食品和药品监督管理局（FDA）组织汇集了 13 位专家对硬膜外腔使用类固醇提供安全建议。Rathmell 等（2015）报道了经椎间孔腰椎硬膜外类固醇注射与中枢神经系统灾难性并发症（如脊髓梗死、脊髓损伤、截瘫）之间罕见关联的结果。所有病例的共同因素是使用了颗粒类固醇，可能的损害机制是将类固醇注射到神经根髓动脉，或该动脉受针头干扰时发生痉挛。此外，已知某些类固醇含有颗粒和聚合形式，如甲泼尼龙的颗粒最大，曲安奈德为中，倍他米松最小。这些颗粒或其聚合物如果注入动脉，可作为栓子，可引起髓质或脑梗死。地塞米松不会形成颗粒或聚合物。Cho 和 Park 在 2016 年对 84 例因根性疼痛接受经皮硬膜外神经成形术（PEN）治疗的患者进行回顾性观察研究，比较了曲安奈德（TA）和地塞米松磷酸钠（DSP）的疗效。本研究目的是探明非颗粒类固醇（DSP）的疗效是否不低于颗粒类固醇。研究将患者分为两组，即在 PEN 手术过程中分别使用 TA 和 DSP 的患者。55 例患者被分配到 TA 组，29 例患者被分配到 DSP 组。术前、术后 3 个月和 6 个月采用语言数字评分量表（VNRS）和 Oswestry 功能障碍指数（ODI）进行评估。治疗成功的终点是症状缓解 50%。作者报告说，TA 组 50.9% 的患者和 DSP 组 48.3% 的患者在 3 个月时治疗成功。在 6 个月的评估中，他们报告了 34.6% 的 TA 组患者和 51.7% 的 DSP 组患者治疗成功，结论是 DSP 在缓解疼痛方面不逊于 TA。因此，应将非颗粒类固醇作为首选药物。有报道称，经皮硬膜外神经成形术的证据等级为 I ~ II - 1。Trescot 等（2007）发表的系统综述认为，有较强的证据支持经皮粘连松解术的作用，中等证据支持注射高渗氯化钠溶液，注射透明质酸酶在治疗慢性和难治性腰痛和根性疼痛方面缺乏数据。最近 Helm 等（2012）发表的另一篇基于 5 项随机对照试验和 2 项观察性研究的系统性综述显示，经皮硬膜外神经成形术对于手术后综合征和腰椎管狭窄引起的慢性腰痛和根性疼痛患者是一种安全的治疗方法，但还需要更多、更高质量的证据支持。

31.4 经椎间孔经皮硬膜外神经成形术

31.4.1 适应证

• 伴或不伴腰痛的单侧腰椎根性症状。

- CT 和 MRI 诊断为侧隐窝或椎间孔狭窄。
- 硬膜外类固醇注射治疗无效。
- 责任节段关节突阻滞阴性。
- 侧隐窝狭窄伴有中央管狭窄。
- 腰椎手术失败综合征。
- 椎间盘退行性疾病。
- 退行性小关节病。
- 腰椎稳定性滑脱。

31.4.2 禁忌证

- 主要症状为腰椎轴性痛。
- 手术部位感染。
- 凝血功能障碍。
- 双侧腰椎根性症状。
- 腰椎不稳的相关症状。
- 对手术中使用的药物有过敏史。

31.4.3 总则

- 必须做基于影像学的缜密术前规划。
- 手术必须在无菌手术室透视下进行，并配备脉率、血压、脉搏血氧饱和度的监测设备。
- 手术可在局部麻醉下，患者保持清醒，俯卧位进行。
- 手术前给予预防性抗生素。
- 建议使用硬膜外可操纵导管（图 31.2）。
- 我们的药物方案包括：透明质酸酶 3000IU+ 生理盐水溶液 10mL，地塞米松 1mL/10mg+3mL 生理盐水溶液，2% 利多卡因 1mL+ 生理盐水 3mL。
- 由于从手术区域到达腹侧硬膜外腔是通过 Kambin 三角，因此手术医生应熟悉经皮经椎间孔的方法。

- 经皮入路时应避免损伤环状韧带。
- 在通过椎间孔或侧隐窝进行机械粘连松解时，用硬膜外可调节导管的尖端进行侧向移动时应小心谨慎，不要伤及背根神经节（DRG）或出口根。
- 药物注射需在硬膜外造影可视化后进行，这样可以降低血管内或硬膜内注射的风险。同时，应缓慢进行，避免过度加压和继发性神经损伤。

31.4.4 基本原理

经椎间孔入路被认为是到达神经结构，如神经根和背根神经节（DRG）的最有效方法。通过这种方法可以直接进入上述结构的腹侧和腹侧硬膜外空间。经皮硬膜外神经成形术（PEN）中使用的手术靶点中的药物浓度取决于许多变量。一个重要的变量是这些药物的给药途径（生理盐水溶液、透明质酸酶、类固醇和麻醉剂）。在经骶部（尾部）或椎板间等途径中，硬膜外韧带或纤维化的存在会影响 PEN 中所用药物在硬膜外腔的分布。具体来说，在更低节段的 L5~S1 时，椎体硬膜附着物较致密、牢固，这些韧带的纤维化改变可附着在神经根上，活动时神经牵引可导致神经根炎症和神经根疼痛。另外，腹侧硬膜附着在后纵韧带上，其纤维化可引起轴性疼痛。经椎间孔入路注射硬膜外类固醇，与椎板间入路注射类固醇相比有较好的疗效，与经骶部入路的疗效相同。

然而，当需要治疗高于 L5~S1 的节段时，导管沿腹侧硬膜外腔的距离非常长，这也有损伤硬膜囊腹侧或引起硬膜外血肿的风险。此外，椎管中央的退行性改变会使硬膜外导管难以通过。因此，对引起症状的神经根进行更有针对性的治疗是经椎间孔

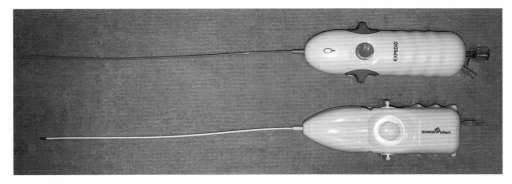

图31.2 硬膜外可调节导管。两种用于粘连松解的硬膜外导管示例

入路的目的。Hammer 等（2001）首次报道了通过经椎间孔入路进行硬膜外粘连松解术的患者的临床结果。作者对 14 例患者进行了回顾性研究，目的是分析经椎间孔神经松解术的疗效。所有患者均有腰椎手术史和腰椎手术失败综合征（FBSS），其特点是具有根性疼痛和对经孔注射硬膜外类固醇的阳性反应。作者采用了基于布比卡因与 / 或不含芬太尼的方案，随后注射 1500U 透明质酸酶和缓慢输注高渗溶液和醋酸曲安奈德。在每次患者就诊时应口头询问 10 分制疼痛量表。如果术后疼痛减轻 50% 以上，则认为治疗成功。93% 的患者在术后立即出现明显的疼痛缓解，1 个月后 71% 的患者疼痛缓解效果持续，3 个月后 57% 的患者疼痛缓解效果持续，6 个月后 43% 的患者疼痛缓解效果持续，21% 的患者在术后 1 年疼痛保持明显缓解。经椎间孔入路减少根性疼痛的原因是精确地将药物送入产生疼痛的特定区域，该区域可位于椎间孔或侧隐窝。在骶尾部技术中，往往能到达腹侧硬膜外腔，但很难在侧隐窝或椎间孔内放置导管。在 Park 和 Lee（2013）发表的另一项前瞻性研究中，报道了经椎管粘连松解术治疗腰椎间孔狭窄患者的短期效果。同时，探讨了椎间孔狭窄的严重程度与治疗效果的关系。35 例患者入组，所有患者均因经磁共振成像（MRI）证实的椎管狭窄而发生单侧腰椎神经根病。在手术后 2 周和 3 个月时，采用 0~5 分的满意度评价结果，0 分定义为无痛，5 分定义为难以忍受的疼痛。在 35 例患者中，有 20 例患者出现中度和重度椎间孔狭窄。受影响最大的椎间孔为 L4~L5。治疗后，将患者分为两组：根性症状有明显改善者（0~2 分）和无明显改善者（3~5 分）。治疗 2 周时 74.1% 的患者有明显改善，3 个月时 62.8% 的患者有明显改善。这提示疼痛缓解与椎间孔狭窄程度之间没有相关性。即使在治疗后 2 周，症状有明显改善的 56% 的患者也伴有严重的椎管狭窄。

31.4.5 手术技术

基于影像学（CT 和 MRI）决定皮肤进针点。随后，经后外侧到达椎间孔。最初的针头通过 Kambin 三角使用 C 臂定位在腹侧硬膜外。通过透视（正位和侧位）图像确认针尖在腹侧硬膜外腔的定位，并使用

非离子型水溶性造影剂进行腰椎硬膜外造影，以可视化充盈缺损（图 31.3）。脊髓造影不宜使用离子型水溶性造影剂，意外注入蛛网膜下腔可导致癫痫发作或死亡。如果观察到血管形态，应改变进针方向。在透视引导下引入硬膜外可调节导管，通过工作套管到达腹侧硬膜外腔（图 31.4）。硬膜外可调转向导管可以通过进行导管尖端的侧向移动来实现粘连的机械松解。同时，它还可以对病变部位进行精确处理。导管尖端位于病灶向椎间孔的方向，也可根据手术目标的位置，向内侧推进，到达侧隐窝。谨慎地将硬膜外可调节导管的尖端侧向移动，对粘连进行机械松解。

然后，进行硬膜外造影，以确认充盈缺损向椎间孔内或侧隐窝的消退。随后，可将导管沿腹侧硬膜外腔推进至中央管，进行机械粘连松解。必要时，也可为此目的用可导航导管的尖端进行侧向移动（图 31.5）。外科医生通过硬膜外导管注入透明质酸酶 3000IU 与普通生理盐水 10mL 进行化学粘连松解。通过硬膜外导管缓慢注入麻醉药物。硬膜外麻醉过程中使用的药物为地塞米松混合溶液 1mL（地塞米松 10mg+ 正常生理盐水 3mL）与 2% 利多卡因 1mL 与正常生理盐水 3mL。随后，将硬膜外导管与工作套管一起拔出。观察 60min，排除注射药物的副作用，随后使用非甾体类抗炎药（NSAIDs）出院，并进行后续医疗随访。

31.4.6 可能出现的并发症

在使用经椎间孔入路进行粘连松解时，应考虑特定并发症的风险。过度加压可能是由于手术过程中注射的容量过大，可能会导致脊神经缺血。另外，还应考虑操作导致硬膜外血肿的风险。初次进针无意中损伤神经根及硬膜撕裂也可能发生。在进行机械性粘连松解时，可发生出口神经根或背根神经节（DRG）的挫伤。但也有一般并发症的报道。该手术最重要的并发症之一是向硬膜下或蛛网膜下腔注入局部麻醉剂或高渗盐水。我们的神经成形术方案中不包括高渗盐水溶液，因为如果这种药物或溶液与脊柱蛛网膜下腔接触，可能会发生潜在的副作用，如心源性、脑性、髓质毒性和死亡。Talu 和 Erdine（2003）报告了 250 例患者的系列并发症，其中 194 例

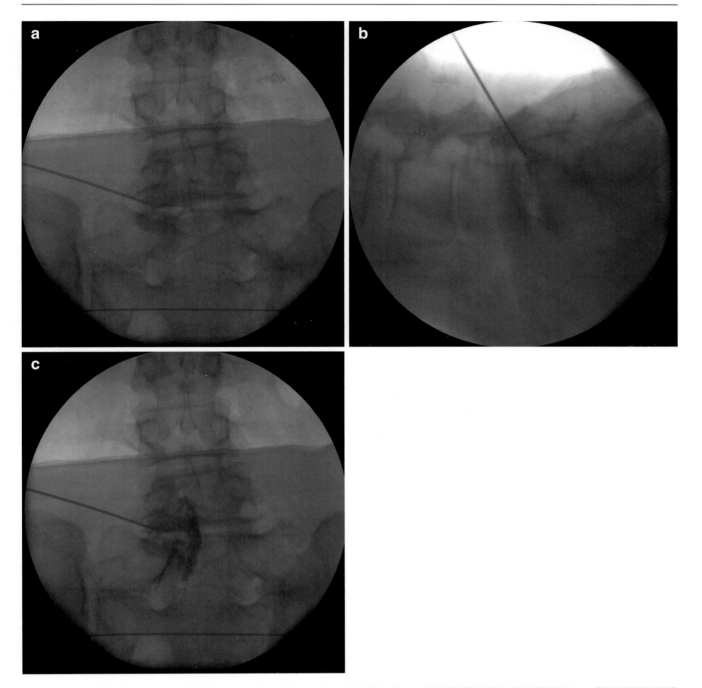

图 31.3 基于透视的 L5~S1 术中图像。a. 正位 X 线片显示初始进针位置。b. 腹侧硬膜外腔的进针侧位图。c. 带造影剂的硬膜外图像显示针和行走神经根的充盈缺损。另外，椎管中央的硬膜外腔显示充盈缺损

患者正在接受腰椎经皮硬膜外神经成形术（PEN）。在评估的患者中，131 例有既往腰部手术史和腰椎手术失败综合征，55 例脊柱畸形或腰椎管狭窄，8 例患者有肿瘤。在本次病例回顾性研究中，记录了以下并发症：针尖弯曲 5.6%，导管撕裂 1%，硬膜外腔导管断裂 0.5%，硬膜外腔出血 18%，导管移位、肠膀胱功能障碍 1.5%，呼吸抑制 0.5%，一过性和长

时间麻木分别为 7.5% 和 1.5%，肠 - 膀胱功能障碍 1.5%，导管拔管问题 2%，导管堵塞 2.5%，低血压 4.1%，性功能障碍 0.5%，头痛 0.5%，皮肤进针点感染 4.1%，硬膜外脓肿 1.0%，脑膜炎 0.5%。Trescot 等（2007）在系统综述中报道，经皮硬膜外神经成形术（PEN）最常见的相关并发症是硬膜破裂、导管断裂和感染。然而，存在着血管内注射，血管损伤、

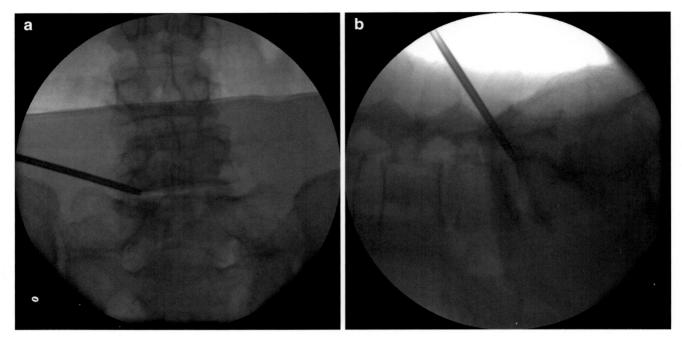

图 31.4　工作套管在 L5~S1 腹侧硬膜外腔的正确位置。a. 管道位于椎间孔内的正侧位透视图。b. C 臂侧位透视图显示导管尖端在腹侧硬膜外腔

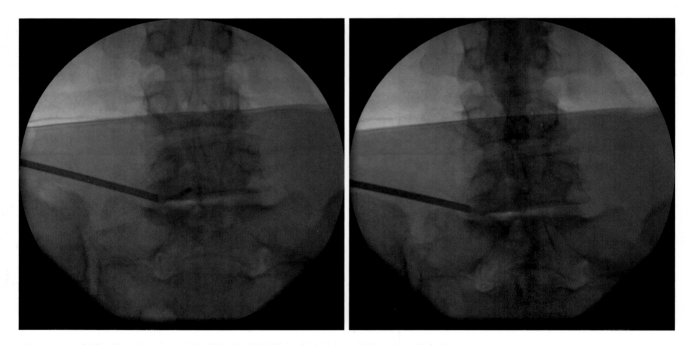

图 31.5　正侧位透视图显示了用硬膜外可调节导管的尖端进行机械粘连松解的侧向运动

脑或肺栓塞、对类固醇和高渗盐水或透明质酸酶的反应等潜在的风险，以及大量液体的使用有可能升高硬膜外静水压并导致脑损伤的风险。在我们使用经椎间孔入路的经验中，我们没有经历过文献中报道的并发症。

31.5　经对侧椎间孔入路硬膜外神经成形术

31.5.1　适应证

- 严重的同侧椎间孔狭窄。
- 严重的同侧关节突狭窄。
- 无严重中央管狭窄的患者。
- 单侧或双侧神经根病变。
- 适用于 L5~S1 以上的腰椎节段。
- 没有证据显示责任节段上方椎间孔狭窄。

31.5.2　禁忌证

与之前的技术相同。

31.5.3　基本原理

部分患者无法通过同侧经椎间孔入路置入硬膜外导管进行粘连松解。严重的退行性改变，如关节面增生肥大、黄韧带或椎间盘破裂引起的严重狭窄，可导致难以将可调节导管置入硬膜外腔，甚至可能有伤及出口神经根的风险。在其他一些病例中，当有可能通过同侧椎间孔进入，但有必要将导管向内侧推进，以便在侧隐窝或中央管内进行粘连松解时，上述退行性改变使得这一步骤无法进行。在大多数患者中，充分的术前规划可能会揭示出预测并发症的必要数据。如果我们对患者进行同侧经椎间孔入路，这些数据是必不可少的。因此，使用对侧经椎间孔入路是一个合适的选择。

31.5.4　手术技术

手术必须在无菌手术室进行，并配备脉搏率、血压和脉搏血氧仪等监测设备。患者在局麻下俯卧位并保持清醒，穿刺针通过对侧和邻近的上腰椎间孔插入病变部位（图 31.6）。使用与常规经椎间孔技术相同的造影剂，通过透视（正侧位）及腰椎硬膜外造影来确定针尖在腹侧硬膜外腔的位置。在透视引导下，将硬膜外可调节导管通过工作套管经椎间孔到达腹侧硬膜外腔。随后，导管沿中央椎管的硬膜外腔腹侧、尾侧和对侧轨迹前进。与此同时，导航导管尖端的侧向移动要非常小心，以机械松解粘连。然后，导管定位于有症状的节段的尾端关节下和椎间孔区域，其尖端位于主要病变节段。在进行化学神经松解之前，透视和造影剂确认了导管的适当位置和关节下或椎间孔处的充盈缺损（图 31.7）。外科医生通过硬膜外导管注射透明质酸酶 3000IU 和生理盐水 10mL。硬膜外麻醉使用地塞米松混合溶液 1mL（地塞米松 10mg+ 生理盐水 3mL）+生理盐水 3mL+2% 利多卡因 1mL。使用经椎间孔技术，拔除导管和工作套管，观察患者 60min，以排除注射药物或手术相关副作用。随后，患者出院，继续进行医疗随访。

31.5.5　特定考虑因素

我们观察到，在对侧经椎间孔技术中，通过健侧的上位椎间孔进入腹侧硬膜外腔，对那些无法通过同侧经椎间孔方法操作的患者来说，硬膜外可调节导管的阻力较小。对侧上位椎间孔和目标区域之间的距离比通过尾端引导进入的距离更短是另一个优势。在责任节段下关节突和椎间孔区，通过对侧经椎间孔技术松解粘连是可行的。对侧经椎间孔入路可以治疗多节段神经根病和双侧症状的患者。由于导管的轨迹是从上位节段向尾端开始的，因此可以引导到椎管内的几个特定点。在这种手术中，同样可以看到上述的并发症。图 31.8 总结了两种通过椎间孔进行粘连松解的技术。

31.6　结论

硬膜外经皮神经成形术可以安全地治疗慢性腰腿痛和根性疼痛，适用于已经接受过其他医疗方案，如口服药物、物理治疗或硬膜外注射类固醇等失败的患者。而当单侧根性症状发生在高于 L5~S1 的腰椎节段时，可以选择采用经椎间孔入路进行粘连松解。对于腰椎管狭窄且不适合同侧常规经椎管入路的患者，对侧经椎间孔入路进行硬膜外神经成形术是治疗双侧根性疼痛伴或不伴腰痛的可行方案。

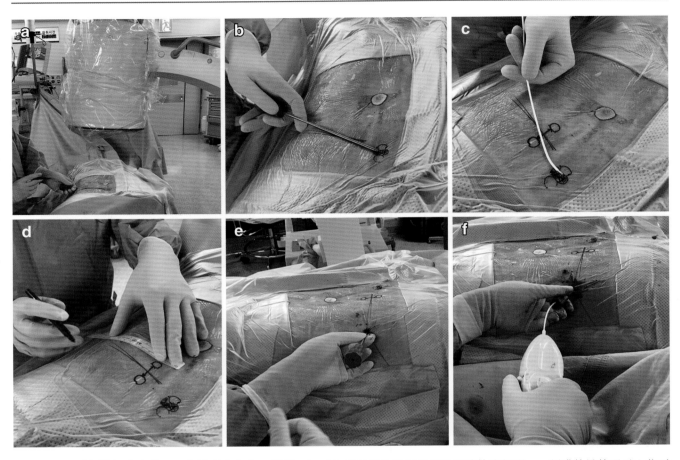

图 31.6 经对侧椎间孔入路。a. 布置手术室和 C 臂机。b. 工作套管指向目标部位的皮肤体表投影。c. 硬膜外导管通过上位对侧椎间孔上方进入目标部位的轨迹。d. 规划穿刺点。e. 经皮放置工作套管。f. 使用硬膜外可调节导管进行粘连松解

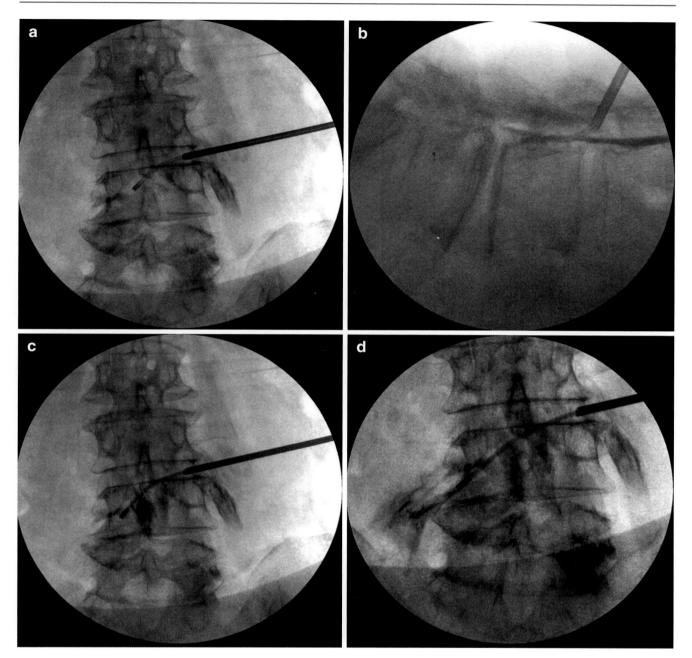

图 31.7　通过对侧上位 L3~L4 入路的经椎间孔 L4~L5 神经成形术。a. 正侧位透视图显示导管如何从 L3~L4 以尾端和对侧的轨迹推进到左 L5~S1 椎间孔。b. 在侧位图中观察到导管在腹侧硬膜外腔。c. 在粘连松解前观察到左 L5 出口神经根的充盈缺损。d. 粘连松解后用造影剂识别 L5 神经根

图 31.8 经椎间孔经皮硬膜外粘连松解。图片显示硬膜外可调节导管在同侧和对侧经椎间孔入路的轨迹

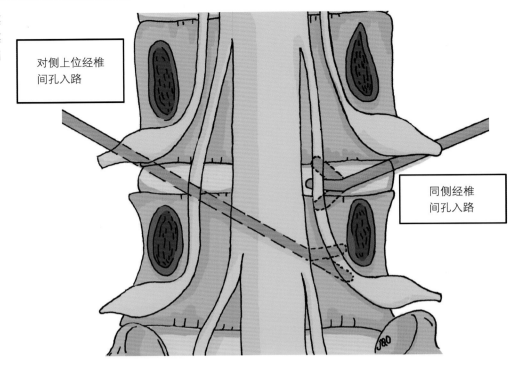

对侧上位经椎间孔入路

同侧经椎间孔入路

参考文献

[1] Manchikanti L, Bakhit CE. Percutaneous lysis of epidural adhesions. Pain Physician. 2000;3:46–64.

[2] Pereira P, Avelino A, Monteiro P, Vaz R, Castro-Lopes JM. New insights from immunohistochemistry for the characterization of epidural scar tissue. Pain Physician. 2014;17:465–474.

[3] Ross JS, Robertson JT, Frederickson RC, Petrie JL, Obuchowski N, Modic MT, et al. Association between peridural scar and recurrent radicular pain after lumbar discectomy: magnetic resonance evaluation. ADCON-L European Study Group. Neurosurgery. 1996;38:855–861.

[4] Chun-Jing H, Hao-Xiong N, Jia-Xiang N. The application of percutaneous lysis of epidural adhesions in patients with failed back surgery syndrome. Acta Cir Bras. 2012;27:357–362.

[5] Delport EG, Cucuzzella AR, Marley JK, Pruitt CM, Fisher JR. Treatment of lumbar spinal stenosis with epidural steroid injections: a retrospective outcome study. Arch Phys Med Rehabil. 2004;85:479–484.

[6] LaRocca H, Macnab I. The laminectomy membrane:studies in its evolution, characteristics, effects and prophylaxis in dogs. J Bone Joint Surg Br. 1974;56B:545–550.

[7] McCarron RF, Wimpee MW, Hudkins PG, Laros GS. The inflammatory effect of nucleus pulposus. A possible element in the pathogenesis of low-back pain. Spine (Phila Pa 1976). 1987;12:760–764.

[8] Sicard JA, Forestier J. Méthode radiographique d'exploration de Ia cavité épidtrale par le Lipiodol. Rev Neurol. 1921;28:1264–1266.

[9] Lee JH, Lee SH. Clinical effectiveness of percutaneous adhesiolysis versus transforaminal epidural steroid injection in patients with postlumbar surgery syndrome. Reg Anesth Pain Med. 2014;39:214–218. https://doi.org/10.1097/AAP.0000000000000073.

[10] Avellanal M, Diaz-Reganon G, Orts A, Soto S. One-year results of an algorithmic approach to managing failed back surgery syndrome. Pain Res Manag. 2014;19:313–316.

[11] Lee JH, Lee SH. Clinical effectiveness of percutaneous adhesiolysis and predictive factors of treatment efficacy in patients with lumbosacral spinal stenosis. Pain Med. 2013;14:1497–1504. https://doi.org/10.1111/pme.12180.

[12] Wilson-MacDonald J, Burt G, Griffin D, Glynn C. Epidural steroid injection for nerve root compression. A randomized, controlled trial. J Bone Joint Surg Br. 2005;87:352–355.

[13] Lee F, Jamison DE, Hurley RW, Cohen SP. Epidural lysis of adhesions. Korean J Pain. 2014;27:3–15. https://doi.org/10.3344/kjp.2014.27.1.3.

[14] Kuslich SD, Ulstrom CL, Michael CJ. The tissue origin of low back pain and sciatica: a report of pain response to tissue stimulation during operations on the lumbar spine using local anesthesia. Orthop Clin North Am. 1991;22:181–187.

[15] Annertz M, Jönsson B, Strömqvist B, Holtås S. No relationship between epidural fibrosis and sciatica in the lumbar postdiscectomy syndrome. A study with contrast-enhanced magnetic resonance imaging in symptomatic and asymptomatic patients. Spine (Phila Pa 1976). 1995;20:449–453.

[16] Racz GB, Heavner JE, Raj PP. Epidural neuroplasty. Semin Anesth. 1997;16:302–312.

[17] Anderson SR, Racz GB, Heavner J. Evolution of epidural lysis of adhesions. Pain Physician. 2000;3:262–270.

[18] Gambacorta D, Lunghi V, Buontempo R, Cirinei M, Zocchi M, Arrigucci U, et al. Catheterization via caudal puncture of the epidural space with a 5F angiography catheter and a coaxial steerable 0.038″ guidewire for delivery of drugs and adhesiolysis. Neuroradiol J. 2008;21:255–260.

[19] Harrington JF, Messier AA, Hoffman L, Yu E, Dykhuizen M, Barker K. Physiological and behavioral evidence for focal nociception induced by epidural glutamate infusion in rats. Spine (Phila Pa 1976). 2005;30:606–612.

[20] Oldberg A, Franzén A, Heinegård D. Cloning and sequence analysis of rat bone sialoprotein (osteopontin) cDNA reveals an Arg-Gly-Asp cell-binding sequence. Proc Natl Acad Sci U S A. 1986;83:8819–8823.

[21] Brzezicki G, Jankowski R, Blok T, Klimczak A, Szymas J, Huber J, et al. Postlaminectomy osteopontin expression and associated neurophysiological findings in rat peridural scar model. Spine (Phila Pa 1976). 2011;36:378–385. https://doi.org/10.1097/BRS.0b013e3181d12ef4.

[22] Racz GB, Sabonghy M, Gintautas J, Kline WM. Intractable pain therapy using a new epidural catheter. JAMA. 1982;248:579–581.

[23] Racz GB, Haynsworth RF, Lipton S. Experiences with an improved epidural catheter. Pain Clin. 1986;1:21–27.

[24] Racz GB, Holubec JT. Lysis of adhesions. In: Racz GB, editor. Techniques of neurolysis. Boston: Kluwer Academic Press; 1989. p. 57–72.

[25] Manchikanti L, Pakanati RR, Bakhit CE, Pampati V. Role of adhesiolysis and hypertonic saline neurolysis in management of low back pain: evaluation of modification of the Racz protocol. Pain Digest. 1999;9:91–96.

[26] Helm S. A review of the role of epidural percutaneous adhesiolysis. Pain Manag. 2012;2:609–616. https://doi.org/10.2217/pmt.12.65.

[27] Manchikanti L, Pampati V, Fellows B, Rivera J, Beyer CD, Damron KS. Role of one day epidural adhesiolysis in management of chronic low back pain: a randomized clinical trial. Pain Physician. 2001;4:153–166.

[28] Heavner JE, Racz GB, Raj P. Percutaneous epidural neuroplasty: prospective evaluation of 0.9% NaCl versus 10% NaCl with or without hyaluronidase. Reg Anesth Pain Med. 1999;24:202–207.

[29] Ji GY, Oh CH, Moon B, Choi SH, Shin DA, Yoon YS, et al. Efficacy of percutaneous epidural neuroplasty does not correlate with dural sac cross-sectional area in single level disc disease. Yonsei Med J. 2015;56:691–697. https://doi.org/10.3349/ymj.2015.56.3.691.

[30] Park CH, Lee SH, Jung JY. Dural sac cross-sectional area does not correlate with efficacy of percutaneous adhesiolysis in single level lumbar spinal stenosis. Pain Physician. 2011;14:377–382.

[31] Manchikanti L, Singh V, Cash KA, Pampati V. Assessment of effectiveness of percutaneous adhesiolysis and caudal epidural injections in managing post lumbar surgery syndrome: 2-year follow-up of a randomized, controlled trial. J Pain Res. 2012;5:597–608.

[32] Rathmell JP, Benzon HT, Dreyfuss P, Huntoon M, Wallace M, Baker R, et al. Safeguards to prevent neurologic complications after epidural steroid injections: consensus opinions from a multidisciplinary working group and national organizations. Anesthesiology. 2015;122:974–984. https://doi.org/10.1097/ALN.0000000000000614.

[33] Cho S, Park HS. Percutaneous epidural adhesiolysis with epidural steroid injection: a non-inferiority test of non-particulate steroids versus particulate steroids. Pain Med. 2016;17:1612–1619. https://doi.org/10.1093/pm/pnw021.

[34] Manchikanti L, Boswell MV, Datta S, Fellows B, Abdi S, Singh V, et al. Comprehensive review of therapeutic interventions in managing chronic spinal pain. Pain Physician. 2009;12:E123–E198.

[35] Trescot AM, Chopra P, Abdi S, Datta S, Schultz DM. Systematic review of effectiveness and complications of adhesiolysis in the management of chronic spinal pain: an update. Pain Physician. 2007;10:129–146.

[36] Helm Ii S, Benyamin RM, Chopra P, Deer TR, Justiz R. Percutaneous adhesiolysis in the management of chronic low back pain in post lumbar surgery syndrome and spinal stenosis: a systematic review. Pain Physician. 2012;15:E435–E462.

[37] Manchikanti L, Singh V, Kloth D, Slipman CW, Jasper JF, Trescot AM, et al. Interventional techniques in the management of chronic pain: part 2.0. Pain Physician. 2001;4:24–96.

[38] Manchikanti L. Transforaminal lumbar epidural steroid injections. Pain Physician. 2000;3:374–398.

[39] Hammer M, Doleys DM, Chung OY. Transforaminal ventral epidural adhesiolysis. Pain Physician. 2001;4:273–279.

[40] Park CH, Lee SH. Effectiveness of percutaneous transforaminal adhesiolysis in patients with lumbar neuroforaminal spinal stenosis. Pain Physician. 2013;16:E37–E43.

[41] Talu GK, Erdine S. Complications of epidural neuroplasty: a retrospective evaluation. Neuromodulation. 2003;6:237–247. https://doi.org/10.1046/j.1525-1403.2003.03031.x.

第七部分

脊柱内镜

第 32 章　未来的建议

Michael Schubert

32.1　引言

在腰椎间盘突出症的外科治疗历史上有几个重要的节点。椎间盘切除手术最早报道是在 20 世纪早期，但当时是将突出的椎间盘误认为"脊柱肿瘤"或"软骨瘤"。Oppenheim 和 Krause、Steinke、Adson 和 Ott、Stookey 和 Dandy 都是椎间盘突出症外科治疗的先驱。直到 1934 年，Mixter 和 Barr 才正确地将导致患者背痛和神经症状的组织定义为椎间盘突出组织。传统的开放式腰椎间盘切除术也可以追溯到这两位外科医生。他们关于腰椎间盘破裂以及应用椎板切除术治疗突出椎间盘的报告可以看作是一篇历史性的论文。它标志着现代椎间盘手术的开始。

历史回顾

很明显，外科医生把膝关节镜检查的经验应用到了脊柱手术上。脊柱组成了人类骨骼的最大部分，相应地，脊柱疾病的种类多，治疗方式和手术入路也多种多样。

治疗椎间盘突出是脊柱手术中最常见的干预措施之一。直到 20 世纪中叶，需切除部分或全部椎板后才能到达椎间盘（椎板全切除、椎板半切除术）。手术切口长度通常为 10cm，甚至更长。

椎间盘突出症的显微外科治疗。Caspar 和 Yasargil 发明了一个从背侧到中央型或旁中央型椎间盘的微创入路，并使用显微镜找到了突出的椎间盘。

经皮髓核摘除术。Hijikata 和 Kambin 使用 Ottolenghi 和 Craig 在 1975 年发明的腰椎后外侧入路，在 X 线引导下将手术套管穿过纤维环到达椎间隙，以去除部分髓核，实现神经根的盘内减压（经皮髓核摘除术）。该方法只适用于突出椎间盘的治疗，而椎间盘髓核脱出是该手术的禁忌证。

椎间盘镜：1981 年，Schreiber 和 Suezawa 在尸体实验中使用关节镜对手术区域进行内镜观察，这类似于膝关节镜检查。1982 年，这种方法才被应用到患者身上，同时他们还与 Leu 博士合作开发了一种双通道技术。这两种技术都发表在 1983 年由 D.fiHohmann（Erlangen）编写的、Springer 出版的《神经矫形学》一书中。

椎间孔镜：1992 年，Hj.Leu、Zurich 和 HalMathews 同时发明了带有工作通道的内镜，与经皮髓核摘除术类似，都经后外侧入路到达脊柱。

尽管形状相似，但两种内镜在几何数据（长度、外径、工作通道直径）和预期用途方面存在很大差异。

Leu 主要关注椎间孔和椎间孔外突出的椎间盘。他与 Karl Storz 公司共同开发了一种带工作通道的内镜，他提供了相关参数，能够使用 3mm 髓核钳等器械取出突出的椎间盘。光纤镜头和 Karl Storz 的可视化系统（芯片相机、冷光投影仪和索尼显示器）也提供了出色的图像。

Hal Matthews 和他的同事 Thomas Hoogland 也关注了中央型和旁中央型椎间盘突出。这两种类型的椎间盘突出可以通过后外侧入路的经椎间孔手术治疗。这种方法避免了 Caspar 所描述的显微镜下椎间盘切除术的两个固有缺陷——棘突上肌肉的剥离及黄韧带的切断。这是朝着微创化迈出的重要一步。

Danek 公司（现为 Medtronic）由 Matthews/Hoogland 开发的孔镜系统在光纤（一次性使用的光纤）及可视化系统中存在明显缺陷，故很快被市场淘汰。

在 Matthews 作为一名外科医生从科学工作和活

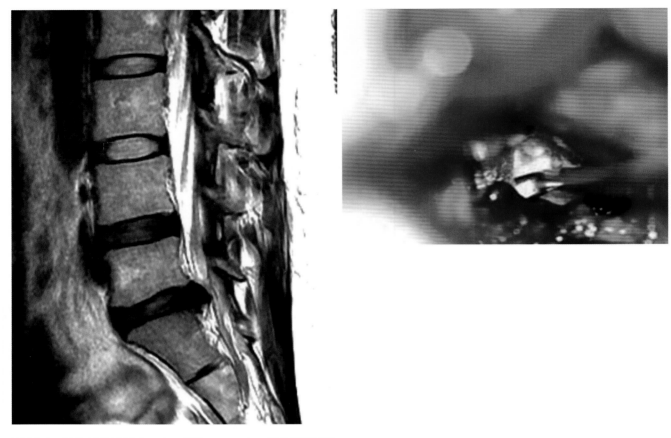

图32.1　经椎间盘镜手术。左：腰椎MRI；右：显微镜下图片

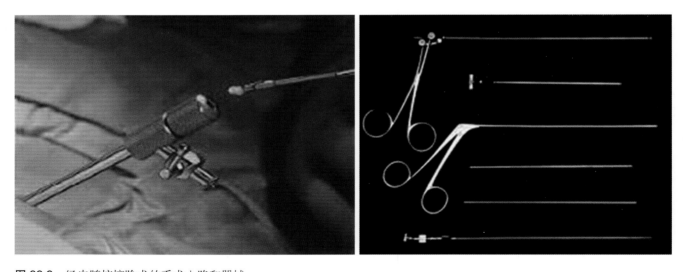

图32.2　经皮髓核摘除术的手术入路和器械

动中退休后，Hoogland仍一直致力于后外侧经椎间孔入路治疗腰椎间盘突出的研究中。

很快，他意识到有必要扩大椎间孔，以便椎间孔镜进一步深入，并在可视下安全地摘除突出的椎间盘。

1994年，Hoogland提供了一套能相对安全地扩大椎间孔及摘除突出椎间盘的工具，其包含有导向杆、扩张套管和铰刀。这套工具就是举世闻名的

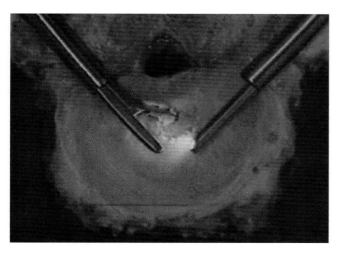

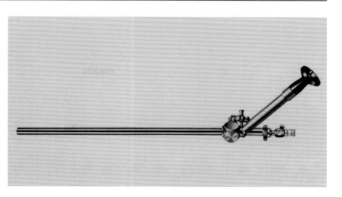

图 32.4 Karl Storz 椎间孔镜（1992）

图 32.3 Schreiber，Suezawa 和 Leu 所描述的经皮髓核摘除术中的双通道"关节镜"方法

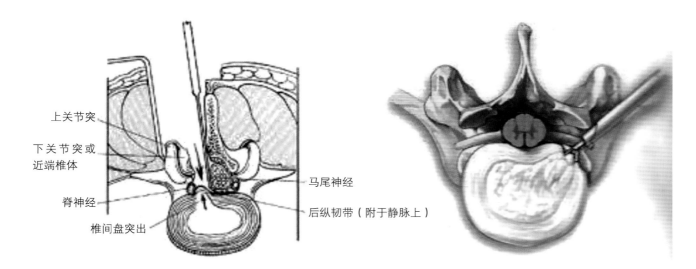

图 32.5 左：显微椎间盘切除术（Yasargil/Caspar）；右："Outside-In"技术（Hoogland）

几何数据	karl Storz 1992	Danek Inc.1992	Richard Wolf YESS 1997
长度	145mm	210mm	207mm
外径	6.0mm	6.3mm	椭圆形
工作内径	3.1mm 对应 3.0mm 器械	3.6mm 对应 3.5mm 器械	2.7mm 对应 2.5mm 器械
光学的	棒透镜	光纤	棒透镜
Zx Spulkanal	√	√	√
连接录像机	√	√	√

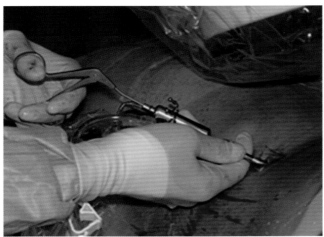

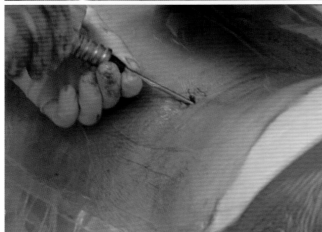

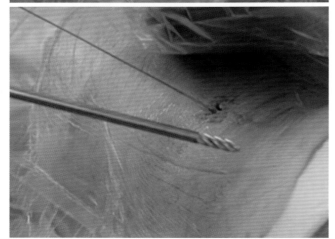

图 32.6 经椎间孔镜椎间盘髓核切除及椎间孔成形术治疗腰椎间盘突出症（Hoogland）

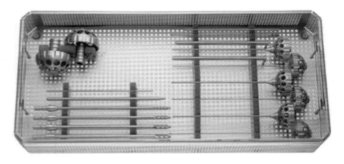

图 32.7 "Thessys"（Thomas Hoogland 脊柱内镜系统）

"Thessys"系统（Thomas Hoogland 脊柱内镜系统）。

1997 年，Anthony Yeung 基于 Hijikata、Kambin、Leu 和 Hoogland 还有自身多年的经验，与 Richard Wolf 合作开发了以"YESS"（Yeung 脊柱内镜系统）命名的系统。该系统既拥有由光纤、摄像机、冷光投影仪和显示器组成的优质可视化系统，又拥有反映 Yeung 自身经验的各种各样有用的工具。

1998 年，Hoogland 与一家生产孔镜和可视化系统的优质制造商签订了合同，使 THESSYS 得以上市。2006 年，Hoogland 与 Schubert 合作，进一步改善了设备，使用安全性能更高的钻头替代铰刀。

这是 Hoogland 准确、安全、快速治疗腰椎间盘突出症的又一进步，其原则至今在技术和操作上都是适用的。

虽然 Yeung 和 Hoogland 采用了"Outside-In"（Hoogland）和"Inside-Out"（Yeung）的不同的治疗理念，但孔镜制造商的生产技术已经达到了毫米级别水平，至于应用哪种技术而选择哪家制造商已不再重要。

32.2 总结

从 1981 年开始，在瑞士的 Schreiber，Suezawa，Leu 团队在腰椎微创内镜外科技术的开创性工作之后，Hoogland 和 Yeung 与 Karl Storz、Richard Wolf 以及图特林根地区的原始设备制造商进行了重要的改进。

内镜微创外科技术目前包括从腰椎到胸椎到颈椎的所有部分。同时，许多不同的入路方法（如背侧、腹侧、腹膜后入路）被开发出来，以便于尽可能治

图 32.8　左：YESS（Yeung 脊柱内镜系统）；右："Inside-Out"技术（Yeung）

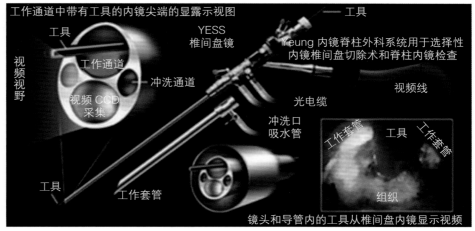

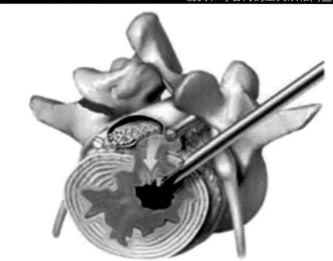

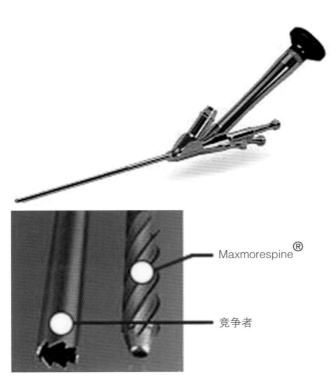

图 32.9　Maxmorespine 最新设备

疗各种不同的脊柱疾病。

同样，制造商已经开发了许多设备，如激光探头、射频探头、抽吸探头以及专用电动工具，如刨刀、钻头、铰刀等，其探头可以通过工作通道进入病理组织。现今需要一个综合性出版物才能展示目前所有的技术设备及供应商和制造商的想法。

从历史进程来看，内镜和脊柱内镜的发展一方面来自消费者领域的发明整合，另一方面来自经验丰富、有创造性想法的外科医生和工程师的合作，进而为里程碑式发展奠定基础，并且在未来实现。

基于此，不限于单纯的腰椎间盘突出，无论突出的位置和大小，内镜下都可以安全、轻柔地切除。在未来，需要进一步发展和完善两个重要的、完全不同的标准。如何安全进入椎管病变部位。所有的椎管外病变（例如关节突关节紊乱），都不是真正的问题，在治疗中几乎没有风险，而椎管内病变则不同。根据手术入路的不同，例如在 LWS 区，可以选择全内镜入路（但也有传统显微外科开放入路的缺点）。

原则上，通过全内镜方法也可以完成椎间孔入路，但由于通过内镜工作通道器械不全的限制，全内镜下经椎间孔入路也比较困难和烦琐。因此，需要在 X 线引导下才能成功建立工作通道。同时，不同器械供应商也相应开发了各种工具以便于顺利置入管道完成手术。但最基本的要求仍然是外科医生需要具备良好的三维想象能力，以完成二维入路。否则就不能准确地对病理结构进行定位。并且在某些情况下，后续的校正有时会非常困难，甚至不可能完成。

新的仪器，例如已经提到的通道器械（扩张器，铰刀和／或磨钻系统），还包括不断发展的、拥有高分辨率摄像机、光纤电缆和光源（LED 灯）的内镜视频显示系统，在此基础上配合钳子之类的弹性器械使治疗更多的脊柱疾病成为可能。但想成功地完成椎管内镜手术，良好的内镜视频辅助成像是必不可少的。特别是在过去 10 年中，该行业取得了巨大飞跃。从最初的非常糟糕的光源，再到分辨率既差又太大的光学元件，该行业目前已可提供标准的光学元件，它们的体积已大大减小，并且在高清分辨率方面已经达到了前所未有的水平。

在未来，更小的内镜和 3D 影像（Medi-Tech，Blazejewski）将有助于进一步优化空间（椎管内结构）的识别。

目前，越来越多的脊柱外科医生在小铰刀的帮助下，不仅能成功地通过内镜治疗椎间孔狭窄，而且能成功地治疗中央型狭窄。缺点是这类手术操作时间相对较长，长期疗效仍需进一步随访。

除此之外，也有学者介绍了去除椎体后凸成形术后骨水泥渗漏的初次经验。

同样，还有其他成功治疗腰背部疾病的报道，例如，通过内镜成功切除椎管内囊肿。

因此，从椎管中安全成功地取出游离的导管碎片也是可能的。

那么问题来了，脊柱内镜科手术的局限性是什么？目前虽然可以轻松地经椎间孔和／或经椎板间入路进入腰椎，但在胸椎和颈椎进行内镜手术要困难得多，目前仍是一项技术挑战。

在胸椎区域，经椎间孔入路可达约 T5/T6 水平，因此腹侧病变的手术治疗相对容易。但由于肩胛骨的阻挡，更高部位的病变则很难处理得到。

由于胸椎几乎没有椎板间隙，很难在胸椎区域进行椎板间入路。用椎板间入路这种方法，解剖上总是要切除很多骨头。如出现硬膜破裂、脑脊液漏等并发症通常需要开放手术进行翻修。

胸椎脊髓与椎板的距离非常有限，并且胸椎脊髓对于对机械性刺激的耐受性很差甚至根本不耐受。术中因为过度机械性刺激或者压迫导致急性截瘫的风险非常高！这是所有胸椎及颈椎手术中灾难性的并发症之一。

另外，颈椎和胸椎背侧疾病极其罕见，其相关经验也较少。

由于现有可用的器械及解剖学结构的限制，无法在颈椎区域进行安全的经椎间孔入路手术。经皮颈椎前路手术入路目前仅在亚洲（韩国）使用，在欧洲，如德国则较少。作者本人使用了经皮手术，但到目前为止还没有借助脊柱内镜操作。该方法类似于在 C 臂引导下的胸椎及腰椎经椎间孔入路。良好的解剖学知识和出色的三维想象力也必不可少。

虽然目前市场上有颈椎内镜，但作者认为其外径过大。最小化在技术上非常困难，因为单一工作通道、光学器件、光源和冲洗通道都是必备的。来自韩国（San HoLee）的首个病例报告称，由于术中贯穿整个椎间盘的创伤过大，在内镜下颈椎间盘手术后发生颈椎节段性塌陷。

颈椎背侧全内镜手术也有报道应用于治疗软性椎间盘突出症（改良 Frykholm 技术）。然而，这需要高于平均水平的脊柱外科手术经验和良好的并发症处理能力。迄今为止，颈椎领域的全内镜技术仍处于起步阶段。

在以后的科学探索中，一定不能忘记的是，在不同的国家，对失败有不同的法律评估，尤其是在德国和美国。没有所谓"金标准"的外科手术操作在法律纠纷的评价中显得尤为关键。

这让"勇敢"的外科医生寻找新的方法和治疗策略的时候，不仅仅要考虑法律和专业原则，还要注重经济上的问题。

尽管作者本人在微创脊柱内镜手术领域有超过 18 年的临床经验，并且几乎每周都会在世界不同地方进行一次微创脊柱内镜手术，但经脊柱内镜治疗有症状的椎间盘突出仍然未被认为是"金标准"。在许多国家，脊柱内镜手术或多或少仍然处于尝试阶段。

32.3　结论

过去，内镜在脊柱方面的适应证主要局限于腰椎间盘突出疾病。由于科学工业制造水平发展和外科先驱者的不断努力，其外科适应证的范围已经显著扩大。

在接下来的几年里，适应证肯定能够进一步扩大。目前已经在尝试进行内镜下椎间融合。然而，制造商的想法比实际需要更具激励性，例如在行椎间融合时不需要完全暴露椎间隙，并且手术入路以及造成的软组织损伤要比常规小得多。

因此，就适应证而言，您可以提及过去的发展、持续的挑战和未来的方向（我个人认为，内镜手术的最终指征可能是椎间融合）。此外，我们还想提及脊柱内镜手术的局限性。因为内镜并不是万能的，我们想在文末进行讨论：其局限是什么？为什么会有这些局限等。我们正在寻找一种我们真正需要的新技术。

将来，术前及术中更出色的成像是非常重要的。为了避免与手术通道相关的并发症，作者要求仅在镇痛下进行手术操作，如果太接近神经结构，可根据患者的反应及时调整手术通道或停止手术。作者认为在全身麻醉而且缺乏 100% 可靠的神经监测下行内镜手术应是禁忌的。在这方面，还需要新的设计和技术。当前市场上有的检测系统（例如 Nuvasive）会有所帮助，但并不完全安全。

此外，进入通道及椎管内的器械应当更加方便，这方面的改进已经大幅度减少了所需的器械。通过减小工具的尺寸以及提高其安全性，来最大限度地减少医源性损害。三维可视化技术可提高手术入路的安全性，而且更有利于椎管内病变的处理。也许以后会进一步简化和改进如弹性器械、内镜、光纤、钳子、铰刀和磨钻等。

所有这些进步也有助于减少术中 X 线辐射。而且，术中导航也急需改进！

最后，术中成像的优化，例如三维立体成像，

也是不久将来发展的重要方向。

参考文献

[1] Oppenheim H, Krause F. Über Einklemmung bzw. Strangulation der cauda equina. DMW-Dtsch Med Wochenschr. 1909;35(16):697–700.

[2] Steinke CR. Spinal tumors: statistics on a series of 330 collected cases. J Nerv Ment Dis. 1918;47(6):418.

[3] Adson AW. Results of the removal of tumors of the spinal cord. Arch Neurol Psychiatry. 1922;8(5):520.

[4] Stookey B. Compression of the spinal cord due to ventral extradural cervical chondromas: diagnosis and surgical treatment. Arch Neurol Psychiatry. 1928;20(2):275.

[5] Dandy WE. Loose cartilage from intervertebral disk simulating tumor of the spinal cord. Arch Surg. 1929;19(4):660.

[6] Mixter WJ, Barr JS. Rupture of the intervertebral disc with involvement of the spinal canal. N Engl J Med. 1934;211(5):210–215.

[7] Caspar W. A new surgical procedure for lumbar disc herniation causing less tissue damage through a microsurgical approach. Adv Neurosurg. 1977;4:74–77.

[8] Yasargil MG. Microsurgical operation of herniated lumbar disc. In: Wüllenweber R, Brock M, Hamer J, Klinger M, Spoerri O, editors. Lumbar disc adult hydrocephalus. Advances in neurosurgery, vol. 4. Berlin: Springer; 1977. p. 81. Available from https://link.springer.com/chapter/10.1007/978-3-642-66578-3_16.

[9] Hijikata S. Percutaneous nucleotomy. A new concept technique and 12 years' experience. Clin Orthop. 1989;238:9–23.

[10] Kambin P, Gellman H. Percutaneous lateral discectomy of the lumbar spine. Clin Orthop. 1983;174:127–132.

[11] Suezawa Y, Rüttimann B, Blasbalg DT, Brandenberg JE. Die perkutane Nukleotomie und die Diskoskopie in der Diagnostik lumbaler Diskushernien. In: Hohmann D, Kügelgen B, Liebig K, editors. Lendenwirbelsäulenerkrankungen mit Beteiligung des Nervensystems [Internet]. Berlin:Springer; 1984. p. 364–372. (Neuroorthopädie). Available from https://link.springer.com/chapter/10.1007/978-3-642-68974-1_43.

[12] Hohmann D, Kügelgen B, Liebig K, Schirmer M. In: Hohmann D, Kügelgen B, Liebig K, editors. Lendenwirbelsäulenerkrankungen mit Beteiligung des Nervensystems; 1984. Available from http://link.springer.com/openurl?genre=book&i sbn=978-3-642-68975-8.

[13] Kambin P, editor. Arthroscopic and endoscopic spinal surgery: text and atlas. 2nd ed. Totowa: Humana; 2005; 400 p.

[14] Kambin PMD. Arthroscopic microdiscectomy: minimal intervention in spinal surgery, vol. 150. Baltimore:Urban & Schwarzenberg; 1991.

[15] Hoogland T. Transforaminal endoscopic discectomy with foraminoplasty for lumbar disc herniation. Surg Tech Orthop Traumatol. 2003;55(120):C–40.

[16] Yeung AT. The evolution of percutaneous spinal endoscopy and discectomy: state of the art. Mt Sinai J Med N Y. 2000;67(4):327–332.